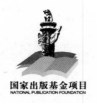

国家出版基金项目
NATIONAL PUBLICATION FOUNDATION

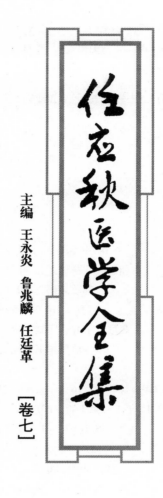

任应秋医学全集

主编 王永炎 鲁兆麟 任廷革

［卷七］

中国中医药出版社
·北京·

图书在版编目（CIP）数据

任应秋医学全集/王永炎，鲁兆麟，任廷革主编．—北京：中国中医药出版社，2015.1

ISBN 978 – 7 – 5132 – 2115 – 3

Ⅰ．①任…　Ⅱ．①王…　②鲁…　③任…　Ⅲ．①中国医药学 – 文集　Ⅳ．①R2 – 53

中国版本图书馆 CIP 数据核字（2014）第 253130 号

中 国 中 医 药 出 版 社 出 版

北京市朝阳区北三环东路 28 号易亨大厦 16 层

邮政编码　100013

传真　010 64405750

北京天宇万达印刷有限公司印刷

各地新华书店经销

*

开本 710×1000　1/16　印张 456.75　字数 7600 千字

2015 年 1 月第 1 版　2015 年 1 月第 1 次印刷

书号　ISBN 978 – 7 – 5132 – 2115 – 3

*

定价　1980.00 元（全 12 册）

网址　www.cptcm.com

如有印装质量问题请与本社出版部调换

版权专有　侵权必究

社长热线　010 64405720

购书热线　010 64065415　010 64065413

微信服务号　zgzyycbs

书店网址　csln.net/qksd/

官方微博　http://e.weibo.com/cptcm

淘宝天猫网址　http://zgzyycbs.tmall.com

总目录

卷七
目录

中医各家学说研究

中医各家学说讲稿

中医各家学说研究

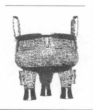

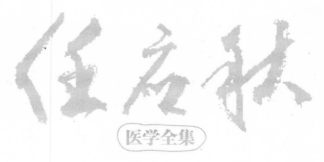

医学全集

中医各家学说

讲 稿

1979年

第一章 导　言

《中医各家学说》这门课程，在原中医学教育计划中是没有的，从"文革"前六年制的同学开始讲授，"文革"中停了，直到"文革"后期（1972）招生以来，就没有开过这门课。现在（1979）又恢复了，今后五年制的同学都要恢复这门课程。

首先大家要了解《中医各家学说》是怎样的一门课程？我要讲有关的三个问题：第一，《中医各家学说》课程的性质；第二，为什么要学习《中医各家学说》；第三，怎样学习《中医各家学说》。解决好这三个问题，才能使这门课程的学习目的明确、方法得当，大家才能有所收获。

一、《中医各家学说》的性质

（一）《中医各家学说》的编写

《中医各家学说》是整理前人的经验和理论而形成的一门课程，这门课程是研究前人是怎样从实践经验升华到理论高度的过程，揭示历代医家的学术观点是怎样提出来的，又怎样自成理论体系，从而形成了他们各自的学说。因此在《中医各家学说》这门课里，既介绍"经验"又讨论"理论"。

理论都是从丰富的实践经验中提炼出来的，通过若干人、若干代，反复实践的积累，不断地系统整理而形成的。《中医各家学说》要介绍的各医家的理论，基本上都是自成体系的。我们说某人的某种"学说"，就包括了他在这方面的学术观点和理论体系。中医各家学说产生的基础是大量的医疗实践，是从感性升华到理性的，这些"学说"是构成中医学具体内容的主要组成部分。可以说中医各家学说涵盖了历代医家的医疗实践经验，以及他们的学术观点，和由这些学说观点构成的理论体系。理论是要指导实践的，中医各家学说对今天的临床实践，仍有着重要的指导意义。

这本《中医各家学说》讲义，是赶出来的一本教材。这本教材与二版教材完全不一样，完全是全新的体例。一版、二版的《中医各家学说》是以医家为线索编写的，这本教材是按"七大学派"来编写的，比之过去，更具整合性、系统性。按"学派"编写《中医各家学说》，可以尽显各学派共性的学术思想，使这个学派的思想渊源、主要论点、演变的来龙去脉，得到系统的阐述，更便于学习和掌握，这就是我们改变编写体例的初衷。

编写这本教材，还受限于我个人的水平，受限于我的时间。这个教材仅仅是初稿，还不是定稿，全国教材会议决定这个教材仍由我们学校来主编，现在赶印出来，一则是提供给大家学习用，二则是寄给兄弟院校的老师，作为征求意见稿，准备在下半年开会讨论、修订、定稿，明年交印发行。

为了这本《中医各家学说》，我投入了一定的劳动，真可谓筚路蓝缕。筚，就是很破的小车，像农村里用黄荆条或玉米秸子做的小车；蓝缕，就是身上穿得破破烂烂，去开荒；"筚路蓝缕"，比喻创业之艰辛。《中医各家学说》是个新课程，其他十余门课程，不管其成熟与否，都有个蓝本，而这门课从来就没有蓝本，所以我为此投入了相当的精力。虽然花费了一定的辛勤劳动，但效果究竟怎样呢？这很难说。所以这个课程不一定成熟，因为同学们执意要讲，领导也已经安排了，讲义就这样赶出来了。

讲义虽然是我写的，但我不一定就能讲得好这门课，这是两个问题。这和演戏一样，首先要看剧本行不行，我的这个"剧本"还没有通过认可呢，肯定还有不少的问题，毕竟是一个人搞出来的嘛。二是写剧本的人不一定是演员，表演得好的不一定是写剧本的人，因此我不一定就能讲得好这门课，我尽量去做就是了，我会尽我的全力，尽我的水平。同时还要声明一点，由于我们时间紧，任务重，讲义里的错字很多，我们已经校出来了一些，整理出一个勘误表，发给你们。

这门课程90个学时，尽管内容很多，我们还是计划着按90学时把讲义内容全部讲完，这样你们脑子里会有一个系统的东西。某些章节可能会粗讲，对某些问题，尤其是重要的问题，也可能细讲，一般的问题可能就一带而过，总之我们会选择性地讲。群众是智慧的源泉，大家一面学习，一面还可以对这个讲义提出意见，我们会把你们的意见带到下半年要开的讨论会上去，相信你们的意见会比兄弟单位教师们的意见还来得深刻，因为经过几个月的学习，你们的体会比他们多，你们意见将是修改这本讲义的重要参考。

这本讲义，计划分成上、中、下三篇：上篇，提出了七大学派；中篇，关于中医学基础理论的各家学说；下篇，关于临床各科的各家学说。现在上篇、中篇完成了，下篇还没动笔呢，今年下半年就要开会了，这两三个月忙着开这门课，打算在六月底把课讲完，在暑假里才能写下篇。

（二）《中医各家学说》的任务

《中医各家学说》主要的任务是研究历代医家的学术思想和其渊源。一个学术思想总是有渊源的，这个渊源不仅包括他们的医疗实践，还包括他们的师承关系，包括他们学术思想发展的轨迹，以及他们理论的演变规律等。

经验的积累，有直接的也有间接的，这就是"师承"关系。跟着老师学习是"师承"，接收前辈人遗留著作中的知识也是"师承"。比如，你们学习过《伤寒论》，如果对《伤寒论》有了研究，将来在你们的学术思想中也会有《伤寒论》的影响。

一种学说总是发展的和不断演变的，比如我的学术思想是从《伤寒论》中来的，但我不一定和《伤寒论》百分之百的一样，学术思想是要发展、演变的。我也有我的老师，但我现在的学术思想不一定跟我的老师一模一样，有相同的，也有不相同的，这就是演变。

总之，前人的医疗实践、师承关系、学术思想的演变等，都是《中医各家学说》要讨论的范畴，了解了这些，可以成为临床和治学的龟鉴。所谓"龟鉴"，就是接受那些成功的经验，对失败的、不成功的实践则作为一种教训来接受，那些正确的我们接受，那些不正确的我们不接受，某些意见我们可以同意，某些意见我们可以不同意，这就是"龟鉴"的涵义。就像现在，引进国外的新技术一样也有个"龟鉴"问题，符合我们国情的，我们就学习，不符合我们国情的，我们就不学习，这就是龟鉴。"龟"是古人用来占卜吉凶的用具，预测一个事件结果的好与坏，可以先用龟甲来占卜；"鉴"与"镜"是一个意思，用一面镜子照一照，哪些好，哪些不好，哪些应该继承，哪些应该批判。现在"龟鉴"一词用作"借鉴"的意义在使用，我今天讲"龟鉴"，就是要借鉴前人的东西来发展我们现在的学术，提高我们医疗实践的能力。

国家一贯提倡，中医学要整理、提高、发扬。"整理"是基础，"整理"有个取舍问题，哪些应该"取"，哪些应该"舍"，要批判地继承。只有把历代医家的学术思想渊源搞清楚了，有了解了，才能辨别哪些好，哪些不好，哪些正确，哪些不正确，哪些是我们今天需要的，哪些是我们今天不需要的，有辨别才能有效地继承，这是继承中的关键问题。了解前人的学说，成为我们今天做好继承工作的重要借鉴，由此来提高和推动中医学术的发展。

（三）《中医各家学说》的评价

《中医各家学说》是科学性和理论性都比较强的一门课程，大家在学习的过程中会逐步体会到的。前面我介绍了什么是"学说"，一个"学说"必须含有"科学性"和"理论性"两个要素，这也是评价一个"学说"成熟与否的尺度。

对中医历代医家学说的评价，要建立在以辩证唯物主义和历史唯物主义的基础上，这样才能客观地、正确地评价这些学说的内容。这两个角度不能偏废，既要从辩证唯物主义的角度来要求它，也要从历史唯物主义的角度来理解它。这些学说毕竟是历史的产物，所以在进行《中医各家学说》这门学科研究的时候，只能遵循马克思主义具体问题具体分析的方法，了解"学说"产生的历史时代，以及时代的背景和历史条件，不能硬要把几千年前的人拿到现在来审视。历史上各医家都有他们产生的时代背景，有他们学术思想产生的历史环境。《中医各家学说》虽不是医学史，但和历史是分不开的，因此要历史地看问题，反对形而上学的观点，反对非历史主义的观点，强调既要从辩证唯物主义的角度，更要从历史唯物主义的角度，来分析和评价中医各家的学术思想。因此说《中医各家学说》这门课程有较强的科学性和理论性。

《中医各家学说》离不开历史人物，通过对这些历史医家学说的分析，来解决正确的继承问题，既要汲取他们的营养，也要吸取他们的教训。对中医各家学说的研究，有利于我们对中医学术的梳理和提高。

综上所述，前人的实践经验、学术思想和理论体系，是中医各家学说的重要组成部分，也是中医学的重要组成部分。例如"伤寒学说""温病学说"

等，这些学说的理论指导了中国医学史上 2000 多年的临床实践，至今仍是指导我们临床的重要理论依据。因此我们要分析历代医家学说的思想渊源，了解他们的医疗实践，了解他们的学术师承，了解他们的理论演变，不能把一个学术体系割裂得零零碎碎的，要完整地、系统地来理解，汲取前人的营养和经验教训，以此作为我们从事中医学研究的借鉴。

二、学习《中医各家学说》的意义

（一）是发掘中医学宝库的具体措施

毛泽东主席对中医学做出了很高的评价，他说："中医学是一个伟大的宝库。"在上个月，卫生部召开座谈会，就这个题词进行了讨论，中医、西医以及西学中的同志约 100 多人参加了座谈会。大家分别从各方面发表了很多意见，我用四个字来概括对这一"宝库"的理解，这四个字是"理、法、方、药"，我认为理法方药概括了中医学宝库的基本内容。

中医学的理论、方法、方药等知识体系，都是通过各个医家的学说反映出来的，不管"理"也好，"法"也好，"方"也好，"药"也好，都离不开中医学史上的各家学说，是从中医各家学说中提炼出来的知识，离开了中医各家学说，这些知识就缺乏依据了。

创建《中医各家学说》的过程，就是发掘的过程，因此学习《中医各家学说》也是发掘祖国医学宝库的具体措施之一。发掘中医学这个宝库，要从理、法、方、药入手，而理、法、方、药就存在于历代各医家的学说中。"努力发掘"首先就要努力学习，如果对每个医家都不了解，如何去发掘？因此首先要学习，了解得越多，了解得越深，发掘就越有成效，不然就谈不上发掘。这对在座的你们是这样，对我们来说也是一样。

（二）是强化中医学教育的有力手段

《中医各家学说》是大家毕业前的最后一门中医课程，自中医院校创建以来，历来的学制都是这样安排的。这是因为，只有完成了从中医基础理论的学习，完成了临床各科全课程的学习，才具备有学习《中医各家学说》的基础。没有通过中医全课程的学习，没有通过临床实习这个阶段，这门课程是学不好的、学不深入的。你们已经完成了中医全课程的学习，并且在临床上接触到了一些病人、病证，有了一些感性的认识，在此基础上进行一个强化和提高的学习，有利于你们走向各个工作岗位。

在学习《中医各家学说》的过程中，可以把过去学习的知识进行一次梳理和总结，包括基础理论、临床各科理论，也包括在实习当中的感性知识。比如，你对《中医基础理论》的理解不深不透，通过《中医各家学说》课程来加深理解。所以这门课是一个提高课，一定要学好，通过学习，把学到的书本知识和临床知识进一步深化，毕业后，在医疗实践中再不断地提高，加深对中医学理论的认识。

（三）是开拓思维的中医教育方法

通过《中医各家学说》课程的学习，可以开阔我们的眼界和思维，从中找到打开研究中医学大门的钥匙，因此《中医各家学说》也可以理解为是"交钥匙"课程。中医学有浩瀚的文献资料，毕业后无论是搞教学、搞医疗，还是搞科研，都需要进一步地深入学习。

然而如何进一步地学习？大家的思路还不够多，你们还缺乏治学的经验。《中医各家学说》就是要把历代各学派、各医家的学术之门打开，当你知道了某领域、某医家有某些理论，结合自身的实践，相信你会知道需要哪位医家的知识，需要哪位医家的哪些理论，这样你才会心中有数。比如，你是搞妇科的，《中医各家学说》中介绍了中医妇科中有代表性的医家，和这些医家的代表著作，以及他们各自的学术思想，根据这些，你就能制定出治学计划。或者搞临床，或者搞基础理论研究，不论哪一学科，都必须有治学的门径，《中医各家学说》会交给你一把寻找治学门径的钥匙，帮助你打开治学之门，为你研究中医学指路。

三、怎样学习《中医各家学说》

（一）打好学习基础

中医学的几部重要经典著作，《内经》《伤寒论》《金匮要略方论》等，在几年的学习过程中，你们基本上都接触到了。如《内经》学习了一点，但不多；《伤寒论》《金匮要略方论》也没有全学，都只学了选读本。这几部经典著作，是治中医学的基础，一定要打好这个基础。你们现在学得还很不够，还要继续学习，即使离开学院的大门，也还要不断地学习，这个基础打好了，才有能力去理解中医各家学说。为什么呢？历代各个医家的学说，不管其论点也好，其主张也好，他们在阐述其学说的时候，都要引用这几部经典著作中的文献，从中去寻找理论依据，以表达他们自己的学术思想。不管他们的方法有怎样的不同，都由此而成就了他们的学说。

比如，李东垣的《脾胃论》，他的学术渊源从哪里来？可以这样说，他的学说是从《素问》里来的，在他的《脾胃论》中，就引用了《素问》中的若干内容。假如你对《素问》不了解，没有《素问》学习的基础，你有消化吸收《脾胃论》和分析他对错的能力吗？对其他各家学说的学习都是如此。

再如，《伤寒论》对后世各个医家都有很大的影响，他们的某些论点、某些学术思想，都来自《伤寒论》。如果对《伤寒论》学习得不好，没有"伤寒学说"扎实的基础，你就缺乏深入了解各医家学术思想和理论观点的基本条件。

毫无疑问，历代各家的学说，绝大多数的学术论点，都可以在《内经》《伤寒论》《金匮要略方论》中找到，如果我们不打好这个基础，又怎样去接受这些学说呢？因此，要想搞好中医各家学说的学习和研究，一定要把这几部经典著作的基础打好，要学得很扎实，只有这样，无论是搞临床也好，搞科研也好，搞教学也好，结合自身的实践，才有可能创新学说。一种学说，总是要随着时代的发展、时代的进步而发展和进步的，古代医家可以创新学说，我们在座的也要能创新学说。

（二）全面了解学说

学习每一个医家的学说，如张仲景、王叔和、李东垣等，不管你学习哪一家，不管你学习哪一派，需要做到基本的一点，即"全面了解"。不要还没有做到全面了解，就来一个择其一二，自认为哪样好就学习，哪样不合适就不学习，这样不行。全面、系统地了解各家学说，这是学习的第一步；第二步，要在全面了解的基础上，掌握其学说的中心思想和相关内容，及其学说发展的情况；然后，才有"取舍"的资格。

总之先要全面、系统地学习，掌握其学术的中心思想，这是一个调查研究的过程，没有调查研究，就没有发言权。所以，我们不能盲目地取舍，"选择"要放在全面、系统地学习之后，要掌握了学说的中心思想和具体内容之后，再进行选择。

（三）以医家为线索

学习任何医家的学说，首先要搞清楚，他有些什么学术主张？有些什么代表著作？对这些要掌握得一清二楚。然后，一定要把他的代表作拿来看一看，这就是我们常说的，掌握第一手资料，凡是做学问、搞研究，一定要掌握第一手资料。

例如，我们学习、研究李东垣的学说，就要把他的《脾胃论》看一看，把《内外伤辨惑论》《兰室秘藏》翻一翻，不能只依赖《中医各家学说》讲义上介绍的简单资料。学习《中医各家学说》，一定要具体掌握这个医家的第一手材料，要把他的著作全部看一看，不能道听途说，不能相信第二手资料。第二手资料，只能起到"索引"的作用，通过索引把原著找到，认真地阅读才行，不能只停留在《讲义》的程度，这样学习是远远不够的。

（四）勤于比较分析

如果知道了各个医家、各种学说之间的相互联系，就可以在这方面做些比较分析的研究。众多的医家、学说，他们之间有很多共同之处，又有很多的不同，只有多做比较分析，才能打开学习和研究的思路。在治学的过程中，往往在分析别人的东西时，可以很好地启迪自己的思维，这是做学问当中很要紧的一个环节。

各家学说都不是孤立的，他们有着许多的联系。比如前面提到，各医家的许多学术观点都出自《内经》《伤寒论》《金匮要略方论》，这就让他们的学说不可避免地有了联系，这是他们共性的一面。但当他们发挥时却不尽相同，如各自的理解角度不同、分析方法不同，所有的这些不同，就是这些医家个性的一面。对这些"共性"和"个性"进行分析，我们的思路就是这样一点点地被打开，一天天地被拓宽的。

（五）做好课前预习

《中医各家学说》这本讲义，内容比较多，七个学派，涉及 100 多个医家，几百部著作，60 余万字，而这个课程只有 90 个学时。显然，完全依靠课堂讲授，要想消化这么多的内容，这几乎是不可能的，我们只能用综合分析、提炼要点的方法来讲授。这就对大家有一个要求，一定要做好课前预习。

预习的具体要求是，一定要在课前了解所要讲解的章节内容，不管你理解也好，不理解也好，都要先看一遍到两遍。对要讲的内容，在脑子里要有个粗线条的轮廓，那么我在讲课的时候，即使不念讲义的文字，你也会知道我在讲什么章节的内容，这样就容易接受讲授的内容，你也不会感到吃力。如果课前没有预习，对我讲解的内容你感到十分陌生，讲授的效果就会很差。因此，要求一定要做到课前预习，按照我讲课的进度来做预习，争取最好的教学效果。

第二章 医学流派的形成与发展

此版《中医各家学说》，我们提出了七个主要学派：医经学派、经方学派、河间学派、易水学派、伤寒学派、温热学派和汇通学派。中医学学派究竟是怎样产生的？到目前为止，还很少有人谈及这个问题，我的意见也不一定很成熟，我想从汉代前后两个时期来讨论这个主题。

一、中医学派演变的滥觞

汉代以前的学派，究竟是怎样开始的？中医学派演变发展的滥觞是什么呢？《曲礼》上有这样一句话："医不三世，不服其药。"这话出自《礼记·曲礼》篇，"三世"指的是"神农""黄帝""素女"。根据现代历史学家的观点，"神农""黄帝"是新石器时期的代表人物。"神农"创说"本草"，这是一世；"黄帝"发现了"针灸"，这是一世；"素女"发明"脉诀"，这是一世。故三世即"本草"之有神农、"针灸"之有黄帝、"脉诀"之有素女。《曲礼》之说认为，作为一个医生，起码要把神农的"本草"、黄帝的"针灸"、素女的"脉诀"，这三种医学技能学习到手，如果医不"三世"，这种大夫的药是不能吃的，因为这样的大夫学无根基，不能让人信服。当然这只是一种说法，但这种说法反映了在新石器时期，人类的生产工具有了很大的进步，这时候出现"本草"，出现"针砭"，医疗技术的提高是很有可能的。"素女"（"素女"比"神农""黄帝"要晚得多）可能也是一个神话，神话里传说"素女"善于脉学，这也反映了医学技术的发展。

汉以前，中医学还看不出有学术流派的迹象，如果有的话，就是这"三世"的提法。但一般认为《礼记》是伪书，有两派不同的观点：一派认为是孔子作的，一派认为不是孔子作的。不管《礼记》出自何人，都是汉以前的著作，这一点是可以肯定的。

总而言之，中国在汉代以前，学术流派的滥觞就开始了，但还找不到其流派学说的依据，也就是医学"三世"的现况，在医学领域，有阐发"针灸"的，有阐发"本草"的，有阐发"脉学"的，仅此而已。这还谈不上是学派的雏形，只能看出中医学在汉以前已经有了医学分支发展的情况，尚不具备明显的学术派别的特征，但可以说医学分支结构的发展为学派的产生创造了条件。

二、中医学术流派的雏形

从汉代开始，学术流派的雏形基本上就形成了，这可以从《汉书》中找到依据。《志》是《汉书》里面的一大内容，有《天文志》《地理志》《艺文志》。《艺文志》就是"书目提要"，《汉书·艺文志》中记载了汉以前的书目，其中有"医家"这一部分。"医家"里提到两大家：一是"医经家"，另一是"经方家"。"医经家""经方家"中都记载有某些著作。结合学说、流派的概念来分析，所谓的"家"就有了"流派"的含意。"医经家"有若干代表著作，"经方家"也有若干代表著作，这就不是一个人的问题了，"医经家"是研究"医经"的一派，"经方家"是研究"经方"的一派，其中研究的主题肯定有相同、有交叉，但研究的方法和观点各异，所以这里的"家"就有了流派的含意。

在《汉书》中"家"和"流派"往往是不分的，其中有这样的称谓方法：医家这一流，兵家这一流，法家这一流，农家这一流等。所以"家"与"流"在当时是相同的概念，显而易见，那时的"家"并不代表某一个人，而是一批人，是某种学术流派的雏形。

把《汉书·艺文志》里的"医经家"和"经方家"之说，与汉以前的"三世"之说联系起来看，不难看出其中存在的某种联系，这种联系是演变的关系、发展的关系。在"三世"医学中，黄帝的"针灸"和素女的"脉诀"就有可能合并成为"医经家"。这很好理解，讲"针灸"要讲"经脉"，讲"脉学"也要讲"经脉"，所以"三世"医学中的"经脉"和"针灸"就有理由演变成"医经家"。从现存的《内经》来看，其中一大部分讲的是"针灸"内容，一大部分讲的是"经脉""脉学"内容，《内经》所反映出的客观情况如此。"三世"中神农的"本草"，是研究药物质地和药物应用的，很自然发展而为"经方家"。中医的"方"与"药"是密不可分的，从使用单味药治疗，到运用多味药组成方剂来治疗，从这一历史的演变过程来看，就不难理解神农的"本草"成为"经方家"的可能性。

这里需要扼要地说明一点，"经方家"在以后的内容中还会出现，这里的"经方"和后面要学习的"经方"概念是不一样的。这里所谓的"经方"，是经验之"经"，是经常之"经"，以后要学习的"经方"，是指经典之"经"，在《汉书》这个时期还没有"经典"的概念。

自《汉书·艺文志》载了"医经""经方"两家之后，医学流派一天天地发展壮大起来了。

三、中医学派渊源之假说

综上所述，汉之前后，由"三世"医学演变而为"医经""经方"两家，这个线索基本还是比较明显的。我们现在提出的中医学流派，是从《汉书·艺文志》提出"经方家""医经家"得到的启示，顺藤梳理，以后的学派就越来越清晰了。这就是关于学派渊源的一个假说：先有"三世"医学的提法，演变而为"经方""医经"两家。三世医学之说，应当是中医学派的滥觞，经方、医经两家之说，应该是中医学派的雏形。

从汉前、汉后的文献中，是可以找到关于这一假说的蛛丝马迹，目前比这个概念更具体的文物、文献依据还没有新的发现。

有同学问"滥觞"这个词的意思。"觞"是一种小酒杯，"滥"是指水流，不管多大的水流，总是源于杯之滴水，江河虽大不择细流，意思是说，即使是大江、大河，都是从一杯那么点水慢慢汇聚起来的，所以"滥觞"是"发源"的意思。

第三章　医经学派

一、医经学派概说

"医经学派"，从现在掌握的资料来看，可以这样说，是研究《黄帝内经》的一个学派。《汉书·艺文志》中提出了医经七家：《黄帝内经》《黄帝外经》《扁鹊内经》《扁鹊外经》《白氏内经》《白氏外经》《白氏旁篇》等。但其中六家的文献都不存在了，只有《黄帝内经》还可以见到，"医经"的含意当然不仅仅是《黄帝内经》。"医经学派"研究目标，是整理和总结历史上众医家研究《黄帝内经》的学术主张和学术成就。

《黄帝内经》为什么值得研究？为什么在中医学史上各代医家都很重视？都要下功夫去研究？这里面的道理何在？那是因为《黄帝内经》明确地提出了两个主题：一是中医学的思想方法，一是中医学的理论体系。

《黄帝内经》中所反映出的中医学的思想方法是朴素的唯物辩证法，归纳起来有三方面的内容：一是《黄帝内经》所阐述的"阴阳五行学说"；二是《黄帝内经》所阐述的"整体观念"；三是《黄帝内经》所阐述的"辨证论治法则"。这些都属于思想方法的范畴。

"阴阳五行学说"，反映了事物都是对立统一的这一理念，在《黄帝内经》中很强调这一点，认为运动着的事物与事物之间有着不可割裂的联系。"整体观念"认为，运动着的世界是物质的，人体同样也是物质的，人不是孤立地存在于自然中，人与大自然是一个整体，这是很鲜明的唯物主义论。"辨证论治"所体现和强调的，是具体问题要具体分析，这正是辩证法最基本的法则。

对立统一观、整体观、物质运动观、具体问题具体分析的方法等，在《黄帝内经》的两个八十一篇中，几乎篇篇都有所反映。因此说，《黄帝内经》所表现出的思维方式，是以朴素的唯物辩证法思想为指导的。当然，这种唯物辩证法是朴素的、自发的，与现在的唯物辩证法还是有质的区别，所谓"朴素的"，就是说这种法则还比较简单化。例如，中医学的阴阳理论认为，"阴阳"是对立统一的，这与现代的辩证法有相同的地方，但中医阴阳学说的局限性很大，有仅适用于中医学应用的特殊性，而不具备放之四海而皆准的普遍性，所以无法与现代的辩证法等同。现在的辩证法没有局限性，普遍地适用，不管你研究哪一门学科，都离不开辩证法。中医的"阴阳学说"做不到这一点，从现代哲学的角度来看还是非常之朴素的。但用历史唯物主义观点来看，这在两千年前是相当进步的思想方法了，在世界上也是首屈一指的。限于两千年前人类的生活水平、科学文化水平，能具有如此鲜明的朴素的唯物辩证法观念，是很可宝贵的。

中医学的理论体系，在《黄帝内经》中得到比较完整地反映。中医学理论体系包括脏腑、经络、病机、诊法、辨证、治则等这些中医理论的基础内容。就像现代医学有生理、病理、解剖等理论体系一样。中医学的理论体系，也是从人的生理说到病理，从病理说到诊断，从诊断说到治疗，有着和现代医学一样结构完整的理论体系。这个医学理论体系一直到现在还在指导我们的临床，而这样完整的医学理论体系在两千年前的中国就被提出来了，这是很值得研究的人类学现象。

为此，《黄帝内经》这部伟大的中医古典文献出现以来，上下两千年，受到历代医家的重视，这不是偶然的现象。我们今天还是要把它摆在重要的位置上，也不是因为我们保守，而是因为这个医学理论体系是能够经得起医疗实践检验的，这是客观的事实。能够通过实践检验的东西，肯定是具有科学内涵的，尽管现在还不能完全用科学实验的方法来说明和解释，但不能否定它有可实践的科学性。

最近上海的邝安堃教授到学院来做学术报告。他用激素来喂饲动物，构造成功了"阴虚"的动物模型和"阳虚"的动物模型。并且对"阴虚"的动物模型，用中医"养阴"的方法使其得到恢复；对"阳虚"的动物模型，用中医"扶阳"的方法使其恢复了健康。邝教授研究的结论是：阴虚、阳虚，通过动物实验证明是客观存在的，由此说明中医学的阴阳观念是有实践依据的。

当然，不能把凡是研究过《内经》的都归属于"医经学派"，那样就太泛了。"医经学派"应该是指在研究《内经》方面有比较突出的成就，尤其是在研究的方法上有独到之处的。这样大凡有三种情况，形成了三个流派：一是校订、注释诸家；二是分类研究诸家；三是专题发挥诸家。"医经学派"分成这样三个类型，也可以说是三个分支，要点在于用不同的方法来研究《内经》，实现了不同的目标，在历史上发挥出不同的作用，做出了各自的贡献。我们生活在现在科学发达的时代，有了用新的方法来研究《内经》的条件，在这方面一定是大有可为的。

综上所述，"医经学派"是由研究《黄帝内经》的一批医学家组成，朴素的唯物辩证法思想是《黄帝内经》的指导思想，其所反映出的中医学理论体系，具有可以通过临床实践检验的科学性，因此被历代医家所重视，而且用不同的方法对其进行了研究，经一代代的传承和发展，形成了"医经学派"。

二、校订注释诸家

校订、注释是两个概念。"校订"就是"校勘"，校勘又叫作"校雠"。"校"是"比较"之意，"勘""雠"是分析、研究、考证的意思，比较着分析，比较着研究，比较着考证，这就是"校订"的含意。

古代文献的时间跨度很大，比如《内经》至少也有两千年以上的历史了。两千年来我国文字的载体曾发生过许多变化。在唐代以前，基本都是手写在木板上、竹板上、绵帛上或绸缎上；到了唐代，有了纸张，也是手工抄写；从宋代开始，才有刻书、印书的技术。刻书、印书至今已有一千多年的历史了，因此早期的文献，经转载传抄，流传久了就出现破损、丢失、残缺不全等问题，可想而知，古代人要让一种文献流传下来是件颇不容易的事。最近，考古的同志在湖南马王堆发掘出不少汉代"竹简"，一块"简"上最多的是两行字，"简"用绳子一块一块地栓连在一起，这就是古代的"书"，一卷卷的，书分为"卷"，由此而来。这种保存方法是很困难的，保存一两百年都不容易，不要说一两千年了，有的字迹被腐蚀了，有的被虫咬了，或折损后文字受到破坏。另一方面，古代文字和现行文字不一样，古人的语言与今天的语言也有区别。在秦以前都是用篆体，在座的同学很少有认识篆体的，秦以后才出现隶书，隶书比较好识别些，从唐朝以后才开始有现在的正楷体。文字变迁这样大，所以要了解两千年以前的语言文字，比我们了解外国文字还困难得多，所以需要"校勘"。

"校勘"是研究古代文献的一种传统方法，有些人看不到这种工作的重要性，但这是学习古代文献必要的手段，不把古代文字变成现在的文字，怎样知道古代文字是否有错呢？即使古代文字没有损坏，也不可避免的有错字。我从马王堆出土的竹简上，看到古人写错的字多得很，因为写字也有水平高低，不见得那时人的文字水平都高，有些水平还相当的低，这就是校勘、校雠的意义所在。就说我们眼前这本讲义，这么科学的排印，出错率仍然很高，不经过反复的校对，就印不出像样的书来。因此"校勘"是一种手段，一种方法，是研究古代文献的一种重要方法。

"校勘"不仅需要具备文字功夫，而且还要掌握资料，且能将掌握的资料进行对比分析。你说《内经》某个字错了，根据什么说错了呢？不能主观地说错就错、说对就对，必须拿出依据，这不是很简单的事。所以做校勘的人需要有两个条件：一是掌握校勘的基本技能，二是掌握文献资料。如何能掌握资料呢？资料不一定都要自己拥有，但要知道资料在什么地方可以查阅到，包括国外文献资源，要做到心中有数，这就叫掌握资料，这对研究古代文献是非常重要的。

"校勘"是做学问的一个过程，对于医学家来说，不一定都具备这个本领，历史上一些著名大医家，也不一定都有校勘的本领，包括张仲景、李时珍等。中国历史上校勘的巅峰时期是在清代，在乾隆、嘉庆这段时间，有些老先生那是很有校勘功夫的，专门研究和识别古代文字，能准确地校订古代文字，这样的老先生现在已不多了。医家能掌握校勘本领的人很少，能熟练掌握校勘技能的往往不是医家，形成了有校勘本领的不懂医，医学家又专医而不具备校勘技能的尴尬局面，这就是目前中医文献研究面临的困境。

（一）校勘诸家

做过《内经》校勘的有如下诸家。林亿等的《新校正》，保存在《重广补注黄帝内经素问》中，林亿不是医生，但他懂医，具备医学知识，他能从医学的角度来进行校勘，因此《新校正》里有些内容是校得比较好的。胡澍的《黄帝内经素问校义》，也是比较好的校勘本，胡澍不懂医，是个文学家，校《素问》几十条，书没有校完，大概50岁左右就故去了。俞樾是个经学家，他的《读书余录》校了一部分。孙诒让是搞史学、文字学的，他的《札迻》中校了一部分。顾观光是知医的，对《灵枢》《素问》都做了校勘，有《灵枢校勘记》《素问校勘记》两部著作，人民卫生出版社影印的王冰注的本子，就是顾观光的校本，不过那里没有《校勘记》的内容。沈祖緜是"文革"后故去的一位老先生，苏州人，张太炎的学生，搞诸子百家，对《灵枢》《素问》都做了校勘，留有《读素问臆断》《读灵枢臆断》两部书，我得到过他的《读素问臆断》，《读灵枢臆断》"抗战"时期在上海遗失了。冯承熙是知医的，但知之不多，他的《校余偶识》载于黄元御《素问悬解》后，也可参考。江有诰的《先秦韵读》，概从韵语的角度校《内经》句读和文字的错讹，其依据是，先秦以前的文字基本上是有韵律的，这是中国文字的特点，越是有韵的部分反映的时代越早。张文虎不是医生，他的《舒艺室随笔》只校了《素问》的一部分。于鬯的《香草续校书》，这本书对《灵枢》《素问》都做了校勘。

从校勘诸家来看，除了林亿、顾观光、冯承熙等知医之外，其余都不是医生，但他们校勘的水平都很高。有些著作已经不好找了，正在安排教研室的老师们寻找这些文献，把所有校勘《内经》文献全部集中起来出版，这是很有意义的。现在有很多关于《内经》的"白话语义""白话解"等著作，水平都不高，就是缺乏校勘的功夫，对所选底本中的错字识别不出来，于是《内经》的原意就反映不出来，甚至是错误地表达出来。因此要想做好"通释"一类的工作，首先要下校勘的功夫，要做到"医""文"两通，才可以达到较高的水平。

（二）注释诸家

"注释"也叫作"疏证"，就是把古代文献中的精神、意义全部理解之后，加以补充、发挥、解释，都属于"注释"的范围。以下列举的诸家，在疏证、注解方面是下了功夫的，他们的注释工作都做得不错，但校勘的功夫他们都谈不上。

1. 王冰的注释

王冰注释《素问》的成就从以下三个方面来分析。

第一，把《素问》的八十一篇做了重新的编排。我们现在看到的，第一篇是《上古天真论》，第二篇是《四气调神大论》，第三篇是《生气通天论》，第四篇是《金匮真言论》，第五篇是《阴阳应象大论》，第六篇是《阴阳离合论》……这个次序是王冰重排的。在他之前的《素问》不是这样的，王冰之前有个本子叫《素问训解》，是全元起著的，大概成书在齐梁时期，即大约公元500多年。据全元起的注本，《上古天真论》在最后的第九卷，《四气调神大论》也在第九卷，《生气通天论》《金匮真言论》在第四卷，《阴阳离合论》在第三卷……次序编排大不一样。全元起注本在宋朝时还存在，自从宋朝校了王冰注《素问》后，历史上就看不到这个本子了，这些年在国内、国外都调查过，无影无踪。

王冰对《素问》篇目的安排，反映了他对中医学理论体系的认识，反映了他的学术思想，大概是如下的秩序。第一"摄生"，《上古天真论》《四气调神大论》都是讲摄生的，因为王冰是道家，所以他把"摄生"放在第一位。第二是"阴阳"，他强调"阴阳"这一思想方法。接下去讲"脏腑"，再讲"治法"，讲"脉法"，讲"病机"，讲"病证"，病证中有"风论""痹论"等篇，再安排"针刺""精气""运气"，最后是"四诊合参"。从王冰的篇目调整来看，是有他自己的思路的，不管我们同意不同意，他有他的理由。顺便插一句，《素问》最后几篇文献都讲到了"四诊合参"的问题，即"望""闻""问""切"都要重视，特别强调"问诊"，《素问》最后的两三篇重在讲"问"。现在有些所谓高明的大夫不大"问"了，古人不是这样，他们认为"问"得越详细越好，我认为这是科学的态度。全元起以前的《素问》本子是怎样的？全元起的本子是否也经过了调整？现都无证可考。王冰把《素问》八十一篇顺序，进行了一次较大的调整，我查对了一下，王冰的八十一篇与全元起的《素问训解》一篇都对不上。

第二，王冰补入了七篇"大论"，七篇"大论"在全元起的注本里是没有的。你们已经在上《内经》课了，也许在《内经》讲义中也没有这七篇"大论"，建议大家既要掌握《内经》讲义的内容，也要备一本《内经》原著，《内经》讲义不能代替《内经》原著，找时间要认真地看一看。在你们的《内经》讲义中，引用了林亿他们在校书时提出的一个意见："窃疑此七篇，乃《阴阳大论》之文，王氏取以补所亡之卷，犹《周官》亡《冬官》，以《考工记》补之之类也。又按：汉张仲景《伤寒论·序》云：'撰用《素问》《九卷》《八十一难经》《阴阳大论》'是《素问》与《阴阳大论》，两书甚明，乃王氏并《阴阳大论》于《素问》中也。"

"七篇"，是指《天元纪大论》《五运行大论》《六微旨大论》《气交变大论》《五常政大论》《六元正纪大论》《至真要大论》等七篇，他们怀疑这七篇大论"乃《阴阳大论》之文"，《阴阳大论》在《伤寒论》仲景的《序文》中被提到，王冰把《阴阳大论》这七篇，拿来补"所亡之卷"。这样看来，王冰在注疏的时候，《素问》的第七卷就没有了，他手里只有八卷，就是说在王冰时代的《素问》就已经残缺了，他把《阴阳大论》这七篇补进来，这种方法就好比"《周官》亡《冬官》，以《考工记》补之之类也"。

《周官》指《周官经》，汉朝将《周官经》改称为《周礼》，《周礼》为《十三经》之一，是古代记录周朝时期上层建筑的著作，所以称"周官"。周官分六官：天官、地官、春官、夏官、秋官、冬官。"天官"最大，相当于

"丞相"，其余各官相当于现在各部委的首脑，《周礼》中把医生称作"太医"，地位比较高，归"天官"直接掌控。《周官经》中很早就没有了《冬官》这一篇，汉朝人拿《考工记》中的《司空》篇来进行补充。

《考工记》是关于古代工匠手艺的著作，比如木工、石匠、泥瓦匠等，是我国最早记载工业、手工业的文献。为什么拿《考工记》中的《司空》篇来补《冬官》呢？是因为"冬官"与《考工记》的"司空"性质相同。所谓"司空"就是管理空闲时期劳作的意思，冬天一般是农闲的时候，加上天气寒冷，一般都在室内劳作，其大多与工业、手工业有关。"冬官"就相当于我们现在的工业部部长，管工业的。

"七篇大论"主要是讨论运气学说的。最近请国家气象局、天文馆的研究人员来为研究生班做过两次学术报告，他们认为，《素问》中这几篇"大论"的内容是有道理的。对"五运六气"究竟应该如何评价？据搞气象学、搞天文学的人来看，认为这里面的内容还是很有研究价值的。应该说，这还是一个科研题目，我们的态度是研究后再下结论。因此王冰把这七篇"大论"补充到《素问》里，应该算是一大功，不能说是一大过，因为毕竟是王冰把这样丰富的有关认识天文、气象的文献保留了下来。

第三，王冰对《素问》八十一篇的注解虽不理想，但也有很突出的地方，他对《素问》的某些学术论点发挥得比较深刻。例如他对《至真要大论》中"微者逆之，甚者从之"这两句话的阐发就很到位。"微者逆之，甚者从之"讲的是"治法"，是中医治疗的一个原则。所谓"微者逆之"，讲的是一般的治疗原则，比如"热证"就可以用寒凉药，"寒证"就用温热药，"微"就是"一般"的含意，"逆之"就是逆其性而为之。所谓"甚者从之"，讲的是特殊的治疗方法，"甚"是指比较复杂的、不单纯的病情，"甚者"就要"从之"，是讨论真寒假热、真热假寒、真虚假实、真实假虚等特殊问题的，"真寒假热"者虽有热象，还是要用热药来治疗，"真热假寒"者虽有寒象，还是要用寒药来治疗，比如"补中益气汤"的甘温除大热法，对虚热尤其是气虚发热，会有明显的疗效，这就是"从"。所以王冰解释这两句话，非常深刻，对临床很有帮助，可以大大提高我们的理性认识。

王冰在阐发"微者逆之，甚者从之"的制方大义时说："夫病之微小者，犹人火也，遇草而焫，得木而燔，可以湿伏，可以水灭，故逆其性气以折之攻之。病之大者，犹龙火也，得湿而焰，遇水而燔。不知其性，以水湿折之，适足以光焰诣天，物穷方止矣；识其性者，反常之理，以火逐之，则燔灼自消，焰火扑灭。"所谓"人火"就是一般的热，没有真假虚实问题，是平常的火，火的性质炎上，这种火"遇草而焫，得木而燔"，"焫""燔"都是"燃烧"的意思，这种火"可以湿伏，可以水灭"，是指要用"热者寒之"之法，用寒凉剂去治疗这种"热证"，"逆其性气以折之攻之"，这就是在解释"微者逆之"。所谓"龙火"就是李东垣说的"阴火"，这是发自肝肾的火，往往是阴虚引起的火，这种火与"人火"相反，"得湿而焰，遇水而燔"，治疗这种火，越用寒凉药去压制，火势越旺，这个火反而要往上冲，一直燃烧到"物穷方止矣"，硬是把人体燃烧成灰烬，这种火是很伤精、伤气的。"识其性者"，是说懂得了这个火证的病机，就要"反常之理，以火逐之，则燔灼自消，焰火扑灭"。"以火逐之"的"火"字原文作"水"，实际这有两个含义。阴虚的火，要用养阴法，火才逼得下去，有的虚火则要引火归原，所以这个字是有争议的。总之是在讲"从之"，所以一般的注家都改成"火"字，"以火逐之，其燔自消"，是引火归原之意。引火归原要用"八味丸"治疗，要用"桂""附"，这叫水中补火。王冰在这里讲得非常深刻。

虽然王冰像上述这样出色阐发的文字不多，但在几篇"大论"里，发挥得好的也有几处。比如他有句话："益火之源，以消阴翳；壮水之主，以制阳光，故曰求其属。"几乎成为后世医家经常引用的格言，对现在的临床很有指导意义。

王冰注解《素问》基本上有以上这三大特点：首先他按照自己的学术思想把《素问》的篇章做了全面的调整；其次他补入了"七篇大论"，发挥了"运气学说"；第三，他对《素问》中某些治则问题，有很深刻的分析，对临床很有指导意义。《重广补注黄帝内经素问》是王冰注解的《素问》，这个名称是宋朝林亿校书时加的，原来的书名不是这样的，从王冰的序文来看，当时他注《素问》时取名为《素问十问》。这些问题看来是枝节小事，但也是我们治学必须具备的常识。

2. 吴崑的注释

吴崑，吴鹤皋，安徽歙县人。吴崑是个临床大夫，他的《黄帝内经吴注》，能够结合临床来发挥《素问》的理论，这成为他注解《素问》的特点，很值得我们学习和继承。医学毕竟是一门应用学科，尤其是中医学，其理论是通过医疗实践来检验的。如王冰在讨论"火"的虚实时，认为"实火"要用寒凉药，"虚火"要用温热药，这是空洞的理论？还是有临床实践的依据？只有通过临床实践重复出来，才能被认可。换句话说，临床实践才是检验中医理论是否成立的标准。吴崑通过医疗实践阐发《素问》的理论是很有说服力的。

理论是形而上的，但要经得起形而下的检验，理论是要能指导实际应用的，只搞形而上，高兴怎样讲就怎样讲，没有检验的标准是不能让人信服的。注解《内经》的医家很多，到底谁说得有理？还是公说公有理？婆说婆有理？检验的标准只有"实践"。一个学说能够通过实践重复出来，我们就认可；相反一个学说再精彩，但在临床实践中不能被重复出来，那就要有所保留。今天评价古人诸家学说的优劣，以及评价《内经》理论的价值，也只有"实践"这一个客观标准，没有第二个。

在我们的"讲义"中介绍了吴崑所讲的三个例子，很值得大家看一看，看他是怎样分析"三焦者，决渎之官"这一生理作用的？他对"寸口"能诊断五脏六腑病变，是怎样理解的？特别是他对《素问·五藏生成》篇"诊病之始，五决为纪，欲知其始，先建其母"的注释。

吴崑解释"诊病之始，五决为纪"时说，要首先搞明白"病"究竟是在五脏的哪一脏？用现在语言来说即"病位"所在，诊断要先定病位。"欲知其始，先建其母"，是说要抓住"病"的主要根源，即要"先建其母"。"先建其母"古代注家的说法不一，如何统一认识，我个人同意吴鹤皋的说法。王冰把"母"解释为应时的"王气"，比如"肝脉"王（旺）于春，"肺脉"王（旺）于秋等，这没有多大的说服力；张介宾认为这个"母"是指病因，辨别是因于"外感"还是因于"内伤"；马蒔解释这个"母"，认为是五脏"相乘"之气；高世栻解释"母"为"病本"，等等。这些都不切实际。吴崑认为"始，得病之原也。建，立也。母，应时胃气也。"他认为"母"是指"胃气"，土为万物之母嘛。他又说："如春脉微弦，夏脉微钩，长夏脉微耎，秋脉微毛，冬脉微石，谓之中和而有胃气。"这里他提出了应时有胃气脉象的参照标准。进而他说："若弦甚，则知其病始于肝（胃气不够了，胃气不能养肝了）；钩甚，则知其病始于心（心缺乏胃气了）；耎甚，则知其病始于脾（脾本身缺乏水谷之气了，不能养肝了）；毛甚，则知病始于肺，石甚，则知其病始于肾（肺、肾缺乏脾胃之气了）。故曰：欲知其始，先建其母。"吴崑的解释完全符合中医学脉诊、望色首先要看有无"胃气"的理论，所以我认为他分析得很到位，符合临床的情况。这个学术思想在李东垣的《脾胃论》中也表达得非常突出，他认为望、闻、问、切四诊都要讲"胃气"，不管病有多严重，只要"胃气"存在，总有几分办法，即使病看起来不是很严重，但有"胃气"大伤的表现，就要提高警惕，预后多不良，这是在临床中被反复证实了的。

综上所述，吴崑注解《素问》很有特点，他结合临床经验来理解和阐发前人的理论，少有繁琐的东西，像"先建其母"这样抽象的知识，他能结合临床的实际来发挥"五脏病脉"的问题，是很可宝贵的，我们就是要在这些地方汲取营养，提高认识。

3. 马莳的注释

马莳，明朝会稽人，字仲化，号玄台子，著有《黄帝内经素问注证发微》《黄帝内经灵枢注证发微》，简称《发微》。马玄台注释的《内经》有两点值得研究。

第一，恢复《素问》的九卷编目。《汉书·艺文志·医经家》记载，《黄帝内经》是十八卷，内容包括《素问》和《灵枢》两部分。王冰注《素问》中提到"《伤寒论·序》云：撰用《素问》《九卷》《八十一难经》……"《九卷》，有的人理解为《素问》九卷，其实不是这个意思。在汉代，《灵枢》很长一个时期被称作《九卷》，所以这个《九卷》往往同《素问》《灵枢》的"九卷"混同起来。《汉书·艺文志》说《黄帝内经》十八卷，是说《素问》九卷，《灵枢》也是九卷。全元起的《素问训解》本也是九卷，全元起的书虽然看不到了，但其九卷八十一篇的目录还在，从目录看只有九卷，没有第十卷。虽然马玄台看到的《素问》是王冰注《素问》的二十四卷，但他对王冰注的《素问》分为二十四卷持有非议，坚持恢复《素问》九卷、《灵枢》九卷，因而他的两个《发微》都是九卷。后来张志聪遵循他，也改成九卷，而不是二十四卷。要有这个常识，要看到《内经》的卷数的变化，有九卷、十卷、二十四卷，其内容还是一样的，是古人在注疏的过程中对编目的修改。从马莳开始恢复《素问》九卷的面目，他认为只有这样才能与《汉书·艺文志》中十八卷的数字符合起来。现在看到的九卷本，是从马玄台开始的，以前的九卷本现在看不到了。

第二，全注《素问》《灵枢》。从明代到现在的几百年间，诸家对马玄台的《黄帝内经素问注证发微》评价都不太好，但对他的《黄帝内经灵枢注证发微》大家都认可，同为一个人所注，评价出入这么大是有原因的。《灵枢》是以针灸内容为主的文献，有《针经》之称，古代的《针经》即是《灵枢》。马玄台是搞针灸临床的，对针灸的研究比较深入，所以他在《黄帝内经灵枢注证发微》中，对经穴、刺法等方面的注解比别人高明。这也说明一个问题，实践出真知，实践出水平。

马玄台也是第一个注《灵枢》的人，因此注解时他没有蓝本可以参考，在他那个时代，《素问》已有几家注解本可以看到了，而《灵枢》的注本还没有，然而他注解的水平还特别高，这与他针灸的医疗实践分不开。有人会问，杨上善的《黄帝内经太素》（简称《太素》）不是比他早得多吗？杨上善的《太素》是隋唐时期的著作（有两种说法，有人说是隋，有人说是初唐，这个问题不大，因为隋只有那么几年，很短，起码是初唐），《太素》包括《灵枢》《素问》两部分注解，但马玄台当时没有见到《太素》，《太素》从宋以后就在我国消失了，明、清的医家知道有本《太素》，但没有见到过。现存的《太素》是从日本抄回来的，日本藏有我国唐代人手抄本的《太素》。因此《太素》虽然比马玄台的《黄帝内经灵枢注证发微》早，但马玄台注《灵枢》时没有看到过，不仅他没有看到过，很多医家都没有看到过。所以，说马玄台是第一个注解《灵枢》的人，这话也不错。当然今天不能这样说了，看来注《灵枢》的第一人还是著《太素》的杨上善。

对马莳的两个《发微》，我们可以着重研究他的《黄帝内经灵枢注证发微》，该书主要研究经络，特别是经穴，因为历史上记载的经穴出入很大，马莳结合临床，对经穴有很多校正的地方。

以上两点可以作为马玄台注《内经》的特点：一是他恢复了《内经》九卷的体例，这有助于我们研究《内经》的沿革，但是对临床的意义不大；二是他注解的《灵枢》在经络、经穴的注解方面比任何一家都好，于临床很有参考价值。

4. 张志聪的注释

张志聪是钱塘人，即浙江杭州人，是清代对古籍很有研究的代表性人物。当时杭州讲学的风气很盛，张志聪集合同学、学生在一起，在杭州一个叫"侣山堂"的地方讲学。从文献考据来看，他们有好几十人，张志聪的同学19人，学生12人，还有他的一个儿子，都在他那里一起讲学，还出了本文集，名《侣山堂类辨》。其中注解了《素问》和《灵枢》，称作《黄帝内经素问集注》《黄帝内经灵枢集注》（下简称《集注》）。在研究《内经》方面，他们是第一个搞集体创作的团队，在他以前还没有出现过这种情况。翻开《素问集注》或《灵枢集注》，除张志聪本人的名字之外，还有其他人的名字，如第二卷是某某人，第三卷又是某某几个人，这些就是张志聪的学生或同学，张志聪是主持者，他是搞团队研究的创始人，这是张志聪很突出的一点。之所以在卷下署名，用现在的观点来看有"文责自负"的含意，某卷是哪几位参加研究的，就由哪几位属名，这个学术风气比较好，也值得我们今天学习。集中大家的智慧，发挥群体的力量来进行研究，所谓"集注"就是这个意思。过去有的著作也有称为"集注"的，那个"集注"是把古人若干家的注解，如选张家的、王家的、李家的等集中起来，这种"集注"倒是不少，像张志聪他们这样，集合学术团体来做注疏，在中医学史上还不多见。

从现存的历代医家注《内经》的文献来看，《集注》的水平确实是比较高的。可以这样评价，《集注》的水平是位居前列的，比起马玄台、吴崑、王冰来，张志聪的《集注》毫不逊色，有些地方还更高明。如《素问·阴阳别论》中有句话："二阴一阳发病，善胀、心满、善气。"什么是"心满、善气"？在之前许多注家都有解释，比较来看，还是张志聪《集注》的解释更符合临床实际。他说："善气者，太息也。心系急，则气道约，故太息以伸出之。"人心中憋闷不舒，用深呼吸的方法来缓解，这口气出了，感觉就痛快了，这就是"善气"，即喜欢长长地舒一口气，又称作"太息"。这比吴崑、马莳、张介宾的解释都高明，因为这符合临床上常见的表现，看起来"心满、善气"不难理解，但是在各注家中，只有张志聪的解释比较令人满意。

再如《素问·阴阳别论》里讲有关脉搏问题时说："脉有阴阳，知阳者知阴，知阴者知阳。凡阳有五，五五二十五阳。所谓阴者，真脏也，见则为败，败必死也；所谓阳者，胃脘之阳也。"对这段文字的解释，在张志聪之前的注家解释得都不好。张志聪解释说："所谓二十五阳者，乃胃脘所生之阳气也。胃脘者，中焦之分，主化水谷之精气，以资养五脏者也。……四时五脏，皆得微和之胃气，故为二十五阳也。""胃脘"即是"胃"，居于中焦，五脏所需要的精气，都要靠脾胃来供给。所谓"阳脉"，是指有胃气之脉象，用后世的脉法学来说，任何脉象总要存有胃气，弦脉也好，浮脉也好，大脉也好，细脉也好，存在有胃气的脉，就是"阳脉"，所以说"阳者，胃脘之阳也"。在张志聪以前，包括王冰在内，对这句话没有做很好地理解，王冰认为"胃脘之阳"指人迎脉，这不符合临床的情况。当然，王冰做这样的解释也还能理解，因为在唐代，看人迎脉的习惯还不少，但到了明清时期，如果还做这样的解释，就不符合临床的情况了。如何叫"二十五阳"？"凡阳有五"，这个"五"指的是五脏。"胃脘之阳"就是"胃气"，不管是哪一脏的脉都要存有胃气的意思，这就叫"凡阳有五"，五脏脉、四时脉，各有旺时。肝脉主春，应带弦象，是"微弦"，即弦中带有些微和之胃气；心脉主夏，应带勾象，是"微勾"，即勾中带有些微和之胃气；肺脉主秋，应带毛象，是"微毛"，即毛中带有些微和之胃气；肾脉主冬，应带沉象，是"微沉"，即沉中带有些微和之胃气。弦脉、勾脉、毛脉、沉脉等脉象之中都要带一些和缓的气象，这是"胃脘之阳"尚存的象征。五脏加四时，所以是"五五二十五阳"。这个解释既符合中医学的理论，也符合临床的实际。

在《灵枢·邪气藏府病形》中有段话："脾脉急甚为瘛疭，微急为膈中，食饮入而还出，后沃沫。"所谓"后沃沫"，马莳认为是脾气不下疏引起，属于下窍的问题，也就是大便不爽，有些清水从肛门流出。张志聪不同意这个看法，他认为"微急为膈中"，"中"是指中焦"脾脉"，"膈"是有所阻窒之意，即脾胃有所阻窒，水湿行气受阻，饮食下不，到了胃里"还出"，是指口窍的问题。张志聪的解释为临床常见，所以他比马玄台讲得好。在正常情况下，脾胃游溢津气，上归于肺，通过肺而四布于皮毛，便不会有"后沃沫"的表现。当中焦阻塞，不仅饮食不下，还会上逆而吐。很显然，张氏认为"后"指的是"饮食还出"之后，"沃沫"是指口淡、清水上泛的临床表现，临床上中焦湿滞的人多有此表现。

从上面的这些例子来看，以张志聪为首的集体创作有一定的水平，《集注》在诸注家中算是不错的。曾经流行过一种注本叫《张马合注》，这是书商们搞出来的事，即把马玄台的注解和张志聪的注解合在一起出版，其实这两个人生活的年代相隔很远，起码有两三百年，不过这反映了后世之人对这两位注家的认可。

《集注》不仅表现出集体注解的水平，而且可以看出他们的注解很贴近临床实际，这应该是《集注》的第二个特点。再一点，《集注》把王冰的二十四卷改集成九卷，《素问》《灵枢》各为九卷，意在还《黄帝内经》十八卷的原貌。

（三） 校释诸家小结

注释诸家有两种情况，一是单注《素问》，另一是《素问》《灵枢》全注。单注《素问》不只有王冰和吴崑，讲义只是举有代表性的医家而已，单注《素问》的还有张琦（宛邻）的《素问释义》，高世栻（士宗）的《素问直解》。高士宗和张志聪是同学，年龄比张志聪小，他和张志聪有师友之谊，张志聪的《黄帝内经素问集注》《黄帝内经灵枢集注》《伤寒论集注》《金匮要略注》等，高士宗都参与了。高士宗的《素问直解》出在《黄帝内经素问集注》之后，因此《素问直解》的水平不低，因为他先有《素问集注》的经验，后又单独作了《素问直解》，所以《素问直解》比张宛邻的《素问释义》高明多了，是研究《素问》不可或缺的著作。

既注《素问》又注《灵枢》的，讲义中介绍的是马玄台和张志聪二人，这也不是全部，还有两家。如杨上善的《太素》、张介宾的《类经》，也是全注《灵枢》《素问》的，没有放在这里介绍的原因，是因为他们主要的特点不在这方面，他们主要是对《内经》进行了分类的研究。全注《内经》的看起来就是这四位医家，最早的是杨上善，其次是马玄台，再次是张介宾，最后是张志聪。

上面介绍了医经学派中搞校订注释研究的情况，到目前为止，在历代注家里面还没有发现单注《灵枢》的。

校订注释医经的主要意义在于：校订是研究和保存古代文献的必要手段，注释是分析和研究古代文献的成就，是对古文献的发挥。

三、分类研究诸家

医经学派中进行分类研究的有两种情况：一种是对部分文献进行分类，另一种是对全文进行分类。对部分文献分类是有选择性的，比如《内经知要》，李中梓把自认为是重要的或最好的内容选择出来，然后进行分类。全文分类是无选择的，只要是《灵枢》《素问》中的内容，便一字不漏地进行分类。

"分类研究"的方法，在今天来看，是比较科学的一种方法，这种方法直到现在仍在各学科领域中应用。《灵枢》《素问》这两部书，综合地表达了许多主题。《素问》八十一篇，《灵枢》八十一篇，每篇文献都不是仅有一个主题，至少有两个主题以上，甚至有八九个主题，属于综合性文献。对这种综合性的文献进行分类研究是必要的，这有利于学习和掌握。比如在这些文献中，既讨论脏腑，又讨论经脉，或者还讨论病机、治则等问题，把有关"脏腑"的文献归为一类，有关"经络"的文献归为一类，有关"病机"的文献归为一类，有关"治则"的文献归为一类，使文献的主题清晰起来，有利于后人的理解和利用，这是古人对文献进行分类研究的目的所在。研究综合性的文献，适合于采用分类研究的方法，古人已经看到这一点，所以很早就对文献进行分类研究了。

在中医学史上，对文献进行分类研究的第一人是皇甫谧（士安），他著有《针灸甲乙经》，《甲乙经》的分类，主要是有关"针灸"内容的，因此划归在针灸专题中再介绍。"甲乙"就是有序分类的概念，甲、乙、丙、丁、戊、己、庚、辛、壬、癸，如同一、二、三、四、五、六、七、八、九、十，把《内经》文献按照不同主题有秩序地分离出来，重新进行梳理，故曰"甲乙经"。从《甲乙经》分类起，一直到今天，我们还在对文献采用分类研究的方法，但是分类的思路各不相同，个人的观点也不一样，分类的水平也参差不齐，因此同是分类研究，但其中还是大有文章的。

分类，是搞文献研究甚至是其他科研工作的一种手段，是一种方法，是有系统地、有层次地、主题更鲜明地梳理文献资料，使文献资料更有利于掌握和利用，所以这种方法今天还在应用。《中医各家学说》通过讨论分类研究医经诸家，回顾历史上诸家的分类方法，从中可以吸收好的经验、好的思路，寻找更科学的、更有意义的分类方法，这是很有现实意义的。

（一）杨上善的《黄帝内经太素》

除《针灸甲乙经》以外，分类研究《内经》最早的就是杨上善了。杨上善的《黄帝内经太素》把《内经》内容分为十九类：摄生、阴阳、人合、脏腑、经脉、腧穴、营卫气、身度、诊候、证候、设方、九针、补养、伤寒、寒热、邪论、风论、气论、杂病等。把两个八十一篇的内容，分类为十九个方面的主题，每个主题是一类，每一类下面还有细目，细目有多有少。这个分类方法看来还是受到《甲乙经》的影响，不过它与《甲乙经》的角度不同，《甲乙经》仅限于针灸、经络的内容，《内经》中的其他内容《甲乙经》没有收入。杨上善的《太素》是没有选择性的，他在受到《甲乙经》启发的基础上，对《内经》的内容做了全方位的分类。讲义上有定海"黄以周"对《太素》的评价，这段评价的精神归纳起来有以下两点。

首先，"评价"认为杨上善避免了因分类而出现割裂文献原意的现象。分类就怕割裂文献的原意，这是很要水平的一件事，这取决于对《内经》文意理解的程度。有的分类，把文献完整的意思割裂得七零八落，这种分类是失败的；既要进行分类，又不割裂原意，这种分类才是高明的。所以定海黄以周在对《黄帝内经太素》的评价中，把这点放在了首位。黄以周是清朝末年间南京书院的院长，是张太炎先生的老师，经学大家，因此黄先生的"评价"是很有价值的。

其次，"评价"认为杨上善的《黄帝内经太素》有高《针灸甲乙经》一筹的地方，《甲乙经》把《内经》原文拆得太过零散，在《太素》里面基本上没有这个毛病。与王冰的《素问》本子比较，王冰有意移动文献的地方很多，有破坏《素问》原貌之嫌，经考证之后很多地方《太素》是对的，而王冰是错的。当然，这要从两方面去看，一是杨、王二人的确存有水平的差异，二是杨上善是隋末人，比王冰所处年代稍微早一点，有可能杨上善见到的

《内经》更真实一些，王冰看到《内经》在其后，错乱的地方更多一些，因此两个人掌握的第一手材料的质量不同。

《黄帝内经太素》对校正《素问》《灵枢》很有价值，《太素》将《内经》的两个八十一篇经拆散后重新归类，花费了40年的功夫，没有恒心和毅力，也是办不到的。现在《太素》已经不完整了，在宋、元、明这几百年中，在我国都看不到《太素》，到清末才看到日本保存的唐朝手抄本，现在我们见到的这个《太素》，是从日本影印回来的仁安二年（宋乾道三年）的旧抄本，这个抄本缺损很严重，缺第一、第四、第七、第十八、第二十卷，要找到完整的《太素》，看来是不大可能了。

（二）张介宾的《类经》

张介宾是浙江人，著《类经》时他没有看到《黄帝内经太素》，《类经》将《内经》分为十二类：摄生、阴阳、藏象、脉色、经络、标本、气味、论治、疾病、针刺、运气、会通等。其中"会通"有杂类的意思，即十一类未能包括的其他内容。这样的分类比杨上善的思路要清晰许多，能看出分类的方法是在不断的进步。把张介宾的十二类与杨上善的十九类比较一下，显然张介宾的十二类分法与我们总结的中医理论体系更为接近些，也代表了张介宾的最高水平，表明中医学术的进一步发展。

历史上曾有过《内经类编》一类的文献，是李东垣让他的学生罗天益编著的，罗天益先后反复了三四次，李东垣都不满意，最后还是搞出来了。曾经有个刘某给《类编》写了篇序文，这个序文还存在，但这个《类编》不存在了。因此张介宾《类经》的十二类分法，是不是受到罗天益《内经类编》的影响不得而知，所以张介宾的分类方法究竟是怎样来的，还很难说。

张介宾没看到过《太素》，看到的是《针灸甲乙经》，像他这样把《灵枢》《素问》的内容整个保存下来，并进行全面的分类，是绝无仅有的。同时在注释《素问》诸家中，也应该有张介宾的位置，因为张介宾不仅分类，他还将《灵枢》《素问》全部加了注，而且张介宾的注解也是有水平的。因此用学派来分类的话，注释诸家、分类研究都应该有张介宾的位置。尽管张介宾的分类和我们今天的认识很接近，但他对分类的有些提法（讲义中有原文），还是存在一些问题的，当然，从历史的角度来看这也是正常的，我们不去接收他的某些观点，只学习他分类的方法，肯定他对《内经》研究所做出的贡献。

（三）滑寿的《读素问抄》

滑寿、李中梓、沈又彭等三家都是有选择性地对《素问》《灵枢》进行分类，滑寿仅对《素问》的部分内容进行了分类，著书《读素问抄》。《读素问抄》把选择的《素问》内容分为十二类，与张介宾的分类基本是一致的，由此看来，张介宾的十二类分类法对滑寿是有影响的。

滑寿虽然选择的内容比较精准，但因只限于《素问》而使内容受限。比如"脏腑"部分没有《灵枢·本输》的内容，那么"脏腑相合"的理论就缺失了，如肺与大肠相合、肝与胆相合、心与小肠相合、脾与胃相合、肾与膀胱相合等，讨论的是脏腑关系，不讲"相合"，脏腑理论的内容就不完整。又如"经脉"部分没有《灵枢·经脉》的内容，而"经脉循行"的理论出自《灵枢·经脉》。所以滑寿筛选的内容虽然不错，但局限性太大，仅仅依据《素问》一部书来反映中医学的理论体系是不完整的。

滑寿分类为什么只限于《素问》，这个问题还没有搞清楚，很有可能是在元明期间流传有一种说法，认为《素问》就是《黄帝内经》，《灵枢》是伪书。其实，我认为《黄帝内经》不存在真伪的问题，只存在迟早的问题、对错的问题。《灵枢》《素问》同样是前辈人不断总结、整理出来的，不是哪一个人的著作，没有必要把注意力放在辨别"真伪"的问题上，只看其内容是不是经得起实践的检验，对医学实践有没有指导意义，这是唯一的、重要的。

（四）李中梓的《内经知要》

李中梓，字士材，著《内经知要》。李士材选择了《素问》《灵枢》中的部分内容进行了分类，与滑寿的分类大不相同，比起张介宾、滑寿来，概括性更强些。共分八类：道生、阴阳、色诊、脉诊、藏象、经络、治则、病能等。所谓"道生"就是"摄生"，属于养生学的范围，和现代医学的"卫生"基本是一个概念。李士材的分类与现在的中医学理论体系更接近了。

《内经知要》最大的优点，是内容选择精当。所选内容是否精当，这是由选择人的水平高低来决定的，后世对《内经知要》都比较欣赏，这是很重要的理由。《内经知要》的第二优点是精炼。《内经》原有14万多字，内容涉及的面很宽泛，学习起来负担很大，而《内经知要》的内容只抵《内经》的十分之一，但内容选得精，概括性强，基本反映出了中医理论体系的概貌，所以选择读《内经知要》的人很多。《内经知要》是本好书，尤其是初学者可以翻翻这本书，把《内经知要》的八个分类搞清楚了，可以打下学习《内经》的基础，就像现在《内经》教材的作用一样，目的也是为深入学习《内经》打下基础。

《内经知要》也有缺点，讲义上指出《内经知要》的缺点是某些学术观点欠妥当，当然对这些观点还是要历史地来看。例如他说："兹所摘者，不事百草，而事守一；不尚九候，而尚三奇。"这些观点多少有些故弄玄虚。"不事百草"肯定是不对的，搞中医不研究中药这是不可能的，中药是治疗疾病的手段，理论是要通过药物的应用来检验的；"而事守一"这是唯心的东西，"守一"是道家的修道内容，"修尊一"就是修天义，修天义之尊（真），包括气功之类，我这话不是否定气功，因为道家的"守一"，是另外一回事，是修"仙"，要把阳气完全修尽，修成纯阴，就可成仙了；"不尚九候，而尚三奇"，"九候"是诊断问题，不讲三部九候，"三奇"是道家讲的丹田、黄庭、至尊，"三奇"都是玄虚的东西。这些都反映了李中梓学术思想中唯心的一面。

（五）沈又彭的《医经读》

对《内经》分类，分得最简练的是沈尧封（又彭），他只分了四类，分别叫作"平""病""诊""治"，著书《医经读》。沈又彭虽分类简单，但我看很有道理。"平"是指生理，"病"是指病理，"诊"是指诊断，"治"是指治疗，简单而明了，分类研究《内经》的，没有比他再简练的了。

《医经读》分类虽然简洁明了，但在具体内容的选择上却不那么高明，所选的内容精当远不及李中梓。

（六） 黄元御的《悬解》

清初有个黄元御，这个老先生对《内经》的分类有不同的看法，著了两本书《素问悬解》《灵枢悬解》。黄元御并没有把两个八十一篇拆散，保持了原文献"篇"的内容，在此基础上对两个八十一篇进行分类。这种以"篇"为单位的分类方法，历史上从来没有过。例如，《素问》的《上古天真论》《四气调神大论》《金匮真言论》《生气通天论》《阴阳应象大论》等五篇，划归为养生类；《灵兰秘典论》《五藏别论》《五藏生成》《藏气法时论》《宣明五气》等，划归为藏象类。这是很特殊的分类方法，这种方法对现在意义不是太大。首先因为八十一篇文献每一篇都是综合性的，因此这种分类的方法不可取。黄元御的这本书很少有人看到，现在这个书也不好找，因为现实意义不太大了，所以讲义中没有编排。

（七） 分类研究诸家小结

分类研究的方法适用于《内经》这样的综合性文献，应该很好地研究前人分类的思路，以提高我们分类研究《内经》的水平。对《内经》的分类研究，基本上不外两种形式：一种是无选择性的全部保留下来，按照不同的主题内容来类分；一种是有选择性的，选重要的、精要的内容来进行分类。选择性的分类适合教学应用，容易使人掌握重点；无选择性的分类适合于科研应用，科学研究的资料应该是越全面越完整越好。在有选择的分类研究成果中，《内经知要》是比较理想的，李中梓的《内经知要》很适合教学应用，学习《内经》要先看看《内经知要》，把《内经》的概况了解了，主要内容就容易掌握了。无选择的分类研究成果中，杨上善的《太素》、张介宾的《类经》，都是具有代表性的著作，尤其是张介宾的《类经》更要高明些。对《内经》分类最繁的是杨上善的十九类分法，最简单的是沈又彭的四类分法。

综上所述，从历史上分类研究《内经》的方法来看，我认为分类要解决的关键问题是中医理论体系的结构。最近我们在编辑《医学百科全书·中医基础理论分册》,分成总论和各论两个部分。"总论"要阐述中医学的思想方法,中医学用什么来作为指导思想?是朴素的唯物辩证法。朴素的唯物辩证法是通过哪些内容反映出来的?是阴阳五行理论,是人与自然的整体观念,是具体问题具体分析。"各论"要阐述中医学理论体系的具体内容,包括脏腑、经络、病机、病证、辨证、治则、针法等。基本上是这样一个思路,现在对《内经》的分类研究,我认为要反映出这样的思路和观点。

总之,就我个人认为,直至今天,《内经》还值得再进行分类研究,还有值得再深入研究的地方,时代不同了,条件也不一样,我们可以在接受杨上善、张介宾等前人经验的基础上,结合现在的新观念、新方法,用新的思想方法,来对《内经》的分类进行再研究,是很必要的。

四、专题发挥诸家

所谓"专题发挥",就是围绕《内经》中某个主题来进行研究,其目的不是分类,而是要整理提高。"整理提高"这个词虽然是现在才提出来的,但整理提高的这个工作,两千年来前人就不断地在做了。

(一) 秦越人的《难经》

秦越人即扁鹊,扁鹊著有《难经》,其主要内容是讨论"经脉",包括现在的"脉学"。秦越人围绕《内经》中"经脉"这个主题进行发挥,共计"八十一难",名曰"难经"。《难经》的主要内容包括八个方面,把这八个方面内容了解了,就有基础研习《难经》了。

所谓"难"就是"问题","问难"就是提出问题来加以讨论、分析。从"第一难"到"第二十二难",讲的是"脉法";"第二十三难"到"第二十九难",讲的是"经脉";"第三十难""第三十一难"是讲营气、卫气、三焦;"第三十二难"到"第四十七难",讲的是脏腑、身形,内而五脏六腑,外而四肢九窍;"第四十八难"到"第五十四难",讲的是"病机";"第五十五难"到"第六十难",讲的是"病证";"第六十一难"讲的是"四诊";"第六十二难"到"第八十一难",讲的是"井俞刺法"。《难经》

不外这八个方面内容，旨在发挥《内经》的脉学、脉法，其中有创建性的学术内容有以下三点。

第一，创"独取寸口"的诊法。《内经》中脉学讲"三部九候"，这"三部九候"与我们现在理解的"三部九候"不一样。"三部"是指头、手、足，头有三部脉，手有三部脉，足有三部脉，具体内容在《素问·三部九候论》中。《内经》中没有"独取寸口"的诊法，只有"气口独为五脏主"的提法。"独取寸口"这是《难经》的创建，并把"寸口"分作"寸、关、尺"三部。特别是"关脉"，《内经》中从未提及"关脉"，有讲"尺""寸"的时候。《内经》中的"尺"大部分是指"尺肤"而言，古人诊断时要查看前臂内侧从腕关节到肘关节这段皮肤，其润、燥、凉、热的不同，反映出的病证也不同，这叫"尺肤"诊。

第二，以"菽法"分轻重。"菽"是指"黄豆"，用一菽、二菽、三菽等来描述大夫手指按脉之轻重。指头放在脉搏上，就像一颗黄豆放在上面一样，这叫作"一菽"，稍重点是"二菽"，再重点是"三菽"，再重是四菽、五菽、六菽，最重是"十二菽"。意思是，把脉要从轻到重，轻者一菽，重至十二菽，这就是《难经》提出的所谓"菽法"。

第三，以呼吸定息分脉之阴阳。《难经》提出："呼出心与肺，吸入肾与肝。"把脉要讲究呼吸，一呼一吸与五脏有联系，"呼出"可诊心、肺，"吸入"可诊肝、肾。所谓"肺主呼""肾主吸"的说法就是这样来的。《难经》的这一认识与我们现在临床的概念不一样，有没有道理呢？从临床实践来看，是很有道理的，特别是在诊断慢性病的时候。

总之，《难经》的脉法说发挥了《内经》的脉法说，其主要突出点就是上述这三个内容。即创建了"独取寸口"的诊法，并把"寸口"分为寸、关、尺三部；创建以"菽法"来权衡把脉之轻重；提出"呼"诊心肺、"吸"诊肾肝的诊法。《难经》对中医学的脉学理论有不小的贡献，直到今天的临床还在运用。

（二）张仲景的《伤寒论》

《伤寒论》是发挥《内经》"热病"的杰出成果，《素问》中有两篇专论

"热病"的文献，一篇是《热论》，另一篇是《评热病论》，主要是《热论》。张仲景运用《素问·热论》中有关"热病"的病因、病变、论治的理论来辨治"伤寒病"，"伤寒病"与"热病"是两个不同性质的病，张仲景只是运用了治疗"热病"的理论和方法，这是他的发明，是对《素问》相关理论的提高。"热病"与"伤寒"不能混为一谈，这是首先要明确的一点，"伤寒"的病因是"寒邪"，"热病"的病因是"热邪"，两者容易混淆的原因有以下几个方面。

《素问·热论》中有"热病者，皆伤寒之类也"的说法，很多注家就根据这一认识，把伤寒、热病混为一谈，其实这是误解。这里的"类"是泛指六淫等外感邪气，热也好、寒也好，都是六淫外感之邪，同属外感病。

《素问·热论》还有句话："人之伤于寒也，则为病热。"但是古人对此有解释，特别是王冰、王叔和等都做了解释，他们认为："寒毒藏于肌肤，至春变为温病，至夏变为暑病。"是说"寒毒"进入人体，藏于肌肤之内，夏至前发病，寒毒变为温邪，夏至后发病，寒毒就变成热邪了。病邪变化了，病邪的性质改变了，所以伤寒、热病绝对不能混为一谈，这个问题不搞清楚，辨证论治就会出错，这是两个不同性质的病。

现在还有一种说法，认为伤寒也是"热性病"，这种说法有点时髦，但实际是说不通的。什么是"热性病"？中医讲辨证论治，"证"反映病的本质，怎么能说伤寒是热性病呢？温病、暑病这是"热性病"，"伤寒"不能说是"热性病"，伤的是寒邪嘛，热性病还能用辛温法吗？这是不能混淆的。仲景是明确这一点的，除了用六经、病因、病变、辨证这些基础理论而外，他的立法，他的处方，他的用药，完全与《素问·热论》是两回事。

正因为伤寒病的病因是寒邪，临床表现出的关键性症状是"或已发热，或未发热，必恶寒"，热病不是这个表现，温病也不是这个表现，这是张仲景强调的。只要是伤寒病，不管发热也好，没发热也好，"必恶寒"是绝对的，是必见症，所以"恶寒"为伤寒病的主证。相反，温病、热病没有哪本书里面把"恶寒"视为温热病的主要表现，温病、热病纵有恶寒情况，也很轻、很短暂，且不是关键症状。热病的表现甚至于还"不恶寒"，这是由病因的性质所决定的，这是很明确的。"或已发热，或未发热，必恶寒"，《素问·热论》上没有这样提，仲景是这样提的，《伤寒论》认为"恶寒"是伤寒病主要的临床表现。我们的临床经验也认为，只要有一分"寒"，就有一分"表"，不管哪种病都是如此。我们做大夫一定要有这个概念，凡是外感病，有一分"恶寒"，一定有一分"表证"，假如你不考虑的话，那你的治疗就会出问题。

《素问》中提出"治病求本"，中医学强调"辨证论治"，"辨证"的主要精神就是"求本"，"证"就是"本"，"证"反映了病的本质。伤寒病的"本"是什么？是"寒邪"。仲景抓住伤寒病的本质（寒邪），所以用桂枝汤、麻黄汤等辛温法来治疗，有汗用桂枝汤，无汗用麻黄汤，都是辛温法。为什么用辛温法？是由"寒邪"决定的。热病的"本"是"热邪"，所以不用辛温法，不但热病不用，温病也没看到过用，只能用辛凉法，或辛凉轻剂、或辛凉平剂、或辛凉重剂，不能用"辛温"，这是原则问题。

《素问》里面讲热病的有三篇文献，《热论》《评热论》《刺热论》，《素问·刺热论》里讲热病的治疗时说："诸治热病，以饮之寒水，乃刺之。必寒衣之，居止寒处，身寒而止也。"就是说治诸种"热病"，先要饮凉水，再进行针刺，本来刺法就可以息热了，还要用凉水来助之，这个"刺"，不言而喻是用"泻法"了，甚至于要少穿衣服，让体温降下来，还要身处寒处，也是降温的方法，总之目的是用寒来退热。从这些话看来，《素问》虽然没有提热病用辛凉法，但这个精神是表达出来了，明确告诉我们热证该怎样治疗，辛温药肯定是不能用的。用药物治疗也只能"热因""寒用"，用寒凉药物来治疗。在《素问》那个时期，方剂还不甚发达，中国医学在发源时期，主要还是靠针灸，随着农业的发展，社会一天天的发达，生产力不断提高，药物应用才逐渐开展起来，所以《内经》里面很少有方药的记载，总共才有12个方子，而且都是很简单的方子，这是《热论》中没有提出用寒凉药的原因之一。

总之"伤寒病"与"热病"不能混为一谈，伤寒的"发热"，是寒邪致病的临床表现，只能用"辛温"的方法去散寒，"寒"散了"热"才能退，伤寒病可以吃"银翘散"吗？恐怕不行吧！"桑菊饮"行吗？也是不行的。

《素问·热论》中辨热病是用三阴三阳的办法，具体内容是这样论述的：

"伤寒一日，巨阳受之，故头项痛、腰脊强；二日，阳明受之，阳明主肉，其脉夹鼻络于目，故身热、目疼而鼻干，不得卧也；三日，少阳受之，少阳主胆，其脉循胁络于耳，故胸胁痛而耳聋。三阳经络皆受其病，而未入于脏者，故可汗而已。四日，太阴受之，太阴脉布胃中络于嗌，故腹满而嗌干；五日，少阴受之，少阴脉贯肾络于肺，系舌本，故口燥、舌干而渴；六日，厥阴受之，厥阴脉循阴器而络于肝，故烦满而囊缩。三阴三阳，五脏六腑皆受病，营卫不行，五脏不通，则死矣。"

从这段文字可以看出，不管三阳病也好，还是三阴病也好，都是热象。三阳病暂不论，看三阴病，与《伤寒论》有相类似之处吗？丝毫没有类似之处。所以《素问·热论》的三阴三阳辨的是表里，热在表，在三阳可汗之；热在里，在三阴可泄而已。

在历代注家中，柯韵伯是看出这个问题的。《素问·热论》中讲三阴、三阳辨证，《伤寒论》也讲三阴、三阳辨证，但其性质完全不同。柯韵伯说："《热病》之六经（三阴三阳），专注经脉为病，但有表里之实热，并无表里之虚寒。"柯韵伯抓住了问题的关键，《素问·热论》只辨实热之表里，三阳病是表热证，三阴病是里热证，都属于实热证，所以《素问·热论》认为，病在三阳可汗之，病在三阴可泄之。《伤寒论》就不一样了，仲景的三阴病基本属于虚寒证范畴，所以柯韵伯又说："但有可汗可泄之法，并无可温可补之例。"温补法是用于伤寒病的三阴证，如理中汤、四逆汤、乌梅丸是三阴证的主方，都是可温、可补之剂。

柯韵伯说："仲景之六经，是分六区地面，所该者广。"他不认为仲景的"六经"是"经络"，他认为仲景的三阴三阳辨证方法，相当于是分六个部、六个区、六个面、六个范围，他把这个"经"理解为"经界"之经，不认为是经络。他说："凡风寒湿热，内伤外感，自表及里，有寒有热，或虚或实，无乎不包。"他认为仲景的六经辨证，可用于辨风证、寒证、湿证、热证等，而《素问·热论》只讨论了热证。我同意柯韵伯的看法，《伤寒论》与《素问·热论》是两码事，不能混为一谈。

《素问》辨"热病"用"三阴三阳"的辨证方法，仲景辨"伤寒"也是用"三阴三阳"的辨证方法，不同的是，《热论》用"三阴三阳"分"表里"，疾病的性质并没有改变，"三阳"是热证，"三阴"也是热证，只是病位变了，由表及里了，疾病性质并没有变。所以《热论》提出："其未满三日者，可汗而已；其满三日者，可泄而已。"即前三日病是在表之"三阳经",满三日以后病就在"三阴经"了,在表"可汗而已",在里"可泄而已"。这是热病的"三阴三阳"辨证,比较简单,就是从"表、里"来分辨实热。仲景的三阴三阳辨证就复杂多了,几乎表、里、寒、热、虚、实都涉及了,所以仲景的处方也复杂多了,有温法、有清法、有补法、有泄法,因此《伤寒论》与《素问·热论》比较起来有天壤之别。《伤寒论》把《素问·热论》的方法、适应证范围拓宽了,今天的临床,是用仲景的六经来辨证,没有用《热论》的六经来辨证。《伤寒论》到现在有两千年的历史了,还没有人提出"六经辨证"是采用《热论》的"六经辨证"。

尽管如此,仲景的《伤寒论》还是发挥《素问·热论》的成果,仲景学习《素问·热论》很有心得,受到启发,结合临床实践发挥而成《伤寒论》,这是成功的发挥。《伤寒论》六经辨证的概念把阴阳、表里、寒热、虚实都包容进去了,远远超越了《素问·热论》"三阴三阳"局限于热病的范围,成为今天还在应用的辨证论治的基本方法之一。几千年来,仲景也因之受到中医学后人的敬仰,他的这一伟大成就,对于现今临床还有着指导的实际意义。

张仲景的成功对我们很有启示,《内经》内容非常丰富,仲景从《素问·热论》这个主题发挥出了《伤寒论》,我们可不可以把其他的主题,结合临床的实际也来个发挥和提高呢!

(三) 华佗的《中藏经》

《中藏经》为华佗所著,这只是历史上的一种传说而已,还有待考证。不管是不是华佗所著已经不重要了,我们只从《中藏经》本身的学术价值来讨论,谈谈《中藏经》与《内经》的关系,《中藏经》究竟发挥了《内经》中的什么主题。《中藏经》的内容不多,只有上、中、下三卷,其主要内容不外乎以下五个方面。

一是讨论了四时阴阳的变化。所谓"四时阴阳",即春夏为阳,秋冬为阴,讨论的是一年气候变化对人体生理、病理的影响。这个问题在《中藏经》里谈得不少,认为人在自然界中生存不是封闭的,春、夏、秋、冬四季的气候变化无时无刻不对人体产生影响。

二是提出阴阳、寒热、虚实、上下的辨治方法。认为人体的病变虽然复杂，但概括起来总不外乎这几个方面：阴阳的病变、寒热的病变、虚实的病变、上下的病变。并提出了针对阴阳、寒热、虚实、上下几种病变的调治方法。

三是提出了脏腑的虚实、寒热、生死、顺逆的脉证辨别方法。这部分内容在《中藏经》里是主要的，如"论心脏虚实寒热生死顺逆脉证之法""论肺脏虚实寒热生死逆顺脉证之法"等，心、小肠、肝、胆、脾、胃、肺、大肠、肾、膀胱、三焦等各有一篇，总之是把五脏六腑的种种脉象、种种证候，以及种种治疗方法，进行了系统的论述。

四是诸种杂证。这部分内容介绍了脏腑辨证中没有包括进去的其他杂证。

五是诊脉察声色形的决死法。这部分内容得到后人的重视，是讨论病之预后诊断的，很多病的预后，可以通过脉象、声音、色泽、形态来进行判断，预测病之能不能治，是生是死，对病的预后做出判断。

这五个方面的内容归纳起来看，第一是讨论人与自然关系，第二是讨论病机，第三是讨论脏腑辨证，第四是讨论杂病，第五是讨论诊断方法。其重点是"脏腑辨证"部分，所以《中藏经》主要是发挥了《内经》中"脏腑辨证"的主题。其中最有代表性的，莫过于《论五脏六腑虚实寒热生死逆顺之法》等十一篇，这是《中藏经》最主要的内容。这十一篇发挥了《素问》的《玉机真藏论》《平人气象论》《藏气法时论》《脉解》，《灵枢》的《经脉》《本藏》《本神》《淫邪发梦》《邪气藏府病形》等文献内容，是把《灵枢》《素问》这些篇章的内容综合起来，通过整理，成为有系统的脏腑辨证理论。在《内经》中，这些内容并不系统，通过华佗的整理，结合自己丰富的临床经验，把《内经》中脏腑辨证论治的内容充实后系统化了，这是个了不起的成就。

《中藏经》中有许多有名的处方，临床上应用的效果都很好。例如"失笑散"（该方记载于《和剂局方》中），只有简单的二味药（蒲黄、五灵脂），主治妇科产后恶露不止、心痛，以及瘀血排泄不畅的"血痛"等，是很有效的方子；"醉仙丹"，主治中风的，药味也很简单（麻黄、天南星、附子、地龙），治半身不遂、心脑血管病、动脉硬化等；还有"安息香丸"，就是"苏和香丸"的前身，《和剂局方》中的"苏和香丸"就是从华佗"安息香丸"中来的，现在"苏和香丸"还很名贵，主治心血管病；"神术散"，主治伤风头痛，效果很好，治身痛、身重、头痛等也很有效。

华佗把《素问》中有关脏腑辨证的知识，整理成为系统的脏腑辨证论治理论，如果没有临床实践的经验，只是拼凑一些文字资料是出不来这样的成果的，因为只有文献资料并不能判断其合理性，也不知道临床上是否有效，只有临床经验丰富，才能把文献的资料组织起来，组织得符合临床的实际，这是华佗能够发挥《内经》脏腑辨证的原因所在。《中藏经》的成就不是偶然的，是以丰富的临床经验为基础的，不管《中藏经》这本书是不是华佗所著，其临床经验是相当丰厚的。

《中藏经》最后还附有"内照法"，讨论"诊脉察声色形决死法"，就是判断病的生死预后。近来《参考消息》上介绍美国《科学杂志》的一个信息，说"头发"可以帮助诊断一些病。华佗《内照法》中有类似的记载，看"头发"可以判断病的生死预后。古人在这些方面是有很多经验的，在某种病的情况下，观察"头发"的状况，就可以知道这个病的预后是"主生"还是"主死"。"内照"的意思，就是通过望闻问切，把人体内脏腑的病变了解得清清楚楚，"照"是"一明二白"的意思。当然，不能说"内照法"中所记载的都很灵验，但里面有很多信息，对指导临床的具体运用还是有价值的，可以通过实践来验证。

《中藏经》一书值得看一看，我认识两个老先生，他们专门研究《中藏经》，用方也只用《中藏经》的。这个例子说明，《中藏经》是受到后人重视的，当然，我们用不着这样"专"，不要把思路搞得这样局限。

可以说"脏腑辨证"的理论体系来源于《中藏经》，《内经》中的相关理论还不成体系，《中藏经》完成了这个系统的集合，成为中医学史上最早的脏腑辨证理论，因此说《中藏经》对《内经》"脏腑辨证"主题的发挥是做出了成绩的。

（四）皇甫谧的《甲乙经》

《针灸甲乙经》最大的成就是发挥了《灵枢》《素问》的针灸学说，这是皇甫谧最突出的成就，特别是对《灵枢》中针灸内容的研究。皇甫谧在

《针灸甲乙经》的序文中提到，他著《针灸甲乙经》的资料来源有几个方面：第一是《针经》即《灵枢》，第二是《素问》，第三是《明堂孔穴针灸治要》。《针灸甲乙经》是以这三本书为蓝本的，《明堂孔穴针灸治要》这本书现在不存在了，国内、国外都没有踪迹，仅存在于皇甫谧的《针灸甲乙经》中，我们准备把《明堂孔穴针灸治要》从《针灸甲乙经》中集出来。《针灸甲乙经》的主要内容包括经脉、经穴、刺法等，然后用"甲乙"之序进行编排，取名"针灸甲乙经"。《针灸甲乙经》的主要内容有以下四个特点。

第一，自从皇甫谧编著《针灸甲乙经》之后，中医学才真正有了较系统的"针灸学"。《灵枢》《素问》虽然记载了有关针灸的大量内容，但很零散，通过《甲乙经》的梳理而自成体系。就针灸学来说，《针灸甲乙经》是中医学史上的第一部，除此之外还找不出同类的著作。《针灸甲乙经》很早就流传到国外，因此针灸在世界范围的传播很早就开始了，最迟是在唐朝时期，《针灸甲乙经》在国外影响很大，对世界的针灸学都是有影响的。

第二，《明堂孔穴针灸治要》是我国很古老的一部专讲"经脉""经穴"的书，原著早已经没有了，《针灸甲乙经》把这部书的内容保存了下来，虽然不是很完整，但大部分内容是保留下来了，这是《针灸甲乙经》的贡献。

第三，对《灵枢》《素问》进行校正研究时，《针灸甲乙经》是重要的参照本，凡对《灵枢》《素问》中文字有疑问处，十有八九《针灸甲乙经》中的引文是正确的，这说明皇甫谧在晋代的时候，看到的《灵枢》《素问》，和现在看到的有些地方可能不一样，所以《针灸甲乙经》保存的文字是比较可靠的。现在校勘《灵枢》《素问》离不开《针灸甲乙经》，特别是校勘《灵枢》，因为《针灸甲乙经》中绝大部分都是《灵枢》的内容。总之《针灸甲乙经》不仅在医学上，而且在校雠学方面都有不可磨灭的功绩。

第四，《灵枢》中讲"经脉"的循行时，认为"三阳经"行人身之外侧、背侧，"三阴经"行人身之内侧、腹侧，是按手足上下循行来叙述，现在的经络学说都是这样讲的。《针灸甲乙经》依据《明堂孔穴针灸治要》对经络循行的表述不是这样的，是把人体分成几个部分，比如头部、胸腹部、背部、足部、手部来叙述的。在头部，太阳经、阳明经、少阳经是怎样分布的；在胸腹部，正中线、侧线、外侧线又是什么经的循行等。是按照人体的解剖部位来整理经络循行的，隋唐间甄权的《明堂人形图》和孙思邈的《备急千金方》都是依照这种方法来叙述的，我们的《针灸学》在讲"经穴"时，按照了这种归纳的方法，从体表的解剖部位来总结阴经、阳经、经穴的分布，就是从《针灸甲乙经》开始的。

也有人反对皇甫谧这种对经脉、经穴的归纳方法，认为这样按解剖部位来归纳，割裂了经络的完整性，忽略了经脉的起止，如"足太阳经"从哪里起到哪里止就看不出来了。这种反对的声音意义不大，因为《针灸甲乙经》对每条经脉、每个经穴，都注明了其起止和所属，用体表解剖部位来表述经络、经穴的分布，并没有否定经络的起止循行规律，我理解皇甫士这样来分述经脉和经穴，是为了便于鉴别、学习和临床应用。

综上所述《针灸甲乙经》从生理到病理，从经脉的循行、经穴的分布，到用针的方法，完成了针灸学的理论体系。皇甫士安发挥《灵枢》《素问》的针灸学，在针灸的研究方面是具代表性的，成为中医学史上很有成就的一个医学大家。

任启林 医学全集

（五）刘完素的《宣明论方》

刘完素的《黄帝内经宣明论方》，主要是发挥《内经》关于对"杂病"的治疗。《内经》里所记载的病理多、病症多，治法和方药是极少的，两部书共载 10 余方。刘完素选择了《内经》里所提到的 61 个病症（不是全部）进行了梳理，结合自己的临床经验，把这些病症有序地附上治法和处方，把《内经》中的理论论述与临床的实际结合了起来。《内经》中至少记述有 180余种病症，但究竟如何治疗，没有下文，刘完素是第一个对其补上治疗方法和方药的人，填补了《内经》在治法、方药方面的不足。不仅如此，《内经》中有很多病症只有病名，对临床表现的记载也不完整，刘完素对此都进行了补充，可以说《黄帝内经宣明论方》相当于现在的"内科治疗学"，且看下面的两个例子。

例一：

"结阳证，主四肢，四肢肿，热胜则肿。四肢者，谓诸阳之本，阳结者，故不行于阴脉，阳脉不行，故留结也。犀角汤主之，治结阳，四肢肿满，热苑不散，或毒攻注，大便闭涩。犀角（屑）、玄参、连翘、柴胡（去苗）各半两，升麻、木通各三钱，沉香（锉）、射干（去毛）、甘草（炙）各一分，芒硝、麦门冬（去心）各一两。上为末，每服三钱，水一大盏，同煎至八分，食前，去滓，温服。"

所谓"结阳"，是阳气不能行于经脉之中，结滞而不行，所以留结而为肿。"结阳证"主要表现是"四肢肿满"，是由于"热菀不散，或毒攻注"之故，热毒侵蚀于某个地方，就叫"攻注"，伴有大便秘涩或大便闭涩的表现。用"犀角汤"治疗，药用犀角、玄参、连翘、柴胡各半两，升麻、木通各三钱，沉香、射干、甘草各一分，芒硝、麦门冬各一两，这就是刘完素的"犀角汤"。所谓"结阳证"就是"湿热闭结证"，有热、有湿，湿热之邪在经脉里面闭结不行，水气就不能散布，按辨证属于"阳水肿"，是湿热瘀滞经脉造成的。"犀角汤"是"凉泻"加"宣导"的方法：对"阳热"要治以"凉泄"，用犀角、连翘、芒硝来"凉泻"；热毒湿邪瘀滞于经脉而不行，要"宣导"，所以木通、沉香、柴胡、升麻来"宣导"。阳水肿，是有热邪的水肿，单从字面上看，很难理解《内经》的"结阳"是什么病，刘完素结合临床来分析，把《内经》"结阳证"的论述具体化了，创造性地记述了对热性水肿病的辨治。

例二：

"结阴证，主便血。结阴便血一升，再结二升，三结三升，以阴气内结，故不得通行，血气无宗，渗入肠下，致使渐多。地榆汤主之，治阴结，下血不止，渐渐极多，腹痛不已。地榆四两，甘草（半炙半生）三两，缩砂仁七枚（每服可加为妙）。上为末，每服五钱，水三盏，缩砂仁同煎至一半，去滓，温服。"

所谓"一升""二升""三升"，是说便血量之多寡，所谓"结阴""再结""三结"，是说阴寒邪气侵袭的深浅程度，邪气浅便血少，邪气深便血多。刘完素处以"地榆汤"，治疗"阴结，下血不止，渐渐极多，腹痛不已"。处方：地榆四两、甘草三两（半炙半生）、缩砂仁七枚。这里"甘草三两"，是用"炙甘草"一两五钱、"生甘草"一两五钱。所谓"结阴证"，是指热毒结于阴分，所以用地榆、甘草为主，以清热解毒。如何理解"甘草"要一半生用，一半炙用呢？"生用"是清热解毒，"炙用"是固脾摄血。这个方子的组成很简单，除了地榆、甘草之外，还用了"砂仁"，砂仁不是清热药，这是肯定的，砂仁是温涩药，砂仁虽然性"温"，但味"涩"，治疗血症在临床上完全可以用"砂仁"这味药。砂仁的收涩之性，尤其适合于"崩中"下血的病人。如妇女月经过多，临床经常要用"砂仁"，但用量不能太大，一般在"二钱"左右就行了，一般只知道"砂仁"是健胃的，芳香健胃气，其实它还是止血的好药，尤其是治疗"崩中漏下"的出血症。"地榆汤"是个治便血、崩漏下血的专方。

"结阴""结阳"出自《素问·阴阳别论》，记载非常简单："结阳者，肿四肢；结阴者，便血一升，再结二升，三结三升。"从字面上看很难有深刻的认识，如"结阳者，肿四肢"，究竟是热肿、寒肿，还是虚肿、实肿？"结阴者，便血"，这种便血究竟是虚证、实证，还是寒证、热证？通过刘完素用"犀角汤"治"结阳证"，用"地榆汤"治"结阴证"，就一目了然了，这就是发挥。

刘完素把《内经》的理论与自己的临床经验结合起来，发挥成能指导临床的知识。刘完素的《黄帝内经宣明论方》中的 61 个病症，都是这样记述的。学习《内经》的病证时，可参考《黄帝内经宣明论方》，把《内经》的理论和刘完素记述临床实际结合起来理解，体会就深刻了，可供临床上参考运用。

刘完素没有把《内经》中的病症整理完，但就是这 61 个病症，对我们的帮助也不少了。《内经》中记载的杂症，有的只有病名，或只有简单的症状，所谓"宣明"，就是把其内涵发明出来，而且附以具体的方药，就可以推广应用了。因此，刘完素把《内经》的理论和医疗实践结合起来，做得是非常出色的。

（六）骆龙吉等《内经拾遗方论》

骆龙吉、刘浴德、陈无咎等，受到《黄帝内经宣明论方》的影响，也把《内经》中只有病名或只有简单症状的文献加以发挥，使之变得具体而丰富。特别是骆龙吉、刘浴德，他们认为《黄帝内经宣明论方》的工作做得很好，但只有 61 个病症，数量太少了，于是他们一起合作完成了 150 多个病症，把《内经》中绝大部分的病症都做了整理和发挥，著书曰《增补内经拾遗方论》。所谓"拾遗"，是针对刘完素《黄帝内经宣明论方》的，把刘完素遗留下来的，还没有整理的病症，按照刘完素的方法一一完成。

在《内经拾遗方论》中，有的处方比刘完素的还要好。刘完素毕竟是一个专门研究"火热"病的医家，上面举的例子"结阳证""结阴证"也能看出他善于对"火热"病进行辨治的特点，很有个性。骆龙吉、刘浴德所处之方，比刘完素的面要宽泛，寒热虚实都涉及了，所以《内经拾遗方论》中有些处方，对我们还是很有启发的。书中还使用了不少名家的方子，包括刘完素、张元素、朱丹溪、王海藏、李东垣、罗天益、吴崑等，这些都是明代以前的大家。有些人误认为骆龙吉是宋代人，这简直就是个大笑话，他明明用了张元素、朱丹溪、王海藏、李东垣、罗天益等人之方，甚至还有吴崑的方子，宋代人怎么能用得上这些方子呢？用得上朱丹溪的方子？用得上吴崑的方子？这是绝对不对的，所以骆龙吉是明代的人，而且是明末的人。《内经拾遗方论》在《黄帝素问宣明方论》的基础上，其研究工作还是做得很出色的。

我特别要介绍陈无咎，他是现代的人，30年前才去世，是浙江金华的人，他著有《黄溪明教方》。浙江是个出名医的地方，有"三溪"：元代是丹溪，朱丹溪是金华人；明代有个花溪，余花溪，余天明，顺德老人；陈无咎是浙江义乌黄溪人。陈无咎自认为是传丹溪之学的，《内经》中记载了"伏梁"这个病，陈无咎称其为"伏梁证"，举一例看他是如何把《内经》理论运用于临床的。

《黄溪明教方》曰：

"徐氏妇伏梁证，主心肾。《素问·腹中论》曰：人有身体髀股胻皆肿，环脐而痛，是为何病？岐伯曰：病名伏梁，此风根也。其气溢于大肠而著于肓，肓之原在脐下，故环脐而痛也。不可动之，动之为水溺涩之病。今六脉沉伏，心肾尤涩，舌苔薄白，血不归心，气不归肾，心下有积，大如儿臂，环脐而痛，名曰伏梁，病由于风入肾宫，大肠气壅，更因脑郁伤心，血凝不散，积久成形，不宜攻下，应通肓丸：炙没药二钱，姜黄连、炒丹参、姜厚朴各一钱，当归尾五钱，川郁金、炒香附末、炙乳香各七八分，木通、焦于术各钱半，三七五分。"

《素问·腹中论》描述了"伏梁"的表现和治疗原则。该病主要表现是水肿，从股关节以下一直肿到脚，伴有脐周痛。虽然是这么肿，肚子这么痛，但不能随便使用攻法，"攻"就会成"水溺涩之病"，这是《内经》表达的原意。"伏"是指病在腹中，"梁"是"坚硬"的意思，描述腹中有个坚硬的肿块，这就是"伏梁"。"伏梁"主要临床见症有二：一是下肢肿，一是腹中有异物。陈无咎的病案记载："徐氏妇伏梁证，主心肾"，即认为主要病位在心肾，根据是"六脉沉伏，心肾尤涩"。他的解释是：心主血脉，血不归之于心，不为心所统摄，肾主纳气，气不纳之于肾，所以有至于心下有积，摸着像小儿臂那样粗的一个东西，环脐而痛，名曰伏梁。他认为这个病的病机是由于风入肾宫，风邪入于肾，大肠气壅，壅塞不通，加上因抑郁伤心等情志因素，血凝而不散，积久成形。他根据《内经》对"伏梁"病不宜攻下的治疗原则，研制了"通肓丸"去"通"，即通大肠壅塞之气。陈无咎先生的方子都是自己研制，他基本不用成方。

陈先生的临床还有个特点，凡是临床病案一定要到《内经》中去找到根据，这是优点也是缺点，因为临床上的病不是都可以在《内经》里找到根据的。主要是陈先生对《内经》有研究，强调理论要联系实际，这正是我们要学习的地方。对陈无咎先生我是很熟的，他的处方我在上海见过，治好了不少的病人，那时我还是学生，比你们现在的年龄还小。总之他结合临床对《内经》有所发挥，强调理论联系临床，这是值得我们继承的。

有些人认为《内经》是在空谈理论，没有什么实际意义，很多搞临床工作的大夫就是不爱看《内经》，认为《内经》解决不了临床的问题。以上介绍的这几位名家的医疗实践充分说明，《内经》的理论不是空洞的。同时我们也应该看到，《内经》是诸多医家在很长的时间里不断总结出来的认识，其中的方药之所以少，是因为那个历史时期的方药没有像后世那样发达，所以针灸的内容大大多于方药。但绝不能说方药少了理论就空洞，不能这样认识。我的看法相反，有些搞临床的大夫，忽视理论学习，不善于总结，不要谈用现代医学方法来总结，或者什么新的手段来总结，就是用中医的语言写个总结都困难。没有总结，临床实践不能升华到理论来认识，对临床的经验讲不出道理，也说不明白，这样的经验怎样能转变成知识呢？又怎样流传下去呢？理论与经验不能偏废，要用丰富的理论来指导临床的实践，要通过临床实践来升华理论知识，这是中医治学的重要途径。

张仲景是运用《素问·热论》的理论，来发明伤寒病，创立了六经辨证的理论体系；华佗发明了《内经》脏腑学说，丰富了切脉、望色、闻声、症状诊查等诊断内容，完成了脏腑辨证理论体系的整理；皇甫谧的《甲乙经》把《内经》中有关经络、经穴、刺法等内容，整理成了针灸学；刘完素、骆龙吉、刘浴德、陈无咎等，发挥《内经》关于杂病的证治，完成了临床治疗学的重要著作，填补了《内经》缺陷。专题发挥的这些医家，都是把理论与实践密切结合才有所发现，有所发明的，他们所做出的成就不是轻而易得的，他们的治学态度、治学精神，都是很值得我们学习和继承的。

（七）王冰、刘温舒与七篇大论

七篇"大论"不是《内经》原有的文献，一般认为这七篇"大论"属于《阴阳大论》的文献，是王冰在注《素问》的时候补到《内经》中去的。七篇"大论"主要内容是讲"五运六气"的，我在这里只补充两点。

第一点，自从《素问》里有了七篇"大论"以后，《内经》中才出现了"运气学说"。在王冰没有补进这七篇"大论"之前，《内经》中是没有运气学说的，如杨上善的《黄帝内经太素》中就没有运气学说的内容，皇甫谧的《针灸甲乙经》也没有七篇"大论"的内容。《针灸甲乙经》是晋朝的文献，《黄帝内经太素》是隋末唐初的文献，都比王冰早，这说明七篇"大论"是王冰补进的说法是正确的。自从有了这七篇"大论"以后，《内经》中有了关于运气学说的文献，北宋的刘温舒根据《素问》这七篇"大论"，把"五运六气"的内容又整理成为一个有系统的文献，或者说是一个专题文献，叫作"素问入式运气论奥"。《素问入式运气论奥》完全根据七篇"大论"，从《素问·天元纪大论》一直到《素问·至真要大论》，把所有讨论"运气学说"的内容集合起来，并将其整理成有系统的专题文献，于是"运气学说"从宋、元、明、清一直流传下来了。今天我们要了解"运气学说"，如果学习《素问》这七篇"大论"有困难的话，可以先看看刘温舒的《素问入式运气论奥》，因为他将其整理成为有系统的文献了。王冰补入的七篇"大论"，虽然主要讨论了"运气学说"，但知识要点还是很分散，且很不成系统。

第二点，所谓"五运""六气"即"运气学说"，主要是讨论自然界气候变化的规律，及其对人体的影响。俗话说"天有不测风云"，而"运气学说"认为这个"风云"是可以预测的，风云变化不是无规律可循的。从我国科技发展的历史背景来看，这种认识是有根据的。我国的天文学、气象学、历法学等，成就得很早，比世界其他国家都成就得早。在我国夏商时期，起码是在商代，即4000年前，我国的历法、天文就有相当的基础了。这些对自然、天体基本的认识，是从劳动中得来的。我国是个农业大国，咱们的祖先很早就从事农业生产了，不认识气象，不认识气候，搞得好农业生产吗？农业发展得起来吗？如"二十四节气"，在三代时期就制定了，经过了几千年，到现在我们还丢不开它，现在广大农村还是依靠二十四节气在指导种庄稼。二十四节气是关于历法的学问，其实质反映的是我国中原地区大自然气候变化的规律。每年什么时候"立春"，什么时候"立夏"，什么时候"立秋"，什么时候"立冬"，什么时候是"冬至"，什么时候是"夏至"，这些都是气候变化的规律。因此"运气学说"就是在我国古代气象学、天文学、历法学这些科学技术的基础上产生的，"运气学说"的目的是想进一步地认识自然界种种事物变化的规律。我认为"运气学说"这是一门科学，是古代科学的一个课题，"运气学说"包括天文知识、气象知识、历法知识，还是多学科性的一门学问。

在我国天文馆的资料中，记载了我国几千年来的日食、月食记录，看得出古人的推算是百分之百的准确，说明古人摸到了一些规律。但是，"运气学说"的研究毕竟还是受到社会历史条件的限制，用现代科学观的要求来看，那还是很不够的。就这个问题，我们请教了中央气象台的同志，请教了天文馆的同志，还请他们在我们的研究生班里做讲座。他们基本肯定七篇"大论"是有科学性的，从他们现在用现代科技手段观察的结果来看，有很多现象是类似的。我的看法是，运气学说在认识气候变化规律方面，在历史上是有成就的，但毕竟有很大的局限性，从现代科技来看，还属于比较粗糙的认识。但是其中还有些问题，我们不一定都弄清楚了，这还是个有待研究的课题，还要靠多学科的同志们共同研究，单靠中医学科还不行，还要请天文学家、气象学家共同来研究。所以对待"运气学说"的态度，全肯定不对，全否定更不对。

从宋朝刘温舒的《素问入式运气论奥》开始，运气学说成为一个较为系统的文献，自此以后，宋代有了很多运气学说的文献，那里面有不少形而上学的东西。比如，宋朝有本《圣济总录》，把60年气候变化的规律全都推算出来了，认为60年是一个周期，现在科学还是承认气候的变化是有周期性的，这是需要继续研究的课题。但刘温舒把60年中某年应该出现某个病，甚至某个病应该用什么处方，都推出来了，照这样，医学就没有什么可研究的了，这是《素问入式运气论奥》中唯心的地方，不是客观的态度。但这不是刘温舒的问题，更不是七篇"大论"的问题，是后世一些受到形而上学思潮影响的人搞出来的东西，这些我们就不能盲目地去接受。

（八）专题发挥诸家小结

以上就是专题发挥《内经》的几大医家。秦越人发挥《内经》的脉学，其代表著作是《难经》；张仲景发挥《内经》的热病，其代表著作是《伤寒论》；华佗发挥《内经》的脏腑辨证，其代表作是《中藏经》；皇甫谧发挥《内经》的针灸学，其代表作是《针灸甲乙经》；刘完素、骆龙吉、刘浴德、陈无咎都是发挥《内经》杂病的，刘完素的代表著作是《黄帝内经宣明论方》，骆龙吉的代表著作是《内经拾遗方论》，刘浴德的代表著作是《重订内经拾遗方论》，陈无咎的代表著作是《黄溪明教方》。

整个医经学派就从"校订注释""分类研究""专题发挥"这三方面向大家介绍了，大家对《内经》这本书心里应该有数了。在过去的几千年中，有些什么研究《内经》的书，三个流派中的这些著作、医家，都很值得我们去参考、去学习，这就有了学习《内经》的门径，有了研究《内经》的方向。

第四章　经方学派

一、经方学派概说

"经方"这个概念，可以分为前、后两个时期，"经方"在这两个时期的概念是不一样的。前期（汉）"经方"的概念是指历史上的经验之方，经验方的基本内容是人们在与疾病斗争的实践中总结、摸索出的经验。现在人类学的研究基本可以肯定这样一点：什么时候有了生命，什么时候就有了疾病。人类有了疾病，就要想办法治疗，总要寻找解决的方法，这些方法，有的是出于本能，有的出于医学知识的积累。《汉书·艺文志》中所载的"经方十一家"是指经验方而言。

讲义从《孔丛子》中挑选了一个故事，这个故事很能说明古人经验的累积，这是孔子师徒之间的一段对话，通过这段对话，可以理解经验方是怎样来的，内容如下。

"宰我使齐，反见夫子曰：梁丘据遇虺毒，三旬而后瘳。朝于君，君大夫众宾而庆焉。弟子与在宾列，大夫众宾并复献攻疗之方。弟子谓之曰：夫所以献方，将为病也。今梁丘子已瘳，而诸夫子乃复献方，意欲梁丘大夫复有虺毒，当用之乎？众座默然无辞。弟子此言何如？孔子曰：汝说非也。夫三折股而后为良医。梁丘子遇虺毒而获瘳，虑有与同疾者，必问所以已之方焉，众人为此之故，各言其方，欲售之以已人疾也，凡言其方者，称其良也，且以参据所以已之方之优劣也。"

"宰我"是孔子的学生，长于外交，一次他出使齐国回来，向孔子汇报此次出使齐国的见闻，并讲了这样一件事情。他说："梁丘据（齐国当权的大夫，在齐国很有地位，很有权势）被毒蛇咬了，以至病了一个月，好容易才把这个病治好了。梁丘据病愈上班，去见齐王，上至齐王下至同僚诸大夫都向他道喜，我也跟着众人一起向他问候，并且大家纷纷都向他推荐解蛇毒的方子。我觉得不是滋味，于是说：'献方的目的是为了治病，今梁丘子的病已好了，献方还有什么用呢？难道还想让他再被蛇咬一次，再用你们的处方去治疗吗？'我这一席话让众人都哑口无言了，老师您看我这话讲得怎么样？"孔夫子说："你这话讲得不对。俗话说'三折股而后为良医'，你懂得这个道理吗？第一次骨折治好了，第二次骨折又治好了，第三次骨折还是治好了，治疗的经验越丰富医术越高明。梁丘子这次被蛇咬治好了，以后就没有再被咬的可能吗？其他人就不会被蛇咬吗？献方的人是考虑可能再发生被蛇咬的事情。这些人毫无保留地都把这些方法贡献出来，应该是有几分把握的，总会有一定的疗效，大家献计献策，究竟哪个方子更好，可择优待用嘛。"

这个故事从一个侧面说明古人是留意经验方的积累的，经验方就是这样通过丰富的医疗活动，相互交流，不断总结，逐渐累积出来的，是在实践中产生的。

《汉书·艺文志》所载有经方十一家，共有 274 卷，在那个时代已经是很不少的了。在《汉书·艺文志》记载以前，《扁鹊仓公列传》里面也有经验方，其中提到的"禁方"即是，所谓"禁方"可以理解为现在说的"秘方"。总之，经验方是人们在与疾病做斗争的实践中产生的，并以多种方式流传于后世。

二、经验方的佚遗

我国土地辽阔，人口众多，历史悠久，正因为有这样的条件，所以古代的经验方是非常丰富的，据文献调查的情况来看，不仅仅是《汉书·艺文志》上记载的那些，如果用个数字来表示，这个数字应该是洋洋大观的。

如六朝诸家经验方十一家，在现存的文献中还可以找到。如：陈延之的《小品方》十二卷，该书内容散见于《外台秘要》《医心方》《证类本草》中，《外台秘要》引用了陈延之的《小品方》共有 171 条，丹波康赖的《医心方》引用《小品方》共 215 条，《证类本草》引用《小品方》3 条。唐代诸家经验方，从现存文献中可以查出来的还有十五家之多。北宋诸家经验方，从现存文献中可以查出来的还有十家之多。从六朝、唐代、北宋，合起来有四十余家，这些还都是举例而言，并不是说只有这些，实际的数字远远不止这些，最少是在 150 种以上。如华佗有个学生叫吴甫，他就有一本《华佗方》，但这个文献现在找不到了，像这样的例子还很多。还有只知书名，不明作者的也不少。历史上遗失了大批的经验方，这是中医学的损失。

经验方的佚遗是与科技发展水平分不开的。我国的印刷技术是从宋代开始的，刻版印刷术到现在也不过才 1200 年的历史，在此之前，出书全靠手写，最早是写在木板上或竹简上，后来写在绸缎上，写在棉布上，再后来才写在纸上。手抄写来出书已经很受限了，加之木板、竹简、绸布的保存也很难，因此古籍文献的流传实属不易。但是前人还是保存下了不少的文物，例如敦煌石窟中保留了上千卷唐代人写在绸子上的书，这里面有不少医方。这些东西在外国列强侵略我国疆土时，如八国联军、德法联军等，把这些文物抢走了。现在这些文物在英、法两国很多，尤其是在伦敦的大英博物馆，这些都是我们国家的宝贝呀！

我们现在的印刷条件与国外比还是比较落后的，但是与我们自己比还是进步不小，现在一本书可以出10万册，甚至20万册，但在"文革"中，中医文献的出版印刷还是受到不小的冲击。所以保存文献是颇不容易的，历代诸家经验方的遗失，还有些人为的因素，比如战争、动乱，还有统治者的愚昧等，如秦始皇的"焚书坑儒"，不过秦始皇不烧医药书，因为他要活命，他要长寿。所以科学和社会的进步没有达到一定的水平，文献保存是非常困难的。

从现存的文献中，整理辑出历史上曾有过的经验方专书，还有没有必要呢？我看很有必要。如《金匮要略》中有好多方子，都是已遗失的经验方，《金匮要略·中风》中的"续命方"，就是已遗失的《古今录验方》里的，宋朝林亿他们校《金匮》时把它补进去了。这个"续命方"是治中风的，后世出现了不少的"续命汤"，包括小续命汤、千金续命汤等，都是在这个方子基础上发展起来的，此方是以麻黄、桂枝、当归、人参、石膏、干姜、甘草、川芎、杏仁等为基础方，类似的这些方子是很有价值的。还有"术附汤"，只有白术、附子两味药，是从《近效方》中来的，《近效方》也遗失了。这是个好方子，在临床上是很能解决问题的方子，治疗脾肾两虚，这是常用之方。还有"八味丸"，就是"桂附八味丸"，这是《崔氏纂要方》里面的，所以《金匮》里叫"崔氏八味丸"。

这些例子说明，在遗失的经验方中，肯定有数不清的很有效的好方子，所以我说很有整理的必要。中医的研究工作，不要谈用现代科学手段来研究，就是整理文献的工作也大有可为。毛主席让我们整理提高，现在整理中医文献的工作还没有提到日程上来，这多可惜！所以中医文献非整理不可，迫不及待地需要整理。现在整理，还有些老人在，还有点门路和经验，再过十余年，老人们不在了，我看你们够困难的。这个工作应该提到日程上来了，就拿我自己来说，现在我只是有整理的门径、经验，但精力不够了。

这本讲义提供了一个已佚经验方文献的清单，你们可以按照这个线索去整理，在这方面是大有可为的，因为这些文献都是可以查辑的。日本人做了一些这方面工作，他们做了一点点，我们可以做得更好。当然，整理出来的文献不会是完整的，但整理出来总比不整理强，可以在不同程度上让遗失的文献重现，这就看我们的科研工作开展得怎样了，文献整理是光荣的工作，等待你们去做。诸家经验方的佚遗，很可惜，期待着你们来整理。

三、经验方的评价

这里我想着重地谈六部经验方书，大家可以在这上面下点功夫。虽然这些都是间接经验了，但从文献的源头来讲，还是从直接经验来的。不管直接经验也好，间接经验也好，这些都是中医学的财富，都是"伟大宝库"的具体内容。

（一）《肘后备急方》

《肘后备急方》是晋朝葛洪所著，开始书中只记载有 101 个方子，经过陶隐居等整理后增加了不少。这本书最大的特点是记载了小方、小药。单味药、二味药、三味药的方子特别多。如"葱豉汤"，即葱子、豆豉就能解决问题。这类的方剂最适合于广大农村使用，小方、小药用起来很方便。《肘后备急方》不仅方子小，符合简、便、廉的要求，而且书中还有不少科学性比较强的医学知识。特别是书中对多种传染病的认识非常突出，如"天花"在这本书被描述得很具体，是记载"天花"最早的文献。再如"虚劳"，有些类似现在的结核类病症，书里说这种病的传染性很强，记载了预防的方法、治疗的方法，谈得非常具体，还提出这种病即使人死了还可以传染人，这是很不简单的认识，古人已经认识到结核病菌传染的顽固性，所以古人有"传尸劳"的说法。

总之，《肘后备急方》首先是那些简、便、廉的小方、小药，极为可取，其次它不仅仅是一部方书，其中还有许多中医学理论，甚至还反映出具有科学性的医学知识，特别是对多种传染病的认识。

（二）《千金方》

　　《千金方》是唐朝孙思邈所著，该书由两部分组成，前一个部分叫《备急千金要方》，后一部分叫《千金翼方》。《备急千金要方》早出，《千金翼方》是孙思邈已经90多岁的时候才完成的。

　　《备急千金要方》大概记载有5300多个经验方，内容极其丰富。这些经验方归纳在各个系统的病中。开始是妇科方，老先生认为妇科、儿科关系到人类生命的延续，所以把妇科、儿科放在首位。各科下是各个系统的病，如心病、小肠病、肺病、大肠病等，按照生理系统来归纳的，一直到外科，甚至还涉及了饮食疗法，最后是明堂针灸，讲经穴。

　　现在临床许多常用的有效方，大都出自《千金方》。如治肺病的"温胆汤"，治肺痈的"苇茎汤"，治痰饮的"甘草汤"，治肺痿的"桂枝去芍药加皂荚汤"，治瘀血的"犀角地黄汤"等，这些著名的方子都出自《千金方》。孙思邈活了100多岁，《千金方》是他毕生经验和治学的积累。《千金方》值得大家人手一册，作为主要参考书，尤其作一个临床大夫，要经常翻翻看看。如临床上遇到一个病人，你总也治不好，复诊七次、八次，你就没有思路了，方子开不出来了，这本书可以帮到你，值得参考。

（三）《千金翼方》

　　《千金翼方》除了方药以外，有两个特点。一是本草部分，保存了唐朝著名的本草书《新修本草》，所以这部分很有价值。《新修本草》在"文革"中被说成是武则天搞的，这简直是胡闹，此书虽是唐朝修正的，但跟武则天扯不上什么关系。在唐朝，《新修本草》是以政府名义发行的唯一的一部医书，相当于现在的"国家药典"，这部书基本上不存在了，是三十多年前从日本抄回来的，文献已经不完整了，而《千金翼方》比较完整地保存了《新修本草》的内容，因此《千金翼方》的文献价值很大。

　　再一个是对《伤寒论》文献的保存。限于科学技术，张仲景的《伤寒论》在唐代流行得也不广泛。张仲景是河南人，河南这一带看《伤寒论》还好一些，孙思邈是陕西耀县人，离西安不远，他要看到《伤寒论》可不容易，老先生90多岁才看到《伤寒论》。《千金翼方》中《伤寒论》条文可帮助校正《伤寒论》，因为现在我们看到的《伤寒论》是宋朝林亿他们校的，而孙思邈看到的《伤寒论》是最早的，因此这个文献的价值也很大。

以上两个文献在《千金翼方》里是很可贵的，至于其他分门别类的方子就更不用说了。当然《千金方》里面也有些缺点，但这不是主流，前面反复讲过，对古人的东西我们要历史地看。孙思邈对道家很信仰，特别讲求修身养性，有些不大科学的东西掺杂其中，但这不是主流。

（四）《外台秘要》

《外台秘要》为唐代王焘所著，王焘是陕西人，他不是大夫，是当官的，官当得还不小，但他对医学有嗜好，他在皇室藏书的地方呆了近二十年，其间他整理了出这部《外台秘要》。《外台秘要》中保留了上面提到的已经遗失文献中的经验方，我计算了一下，保存有10个方子以上的有20种书，现在这些书都见不到了，被部分地保存在《外台秘要》中。如《外台秘要》里保存了264个《古今录验方》的方子，把这264个方子整理出来，不是一部很好的《古今录验方》吗。再如《广济方》，这个书也不存在了，里面记载有唐以前的方子，《外台秘要》里保存了216个《广济方》的方子，把这216个方子整理出来不就是一部《广济方》吗。《外台秘要》还保存了《集验方》的176方，《崔氏方》的165方，《备急方》的139方，《张文仲方》的134方，《必效方》的121方，《删繁方》的108方，《小品方》的111方，《延年方》的96方，《范汪方》的83方，《救急方》的83方，《近效方》的72方，《伤寒论》的44方，《深师方》的30方，《刘氏方》的24方，《经心录》的22方，《刘涓子鬼遗方》的16方，《许仁则方》的15方等。

不满10方的文献就不介绍了，由此看来，《外台秘要》保存了丰富的古代经验方，这些文献一个一个地整理出来，这是中医学的财富呀。据我初步统计，《外台秘要》中不会少于60种已佚的方书，《外台秘要》把这些文献或多或少地保存下来了，在保存中医经验方文献方面，《外台秘要》的功绩是不可磨灭的。

《外台秘要》在"文革"前由人民卫生出版社翻印过，最近不太好买了，我已经建议再版，因为保留如此丰富文献的书籍，仅看到《外台秘要》这样一部了。

（五）《太平惠民和剂局方》

《太平惠民和剂局方》（下简称《和剂局方》），这是宋朝的一部方书，由陈师文等校正。这部书的方子倒不多，只有674方，但都很切实用，因此这本方书的实用价值很高。如现在常用的四君子汤、四物汤、二陈汤等，都出自《和剂局方》，现在临床应用的时方大多数也都是从《和剂局方》中来的。这书为什么实用价值高呢？因为宋朝时，中国的民族战争很频繁，金人犯宋，加之国家上层贪污腐化严重，搞得宋朝统治者很狼狈，国家很难维持，因此想尽方法来集资，于是搜求有效方剂，加工制成成品药，由国家统销。加工的成药如果没有效果，谁买你的呢？《和剂局方》中所记载的就是那些中成药的底方，所以实用价值比较高。后来朱丹溪反对《和剂局方》，其实这是对丹溪的误解，朱丹溪并不反对《和剂局方》，他是反对利用《和剂局方》的人，反对那些不求甚解而丢掉了中医辨证论治灵魂的大夫，用成品药来应付病人的做法，他并不是反对《和剂局方》本身，《和剂局方》是无可非议的。

过去《和剂局方》不好找，人民卫生出版社出版后，这本书容易找到了，值得看一看。如现在使用的苏合香丸、紫雪丹、至宝丹等中成药都是从《和剂局方》中来的。不过《和剂局方》有个倾向，方子中的辛温药、辛燥药比较多，这是实事。朱丹溪是个主张养阴的人，不辨证地动则用这些辛燥、辛温药，那是会有流弊的，这是朱丹溪反对的关键所在，他并不是一味地反对使用辛燥药。

《太平惠民和剂局方》这本书用现在的话讲就像是"临床手册"，都是临床常用的一些基本方。从临床实用价值来说，比我们现在搞的临床手册还高明得多，因为其中的方子是经过反复筛选的，通过了当时的太医局，是经过若干人在全国范围内搜集、筛选，才辑出这么几百个方子。

（六）《三因极一病证方论》

《三因极一病证方论》是陈言（陈无择）所著，陈无择是福建人。"三因"指病因，他提出病总不外乎内因、外因、不内外因等三因。"极一"指辨证，辨证要准，辨得极一。《素问·移精变气论》中云："一者，因得之。"内因也好，外因也好，不内外因也好，通过辨证要极于一，要归于一点，即要把病的本质辨出来，要把病的原因、病机找出来，这是"三因极一"的含意。

《三因极一病证方论》有论、有方，较前之方书提高了一步。前面介绍的方书都少有"论"，基本上是"方"，或者"论"与"方"分别记载。《三因极一病证方论》在每一个病下均有论、有方，在"理论"应用于"临证"方面是其所长。《三因极一病证方论》是从"三因"的角度来分类的，方子也不算少，起码在1500首以上。

与《三因极一病证方论》同时代的，有著名医学家严用和（严子礼）的《严氏济生方》，著名的"济生肾气丸"出自此书，即"八味丸"加车前、牛膝，治肾阳虚衰之水肿。严用和的方子多引取于《三因极一病证方论》，不同的是，经过严子礼的加工以后，比《三因极一病证方论》的效用提高了许多。

（七） 诸家经验方小结

以上列举了六部书来介绍经验方，从晋到宋这个阶段，是流行经验方的时期，特别是唐宋期间，是经验方流行的极盛阶段。由于印刷术在宋的后期才推广开来，到了南宋印刷术才逐渐地普及，整理文献的工作才兴盛起来，但这个时候已经有很多方书遗失了，许多的经验方被这六部书收载而得以流传。

孙思邈在《千金方》中表达了这样一个观点：他认为学医要从基础理论学起，基础理论一定要扎实，才会有深度，除此以外，还要有广度，要博览群书，尤其是要看一些方书。他说："读书三年，天下无可治之病，治病三年，天下无可用之方。"这话很有哲理，学习了三年，好像什么都懂了，甚至认为天下无可治之病；待到搞了几年临床后，你会发现自己掌握的方子太少了，几乎无可用之方。这就是说治学要有深度和广度，深度与广度是辩证统一的关系。读书三年，便以为天下无可治之病，那是深度不够；治病三年，你深入到实践中之后，才知道了天下无可用之方，那是广度不够。总而言之是治学不够渊博。

孙思邈的这一见解，对我们是很有教育意义的，是很有启发的。对学习来说，即要把基础理论学扎实，又要广猎前人的经验。假若你基础不扎实，你也不可能很好地去吸收前人的经验方。经验方这样多，究竟哪个方好用？哪个方不好用？哪个方子有道理？哪个方子无道理？没有基础理论的知识，就没有分辨的本领。这次用这个方子去试，下次用那个方子去试，我们不能不负责任地用病人来做试验。因此学习要追求一定的深度，基础打扎实了，面对丰富的经验方才能应用自如，才能收到好的疗效，达到治病救人的目的。经验方毕竟是前人的经验，能否掌握好，还有一个水平问题。

经方学派为中医学经验的不断累积和传承做出了贡献，由于人类生活的需要，对经验方的累积很早就开始了，从中医学发展史的角度看，在六朝、唐、宋时期达到了累积的高峰，是经验方最多、最盛的时期。由于历史条件的局限，这些经验方大部分都遗失了，但是从我们现在掌握的文献资料来看，还有不少的经验方被保存了下来了。其中最具代表性的，如葛洪的《肘后方》，孙思邈的《千金要方》《千金翼方》，王焘的《外台秘要》，陈师文的《和剂局方》，陈无择的《三因极一病证方论》，这些文献在保存经验方的同时，还提供了起码100多种古医籍的线索，根据这些线索，我们可以继续整理。数以几十万计的经验方有没有整理的价值？我认为多数都是有价值的，很有可取的地方，很有发掘的必要，整理就是为了发掘。

四、经论方的突起

"经论方"与"经验方"不是一个概念。这个"论"是指《伤寒论》，再扩展一点是指张仲景的著作。伤寒病在古代一个时期是相当流行的，是对人危害极大的一种病。据《外台秘要》的记载，在唐代以前，研究伤寒病的有八位医家：张仲景、王叔和、华佗、陈廪丘、范汪、孙思邈、《小品方》作者、《经心录》作者。这些医家对伤寒病都相当有研究，张仲景是其中的一个，也是最杰出的一个，尤其是张仲景的《伤寒论》。

《伤寒论》得以流传有两个因素，一是《伤寒论》研究成就突出，二是得到后人的整理，如王叔和是整理《伤寒论》最有名的，所以张仲景研究伤寒病的著作流传了下来，而其他那几位研究伤寒的著作基本见不着了。由于《伤寒论》的杰出成就，从宋以后就博得历代医家的尊重，称张仲景为"医圣"，于是他的著作自然就成了经典，《伤寒论》也被称为"医经"。在以后的几百年当中，研究《伤寒论》的医家都称《伤寒论》作"经书"。

在宋朝有本文献叫《金匮玉函经》，不是《金匮要略方论》，实际是《伤寒论》的另外一个版本，和现存《伤寒论》的内容基本上是相同的，只有个别条文有些出入。把《伤寒论》称作"金匮玉函经"，这反映了医家对《伤寒论》的重视。在明代以前，被称为"医学四大家"的，原有一家就是张仲景，即刘河间、张仲景、朱丹溪、李东垣，后来认为这几家不能与医圣张仲景平起平坐，就把张子和纳入"金元四大家"。说明张仲景的《伤寒论》从人到著作，都为历代医家所敬仰。于是《金匮要略方论》《伤寒论》的方子便成了"经方"。宋以后所称的"经方"实际就是指张仲景的方子，是指《伤寒论》和《金匮要略方论》里面的方子，和宋以前所称的"经方"含意有了区别。赋予"经方"新的含意之后，把唐、宋以前的经验方就叫作"验方"，宋以后的经验方称作"时方"。"时方"这个概念是宋以后才有的，这都是为了和"经方"相区别而为。

所以"经方"这个概念，有前期、后期的演变历史，前期的概念是"经验方"，后期的概念是"经论方"，所谓"论"是指仲景方。前期经验方的概念很广泛，后期"经论方"的概念很局限，就限定在张仲景那几百个方子上。为了区别，所以这里的标题是用了"经论方"之谓，以下称"经论方"为"经方"。

"经方"是从宋以后兴盛起来的，因为诸家注解《伤寒论》基本上盛行于宋，宋以前研究《伤寒论》的不多，孙思邈晚年才见到《伤寒论》，《外台秘要》里也只是引用了《伤寒论》的条文，没有对《伤寒论》进行分析、注解，注解、研究《伤寒论》是从宋朝开始的。我所了解的注解《伤寒论》的

400 多医家中，还没有一个早于宋朝的，成无己是第一人。宋以前没有"经方"这个概念，宋以前还没有把张仲景尊为"医圣"，《伤寒论》也还没有提到现在的这个高度，王焘《外台秘要》认为张仲景也就是研究伤寒病医家之一而已。所以经论方的突起是在宋以后。

宋以后研究《伤寒论》的医家越来越多了，所以"经方学派"就逐渐形成了。这些医家专门用张仲景的方子，在这个时候就有"经方""时方"两大壁垒了，时方的代表是陈师文的《和剂局方》，所谓"时方"就是时行的方子，不能说时方都是新创造的方子，只是当时医生习惯用的方子。

经方学派对《伤寒论》《金匮要略》这两部经典著作方剂的运用，从临床上看有几个特点。第一，强调"方"一定要与"证"相合，就是说有这个"证"才能用这个"方"，举几个例子来说明。如"大青龙汤"主治大青龙汤证，什么是大青龙汤证呢？《伤寒论》云："太阳中风，脉浮紧，发热恶寒，身疼痛，不汗出而烦躁者，大青龙汤主之。"即临床见脉浮紧、发热、恶寒、身疼痛、不汗出、烦躁等表现，是用"大青龙汤"的指征，中医辨证为"外寒里热证"。外有寒，故见脉浮紧、恶寒、身疼痛；里有热，故见"不汗出"而"烦躁"，尤其是"烦躁"，是里热的典型表现，这时要用"大青龙汤"来治疗，这叫"方"与"证"相合。《伤寒论》接下来的文献云："若脉微弱，汗出恶风者，不可服之。服之则厥逆，筋惕肉瞤，此为逆也。"这是"大青龙汤"的禁忌证，如果脉微弱、汗出、恶风，这不是表寒证，是太阳中风证，这时误用"大青龙汤"，就会有种种不良反应，这就是"方"与"证"不合，即"此为逆也"。《伤寒论》中还有个"小青龙汤"，文云："伤寒表不解，心下有水气，干呕发热而欬，或渴，或利，或噎，或小便不利、少腹满，或喘者，小青龙汤主之。"这是表寒里饮证，"心下有水气"这是使用"小青龙汤"的指征，恶寒、咳嗽、心下有水气是小青龙汤证的辨证要点，下面那些渴与不渴、利与不利、噎与不噎、小便利与不利、腹满与不满等，都不是使用"小青龙汤"的关键。这就是经方家所强调的"方"与"证"相合；强调是何证，用何方。

第二，使用经方的大夫不轻易加减。现在临床用方一般多一味少一味好像问题不大，而讲究用经方的医家不随便多一味，也不随便减一味，需要加减也是按照《伤寒论》上的加减方法进行。如《伤寒论》关于"小青龙汤"

加减云："若渴，去半夏，加栝楼根三两；若微利，去麻黄，加荛花，如一鸡子，熬令赤色；若噎者，去麻黄，加附子一枚，炮；若小便不利，少腹满者，去麻黄，加茯苓四两；若喘，去麻黄，加杏仁半升，去皮尖。"《伤寒论》中没有加减用法的论述的，一般都不改动。看上去好像这些医家很死板，但是我确实看到一些老先生的临床效果就是好，关键还是"方"与"证"相合。不仅方药不随意加减，甚至是《伤寒论》中规定的一些煎煮服用法，也都要照办。比如桂枝汤煎法，经方家是很讲究的，桂枝汤服后要"歠热稀粥一升余，以助药力"，取"遍身微似有汗者益佳，不可令如水流漓，病必不除"。这些都是经方家要严格照办的。

第三，经方中药物的剂量一般不随意变更。《伤寒论》方中是多少分量，就用多少分量，不轻易变动。比如桂枝汤：桂枝、白芍、生姜各三两，枣十二枚，甘草二两。一般从李东垣起，《伤寒论》中的一两，是按一钱来用的，一般就是这个用法，或者一定要按照这个比例来用，这一点是很强调的。所以用经方的人，都要读陈修园的《金匮歌诀》《伤寒歌诀》，其特点是对任何一个方子的剂量都编进了歌诀。比如麻黄汤："七十杏仁三两麻，一甘二桂效堪夸，喘而无汗头身痛，温复休教粥到牙。"经方家重视方剂的剂量是很有道理的，如"桂枝加桂汤"，与"桂枝汤"的组成丝毫没有分别，药味没有变化，就是"桂枝"的剂量多用了一倍，这样方子的功效就不一样了，因此就不叫"桂枝汤"了，而叫"桂枝加桂汤"，适应证也跟着变了。再如"桂枝加芍药汤"，就是把"桂枝汤"中"芍药"的剂量多用了一倍，方子功用就变了。因此经方家要掌握和保持方子的原意，是很有道理的，张仲景好多方子就是这样，药味完全是一样的，就是分量不一样，功效就不一样了。

以上三点，对初学者来说，最重要的还是第一点，如果你做不到方、证相合，那《伤寒论》方用起来效果就不会好。自从经方兴起以后，特别是清代到民国初年这段时间，出现了许多经方家，我年轻的时候看到过一些有经验的老先生，使用经方的疗效都非常好，其关键还是方、证相合。

总而言之，自从经方出现以后，凡不是《伤寒论》《金匮要略》的方子，一般都习惯叫作"时方"了。不管是唐以前的方子，还是六朝的方子，任何时候的方子都统称为"时方"，如"温胆汤""独活寄生汤"是《千金方》的方子，都归为"时方"。自宋朝以后，"经方"这个名称，成为张仲景方所专有了，一直到现在都是这个概念。今天讲某人是"经方派"，肯定就是用《伤寒论》《金匮要略》的方子；说某人是"时方派"，那就没有限定了，我们现在对"时方"的概念与过去又稍有不同，现在所谓"时方"，是指不限定用任何方了。

陈无咎就"经方"也做了一个解释，他说："经方有二，一遵六经而制方，如《伤寒论》方是；一循经而治方，如《黄帝内经宣明论方》是。下此者，非经方也。"这是他个人的见解，他的这个解释是有些道理的。前面介绍过陈无咎先生，他就属于循经而治者。陈无咎先生搞了几十年的中医临床，所有的方子都是自拟的，从来不用一个成方，他是学刘河间《黄帝内经宣明论方》的精神，遵崇《内经》理论，通过辨证论治，遣药组方，即循经而制方。按照他的这个意思，刘河间的《宣明论方》也是经方。他认为《伤寒论》之所以称为经方，是因为仲景也是遵经辨证而制的方。陈无咎的这种学术观点，确实没有人同意，没有人遵刘河间的《黄帝内经宣明论方》为经方，即使是沿用至今的一些方子，如最常用的"六一散"，没有人说"六一散"是经方，又如凉膈散、防风通圣散这些名方，也没有人说是经方。我也不同意他的这种说法，按照《内经》的理论来制方的，那也不止刘河间呀，从大的方面来说，有谁不是按照中医学的理论在制方呢？

经方家有三个特点：一是强调方证相合；二是尊重经方的组成，不随意加减；三是按照经方分量的比例来运用。

五、近代诸经方家

近百年来，唐宗海、邹趾痕、吴棹仙、曹颖甫等都是善用《伤寒论》《金匮要略》方剂的。这里介绍两个最为突出的，一个是曹颖甫（曹家达），江苏江阴人，一个是四川巴县的吴棹仙。

（一）曹家达

曹家达先生抗日战争前在上海中医教育界是很有成就的，他的弟子们水平也都比较高，如我们学校的秦伯未、章次公，都是他的学生，他培养了不少这样的人才。曹家达先生很有气节，抗日战争时期江苏江阴沦陷，侵略者想让他替日本人做事，他始终不肯，以身殉国。

曹先生对《伤寒》《金匮》很有研究，毕生没有其他著作，只著有《伤寒发微》《金匮发微》，这两本书是他在上海搞教学的时候完成的。后来他的学生姜佐景，搜集了他临床的病例，整理出《经方实验录》，大概记载了曹先生100多个病案，全部用的是《伤寒》《金匮》的方子，大家要学用《伤寒》《金匮》方，这个书值得一看。讲义中介绍了他的案例，他把对《伤寒》《金匮》学习心得和与临床实践结合起来，很值得我们借鉴，我这里举几个例子。

第一个例子是用"一物瓜蒂汤"。"一物瓜蒂汤"是《金匮要略·痉湿暍病》中的方子，曹先生认为"一物瓜蒂汤"治疗太阳中暍，仅使微汗而愈，并不具有吐下之力。《伤寒论》的注家，十有八九都认为瓜蒂是催吐剂，但曹先生的看法不一样。结合临床来考虑，治疗中暍为什么要用吐法呢？在临床上很少见有这样用的，仅因为"瓜蒂"有涌吐之效？所以这都是为解释而解释之为。一物瓜蒂汤主治中暑病的太阳证，主要临床表现为：发热、身痛、脉微弱。这和一般的外感不一样，关键在"脉微弱"，这是暑证的一个特点，暑伤气嘛。《金匮要略方论》中说："太阳中暍，身热疼重而脉微弱，此以夏月伤冷水，水行皮中所致也，一物瓜蒂汤主之。"曹先生认为仲景说"水行皮中所致"，是指伤于阳热，邪气被陷，阳热陷于水湿之中，所以发烧，"瓜蒂"是苦泄药，能够发汗、泄热，并列举了个病案如下。

上海一个开木箱店的年轻人，姓顾，时甲子年六月生病，表现为不愿讲话，身重，躺在床上都不愿翻身，脉微弱，与《金匮》上讲的太阳中暍证基本相同，只多"呕吐"一症。详问发病经过，病人平日嗜酒，而且喝的都是白酒，醉后口渴，时逢盛夏，上海天气较热，又喝了冰水，吃了几个冰过的香瓜，之后就突然晕倒，后高烧等症状都来了。曹先生认为病人饮冷、吃冷香瓜与《金匮》上所说夏月伤冷水是一致的，平日嗜酒多有内热，大量的冰水、香瓜使热郁在里而蒸发不出来。他处的方子是：香瓜蒂四十个，煎汤，慢慢地喝。因为"瓜蒂"有涌吐的作用，所以嘱咐其少少地喝，只要不吐就再喝，这样病人把瓜蒂水都喝进去了，结果是不但没有吐，而且病人越喝越想喝，之后昏昏地睡过去了，身上出了汗，醒后病就好了。

通过这个例子，曹先生认为，"一物瓜蒂汤"所以治太阳中喝证，是因其苦泄，能够发散水湿中之热邪。临床上瓜蒂使用得不少，但真正用于催吐时，每每不灵。有的人强调瓜的品种不一样，直到现在"瓜蒂"是否催吐还是个科研课题，不过从南方用的香瓜蒂来看，一般都无催吐作用。这个例子说明曹老先生注解古人的东西不是空谈，不是人云亦云，而是结合自己的临床体会来谈，这是很可贵的。

第二个例子是用"甘草粉蜜汤"。"甘草粉蜜汤"也是《金匮》中的方子，是治蛔虫的。《金匮》原文的意思是吃了杀虫的药，蛔虫打不下来，那么就用甘草粉蜜汤。肚子疼，经常口泛清水，发作有时，这是蛔虫病的特点。"甘草粉蜜汤"中的这个"粉"是什么粉呢？有些注家认为是白面、是米粉，曹先生不同意这种说法，他认为这个"粉"是铅粉，米粉能解决什么问题呀？"铅粉"，没有经验的人是不敢用的，因为"铅"是有毒物质，可曹先生认为这个方子全靠"铅粉"杀虫。为什么又要用甘草呢？"甘草"可以解铅粉的毒，使人不受铅毒的作用，既达到杀虫的目的，又不会危害到人体。曹先生举了一个案例如下。

家里的一个佣人，经常闹肚子痛，时便中有蛔虫。一天病人突然昏厥了，曹先生开了杀虫的"乌梅丸"给他吃。方歌云："六两柏参桂附辛，黄连十六厥阴遵，归椒四两梅三百，十两干姜记要真。"可病人一吃就吐，后来就改用"甘草粉蜜汤"，先用"甘草"五钱，用水煎好后去渣，然后用"铅粉"二钱、"白蜜"一两，调在甘草水中服用，过了四五个钟头，蛔虫下来了，都是死的蛔虫，共有9条，以后这个病人就好了。曹先生说这个方子用于好几个病人效果都不错。

通过这个案例，可以肯定"甘草粉蜜汤"的这个"粉"应该是铅粉，这是通过临床实践的。实际上"铅粉"是可以用的，尽管它有毒，这正说明曹先生经验之丰富。

第三个例子是用"蒲灰散"。"蒲灰散"也是《金匮》中的方子，多数注家认为是"蒲灰"是"蒲席"烧灰，曹先生认为这个"蒲"不是蒲席，而是"大叶菖蒲"。大叶菖蒲北方很少，南方很多，长得一人多高，气味很大，南方老百姓过端午，家家户户都有挂菖蒲、陈艾的习俗，认为可以避邪、避秽。《金匮要略·水气病》云："厥而皮水者，蒲灰散主之。"菖蒲，味咸性辛，咸能降，能下走利水，辛能开，能散。曹先生说，他看到王一仁（上海名医）用之治了一个姓钱的鼓胀病人，该病人身肿胀，肚子胀得很大，头面水肿，周身冰凉。当时药店中没有新鲜的菖蒲，就用干菖蒲一大把，烧灰，与"滑石粉"和在一起，磨得更细一点，用麻油调成糊状，涂在病人身上，凡是肿的地方都涂上去，再内服"菖蒲灰"一钱，用开水冲服，一天服三次。第二天肿就消了大半，此后再给病人多涂一些，内服的量也增加了，一次吃二钱，三天后，肿消得一干二净。曹先生说以后也用这个菖蒲灰，利尿消肿都很有效。

曹先生的这个案例，从药性来讲很好理解，"辛"与"咸"，咸能利水，辛能开散，厥而皮水，一面要利，一面要散。如果是用蒲蓆，就没有这种疗效了。曹又说："蒲灰散之蒲为大叶菖蒲，一改尤在泾言香蒲之旧例。"尤在泾注《金匮》时，认为"蒲"是"香蒲"。这说明曹氏不盲目抄别人的旧说，什么事都要通过实践来认识。

第四个例子是用"蜘蛛散"。"蜘蛛散"也是《金匮》中的方子。《金匮要略·疮痈肠痈浸淫病》文曰："阴狐疝气者，偏有大小，时时上下，蜘蛛散主之。"是治阴疝，即阴囊疝气的方子。"蜘蛛"主要作用是破瘀消肿，破瘀药很多，为什么选用"蜘蛛"呢？曹颖甫先生说，"蜘蛛"是种阴性的昆虫，最容易入于下部，入于生殖器，因此阴囊的疝气，可用"蜘蛛"。那么"蜘蛛散"中为什么要用"桂枝"呢？曹先生说，"桂枝"有通阳宣郁的作用，郁积一散，疝气得以解除。"桂枝"能够通达沦陷于肝经、胆经里面的寒湿邪气，因为疝气十有八九都是寒湿问题，有寒疝之称，热疝也有，但很少见，寒疝居多。具体用药是：桂枝三钱，大蜘蛛一个，炙存性。解释一下"炙存性"，把"蜘蛛"放在锅里炙，加上点蜂蜜炒焦，但是不要炒过火，这叫"炙存性"。中医用炭性的药，不管烧也好，炒也好，都要讲求"存性"，这是原则问题，如烧、炙过火，就失去药性了。怎样辨别和掌握这个火候呢？一般加热到药材的中心部位呈现出一种深黄色，这时水分都挥发了，能够碾得细就行了，如果连内心都烧成炭黑色，这种药就不好用了。曹先生用"蜘蛛散"治愈了两个病人，一个病人吃了两剂，一个病人只吃了一剂，疝症就没有再发了。一般人认为"蜘蛛"有毒，不敢轻用，其实这种顾虑是不必要的，尤其是对这种阴囊偏大偏小、时收时脱，特别是白天收进去，晚上脱出来的狐疝，"蜘蛛"是有效的。这种病多责之肝经，是寒湿之气郁滞于肝经引起的。

第五个例子是用"蛇床子散"。"蛇床子散"也是《金匮》方，主治妇人阴中痒。《金匮要略·妇人杂病》文云："妇人阴寒，温阴中，坐药，蛇床子散主之。"曹颖甫说，妇女下阴寒湿，久之化热，湿热久持，则痒不可忍，最早用川椒、百部来洗，效果都不好，惟"蛇床子散"效果明显。他举有一例：一妇人先患历节风，关节疼痛，治愈之后，出现阴痒，用"蛇床子散"，两天病就好了。"蛇床子散"里有"铅粉"，"蛇床子"是燥湿的，"铅粉"是杀虫的，下阴湿邪去了，虫被杀了，痒就止了。曹先生说，他没有按书上的用法，而是先用"蛇床子"煎水，去掉药渣，用之洗阴部，再用"铅粉"扑到阴部里，效果非常好。我带 72 级同学在山西运城实习期间，遇到几个阴痒的病人，学着曹先生的方法用"蛇床子散"，效果很好。这个案例说明曹先生有比一般注家高明的地方。

曹氏认为"蛇床子散"主要在燥湿杀虫，而不是在驱寒，《金匮》中说"温阴中"，这个方子达不到温阴中的作用。据曹先生所知，有两味药温阴中确实有实效，即"吴茱萸"和"蜀椒"，主治阴冷、不孕等病。方法是取两药各半斤，碾成粉，调蜂蜜，做成弹丸大，外面裹层纱布，放到阴部里面，每天换一次，换到一个月以上，治愈有好几例。

从以上这几个例子来看，曹先生对《伤寒》《金匮》的注解，不是一般性的说理，多用自己的临床体会来注解，不愧是一位有代表性的经方家。他也不教条，不受尊经思潮之束缚，实事求是，尊重事实，注重临床实效，这是很可贵的。

讲义中附了曹颖甫先生的三个医案，都是用"桂枝汤"的医案。第一个医案，是夏月中风证，即夏天的伤风。有人认为"麻黄汤"的效果显著，"桂枝汤"的效果不显著，我看这还是临床体会不深。只要是太阳病发热、汗出、恶风，"桂枝汤"的疗效是很好的，关键是辨证准确。我用"桂枝汤"也有些体会，并不都是太阳中风证，也不是伤风感冒，就是多汗，甚至用浮小麦、龙骨、牡蛎这些收涩药都止不住，我就用"桂枝汤"，问题就解决了。为什么呢？调合营卫呀！有的"汗"是营卫不合的产物，所以只要是属于营卫不调的表虚自汗证，"桂枝汤"一定有效。

不过，这个问题还是要因地、因时、因人而施。"桂枝汤"这个方子在南方用得很普遍，在北方确实效果要差些，这一点我也承认。我刚到北京时，看到北方的大夫对伤风感冒，动则就是银翘散、桑菊饮，开始也怀疑，但是看到效果还是不错，还是能解决问题，现在我也习惯了。这是北方气候的问题，北方气候干燥，跟南方不一样，所以南方用"桂枝汤"那是家常便饭，与北方用"银翘散"一样。因此，还是要因时、因地制宜，理论一定要结合实际来运用，不管是用"经方"也好，用"时方"也好，这一点是不能忘记的。

（二）吴棹仙

吴棹仙先生前年在昆明才去世的，早年在重庆行医，后调到成都中医学院，他是个经方家，只要一开方，不是伤寒方就是金匮方，疗效很高。他还有个特点是针、药并用，尤其是针灸，讲求子午流注、灵龟八法，一天只能扎4个人次，一个人最少也要一个半小时。我与他为故交，同事时间很长，因此对他很了解。吴棹仙在成都中医学院时，计划注释《灵枢》，可惜还没完稿就去世了。本来我与他约好，我注《素问》，他注《灵枢》，结果没能如愿以偿，十分的遗憾。

这里举个用"旋覆代赭石汤"治疗呕噫症的例子。"旋覆代赭石汤"是《伤寒论》中的方子。有个老病号，十几年总是打嗝，《伤寒论》上称作"噫气不除"，"噫"就是干呕，总是打嗝，又吐不出东西，称为"干噫"。《伤寒论·辨太阳病脉证并治法第七》中云："伤寒发汗，若吐若下，解后，心下痞硬，噫气不除者，旋覆代赭石汤主之。"遇到这种病，首先要判断是虚证还是实证，《伤寒论》说经过了汗法、吐法、下法，应该是虚证了。《伤寒论》中的"痞症"和"结胸症"比较，"痞"是无形之邪，属虚证，"结胸"属实证，不管是寒实结胸还是热实结胸都是实证。"痞症"用泻心汤类，寒热并用，温补并用。"痞症"之噫气不除，是胃气弱，邪气虽去但胃气还弱，胃降的功能没有恢复。《伤寒论·辨太阳病脉证并治法第七》中云："伤寒汗出，解之后，胃中不和，心下痞硬，干噫食臭，胁下有水气，腹中雷鸣下利者，生姜泻心汤主之。"这里的"干噫食臭"，是以饭后打嗝，噫出吃下食物的味道为特点，也是胃气弱的表现，中气虚弱，胃气不能消磨。

吴先生看到这个呕噫证的病人，有十多年的病史了，前面的大夫也用过"旋覆代赭石汤"这个方子，他考虑再三认为这个证的确是旋覆代赭石汤证，结果还是开了"旋覆代赭石汤"。吃下去果然没有效果，他就开始考虑，为什么方证相合而取不到疗效呢？后来他改变了一下服用法，将人参五钱、炙甘草三钱，另煎先服，煎好后，先服用二味药，隔一个多小时后，再服用"旋覆代赭石汤"余下的药。就这样，一付药下去，干噫就止住了，十多年的宿疾，真的是药到病除了。什么道理呢？吴先生认为，此病已十多年，身体虚弱，旋覆代赭石汤中有补、有降，还没补好又去降，怎么能降得下去呢？所以要先补后降。以后他又让病人接着这样吃了三四付人参、炙甘草汤，把胃气补起来，这个病人以后再也没有复发。这个病例是我亲眼所见。

以上的例子说明，经方家提出的"方证相合"原则，看似简单，怎样能做到，却大有文章，像曹颖甫、吴棹仙这样的经方家才是有代表性的老前辈。

六、经方学派小结

以上介绍的就是经方学派的情况，包括前期的经验方和宋以后的经论方，现在一般"经方"的概念都是指用张仲景的方而言。不管经方、时方都能治病，疗效都有高低，关键在掌握这些方子的人，掌握的深浅度不同，效果就大不一样。

经方学派之产生，是由于医家重视张仲景的《伤寒论》而发生的。张仲景的著作，不仅是在我国历史上受到各个医家的重视，在国外也受到国外医家的重视，直到今天还是这样。至于说经方学派除了前面提到的几个特点之外，他们也存在一些问题，所以大家今后学习仲景的著作，也不一定要按照那几个特点来效仿，我没有这个意图。任何"评价"都离不开历史背景，那些特点值不值得我们学习和继承，那是自己需要考虑的问题，要结合现在的背景来考虑，但是我们要知道他们的那些特点。

自从有了经论方学派以后，从宋朝到现在，近几百年来，有这样两大流派，一派强调用仲景方，另一些不强调用仲景方，前一种那就属于经方学派，后一种就属于时方学派。

第五章 河间学派

一、河间学派之概说

从宋金到元代时期，出现了几个突出的代表人物：刘完素（刘河间）、李东垣、张从正、朱丹溪。历史上习惯称之为"金元四大家"，这四大家实际代表了两个学派，刘完素、张从正、朱丹溪属于河间学派，李杲（李东垣）属于易水学派，而且是易水学派的中坚人物。

河间学派是以"火热论"为中心的一个学术流派。"火热论"在中医学理论体系中，主要是从病理的角度提出来的。"火热论"包括了病因、病变两个概念。常说的风、寒、暑、湿、燥、火等六淫，这是病因，其中的"暑"与"火"都属于"火热论"的范畴，火、热占了六种病因中的三分之一。从《素问·至真要大论》中讲到的病机十九条来看，火热者就有9条，5条属火，4条属于热。如："诸热瞀瘛，皆属于火"；"诸禁鼓栗，如丧神守，皆属于火"；"诸逆冲上，皆属于火"；"诸躁狂越，皆属于火"；"诸病胕肿疼酸惊骇，皆属于火"；"诸胀腹大，皆属于热"；"诸病有声，鼓之如鼓，皆属于热"（腹胀如鼓，叩之有声）；"诸转反戾，水液浑浊，皆属于热"（诸转反戾，即脚转筋一类）；"诸呕吐酸，暴注下迫，皆属于热"。共计9条，占了病机十九条的一半，这说明火热问题，不只是刘河间特别重视，在中医学中的病因、病变范畴中，火热向来是处在重要的位置上，其他的病因、病变没有这种情况。不仅如此，《素问》中有《热论》《刺热》《评热病论》《水热穴论》等专门讨论热病的文献有四篇之多，《灵枢》中也有《热病》专篇。可见火热为病，火热的病变，至少从《内经》开始，在中医病理文献中就占有相当大的比重。

从《内经》以后，刘河间再度发挥火热问题，他著的《黄帝内经宣明论方》《素问病机气宜保命集》《伤寒直格》等，基本上都是在发挥火热病机这个主题，都是在讨论火热病的治疗问题，于是"火热论"在中医学中从病理方面构建了一个理论体系，成为了一个系统的学说。因此"火热论"这个学术思想就成了河间学派学术思想的中心内容，河间学派的各医家，从理论到临床，着重研究火热问题。河间对火热的生理不十分重视，后来朱丹溪从生理角度进行补充，这样从生理、病理到治疗，"火热论"自成体系了。

即言"火"，又言"热"，火与热有没有区别呢？这个问题在中医文献上还没有一个确切的记述。尽管刘河间是"火热论"之大家，在他的学说中也没有非常明确地反映。我的看法是，从病因来讲，火与热的分别不大，除了"暑"是绝对的外因之外，火、热就不一定了，有外因的火、热，也有内生的火、热。火与热要说区别的话，外因多言热，比如说风热、暑热、湿热、燥热；内生既言"火"也言"热"，如实火、虚火，实热、虚热等。如果一定要有分别的话，相对来讲，内伤偏言火，我看只有这么一点分别。

那么火与热是不是就没有其他区别了呢？从生理的角度来讲，就有明确的区别了。中医学在生理上只言"火"不言"热"，如君火、相火、命门之火、肝火等，所以言"火"者用于生理范畴，言"热"者多在于病理范畴。生理不言"热"，有"热"即是病理概念，如肺热、肝热、肾热等，都是在说病变。又如命门中的命火、相火，那是生理上的概念，是指元阳。

总之"火"与"热"从病变的角度来讲，分别不是太大，只是有所偏向而已。外感之邪偏于言热，内伤之邪偏于言火，但也不是绝对的。相对生理、病理而言，"火"是生理概念，生理概念中没有"热"的说法，所以在治疗上，有"补火"之说，没有"补热"的说法，有泻热、泻火之说，如清热、泻火等。这个是我个人的体会，仅供大家参考。

二、刘河间的火热论

刘河间是河间学派的开山祖师，他的"火热论"主要是什么内容呢？这里从两方面来介绍：一是火热为病的广泛性，刘河间认为许多病都脱离不开火热，是广泛地存在的；二是他认为六气皆能化火，这更是"火热论"的中心论点。这两个方面是有联系的，正因为六气都能化火，所以发病才有广泛性。

（一） 火热为病的范畴

《素问·至真要大论》中讲病机十九条，属火热的就有 9 条，包括 17 个病症。刘完素在《素问玄机原病式》中把火热病大大地扩展了，记载有 50 多个病症。刘完素还把五运六气的理论引用到对"火热"的研究中。如：诸风掉眩，皆属于肝，归为木；诸痛痒疮，皆属于心，归为火；诸湿肿满，皆属于脾，归为土；诸气膹郁，皆属于肺，归为金；诸寒收引，皆属于肾，归为水。把属于肝、属于心、属于脾、属于肺、属于肾作为木、火、土、金、水五运主病。可见，河间所言的五运六气，和刘温舒著的《素问运气论奥》是不一样，他的这种方法是用五运六气来为病机分类，并没有像运气学说那样通过甲子来进行计算，只是分类而已。

刘河间最突出是在《内经》的病机十九条中增加了一类"燥"，如"诸涩枯固，干劲皴揭皆属于燥。"《内经》病机十九条中就缺"燥"这个病机，刘河间将其进行了补充。

从刘河间的代表著作中可以看出，他认为"火热"存在于广泛的病症之中。这一认识是受到《内经》的启发，当然更重要的还是来自临床实践中的体验。他在临床上遇到不少由火热造成的病症，大量的临床实践，逐渐对火热有了理性的认识。

《素问·至真要大论》的病机十九条中，气喘、气郁仅属于肺，肿满、呕吐，属于脾。刘完素则认为这些都是由"火热"引起的，他说："热火为阳，主乎急数也……热则息数气粗而为喘……胃膈热甚则为呕，火气炎上之象也。"这是刘河间在《素问》病机理论的基础上，把气喘、呕吐的病机进一步的具体化了。他认为"喘"是肺之火热，火热为阳邪，阳则向上急数，所以呼吸增快；"呕吐"是胃气上炎，火气上冲的结果。讲义中举了两个例子，这些体会都是河间从实践当中得出来的。

不过，话要说回来，不是所有喘、吐都属于火热。肺有火热，可以造成"喘"，但不能说凡是"喘"都由火热而来；胃有火热，可以造成"呕吐"，但不能说凡是"呕吐"都由火热而生。比如说"大黄甘草汤证"，那是胃中火热，"大黄甘草汤"主治食入即吐症，凡是食入即吐的，热证居多，所以要泻胃之火热。但是临床上还有朝食暮吐、暮食朝吐的，这种呕吐十有八九不是"热"的问题，饮食入到胃十多个小时，吐出来食物还是好好的，这是脾肾阳虚的呕吐。即使是食入即吐，也不是百分之百的因于火热，如现在诊断为神经性的呕吐，其表现是喝点水也吐，多见于身体虚弱的病人，这也不是"热"的问题。

所以刘河间这种说法，只能是限于从火热的范畴来分析疾病，这一点很重要，如果将其扩大到其他病因的范畴来讨论，河间的火热学说就没有什么价值了，也没有讨论的意义了。要理解他所说的"火热病"的广泛性，是限于火热为因的病症范畴来发挥的，这一点要明确。当然对疾病的研究来说，也可以从其他任何角度来总结一些病症的规律，以及治疗的经验，这样就有现实意义了。

（二）六气皆能化火说

"六气皆能化火"，这是河间学说的中心论点。首先是风气化火，风气化火是由于阳邪的亢盛，热盛生风嘛，亢盛则流动性大了，就表现为"风"象，所以风化之火主要是由于阳邪的亢盛，也要从外感、内伤两方面来分析。

从外感来讲，如吴鞠通的"桑菊饮"（杏仁、连翘、薄荷、桑叶、菊花、桔梗、甘草、苇根），这是治太阴（肺）风温、风热的，临床表现为有轻微的发烧、咳嗽、口渴等，这是风生的热，风化的火，因此以祛风、平肝为主，风熄、肝平，体温就下来了，口干、咳嗽就没有了，这是外感的风热证。

从内伤来讲，如钱乙的"泻青丸"（当归、川芎、龙胆草、栀子、大黄、羌活、柴胡），主治肝胆实热，临床表现为阵发惊惕，不能控制自己，脾气大，甚至两眼红肿（严重的结膜炎病人可以出现这些表现），在儿童甚至还会出现抽搐、眼睛上视，这是风生之火，是肝风动煽动火热，所以要用"泻青丸"。泻青，即泻肝，用"龙胆草"泻肝。惊惕、抽搐、眼睛上视等，都是"风"的表现，这个方子是用柴胡、羌活散其外，当归、川芎疏其里。我在用这个方的时候，当归、川芎是不用的，用丹皮、丹参，因为"泻青丸"是泻肝之火热，熄肝之风动，尽管当归、川芎是入肝的药，入血分的药，但我认为这两味药性辛温，毕竟是肝有火热，辛热、辛窜的药，不利于止抽搐，

任启林 医学全集

"当归"还可以考虑，"川芎"在这里确实不好用，所以我用丹参、牡丹皮，这两味药也是入血分，这个时候应该是清血凉血，不好用辛温、辛窜的药再助风火。这个方子关键的一味药是"龙胆草"，钱乙之所以敢用当归、川芎，就在于"龙胆草"的大苦、大寒，有泻火、降火之功，"龙胆草"被称为有直折火邪之用，但是阴不足的人也不能重用，大苦、大寒的药都有燥性，有伤津的一面。其他栀子、大黄引火从大便、小便而泻出，以涤风泻火。

所以刘河间说"风"能化"火"，不是抽象空洞的理论，是有实际意义的。不管从内伤来讲，还是从外感来讲，都是临床上经常可以见到的。临床上常说"风乘火势，火借风威"，这话很形象，风越大火越燃，对这种"火"就要先熄风，风不熄，火就不能灭。熄风，对内伤来说，首先要柔肝，如果不去养血柔肝，这个"风"是没办法熄的。还有一句话叫"树欲静而风不息"，树要想静，首先风要停，柔肝是熄风的重要途径，柔肝常用的药有：芍药、丹参、丹皮、当归、地黄等。对外风来说，常用的药是桑叶、菊花等，特别的"霜桑叶"。风与火的关系，不管外感还是内伤，关系确实是很密切的，刘河间对此体会深刻。

湿可以化火，其基本原理是由水气郁滞而成，水湿之气以通畅为要，水湿之气能够流通无阻，这是生理之常。如果水湿之气不流通了，郁滞而不得发散，营气、卫气都要受到湿气的阻滞，营卫阻滞而化生火热。解决这种火热的问题，就要解郁导滞。试举一例，朱丹溪有个方子名"二妙散"，只有苍术、黄柏二味药，治下肢红肿热痛，凡是有热象的都可以用，包括现在医学诊断的下肢风湿热症。"苍术"味苦而气辛，其特点是能散湿、燥湿，针对水湿郁滞的病机，是主药，是君药；"黄柏"的功用是熄火，黄柏与苍术相比不是第一位的。这种湿热证临床上也是不少见的，有湿、有热，对这种病治"湿"是主要的，主要矛盾在"湿"的方面，不在"火"的方面。大家可以看看薛生白的著作，他是专治湿热的大家。

燥可以化火，燥邪最易伤津、伤气，气枯津涸，火热就容易产生。气津不足，不能润养皮肤，皮肤粗糙，治疗燥热的方法，总不外乎一个"润"字。《温病条辨》中有个"桑杏汤"，由桑叶、杏仁、沙参、贝母、香豉、栀子皮、梨皮组成，主治秋天外感的燥热。秋燥易伤太阴气分，所以"桑杏汤"的主要特点就是润燥，可以说除"栀子"是泻火、清热的之外，没有一味药不带润性的。燥热证用钱乙的"泻青丸"就不行了，用丹溪的"二妙散"更不行，只能考虑用"桑杏汤"这种方法。《温病条辨》中有好几个治燥热的方子都不错，如"沙参麦冬汤"也是治燥热的，还有喻嘉言的"清燥救肺汤"也是润燥的，方歌云："清燥救肺参草杷，石膏胶杏麦芝麻，经霜收下干桑叶，解郁滋干效可夸。"由"燥"化的"火"总是要伤津、伤气，人体营卫之气失去津液的润养，燥火就产生了，治疗方法是滋润津液，要在"润"的基础上去泻火热。

寒可以化火，寒与火好像是绝对对立的，从临床来看，多见于"闭"证，可见于表证，也可见于里证。寒邪的特点是收引、收敛，如果寒邪收敛在表，就会因表闭而发热、无汗，这是寒化的火，那就是"麻黄汤证"，要用"麻黄汤"来散寒解表，用杏仁、桂枝、麻黄、炙甘草解决问题。尽管有发热，但是由于寒闭所致，所以就要用辛温散寒的办法，这就是寒邪闭于表化的火。寒邪闭于里也可以化火，《伤寒论》259条云："伤寒发汗已，身目为黄，所以然者，以寒湿在里不解故也。以为不可下，当于寒湿中求之。"这里看到的黄疸，是寒湿化热的表现，当于寒湿中求之，要温化寒湿，同时寒湿已化火也要清热，要用茵陈、五苓类，用"五苓"去散寒湿，用"茵陈"去清热。需注意的是，这不是湿热证，不是阳明热证，不可下，当于寒湿中求之。

河间的六气化火说，在临床上有深刻的意义，强调不要只看到"化热"这一表面的现象，而不去深究化热的病因，这里有辩证法思想。表面都有热象，但要查出火热的不同成因，是风化火？是寒化火？是湿化火？还是燥化火？要透过现象看本质，中医强调辨证，就是辨病之本质，这样才能正确立法。有人责备河间不辨证，实际这正是很精细的辨证，所以说六气化火是"火热论"的核心内容。

河间的"火热论"给我们以启示，中医临床强调辨证，就是要通过临床的表现来分析内在的病机，这是病变的本质所在，这就是我们说的"证"，通过复杂的症状体征（候）分辨其属于某性质的"证"，这就是中医的"辨证"。

（三）火热病治疗方法

河间对"火热病"的治法原则，可以说是以《素问·热论》为依据的，这一点与张仲景发挥《内经》的"热论"有别。河间运用了《素问·热论》的学术思想，在临床上主要分辨火热病是在"表"还是在"里"，从表、里两方面来讨论治法。

火热在表，河间主张用辛、凉、甘、寒的药来解表，明确提出不能用桂枝、麻黄之类，热证当然不适合用桂枝汤、麻黄汤等辛温剂，这和仲景用桂枝、麻黄针对风寒证是不同性质的病症。河间强调：阳热郁遏于表，虽亦见恶寒、战栗诸症，实为阳热郁极而产生的假象，不能用辛热解表以助其热，而应以石膏、滑石、甘草、葱、豉等以开发其郁结，必须从脉证上细心分辨。病人发冷、寒战，是发烧的前奏，这样的"恶寒"是不能用桂枝、麻黄的，只能用石膏、滑石、甘草、葱、豉等以开发其郁结（河间提到的甘草、滑石是甘寒药，滑石六钱、甘草一钱，称为"六一散"，这是从分量上来命名，这个方子又叫"天水散"，这个"水"是天一化生之水，六一散就是天一生水，地流承之，这是从处方的立意来命名的）。河间认为单纯的表热证要用葱豉汤、天水散等来治疗，"葱豉汤"辛凉，"天水散"甘寒，而禁用辛温。

若热邪不在"表"而入于"里"，里热郁结即成"里热证"。刘河间清里热的方子主要有两个：一个是"三一承气汤"，另一个是"黄连解毒汤"。"三一承气汤"是把大承气、小承气、调味承气等三个承气汤合成为一个方子，实际就是"大承气汤"加"炙甘草"，如果表热没有了而里热郁结，就用"三一承气汤"来泻里热、泻郁结。如果里热很深，成为热毒之势，要用"黄连解毒汤"来清热泻火，就是"三黄"加"栀子"，即黄连、黄芩、黄柏、黄栀子等四味，也可以说是"四黄"。如果里热已清，余热不退，也可以用小剂量的"黄连解毒汤"来清余热。

若既有表热又有里热，表里俱热证，河间用表里双解法，常用的处方有"防风通圣散"（防风通圣大黄硝，荆芥麻黄栀芍翘，甘桔芎归膏滑石，薄荷苓术力偏饶）、双解散、天水一凉膈半散（一剂天水散，半剂凉膈散）、天水凉膈各半汤（天水散、凉膈散各一半）。双解散、防风通圣散，都是刘河间很著名的方子。北京中医医院皮科的赵炳南大夫，常用"防风通圣散"解决不少表里俱热的皮肤病症问题，皮肤生疮疖，很多都是内热造成的，所以赵老习惯用"防风通圣散"，他得到了河间学术的这个精神。

河间学术从临床来看并不复杂，热邪在表就用葱豉汤、天水散等，热邪在里就用三一承气汤、黄连解毒汤等，表里俱热用防风通圣散、双解散、天水散、凉膈散等，主要就是用这么几个方子进行表里分治，关键是要学习河间"六气化火"的学术思想，这对临床是大有帮助的。

（四）刘完素的主要著作

河间的门人就不介绍了，他们的师承关系讲义上都有，这里简单介绍一下河间的几部著作。《素问玄机原病式》这是河间"火热论"最具代表性的著作，六气化火说都在这里面；《黄帝内经宣明论方》记载了河间治杂病的经验，是引用《素问》中50多种杂病来归纳的；《素问病机气宜保命集》记载的也是河间治杂病的经验，其中三分之一内容是治火热病的；《伤寒标本心法类萃》《三消论》《伤寒直格》这三部书基本都是以"火热论"为主题的。尤其是《三消论》值得看一看，这本书介绍了"消渴病"的治疗，上焦热、中焦热、下焦热等的治法。《伤寒直格》是讨论表里热证的分治，马宗素的《刘河间伤寒医鉴》，镏洪的《伤寒心要》这两部书与《伤寒直格》出入不大，基本上就是《伤寒直格》的内容。

总之，河间的书主要就是看这三部，《素问玄机原病式》《黄帝内经宣明论方》《三消论》，这样基本就抓住河间"火热论"的主要学术思想了。

三、张从正的攻邪论

张从正虽不是河间的学生，但是他的学术思想来源于河间的火热论，然而他在临床上的具体做法与河间又不一样。尽管有充分的理由把他划归在河间学派里面，但是他有他的特点，张从正的学术思想主要从下面两个方面来介绍。

（一）病由邪生攻邪已病

张从正主张"病由邪生，攻邪已病"，这是他主要的学术思想。张从正认为任何病，不管病之大小、轻重、寒热、虚实，都是病邪缠身的缘故，病邪不是人体应该有的，治病的目的及手段就在于"攻邪"，病邪去了，病就没有了。有病就是去病，这就是他的"病由邪生，攻邪已病"的主张。出于这种认识，张从正是反对用"补法"的。外感病，一般认为是外来的病邪，这可以理解；内伤病，他也认为主要是病邪的问题。不管是外感的病邪，还是内生的病邪，都不应该在人体存在，做大夫的唯一任务就是去邪务净不留后患。

有的医家主张"元气实，邪自去"，比如李东垣则认为：只要元气充实，抵抗力强，病邪即无存在的条件。张从正是反对这种主张的，他不同意这种说法，他认为邪气还没有去，就培固元气，就用补药，正气未必能补起来，倒把邪气壮大了，不如先攻邪，病邪不存在了，人体正气自然就恢复了。张从正"病由邪生，攻邪已病"的学术思想，在《内经》中还是能找到根据的，讲义中有引文，大家可以看看。

《内经》上讲："邪之所凑，其气必虚。"是说邪气之所以会侵犯人体，还是人体先有缺陷、弱点，这成为提倡"补"的理论依据。主要精神是机体有缺陷、弱点，如果改变了机体的状况，身体强壮起来，不就可以抵抗病邪了吗？张从正不强调这方面，他不强调正气的虚实，他强调邪气实的一面。所以他主张，不管什么病，都要去病邪，以去病邪为治病的主要目标。如有热去热，有寒去寒，有火去火。这就是张从正的主要学术思想。

为什么要把张从正划归为"河间学派"呢？因为他信服刘河间，张从正也认为病邪有多种，只是其中火热为病者居多而已。而且持"火热论"者，在治疗上也多采取"祛邪"的方法。

（二）攻邪之汗吐下三法

所谓攻邪三法，即汗法、吐法、下法。

汗法，张从正不仅是用桂枝汤、麻黄汤来发汗，他的"汗法"还有多种，他说："灸、蒸、熏、渫、洗、熨、烙、针刺、砭射、导引、按摩，凡解表者，皆汗法也。"（《儒门事亲》）由此可以看出，他的"汗法"概念不局限于用药物发汗，凡能够使病人出汗的方法就是"汗法"。"汗法"主要适用于邪气在表的表证，这是肯定的，但是张从正还强调，"汗法"也是要辨证应用的。首先是有南方、北方的不同，所以要用不同的方法来发汗；其次是有春、夏、秋、冬季节的不同，要用不同的汗法；再其次是人的体质不同，有人体质强，有人体质弱，要选用不同的汗法。中心思想是，偏面强调辛温解表不行，偏面强调辛凉解表也不行，要因时、因地、因人而异来应用汗法。这符合《素问·异法方宜论》的学术精神，因此在他的临床治疗中，仲景的桂枝汤、麻黄汤辛温发汗法，和间的通圣散、双解散辛凉发汗法，他都采用了。总之，张从正的"汗法"不拘于用药物方法，发汗也要因时、因地、因人来制定治疗方案。

吐法，即催吐方法，张从正对"吐法"的理解并不局限于此。如他在《儒门事亲》中说："如引痰、漉涎、嚏气、追泪，凡上行者，皆吐法也。"张子和还习惯用人工的吐法，即用外物刺激喉头来催吐。"吐法"是有适应证的，如胸膈痰涎多者可用，中焦饮食积滞者可用；"吐法"是讲究宜忌的，先用小量，不行再用大量，中病即止；"吐法"还有禁忌证，性情暴躁的人不要用，信心不坚的人不要用，病情危重的人不要用，老弱者不要用，病有"吐"症者不能用，各种血症不能用。由此可以看出，尽管张从正提倡用吐法，但他还是非常谨慎的。

下法，即攻下法。张从正认为，邪气郁结，百病丛生，解决结滞，他主张攻下。只有把邪气的结滞祛除，气血才能恢复通畅，病人才能康复，这是张从正的主张。《素问·汤液醪醴论》中讲"去菀陈莝"，"菀"就是郁积，"陈"就是陈旧、陈蓄，郁积就要"去"，陈蓄就要"莝"，"莝"是连根拔起的意思。讲义上引了张从正的一段话，他说："下之攻病，人亦所恶闻也。然积聚陈莝于中，留结寒热于内……"，这里张从正把"陈莝"当成一个名词来理解了，这是错误的。

张从正说："医之道，损有余，乃所以补其不足也。"这话是有辩证法思想的。"下之"达到去菀莝陈的目的，所以从这个角度讲"下法"就是"补法"。其常用方有大承气汤、导水丸，或大柴胡汤加味，或茵陈蒿汤，或禹功散，或神佑丸。从这些方子可以看出，张从正的下法，不限于"通大便"，是广义的下法。如里水深结，就用神佑丸、禹功散来逐水；有瘀血，就要化瘀；有痰，就要去除痰。而利水、化瘀、祛痰、除湿等，都属下法的范畴，所以张从正的"下法"也是广义的。不同的病变有不同的下法，不同的病变有不同的攻法，如"礞石滚痰丸"是涤痰的方子，"茵陈蒿汤"是除湿的方子等。

张从正在临床主张攻下，但还是有很多禁忌的。如有水、有痰、有瘀血、有食积、大便秘结，下法是针对这些实证而言的，如不属实证，他还是认为不能随便攻下的。最近我在中医学会接到了1000多篇文章，其中有一篇提倡"下法"的文章，认为任何病都可以"下"，"下法"可以解决一切，甚至不必要辨脉，不必看脉辨证。我是不同意这种观点的，这比张子和利害多了，即使是张从正用下法，也是有原则的。张从正认为，洞泄寒中不能下，伤寒脉浮表里俱虚不能下，心下虚痞不能下，厥逆唇青、手足肢冷不能下，这些都在张子和禁"下"的范围。因此，张从正的"下法"主张，是针对着去菀莝陈提出来的，我认为张子和用下法还是以辨证为前提的。

张从正的攻邪三法都是以"辨证"为前提的，病在表就用汗法，病在里用吐法、下法。因病有虚实，张子和的"汗法"中也有禁止发汗的，"吐法"中也有禁止吐的，"下法"里面也有禁止下的，这说明张从正还是以"辨证"为前提的，只不过擅长攻邪治疗而已，攻邪治疗是他的长处所在。

有人主张"辨证与辨病结合"，这种说法很不确切。中医的"辨证"本身就是在辨识疾病基础上的，如感冒要辨证，痢疾要辨证，疟疾也要辨证。辨证本身就是在病的基础上一种区别不同类型的方法，还有什么结合不结合的问题？好像是说西医是辨病的，中医是辨证的，难道中医就不辨病？辨证的方法就是在认识病的性质、病的本质，我不知道这种说法的指导思想是什么？中医学是在知道病（如伤寒病）的基础上，还要再辨证。当然有很多病我们不能认识，不能确定是什么病，在这种情况下仍然可以辨证。这是中医学辨证的精神，不能说中医认识了"病"就可以不辨"证"了，只有辨识不出"病"才去辨"证"，中医学没有这个概念，所以这种提法我认为是模糊的而不确切的。

（三）张子和的临床医案

1. 治面肿案例

【原文】南乡陈君俞，将赴秋试，头项偏肿连一目，状若半壶，其脉洪大，戴人出视。《内经》：面肿者，风。此风乘阳明经也，阳明气血俱多，风肿宜汗。乃与通圣散，入生姜、葱根、豆豉，同煎一大盏，服之，微汗，次日以草茎鼻中，大出血，立消。（《儒门事亲》卷六）

"面肿风"就是头面肿得很大，"状若半壶"。《素问·平人气象论》中云："面肿，曰风。""风"为阳邪，"头"为诸阳之会，阳邪易犯阳经，因此面肿者因于风邪居多。张从正认为这是"风乘阳明经"，他是根据经脉分布和脉象来判断的，阳明经脉布于面，加之脉洪大，所以判断"此风乘阳明经也"。"阳明"是水谷之海，气血都从水谷来，故阳明经多气多血。邪在阳经，阳经主表，所以风肿者宜用"汗法"，即使是风邪入于阳明，风肿也宜发汗，祛除阳明在表之邪。方用"防风通圣散"加味（生姜、葱根、豆豉），同煎一大盏，服之微汗。在临床上凡是"发汗"都不能使之大汗，千万要把握好这个度。如解表，服药后，被服盖得紧紧的，发一身大汗，像洗澡一样是不行的，如果那样，汗虽出了，表邪不能去，病变反而要加重，这是经验也是治疗原则。张仲景也是这样告诉我们的，如"桂枝汤"的煮服法，他主张"遍身漐漐微似有汗者益佳，不可令如水流漓"。凡是发表都只能取微汗，不能取大汗，大汗伤正气，没有正气的协助，邪也不能去，不仅不能减轻病情，而且还要加重病情。张子和是主张攻邪的人，也不是不顾一切地发大汗。取微微出汗后，还有草来刺鼻中，让鼻子出点血，病立消。这是放血疗法，阳明多血多气之经，出点汗、放点血，不会有大碍，使风热邪气通过阳明的经血而出，以消头肿。

这个案例告诉我们，治疗方法的制定，还是要依据辨证的结果，要看病位所在，如果病在太阳、少阳，张子和肯定不可能"汗"后再用刺鼻出血的方法，只有病在阳明，且见脉洪大者，才适宜用这种方法。

2. 治发狂案例

【原文】一叟年六十，值徭役烦扰而暴发狂，口鼻觉如虫行，两手爬搔，数年不已。戴人诊其两手脉，皆洪大如绠绳。断之曰：口为飞门，胃为贲门，口者，胃之上源也，鼻者，足阳明经起于鼻交颊之中，旁纳太阳，下循鼻柱，交人中，环唇下，交承浆，故其病如是。夫徭役烦扰，便属火化，火乘阳明经，故发狂。故《经》言：阳明之病，登高而歌，弃衣而走，骂詈不避亲疏。又况肝主谋，胆主决，徭役迫遽，则财不能支，则肝屡谋而胆屡不能决，屈无所伸，怒无所泄，心火磅礴，遂乘阳明经。然胃本属土，而肝属木，胆属相火，火随木气而入胃，故暴发狂。乃命置燠室中，涌而汗出，如此三次。《内经》曰：木郁则达之，火郁则发之。良谓此也。又以调胃承气汤半斤，用水五升，煎半沸，分作三服，大下二十行，血水与瘀血相杂而下数升，取之乃康。以通圣散调其后矣。（《儒门事亲》卷六）

一个六十岁的老年人，卖苦力为生。在封建社会，皇帝要想干什么就去民间抽调苦力，今天的长城就不知道经过多少人的徭役、劳动创造出来的。这个老人受此烦扰，一时想不通而突然发狂，口鼻痒得像有虫行，经常用两手去抓搔，即口鼻奇痒，数年不愈。诊其两手脉皆洪大，像粗大的绳索样有力。张子和认为口鼻有阳明经脉分布，阳明经脉从左到右，从右到左，交颊之中，口又是胃之上源，是胃之窍，阳明经夹鼻而行，在鼻的两旁，病人口鼻奇痒，故其病位在阳明经，是阳明胃的问题。老人总是焦急不安，肝火动，火乘阳明，阳明高热而发狂。故《素问》云阳明之病，"弃衣而走、登高而歌""妄言骂詈、不避亲疎"。这就是狂的表现，是精神分裂，神志错乱。因此张子和分析此病的病机是这样：精神负担过重，伤及肝，情志不得疏泄而郁结，化火而亢，木旺乘土，火乘阳明经，累及心火磅礴而发作，这是邪在阳明的发狂。张子和的治法是将病人放置在室温比较高的房子里，令其涌吐，令其发汗，而且要经过三次这样的治疗。吐、汗之后，又用"调味承气汤"半斤（宋、金时的成品药），用水五升，水一开即可，分作三服。治疗的效果是"大下二十行，血水与瘀血相杂而下数升"。看来这个老人家身体很结实，经得住吐法、汗法、下法齐攻。

张子和这里为什么要用吐法、汗法？他的立法根据是什么？这就是邪在阳明胃，要让郁结的火邪吐出来，阳明经属表，要用发汗来协助泻郁火。这就是《素问·六元正纪大论》中"木郁达之，火郁发之"的精神。肝气不疏就是"郁"，木郁了就要"达"，"达"就是条达、通达，要用疏肝的方法；火郁就要去"发"，火郁在里若不把它激发出来，阳明经的火热会越烧越旺。"吐"是郁则达之法，"汗"是郁则发之法。

对这种案例我们要体会其中的精神，"疏肝清热"是这个病案的主旨所在。用不用"汗"、用不用"吐"、用不用"下"，那要根据具体情况而定。例如经过汗、吐后，大便仍不通者，可以考虑再用下法，不能教条，即使是用"调味承气汤"缓下，究竟还是个下法嘛。总之，这个案例是个郁积化火证，掌握要开郁、要泻火，就学到了张子和的经验了。

另外对这种病人，在要用药物的同时还需要做些心理治疗，我们叫作思想工作，要让病人想得开，放得下才行，如果思想上不解决问题，这种病还是不好办。张子和在这方面是有考虑的，治疗一些精神疾病，他没有用药，了解病的来由，就解决了问题，他有关于这方面的案例。

3. 治白带案例

【原文】息城李左衙之妻，病白带如水窈漏中，绵绵不绝，臭秽之气不可近，面黄食减，已三年矣。诸医皆云积冷，起石、硫黄、姜、附之药，重重燥补，污水转多，炳艾烧针，三年之间，不可胜数。戴人断之曰：此带浊水，本热乘太阳经，其寒水不可胜如此也。夫水自高而趋下，宜先绝其上源，乃涌痰水二三升，次日下污水十余行，三遍，汗出周身。至明旦，病人云：污已不下矣。次用寒凉之剂，服及半载，产一子。冷带下同治湿、治泻利，皆宜逐水利小便，勿以赤为热，白为寒，今代刘河间书中言之详矣。（《儒门事亲》卷六）

"息城"是个地名，"左衙"是个小官名，"李左衙"是称他的官名。其妻病白带，像漏壶的水，形容白带绵绵不绝，而且气味很大（这是辨证的关键，白带有臭味无臭味，这很要紧，无臭的白带与有臭的白带病机完全不同），面黄食减，已经三年了。看了许多大夫，认为是寒湿积滞在里，理由是带白属寒（带赤属热）。于是用阳起石、硫黄、干姜、附子等大温大热的药，燥湿、驱寒。不仅如此，同时还用艾灸、烧针等，辅助治疗。结果病情丝毫未得到缓解，且白带越来越严重。

张子和认为这不是寒证，而是热证，热邪加之于寒水之经（膀胱），以至于寒水不能化为清气而成为带浊。古人的医案有的写得细致，有的写得粗略，他这里没有写"脉象"，如果他的判断没有错，这个脉肯定不是虚脉，热证的表现也应该还有其他，这里也没有记载，但主要表现是表达出来了，即"臭秽之气不可近"，带下的气味越大，反映热象越重，所以张子和断定为热证而不是寒证。怎样治疗呢？先用吐法，次用汗法，反复三次后，白带干净了，之后再用寒凉之剂，服了半年之久，以后还产下一子。

张子和评论该案例说，治带下病，与治湿气重、治泻利一样，宜逐水利小便。痢疾、腹泻、带下等病，一般来说"赤"为热"白"为寒，这是对的，但不要绝对化，"赤为热、白为寒"只具有参考意义，"色"只是一个方面，而且不是主要方面，还是要结合脉诊来判断，就带下病而言，"气味"是主要方面。张子和说，刘河间也是这样认为的，不论小便、大便、带下等，不要固守"赤为热，白为寒"的说法，认为这个说法不完全正确。张子和的这个带下症案例属于湿热证，在临床上治疗湿热带下，可以清利湿热，也不要固守凡是湿热证都要用"吐法"，也许有时还会需要用"汗法"，也不一定。

至于带下病，在临床上虚证也不少见，因此要看病案要反映的中心议题是什么，要抓住主要问题来学习古人的医案。

4. 治便秘案例

【原文】 戴人过曹南省亲，有姨表兄，病大便燥涩，无它症。常不敢饱食，饱则大便极难，结实如针石。或三五日一如圊，目前星飞，鼻中出血，肛门连广肠痛，痛极则发昏，服药则病转剧烈，巴豆、芫花、甘遂之类皆用之，过多则困，泻止则复燥。如此数年，遂畏药性暴急不服，但卧病待尽。戴人过，诊其两手脉息俱滑实有力，以大承气汤下之，继服神功丸、麻仁丸等药，使食菠菱葵菜，及猪羊血作羹，百余日光肥，亲知见骇之。呜呼！粗工不知燥分四种：燥于外则皮肤皴揭，燥于中则精血枯涸，燥于上则咽鼻焦干，燥于下则便溺闭结。夫燥之为病，是阳明化也，水寒液少，故如此。虽可下之，当择而药之。巴豆可以下寒，甘遂、芫花可以下湿，大黄、朴硝可

以下燥。《内经》曰：辛以润之，咸以软之。《周礼》曰：以滑养窍。（《儒门事亲·燥形》）

有一次张子和到曹南省亲，他的一个姨表兄得了大便燥涩症。因为大便经常不解，所以常不敢饱食，多吃了大便极难，大便硬如石，或三天、五天才大便一次，便解困难，甚至眼花、鼻中出血，肛门连广肠都疼（广肠就是直肠），痛极则头晕。医生用巴豆、芫花、甘遂类的药，用这样剧毒的药攻下，下后人都没有力气了，药性过后大便依然还是那样燥结。如此数年，于是药也不敢吃了，干脆躺着等死。戴人去看病人，诊得两手脉息俱滑实有力，以"大承气汤"下之，继服神功丸、麻仁丸等药，吃菠菜、菱、葵等滑利、润下的蔬菜，吃猪血、羊血汤等，经过百十来天的调养，大便正常了。

这个案例说明攻下药有不同种类，寒性药能下，热性药也能下，究竟该如何用药，这还是要辨证。"巴豆"是剧毒药，性大热，如有内热，不适用；"甘遂"是利水药。大便之所以燥结，除了有热而外，还要考虑久热伤津的问题，热证燥结津液不够，大便才干燥到这种程度，再用大量的利水药，津液大量损失了，即便没有热，大便也下不来。巴豆、芫花、甘遂这些药尽管都有泻下的作用，但如果用得不恰当，不但不能解决问题，反而会损伤正气。张子和用"大承气汤"下之以后，用麻仁丸、葵、菱、菠菜、猪羊血，边下边调养，几个月后，人的气色好了，肌肉也丰满了，前后判若两人。

张子和评论此案说，燥有多种性质：其一是，燥于外，津液不能润养于肌表，皮肤皲裂，就像冬天的皮肤一样干燥；其二是，燥于中，精血枯涸；其三是，燥于上，则咽鼻焦干；其四是，燥于下，则大小便都少，便溺闭结。这四种燥是从病位来分析的，在上、在下、在表、在里。"燥"之本质是阳明燥津之化，是津伤液少。张子和说："虽可下之，当择而药之。"这句话是很重要的，该用热药下？还是该用寒药下？该急下？还是该缓下？要择而药之。巴豆是大热药可以下寒，甘遂、芫花可以下湿，大黄、朴硝可以下燥。《素问》中有"辛以润之""咸以耎之"的精神，张子和用大黄、朴硝就是采用了辛以润之、咸以软之的方法，辅以饮食疗法，只要下窍有了津液，就不会闭塞不通。

学习张子和的这个病案给我们的启示是：大便秘结是要分寒、热、虚、实，不能见大便不通，就盲目地用攻下药，其后果往往适得其反。因为攻下

任启林 医学全集

药没有不伤津的，暂时大便通了，药性一过不仅照样不通，还会因伤了"津"而加重病情，不能解决根本问题。所以张子和一面用药来"下"，一面用食疗方法来润，而且"朴硝"味咸，"咸"是水性，可以软坚，属于"增水行舟"的办法，就是把肠中的水分增加起来，让大便缓解而下。

对一些老年人的或习惯性的便秘，我不用"芒硝"，最好用"玄明粉"，尤其是总要坐着干工作的人，肠蠕动不好，津液一少，就会有习惯性的便秘，用"玄明粉"缓下有效。对老年人、虚弱的人，用"玄明粉"也要慎重，我常用麦门冬、白沙参，如麦门冬五钱、白沙参五钱、番泻叶一钱，给老年人用，通便效果很好，这种便秘属于虚证。"大黄"对肠道的刺激性很强，除非是热极的时候才考虑，老年人习惯性便秘没有多少是属热证的。对一些血虚的人，要用"当归"配合"火麻仁"通便，且当归的量要大，通便效果也很好。还可以用"肉苁蓉"泡水来"下"，不要煎，以防失药性。至于属湿证的大便秘结，大承气汤、小承气汤、调味承气汤等，一吃就灵。困难的是对习惯性便秘的治疗，这个问题不容易解决，习惯性便秘，多表现为说寒不寒、说热不热，情况比较复杂，治疗这种便秘，不动脑筋是通不下来的。大便燥结，看似很普通的病，但临床上还不少见，特别是搞伏案工作的，一天中坐的时候多，解决起来不容易。

对张子和的这个方法，我不很欣赏，他既用"承气汤"来下，还要用"神功丸"，有没有必要用呢？我认为还需考虑。但他先用"麻仁"来缓下，再辅以滋润的药，这个方法值得学习，特别是他的"择药而下"的精神是非常可取的。

医案我就不一定都讲了，只选讲一些，其他的医案，大家自己看一看，本着上述的这个精神来看，在这些医案中，医家要表达的关键问题是什么？哪些是值得汲取的？

四、朱震亨的阳有余阴不足论

（一）阳有余阴不足论

朱震亨是河间学派的一个大家，著名的学术观点是"阳有余阴不足"，可以从以下四个方面来分析。

第一，从生理讲。朱震亨说："天地为万物父母，天大也为阳，而运于地之外；地居于天之中为阴，天之大气举之。日实也，亦属阳，而运于月之外；月缺也，属阴，禀日之光以为明者也。"（《格致余论》）朱震亨用形象的比喻，来说明人体"阳"有余而"阴"不足的现象，他认为阳有余、阴不足是自然界的普遍现象。他认为《素问·太阴阳明论》中："阳者，天气也，主外；阴者，地气也，主内。故阳道实，阴道虚。"可以作为此论的依据之一。其实这不太妥当，我不同意他用这一论述来作为自然界就是"阳有余阴不足"的依据，并以此推论出人体也是"阳有余阴不足"。《素问·太阴阳明论》这里不是在讲生理问题，其下文就做了解释。下文是："故犯贼风虚邪者，阳受之；食饮不节、起居不时者，阴受之。阳受之则入六腑，阴受之则入五脏。"这里讲的是病邪致病的一般规律。所谓"阳道实"，是说感受外来邪气多见"有余"之证，风、寒、暑、湿、燥、火是外来邪气，这些邪气首先要伤三阳经，伤人之表，所以"阳受之则入六腑"，六腑是三阳经，这是"阳道实"的意思。所谓"阴道虚"，是说"食饮不节，起居不时者"等内伤，内伤之证多为"不足"，所以"阴受之则入五脏"。总之《素问·太阴阳明论》的"阳道实"是指外来之邪，伤阳经，多实证，多为有余；"阴道虚"是指内伤之邪气，多伤脏、伤里，多虚证。所以丹溪的"阳有余阴不足"含糊得很，在他的文献中，时而在讲病变，时而在讲生理，但从病变的角度讲得比较多。

第二，从病机讲。朱丹溪用"阳有余阴不足"来解释生理，往往论据不足，但解释病变则有现实意义，所以我对"阳常有余阴常不足"说，主要还是从病变方面来体会的。因为"阳"有余，"阴"必然不足。阳气有余，阳火亢盛，就要伤损阴津，就会造成阴津不足；相反，阴不足，阴不能养阳，"阴"虚"阳"就要亢，"亢"就要有余。可见，阳有余阴不足，是互为因果的。古人认为，生命之所以能够有复杂的机能，都是由于命门中有相火的缘故，特别是肝、肾中藏有相火，"相火"是生命的动气，是人体生命的原动力，是不可能缺少的，这种"相火"是不能熄的，也不存在"有余"问题。朱丹溪所谓的"阳有余"，指的是"相火妄动"，而"相火"的特点是极易妄动。相火妄动是不正常的运动，病变上称作"阳亢"，临床出现有余之象。所以临床上所谓"泻相火"，泻的是妄动之相火，正常之相火是不能泻的。正常的相火是人体的真阳，正常的"相火"与"真阳"是同一个概念，"真阳"对人体来说只有"不足"的可能，不会出现"有余"，而真阳充沛，也不能叫"有余"。所以朱丹溪所谓的"阳有余"，主要是指妄动的相火而言。例如肝火动，肝火亢奋，这是"阳有余"，这种肝火要泻；肾火动，肾火亢奋，这也是"阳有余"，这种肾火要泻。"知柏地黄丸"就是用来泻亢奋之相火的，对这种"火"，李东垣称之为"邪火"。因为妄动了，就属于病理范畴，不属于生理范畴了。

第三，相火易动。朱丹溪认为，相火之所以妄动，是由于君火的不节制造成的。"君火"就是心火，中医"心"的概念一大部分是指人的精神活动，即思想意识，不是仅仅指现代解剖学的心脏而言。古人认为"君火"主静，"相火"主动。主张心火要不静，即人的欲望不能没有节制，"贪"字作怪，心火必动，心火一动，相火跟着动，古人称为"情欲"，情欲不能控制的话，就要引动相火，这就是君火引发的相火妄动。要想解决相火妄动的问题，要从"养心"做起，包括现在的做人的思想工作，所以静心火，这是最有效的泻相火的办法。

第四，阴精不足。相火亢盛必然要损害阴精，既有"有余"的一面，必然就有"不足"的一面。照朱丹溪的论点，相火亢盛是人之贪欲造成的，其实也不尽然，生理上的阴不足，即阴虚的人，相火也容易亢奋，即"阴不足"就会造成"阳有余"。但是二者相比较，主要的不是生理上的问题，更主要的还是人的情志问题。

丹溪的"阳有余阴不足"论，从病理来讲是站得住脚的，对临床有指导意义。特别是相火易动的论点，临床是有意义的，所以他提出很多保养的方法。至于他用自然界的天大地小、日圆月缺来阐述人的生理，是牵强的，没有现实意义。朱丹溪说："古人谓不见所欲，使心不乱。夫以温柔之盛于体，声音之盛于耳，颜色之盛于目，馨香之盛于鼻，谁是铁汉，心不为之动也？善摄生者……宜暂远帷幕，各自珍重，保全天和。"（《格致余论》）所谓"天和"，就是要保全人体机能的正常，这些认识无疑是正确的。因此，"相火妄动"基本上是个后天的问题，如果把"阳有余阴不足"解释为先天性的，解释为生理的，就没有什么道理了。

（二）相火为人体动气

君火主静，相火主动，这些都是相对而言的。"君火"表现在人的精神活动方面，"相火"表现在人体的机能活动方面，这样来理解还是有现实意义的。

相火为人体之动气，丹溪指出，相火主要藏在肝肾两脏之中。中医藏象学说中，不仅是肝肾两脏藏有相火，因为"胆"与"肝"的表里关系，因此"胆"中也有相火。由于"心"与"肾"是手足少阴经的关系，古人认为"心包络"可以代表"心"，所以"心包络"之火也叫"相火"。还有三焦的"火"也叫"相火"，因为"三焦"属于"肾"的缘故。膀胱的"火"也叫"相火"，是因为膀胱与肾有表里关系。等等，总之胆、心包络、三焦、膀胱都有相火，这是因为它们与肝、肾的关系紧密，当然相火主要还是在肝、肾。

至于"肝肾同源"说，许多文献中都没有做出正确的解释，甚至包括前年出版的《中医名词术语》一书。肝、肾同藏有相火，肝、肾同处于下焦，这叫肝、肾同源。不要把"肝肾同源"讲解成"水生木"的关系，这不关"相火"问题。后面要讲李士材的"乙癸同源"，"乙"指"肝"，"癸"指"肾"，即"肝肾同源"之意。肾中相火，是元气之源，是人体元气、元阳的来源；肝中相火，是生发之气的来源，是腧穴之气的来源。"相火"是不能泻的，是人生命中最可宝贵的东西，是人体之动气。

（三）相火妄动为贼邪

在丹溪的学术思想中认为，人体具有各种不同的生理机能，这些机能均源于"相火"。前面说了"相火"就是人体之动气，但这个"动"要动而中节。所谓"中节"，是指人体所有的大小器官、组织都是在有节奏地运动，协调地运动。不光人类是如此，所有生命的运动都是有节奏的，这叫"动而中节"，只有"动而中节"才能维持生命的延续。所以丹溪说："五火之动皆中节，相火惟有裨补造化，以为生生不息之运用耳。"（《格致余论》）"五火之动"就是五脏之阳的运动，这种运动是有节奏的、有规律的；这种运动能

"裨补造化"，"裨补"是"有益"之意，"造化"是指"生机"；人能从母体胚胎而赋予生命，之后再独立生活几十年，能一代一代地繁衍生息，完全依靠"相火"的运动。

"相火"一旦妄动就成为邪火、贼邪，"贼"者"害"也，是有害于人体的邪气。丹溪说："相火易起，五性厥阳之火相煽，则妄动矣。"（《格致余论》）这是说"相火"的特性是容易亢奋，原因是"五性厥阳之火相煽"。所谓"五性"，指的是心藏之神、肺藏之魄、脾藏之意、肾藏之智、肝藏之魂，即人的情志；所谓"厥阳"就是指阳气的厥逆，人不理智，不能约束自己，不能控制自己，情志致病成为厥逆之阳；所谓"煽动"是指不正常的运动，厥逆之阳火一煽动，相火就随之而妄动了。所以丹溪认为，"相火"妄动是情志引起的。

丹溪说："火起于妄，变化莫测，无时不有，煎熬真阴，阴虚则病，阴绝则死。"（《格致余论》）他认为妄动之相火将危害人体，而且变化莫测，随时随地都可以侵害脏腑，主要伤及人体之"真阴"，伤之极便将威胁到人的生命。

丹溪说："君火之气，《经》以暑与湿言之；相火之气，《经》以火言之，盖表其暴悍酷烈，有甚于君火者也，故曰相火元气之贼。"（《格致余论》）他认为君火之气在《素问》中是"以暑与湿言之"，这个话不大妥当。在《素问》七篇"大论"中，有少阴君火"主暑热"之说，但没有属于"湿"的说法，"湿"还是属于"太阴"的多。他认为"暑"为"火"也，《内经》中用"少阳"来代表它，六淫的"火"就是少阳相火。为什么呢？因为君火主静，相火主动，所以相火与君火相比较来说，就偏于凶暴、强悍、酷烈。所谓"相火元气之贼"这是引用李东垣的话，东垣认为妄动的相火是人体元气之贼，相火妄动与元气是势不两立的，因为相火妄动是无节奏的动，是危害生理的贼邪。朱丹溪在这个问题上有所发挥，但从生理与病理方面论述时思路不够清晰。

（四）对火热病的辨治

丹溪也是主要研究"火热病"的人，他的这个"火"与刘河间的"火"

不一样，河间的"火"基本上是指六淫中的火热之邪，而丹溪强调内伤，他提出"火起于妄"的认识，所以与河间的研究有所不同。

中医理论认为，相火、君火是指人体的阳气而言，从生理来讲，"阳气"是人体机能的动力之源，是提供能量的，所以把"阳气"称之为"火"，如果"火"不足就要出现"阴寒证"。

丹溪提出"气有余便是火"，意思是说，阳气过分亢奋就是"火邪"了。这一认识在几百年前就被提出来了，我认为还是很有科学性的，这是把自然界的"火"与人体中的"火"分别开来了。也就是说，如果"阳气"过分了，超出了生理的需要，就成"邪火"了，这就不是生理范畴的"火"了。在中医学的术语中，凡是讲"有余"，都是相对"邪气"而言，凡是讲"不足"，都是相对"正气"而言，这个概念我们要明确。朱丹溪"气有余便是火"的概念，很明显是指邪火而言，不是指"命门"的真火、相火。

朱丹溪对"火热"的辨证可归纳为三种情况。首先，《丹溪心法·火第十》中云："气从左边起，乃肝火也。"怎样理解呢？《素问·刺禁论》中云："肝生于左，肺藏于右。"为什么从"左"起属于肝火呢？这是由肝的生理功能决定的。"生"，是说"肝"的升发之气从左而生，这个概念是从自然界联想到的。在自然界，左边是东方，从天体运行来看，太阳总是从东升西降，东方是阳气升发之方，"肝"主升发之气生于左由此而来，不是"肝"在左边的概念。"藏"，是说肺主收藏之气由右而降，这个概念也是从自然界联想到的。右是在上的，上主降，左升右降嘛，右是西方，西方属金，燥金之阳气下降，这是"肺藏于右"的意思，也不是说"肺"在右边。所以，凡是"气"从左边起者就是"肝火"，脉象也是左手诊心、肝、肾。

其次，《丹溪心法·火第十》云："从脐下起者，阴火也。"从部位来说，肚脐之下是肝、肾、膀胱的部位，"丹田"所在，由这里所生之火邪都属"阴火"，即肝、肾之阴经之火，特别是从"肾"来考虑。

再其次，《丹溪心法·火第十》云："从脚上起入腹者，乃虚极也。"火从脚下而起一直上升到腹，这是"虚火"，一般属病情严重。这种"虚火"是"起于九泉之下"（《丹溪心法·火第十》）的火邪，比肾脏的部位还要深得多，这里的"九泉"是指足少阴涌泉穴，此火多是阴精伤极而火热亢动的现象，这种邪火是很难治疗的，这种"火"会消耗阴精，预后较差。

丹溪对"火热"的这种辨证认识，是基于脏腑、经脉等理论的，但更重要的基于"阳有余，阴不足"的学术认识。气从左边起者，要从"肝"来辨证；气从脐下起者，要从"肾"来辨证；气从脚心起者，要从"阴虚火动"来辨证。他的这三个认识，在临床上是有实际意义的。

我在临床上遇到过一个病人，表现为每每在下午发低烧，感觉最明显的是腰部发热，就在这一处，其他地方没有发热的感觉，西医院怎样也检查不出原因，血象等都在正常范围之内，于是认为是"神经功能紊乱"，这个人病了有四五年了，总是腰部像火一样热。在中医看来，这很明显是"肾"的问题，是肾之虚火，我用"大补阴丸"解决了问题，不过治疗的时间很长，反反复复的，但最终还是痊愈了。所以丹溪对"火热"的这几点辨证认识，是有临床意义的。至于治疗，丹溪也提出了好几种方法，讲义中引用了《丹溪心法·火第十》的一段文献，但是他总结得不够好，特讲解如下。

朱丹溪对"火热"是分虚火、实火两大类型来治疗的。实火可泻，用的是"黄连解毒汤"（黄连、黄芩、黄柏、栀子）。实火有两种情况：一种是火郁，一种是火盛癫狂。

"火郁"当"发"，只能用"辛凉"之法，不能用"寒凉"的方法，只有"辛"才能散郁，如银翘散、桑菊饮等。有人发表文章反对银翘散、桑菊饮，我看银翘散、桑菊饮还是能解决一大部分问题的，这些方子还是不能否定的。但是"辛凉"与"寒凉"是两种不同的治法，如"黄连解毒汤"是"寒凉"不是"辛凉"，寒性收引，不利于"郁火"的解除，"寒"会使"郁"更重，所以要用"辛"味的凉药，才能在"清火"的同时而"散郁"。一字之差，非常之关键，银翘散、桑菊饮是辛凉剂，不是寒凉剂。如果火郁于中焦，还会有烦躁、小便黄、战栗恶寒、六脉沉涩等表现，不要把恶寒颤栗、脉沉涩等误解成"寒证"表现，丹溪认为这需要特别注意辨别，因为还有烦躁、小便黄等热象表现，这是病的真象所在，是火郁于中焦的缘故。丹溪提出的"火郁当发"的认识很值得我们汲取：一是火郁于里，往往显寒象，这点总结得很好；另一是火郁于表，只能用辛凉，不能用寒凉。

丹溪认为还有一种实火，即"火盛癫狂者"，要用正治法来治疗。这里的"癫狂"，实际只是"狂"，不包括"癫"。"癫"与"狂"是有区别的，重阳则"狂"，重阴则"癫"，就是说，"狂"十有八九属实热证，"癫"十有八九属阴证。火盛而"狂",包括现在的精神分裂症,要用寒者热之、热者寒之的正治法来治疗,可用硝黄、冰水之类大凉药来泻火。

丹溪还提出"虚火可补"的认识。他在《丹溪心法》中说:"火急甚重者,必缓之以生甘草,兼泻兼缓,参术亦可。"对"虚火"来说,"生甘草"有两个作用,一个作用是"甘缓"虚火,李东垣在"补中益气汤"中用"炙甘草"的分量就不轻嘛,对"虚火"往往用"炙甘草"或用"生甘草"。但是对下焦的"火",如肠风便血、肛门肿痛、大便出血等,要用"生甘草"来清热解毒,我的体会"生甘草"对"肛门灼热"之"便血"特别有效。所以丹溪说的"火急甚重者"有两种情况:一种是虚火,要用"甘"以缓之的方法;二是下焦火,有热毒表现的火,要用清热解毒之法。这里的"火急甚重",不是急迫、高热的意思,这样理解不符合临床的实际,所谓"急"是对"甘"以缓急而言,实际为虚火证,"生甘草"虽能清热解毒,退实火还是不行的,所以要理解为虚证、虚火,所以丹溪说"兼泻兼缓,参术亦可","虚火"甚至于可以用人参、白术来治疗,如"补中益气汤"治疗气虚发热,用人参、白术、甘草、黄芩、当归等,这是因为中气下陷引发的阴火上升,人参、白术本身没有泻火的作用,在"补中益气汤"中是固中气用的。

丹溪在《丹溪心法》中又说:"人虚火盛狂者,以生姜汤与之,若投冰水正治,立死。"人因"虚火"而"盛狂",实际指的是"虚火"引发的热象,不是实火的发狂。至于"生姜汤",我也没有找到是什么方子,从临床来说"生姜"治疗"虚火"不是太理想的,治虚火"干姜"倒是可以用的。为什么说"若投冰水正治,立死"?这一点应该理解,对"虚火",用正治法、用苦寒药,病情就会更加严重,由此推之,"生姜汤"应该是由"温里"的药物组成,类似"补中益气汤"一类的方子。

丹溪在《丹溪心法》中还说:"凡火盛者,不可骤用凉药,必兼温散。"这也是讲虚火的治疗方法。凡是虚火证,不能骤用凉药,总要用"温散"法来治疗,这一认识我们要很好地体会。患"虚火"的人,往往是阴津不足,凡是"苦寒"药都带"燥"性,如黄连、黄芩、黄柏等,燥则伤津,所以虚火只能用"甘寒",不能用"苦寒",所以必兼"温散"。

在丹溪所用药中,还提到"小便降火极速"的经验。"尿液"现在临床不大用了，在农村还是常用的，一般都用两岁以下小孩的尿液，两岁以上小孩的尿液不好用，因为气味大了容易引起病人恶心。"小便"的确能降火，特别是一些热证的出血症，尤其是吐血，凡是胃出血、肺出血，用刚排出的童便，降火可收到速效。

丹溪在《丹溪心法》中说："补阴即火自降。"这个认识是正确的，因为阳亢是由阴虚引起的，不要直接去"泻火"，只要"补阴"，就可以"降火"，阴能涵阳嘛。"补阴火自降"是有临床依据的。丹溪在举的例子中，是用"炒黄柏、生地黄"之类，我在临床上一般治疗"阴火"多用"知母"，少用"黄柏"。因为"知母"性润，也可以泻阴火，"黄柏"的燥性比"知母"大得多，在泻肝肾阴火的药物中，带润性的只有"知母"。当然"火亢"的时候也可以同用"黄柏"，不过"黄柏"的量一定要小于"知母"。丹溪用"生地黄"补阴还讲究服法。假如是虚火不重，"生地黄"可与其他药同煎；若虚火重，"生地黄"不能煎，只能用开水泡后冲服，一煎效果就不好了。

丹溪治虚火还用了一个方子，是把"川附子"碾成细粉，用"津"来调，"津"就是口水、口津，用口津调后敷在少阴的"涌泉穴"上，再用"四物汤"加降火药服之，降火药指的是知母、黄柏等，这就是"知柏四物汤"，这是"引火归原"的方法。虚火不能用"正治法"，只能用"从治法"。"附子"大热，是补肾阳的，贴在涌泉穴上，引火下行；内服"四物汤"加知母、黄柏之类的，"附子"把这些药物接纳到肾命中去，这就是"引火归原"的方法。"八味肾气丸"也是引火归原常用的方子。

丹溪还用"四物汤"加"炒黄柏"来降火补阴，还用龟板、龙骨、鳖甲等补阴潜阳的药，把"火"引下来潜藏在肾里。丹溪还用"四物汤"加"白马胫骨"来降阴火，"白马胫骨"可代替黄连、黄芩来使用。为什么呢？因为黄连、黄芩虽然能降火，但是它们是燥药，苦燥药伤津，"白马胫骨"是血肉之品，不伤津。所以阴虚甚时，黄连、黄芩都不适用，后世的温病学家对丹溪的这一认识是认同的。

丹溪在《丹溪心法》中说："黄连、黄芩、栀子、大黄、黄柏降火，非阴中之火不可用。"我看这个说法太偏面了，这些药不一定只用于治疗阴火，需要具体分析。"黄柏"可用于阴中之火，它有固肾作用，但黄连、黄芩、栀子、大黄，就不一定了。"黄芩"是肺家药，黄连、栀子是心家药，"大黄"是阳明药，大黄、黄连、黄芩等是"三黄泻心汤"，是唐宗海治"血证"的主方，这个方子在临床上很有效果的，方中一味止血药都没有，但它可以治疗出血症，尤其是胃出血，吐血量很大，非吃这个方子不可，火一降下去，胃气不上逆了，吐血才得以控制。所以黄连、黄芩、栀子、大黄、黄柏等，"非阴中之火不可用"的说法不够全面，应该是"黄柏、知母降火，阴中之火非用不可"才对。

丹溪在《丹溪心法》中说："木通下行，泻小肠火。"这是对的，要引心经的火邪从小便而出，这时可以考虑用"木通"。"导赤散"就是引小肠经之火下行的方子。

丹溪在《丹溪心法》中说："人中白泻肝火，须风露中二三年者。"现在药房没有"人中白"这个药了，前段时间对"人中白"这味药有争议，一些老大夫还是主张保留这味药，从现代卫生学的角度不主张用，但是人中白、人中黄，有清热的功效，尤其是治疗"温疫病"，确实比其他清热药的疗效要好。现在我们国家"温疫"少了，基本上没有了，但是一些少数民族地区还存在这个问题。所谓"须风露中二三年者"，是说"人中白"在风露中越陈久越好，越新越不能用，人中黄、人中白都是一样，年头越陈越好。

丹溪在《丹溪心法》中说："山栀子仁大能降火，从小便泄去，其性能屈曲下降，人所不知，亦治痞块中火邪。""山栀子"之所以能降火从小便泄去，是清心热的作用，心与小肠相表里嘛，丹溪的这个体会比较深刻。"其性能屈曲下降"，是说通过心、小肠的这个通路，火热邪气隐藏得再深，"栀子"都可以将其搜索出来。能"治痞块中火邪"，也是同样的道理。

丹溪认为，降有余之火，要兼以行气，如"承气汤"中，总要兼用些理气药，所谓"承气"就有"顺气"的含意，仅用大黄、芒硝，不用些理气药，如枳实、厚朴等，有余之火就难降。降不足之火，在于滋阴，这些认识很值得我们记取。

以上这些记载，并不是丹溪自己的东西，这篇文章写得虽不好，但这里面有很多经验值得研究。《丹溪心法》是丹溪的学生们所作，但其中确有不少是丹溪的经验，值得我们很好地体会。

综上所述，朱丹溪临床治疗"阳有余"的学术主张和经验，主要反映在分虚实来辨火热方面。实火要泻，虚火不仅可以泻，还可以补；实火用正治法，即热者寒之；虚火用反治法，即热因热用；泻实火要兼顾行气，要兼用行气药；降虚火重在滋阴，兼以温散；实火多郁，郁则要发散、宣发，河间的防风通圣、凉膈散等是其例；虚火常急，表现得急迫，急则要缓之。这些都是朱丹溪辨治火证的主要精神，也是治火热证的基本原则，如阳火宗于正治，阴火宗于反治，降有余之火在于行气，降不足火在于滋阴等。这些在临床上是很有现实意义的，已经成为中医学理论的知识。

至此丹溪"阳有余，阴不足"的学术认识，我们心中应该有数了。他认为相火是人体动气，主要作用是维持人体机能活动；相火一旦妄动，就成为火热邪气，就是贼邪了；影响相火妄动的因素，与人的情志关系很大。

（五）朱震亨临证医案

朱震亨也是传承刘完素的"火热论"者，他在"火热论"的基础上，提出"阳常有余，阴常不足"的学说。从生理上而言，心阳是君火，肝阳、肾阳是相火，三焦、胆、膀胱、心包络、命门也都有"火"，而"火"性主动；又根据《素问》提出不论男女，人不到40岁阴精就损去一半了，所以"阴常不足"。从病变方面来讲，每个人都有情欲，若不能节制则相火就要动，相火一动就是有余之火了，火要损伤阴精，所以阴精就常不足。朱震亨用这个理论来解释《素问》的"阳道实，阴道虚"。

1. 治伤寒案例

【原文】治一老人，饥寒作劳，患头痛、恶寒、发热、骨节痛、无汗、妄语时作时止。自服参苏饮取汗，汗大出而热不退，至第四日，诊其脉洪大数而左甚。朱曰：此内伤证，因饥而胃虚，加以作劳，阳明虽受寒气，不可攻击，当大补其虚，俟胃气充实，必自汗而解。遂以参、芪、归、术、陈皮、甘草，加附子二片，一昼夜尽五帖。至三日，口稍干，言有次序，诸症虽解，热尚未退，乃去附，加芍药。又两日，渐思食，颇清爽，间与肉羹。又三日，汗自出，热退，脉虽不散，洪数尚存。朱谓此脉洪，当作大论，年高而误汗，以后必有虚证见。又与前药，至次日，自言病以来不更衣十三日矣，今谷道虚坐努责，进痛如痢状不堪，自欲用大黄等物。朱曰：大便非实闭，乃气因误汗而虚，不得充腹，无力可努。仍用前药，间以肉汁粥及苁蓉粥与之，翌日，浓煎椒葱汤浸下体，方大便。诊其脉仍未敛，此气血仍未复，又与前药。两日小便不通，小腹满闷，但仰卧则点滴而出。朱曰：补药未至，与前方倍加参芪，两日小便方利。又服补药半月而安。（《古今医案按》卷一）

一个老年人，饥饿加之劳累，患头痛、恶寒、发热、骨节痛、无汗、妄语时作时止。他自己买一包"参苏饮"服用，意在取汗。"参苏饮"是《和剂局方》的方子，方中用药：人参、苏梗、葛根、前胡、茯苓、枳壳、陈皮、桔梗、甘草。吃了"参苏饮"，汗大出，而热不退。"参苏饮"本身是不可能会"大汗"的，方中的解表药只有苏梗、葛根，其实"参苏饮"是治气虚外感的方子，用于气虚者，肺气虚弱者，容易感冒的人。因此，这个病人买点"参苏饮"服用，也算不上是错误。但为什么吃了"参苏饮"会"汗大出而热不退"呢？这与病人的体质有关。气虚、表虚、体质弱，稍用点"解表药"就会大汗出，汗多了津、气两伤，抵抗力越弱，所以寒邪不退。前面讲过，不管哪种病人解表发汗，都只能取"微汗"，不能取"大汗"，由于这个病人气虚的体质而造成了汗过。到了第四天，热不退，脉洪数而左甚，朱丹溪认为这是"虚"脉而非"实"脉，这种脉象若不细致诊查，很容易误诊为"实"脉，这种脉象重按应该是无力的，不论浮沉，都不可能是洪数而有力的，只是在文献中没有明确地表达出来，但是"此内伤证"一句对此还是做了交代。结合病人饥寒劳作、胃虚的既往史，丹溪做出了"不可攻击，当大补其虚，俟胃气充实，必自汗而解"的治疗方案。热总不退，关键在内伤；汗虽出那么多了，但表证仍没有解。根据《伤寒论》的精神，表邪未解者仍需继续解表，这是治疗的原则。但面对这个体质虚弱，气虚如此明显的病人，朱丹溪没有继续解表，而是把重点放在胃气的充实方面，期待病人"自汗而解"，不能用药物去发汗。

对这个案例要很好地体会，临床上像这种虚弱体质的病人是常见的，假使不深思熟虑，肯定会继续使用发表的药物，会认为只要表证还在"发表"就不会有错，但具体到这个病人，肯定就会犯错了。但丹溪没有去解表，而是去扶胃气。所以方中用药为参、芪、归、术、陈皮、甘草，加附子二片，这是东垣的"补中益气汤"去掉了升、柴。升麻、柴胡在"补中益气汤"中分量最轻，但它们是方之主药，升麻、柴胡不能重用。假如"人参"用三钱，"黄芪"用四五钱，升麻、柴胡用三钱、四钱，一看方，就知道你没有用过"补中益气汤"，升麻、柴胡量大了，会导致太过升散，东垣用它们只起"升清"的作用，不是用它们来"解表"的。丹溪用参、芪、归、术、陈皮、甘草，加附子二片，一天里让病人连续服了五剂，意在要充实胃气，参、芪、术、陈皮、甘草加附子，就是"温中"嘛。到了第三天，病人出现口干，但言语有序，不再"妄语"。从《伤寒论》的精神来看，这个病人的"妄语"，不是"谵语"，而是"错语"，"谵语"是实证，"错语"是虚证，所以温药服下去，中气壮起来了，言语反而有序了。

诸症虽解，热尚未退，还没有达到驱除病邪的目的，因为有点口干，有动热的现象，乃去"附"加"芍药"。这个加减如何体会？去"附"好理解，因为有点"口干"嘛，减少方的热性。为什么加"芍药"呢？在《伤寒论》中，"腹满"要去"芍药"，"腹痛"加"芍药"，如"小建中汤"也是倍"芍药"。这个老人没有"腹痛"问题，这里加"芍药"是从"汗"的角度来考虑的，所谓"诸症虽解，热尚未退"，还是营卫不和的问题，这里用"芍药"，与"桂枝汤"用"芍药"基本上是一个含意，还是养营阴。但还是和"桂枝加芍药汤"不一样，针对的临床表现不一样，所以什么事情都要去体会精神实质。这个方子服用两天后，病人渐思食，精神好转，然后慢慢地熬点肉汤给他吃。这样又三日，终于"汗自出，热退"，假使不加"芍药"，很可能又是"大汗"。大夫高明不高明，就看在临床取得的客观效果怎样，朱丹溪很清楚病变的规律，为防止大汗，把"附子"去掉，把"芍药"加进来，养营阴，其结果是"汗自出，热退"。

此时病人"脉虽不散，洪数尚存。朱谓此脉洪，当作大论"。这个脉象体会一下。前面介绍，"脉洪数而左甚"，朱丹溪认为不是实证，在这里得到了解释，他说这个"洪"应该做"大"论。《金匮要略·虚劳》中云："夫男子平人，脉大为劳。"男人脉象"大"是普遍的，这里的"大"不是正常的大脉，是劳脉，是虚大、浮大。哪种"大脉"是虚脉？哪种"大脉"是实脉呢？取之很大，重按虚无，是虚大；浮取、沉取均有力的大脉是实。这个病人的"脉洪"不是真正的洪实之象，是虚大。

朱丹溪云："年高而误汗，以后必有虚证见。"病人自己吃了"参苏饮"

虽不算误，但因体质问题仍然造成了误汗，病人两周不大便了，甚至于有点里急，单是"里急"而不"后重"。朱丹溪认为这种便秘非实闭，不是阳明胃家实证，是汗过伤津、伤气，不得充腹，无力可努，用现在的说法就是肠蠕动减弱，是大肠的蠕动能力差了的缘故。究竟应该如何处理呢？朱丹溪还是用补法，治则不变，这很关键，很值得我们思考。丹溪把形、证、脉综合起来分析，脉是个虚脉，虚弱体质，又大汗伤正，所以仍用前药，"间以肉汁粥及苁蓉粥与之"，饮食方面，用肉汁粥，煎"肉苁蓉"作粥，又煎椒葱汤洗脚，用姜、葱之温，加快气血循环，用外治法协助治疗，病人终于大便，朱丹溪对这种虚弱人的通便花了多大心思呀！从处方、饮食、外治法，综合运用才解决了问题。凡是老年人津气两虚，大便推动无力的虚秘便秘，可以煎"肉苁蓉"；如果是血秘，可以"当归"配"肉苁蓉"；气虚者，还可以"沙参"配"肉苁蓉"。不一要是煎粥，煎水就行。

大便通了，病人脉搏还是虚大，没有真正康复，说明气血仍未恢复，这个老年人的脉应该是"沉细"才是恢复了原状。又与前药，还是用"补中益气汤"去升、柴，加"芍药"，又服两天后，出现了小便不通利、小腹满闷，仰卧在床小便又点点滴滴（尿失禁）。这是什么问题？还是气虚，是气既不能推动，又不能收涩。顺便介绍一下，病人的卧姿，可以反映病之虚实，《伤寒论》中少阴病有个特殊的卧姿"蜷卧"，病人仰卧手脚分开一般是实证，手脚腰直不起来的蜷卧位，基本是虚证。这个病人仰卧时阳气分散，尿就点点滴滴地出来了，但又不是真正的通利。丹溪认为是补药还没有用到位，在前方中加重人参、黄芪分量，两日后小便通了，气行肾行嘛。又继续服补养中气的药，半个月后，这个老人才基本痊愈了。

综上所述，这个"伤寒病"的特点是先有"内伤"后有"外感"，这个病就不是"阳有余"，而是"阴不足"。这个虚人伤寒的案例，看似简单，基本方就是"补中益气汤"，但这里面有很丰富的理论。我们今后看医案，都要细细地下功夫去分析才行。这是个虚中夹实的病案，是虚人外感病。

2. 治咳嗽案例

【原文】治一男子，三十五岁，因连日劳倦不得睡，感嗽疾，痰如黄白脓，嗽声不出。时初春大寒，医与小青龙汤四帖，觉咽喉有备腥气上逆，遂吐血线自口中左边出一条，顷遂止。如此，每一昼夜十余次，诊其脉弦大散弱，左大为甚，人倦而苦于嗽。丹溪云：此劳倦感寒，因服燥热之剂以动其血，不急治，恐成肺痿。遂与参、芪、术、归、芍、陈皮、炙甘草、生甘草、不去节麻黄，煎成，入藕汁。服二日而病减嗽止，却与前药去麻黄，又与四帖，而血证除。脉之散大未收敛，人亦倦甚，食少，遂于前药去藕汁，加黄芩、砂仁、半夏，至半月而安。（《古今医案按》卷五）

　　一男子，三十五岁，因接连几天的劳倦不得睡，感冒了，嗽病发。"嗽病"与"咳病"是有分别的，嗽病的"咳"并不严重，以"痰多"为特点。咳病为外感多见，嗽病为内伤多见，当然这不是绝对的，但我们应该有这样的概念。这个病人的痰，如黄白脓，而且痰味很臭。咳嗽的声音不大，但痰量很大，轻咳即有。有些感冒的咳嗽，咳得很厉害，但痰并不多。这个人发病的时候正值初春大寒，大夫处的方子是"小青龙汤"，你们看合适吗？"小青龙汤"在《伤寒论》中只有两条文献。第一条是："伤寒表不解，心下有水气，干呕发热而欬，或渴，或利，或噎，或小便不利、少腹满，或喘者，小青龙汤主之。"第二条是："伤寒心下有水气，欬而微喘，发热不渴，服汤已渴者，此寒去欲解也，小青龙汤主之。"这两条"小青龙汤证"都是心下有水气，《伤寒论》中的"心下"，十有八九都是指中焦胃而言，只有小青龙汤证的"心下"不是指胃，这不是中焦的问题，是上焦的问题。如"心下痞"的"泻心汤证"，这个"心下"是指中焦。大夫给病人服用"小青龙汤"四帖，出现痰中带血丝，血丝往往出于"左"，有时又没有血丝，一昼夜吐这种痰有十余次。病人脉弦大散弱，特别是左手脉弦大明显，由于痰多，病人睡眠不佳，人很疲倦。"血"的问题解决了，遂去"藕汁"，加黄芩、砂仁、半夏，清上焦的虚热。砂仁、半夏是和中的，这是"甘温和脾"的方法；上焦有热就用"黄芩"，"黄芩"是专清肺热，这是"甘寒降火"的方法，"至半月而安"。

　　丹溪判断这个病是"劳倦感寒"，看来丹溪诊察得很细致，关键在"劳倦"，此是先"内伤"后"外感"之证，因此认为"小青龙汤"用得不对。前面那个案例，服"参苏饮"没有错，而这里用"小青龙汤"是错误的。"小青龙汤证"应该是吐清稀痰、泡沫痰，如果恶寒、发热、咳嗽、吐清稀痰，甚至于带"喘"，这是小青龙汤证。然而这个病人的表现，一是"嗽"，而不是"咳"；二是"黄白脓痰"，外感初起见就见此痰，多因有"内伤"，不单是"外感"。所以服用"小青龙汤"是错误的。病人脉弦大是"热"重的表现，脉散弱是"劳倦"之象，不急治恐成"肺痿"。这就是说，在津、气两伤的情况下，加上"热药"再损伤肺阴，"肺痿"就这样发生了。

丹溪开了与前例基本一样的方药：参、芪、术、归、芍、陈皮、炙甘草、生甘草、不去节麻黄。还是"补中益气汤"去升、柴，加麻黄、白芍。煎成后，将"藕汁"冲入药内，服两日而病减嗽止，疗效很好。《伤寒论》中的"麻黄"多数都要去"节"，只有"三拗汤"里的"麻黄"不去"节"。所谓"拗"有"相反"之意，如"麻黄"不去节，"杏仁"不去皮尖（一般都要去皮尖），"甘草"不炙等，三味药的用法与一般用法相反，这是"拗"的意思。去节的"麻黄"主要用来发表、发汗，不去节"麻黄"，主要是用来宣肺气，这是"三拗汤"用"麻黄"的立意。药煎成后入"藕汁"是为止血用。我的体会是，"生藕汁"止血比"藕节"要强，如肾炎病人，尤其是肾盂肾炎的病人，尿中红细胞总是下不来，用"藕汁"后，很快红血球就下来了。这样，病人服药两天，病情好转，嗽止痰清，仍用前方，但是把"麻黄"去掉了，肺气已降就不要再用"麻黄"了，服用四帖后，血症完全没有了。分析来看，黄白性的"脓痰"是热象表现，再用"小青龙"的麻黄、桂枝、细辛等热药，造成了木火刑金（血丝出现在"左"）之势，这是动了肝火，所以虚象越来越显著，人亦倦甚、食少。

总而言之，这个案例虽然简单，最启发人的地方就是"小青龙汤"该如何用，当见有脓性痰时，绝不能用"小青龙汤"，即使是"小青龙证"都要慎重而用之。

3. 治痢疾案例

【原文】陈宅仁，年近七十，厚味人也，有久喘病而作止不常。新秋患痢，食大减，五七日，呕逆发呃。丹溪视脉皆大豁，众以为难。朱曰：形瘦者尚可为，以黄柏炒燥研末，陈米饭丸，如豌豆大，每服三十九，人参、白术、茯苓三味，煎浓汤下，连服三剂即愈。切不可下丁香等热药。（《古今医案按》卷三）

一个叫陈宅仁的老人，年近七十，素爱油腻，而且有宿疾喘病（气管炎

任启松 医学全集

之类），宿疾没有规律地频繁发作。初秋秋凉时，又害痢疾，饮食大减，一周左右，出现呕逆、呃逆，俗称"打嗝"。凡是老年人发呃，或是久病发呃，都要提高警惕，这个现象是很不好的。诊病人的脉大无力，其他大夫看了认为，病人年龄大了，又久病喘疾，现又感"痢"，并且出现胃气将衰之呃逆。综合起来看，"痢疾"一般多实，但病人脉象虚弱，所以虚实相兼病情复杂，补不行，攻不行，朱丹溪说："形瘦者尚可为。"

丹溪用"黄柏"一味，将其炒成深黄色能够研成粉的程度，研末，再用陈米（即十年、八年仓底的米）饭为辅型剂，做成丸，如豌豆大，每次吃30丸。丹溪很擅长用"黄柏"这味药，这是针对病人"厚味"体质的方法。经常吃厚味油腻的人，胃腑一般都有些问题，痢疾是经口而入的，与"胃"密切相关，所以就用"黄柏"，以陈米饭为丸，"和中"的同时祛中焦的实邪。为什么一定要用"陈米饭"和丸呢？因为"陈米"可以消中焦的积滞，有健胃消积之用。使用"丸"剂可使"黄柏"在中焦、在胃中，缓缓地、持续地发挥作用。因脉虚大，又年老体弱，故用人参、白术、茯苓，煎浓汤下该丸，连服三剂病人就痊愈了。

丹溪用"黄柏丸"来对付"实"，用人参、白术、茯苓来解决"虚"，攻补兼施，所以见效很快。临床上的病证往往是虚实相兼的，尤其是对老年人来说，攻邪要从缓，药性要缓和且持续地解决中焦厚味积滞的问题，所以用"黄柏陈米丸"。丹溪后又补一句："切不可下丁香等热药。"为什么？"丁香"是辛热药，"辛"者散气、导气，"热"者伤津，"痢疾"本身多为热邪所致，不能再用"辛热"药，更何况这个病人还有慢性喘疾，所以大辛大热的药不仅不能解决痢疾的问题，还会导致喘疾的复发。

4. 治阴挺案例

【原文】一妇人产后，有物不上如衣裙，医不能喻。翁曰：此子宫也。气血虚，故随子而下，即与黄芪、当归之剂，而加升麻举之。仍用皮工之法，以五倍子作汤洗濯，皱其皮。少选，子宫上，翁慰之曰：三年后可再生儿，无忧也，如之。（戴九灵撰《丹溪翁传》）

"阴挺"即子宫脱垂，为生产伴有症，丹溪说："气血虚，故随子而下。"他用黄芪、当归补气血，用"升麻"去升举，还是"补中益气汤"的立意。

一面用升气药，同时一面用"五倍子"煎汤洗，洗后不久，坠物慢慢地收回去了，丹溪称其为"皮工之法"。"皮工"就是削革的工人，古人有用"五倍子"泡皮革的经验，浸泡后的皮革会变得柔软而紧实，使之熟化，用来做各种皮革制品，生皮是不好做东西的。中药学认为"五倍子"为收敛药，不仅收缩子宫有效，对脱肛也很有效。农村用"五倍子"配明矾，使用得比较广泛，因为农村妇女产后没有几天就要出去劳动，很容易引起子宫脱出，一般都不用内服药，就是用"五倍子"加明矾洗的方法，最多洗个两三次，就不再脱出来了。临床上对子宫频繁脱出症，还是要服用"补中益气汤"。"翁慰之曰：三年后可再生儿，无忧也"，我完全相信这一点，我们都有这方面的经验。

5. 治疟疾案例

【原文】 浦江洪宅一妇，病疟三日一发，食其少，经不行已三月。丹溪诊之，两手脉俱无，时当腊月，议作虚寒治，以四物加附子、吴萸、神曲为丸。心疑误，次早再诊，见其梳妆无异平时，言语行步，并无倦怠，知果误矣。乃曰：经不行者，非无血也，为痰所碍而不行也。无脉者，非气血衰而脉绝，乃积痰生热，结状其脉而不见尔。以三花神佑丸予之。旬日后，食稍进，脉渐出，但带微弦，证尚未愈。因谓胃气既全，春深经血自旺，便自可愈，不必服药，教以淡滋味、节饮食之法，半月而疟愈，经亦行。（《古今医案按》卷三）

"浦江"是个地名，姓洪家的一个妇人，病疟，三日一发，这种疟疾是不简单的。疟疾在南方发病率较高，如疟疾每天都发作的，比较好治疗，隔一天一发的就不好办了，隔三天一发者就更难办了。这个人病疟疾三日一发，吃得很少，已经三个月不来月经了。丹溪诊之，两手脉俱无，即脉浮取而不应了，时值腊月之隆冬，朱丹溪开始辨为虚寒证，用"四物汤"加附子、吴萸、神曲为丸。第二天早晨，丹溪看到病人精神很好，言语、行动并无倦怠，知道昨天辨"虚寒证"是错了。他认为"经水"不行不是血虚，是痰湿阻滞的结果，"无脉"也不是气血衰而脉绝，是积痰生热结的表现。所以对"浮脉"我们要注意，虚证可见浮脉，实证也能见浮脉，脉浮不见，湿重、热重都可见。为什么呢？热极、痰结都会阻碍脉的循环，这里是"痰阻"，月经不行也是"痰阻"的原因，脉浮不现也是"痰阻"引起，于是丹溪用了"三花神佑丸"。这个方子我们不能轻用，其用药为：芫花、牵牛、大戟、甘遂、大黄、轻粉等，这个方子比"十枣汤"还厉害，是攻逐水邪的方子。服用十天以后，食稍进，脉渐出，但还带点弦象，弦、滑是痰证常见的脉象，虽"证"尚未痊愈，但"痰"已松动，且逐渐在消散。因此丹溪说这个病人的中焦胃气没有受伤，只要到了春天，经血就会慢慢旺起来，病就可以自己好了，不必再吃药了，只需多吃清淡的饮食将息。果然半月后"月经"正常了。

"疟疾"是由疟原虫引发的疾病，"疟原虫"通过蚊子叮咬传播，古人虽然没有这个认识，但古人知道疟疾传播是有季节性的。中医认为无"痰"不成"疟"、无"食"不成"疟"，因此治疗疟疾总是要从这两方面来考虑。其总的病机是，痰食阻滞，少阳经气不行，而出现寒热往来。

对这个案例有两点要清楚：一是诊断，一是治疗。首先谈诊断，朱丹溪的诊断前后出入很大，头天诊断是虚寒证，开的方子是"四物汤"加附子、吴萸、神曲等补药，第二天诊断是痰浊阻滞少阳经脉，开的方子是甘遂、芫花、大戟等攻药。两次诊断的出入在什么地方呢？从"脉"和"症"来分析，脉不见、月经不来。瘀血阻滞"月经"可以不来；血虚失养"月经"也可以不来；虚证可以有脉搏不现，实证也可以有脉搏不现。像这样疑似两可之间，就要特别细心辨别，高明的朱丹溪都会出错，更何况我们呢？所以辨别虚实，凡是有疑似的地方，我们要特别留意。其次看治疗，疟疾是不是都要用"三花神佑丸"呢，这倒不一定，我认为就这个病案而言，用"三花神佑丸"的证据不够充分，一般来说，仅凭食少、月经不行、疟三日一发，就用"三花神佑丸"多少有些轻率。这个方子可不能轻易地使用，除痰的方药很多嘛，轻则温胆汤、导痰汤，重则"礞石滚痰丸"，都比这个方子稳妥，何必用这么大的药力呢？因此我不赞成用"三花神佑丸"。但是疟疾不外乎从治痰、消食入手来治疗，这还是符合中医临床实践经验的。

以上是朱丹溪治伤寒、咳嗽、痢疾、阴挺、疟疾的五个病案，伤寒、咳嗽、痢疾等三个病案都是虚中有实，或先有内伤后又外感，丹溪都是在治内伤的基础上来除外邪。阴挺案例完全是虚证，是中气下陷，所以使用了单纯的补法，补气升清。疟疾案例是单纯的实证，所以就用祛邪攻痰的方法。这些案例都具有一定的启发性，值得我们认真地回味思考，对医案的学习，贵在细致地分析，要用学习到的理论知识，一个医案一个医案地进行认真分析，不要粗枝大叶、走马观花，细细分析才能有所收获、有所提高，否则就是浪费时间。忽略这些珍贵的文献，实在是太可惜了，这些是前人医疗实践的真实记录和经验积累。

五、朱震亨的门人及其私淑者

朱丹溪的学术在南方的影响很大，特别是在江浙一带，可以说后世的温病学家，都是在他"阳有余，阴不足"学术思想影响之下逐渐发展起来的。刘河间本来是北方人，经朱丹溪将其学术传到南方以后，对"火热论"做了深入地发挥，直到成为著名的温热学家。崇拜丹溪的人不少，我们这里选了几位来介绍，他们可以说都是丹溪学术之大家。

（一）戴思恭

戴思恭的学术思想主要体现在"气血盛衰论"方面，他吸收了朱丹溪的学术思想，但有所改变。朱丹溪曾经有过这种认识："人受天地之气以生，天之阳气为气，地之阴气为血。故气常有余，血常不足。"这个思想被戴思恭接受过来了，从"阳有余阴不足"一变而为"气有余血不足"，由此发挥出气血的相关理论。戴思恭的气血盛衰论可以从两方面理解，即气火关系和气血的关系。

1. 气和火的关系

戴思恭说："捍卫冲和不息之谓气，扰乱妄动变常之谓火。"他认为"气"和"火"是生理和病理的关系。"气"在人体中，能够起捍卫作用，而且这种捍卫的功能还是"冲和"的，"冲和"就是有节奏的、有规律的，而且"气"是运动不息的，特别是人体之阳气。相反，"火"在人体中，不但不能起捍卫作用，而且具有扰乱作用，"火"不是冲和的、有节律的运动，而是妄动，一反生理之常态，是引发诸多病变的病因之一。这样把"气"与

"火"的关系对立起来，常则为"气"，变则为"火"，这比朱丹溪的"相火理论"要清晰一些。"气"能够化生万物，"火"要败乱生机引发疾病，这是戴思恭很突出的一个学术论点。在戴思恭的著作中可以看出，他是强调"补气"的，他认为"气"缺少了不成，所以在临床他长于"补气"，这与朱丹溪不同。

2. 气与血的关系

戴思恭认为："气"为阳，主动；"血"为阴，主静，而人的正常生理是多动而少静。这种认识是对的，事物之所以发展，就是运动不息的结果，生命在于运动嘛。人也是一个物质体，人体中所有的物质还是处在多动而少静的状态，所以他提出"阳气最易滋长"的认识。戴思恭认为，人体各种运动都是靠"气"的推动，"气"为阳，人体多动而少静，这就是"阳常有余"的机理，他这样理解和解释朱丹溪的"阳有余"。又因为"气"动就要消耗物质，消耗阴血、消耗阴精，因此"阴常不足"。戴思恭的这个认识，明显是认为"气"主要表现在功能方面，"血"主要表现在物质方面。人在气交之中，多动而少静，故阳气最易滋长，阴血最易被耗。戴思恭提出："阳道常饶，阴道常乏，阳常有余，阴常不足。""阳"指的就是"气"，"阳道"是指"气"运动的规律，"饶"是"有余"之意；"阴"是指"血"，"阴道"是指"血"的运动特点，"乏"是"不足"之意，机体在运动中要消耗阴血，所以相对来说"阴道常乏"。

故此，戴思恭继承朱丹溪的学术之后又变化了，成为倡导补气补血的一派。从这里我们也受到启发，"继承"是要有发展的，要能提出自己的见解，这才是善于学习的人，学术就是这样发展起来的，就是要不断地演变，其内容才会不断地丰富。

（二）王　履

王履，王安道，也是南方人，是朱丹溪的学生，是一个最富有学术思想的人，他不仅是一个医学家，而且还是一个文学家和艺术家，他在书画方面也是很有影响的，他的"华山图"是中国绘画界的名作。王履有三点值得我们研究。

1. 亢害承制的见解

《素问·六微旨大论》中曰："亢则害，承乃制，制则生化，外列盛衰，害则败乱，生化大病。"这是讲"五行"的关系，是说五行有"亢害"和"承制"的关系。所谓"承制"就是"相克"，如水克火、火克金、金克木、木克土，这是相互承制的关系。如果物质之间不能承制，那就要出现"亢害"而不平衡，物质之间能够相互制约则不会亢，就能维持物质之间的正常运动，若不能制约就要"亢"，这就是"亢则害，承乃制"。物质运动能够相制就能"生化"，生生化化，事物在复杂的"盛"与"衰"中发展，这是事物变化的规律，这就叫"制则生化，外列盛衰"。不能承制，以"亢"为"害"，事物败乱了，事物发展的规律被破坏了，就会"生化大病"。

从人体来讲，五脏六腑相互间能够承制，人体的发育就能够"制则生化，外列盛衰"，维持人体机能的平衡，维持人体的健康。五脏相互间的关系不能承制而亢害，那就要败乱，就不能维持人体正常的生理功能，人的各种病变就是这样产生的。

不把事物看作是静止的、孤立的，这种认识中有"辩证法"因素。所有物质，包括"人"这个物质体，与周围的物质是有联系的，这种联系是"承制"的关系，相互之间要制约，没有制约，就会破坏正常的运动规律，那就会"亢"则"害"。因此不要偏面地理解《素问》中五行相生、相克的理论，不能认为"五行相生"是正常的，"五行相克"就是不正常的。"相生"与"相克"是对立统一的两方面，单是"相生"而无"相克"，单是"相克"而无"相生"，都不能维系事物正常的运动，有制约才有生化，无制约就没有生化，无制约事物就要出轨，就是亢害。

王安道对"亢则害，承乃制"做了个解释，他说："有制之常与无制之变也。"即事物有"制"是正常，"无制"就不正常了，我认为他这个解释很确切。他说："承，犹随也……然所承也，其不亢，则随之而已，故虽承而不见。既亢，则克胜以平之，承制见矣。"这话反映了王安道主要的学术思想，他认为事物与事物之间不是孤立，它们之间有承制的一面，事物遵循着这样的规律（"随也"），虽见不到事物之间是怎样在承制，但可以见到事物的正常运动，事物正常运动反映它们之间有承制关系，这就是"其不亢，则随之而已，故虽承而不见"的意思。如果某一方面出现了亢，就要克胜来平之，这就是"既亢，则克胜以平之"的意思。王安道学术论点的深刻之处在于，承制关系虽不可见，但是可以通过人体状态输出的信号反映出来。比如人生了病，如发烧了，医生通过"发烧"这个信号，得知病人体内一部分承制关系失常了，再结合其他表现，分析病人是外感发烧还是内伤发烧，外感发烧就用发散的方法治疗，内伤发烧就用调理的方法治疗，恢复了病人体内的承制关系，"发烧"自然就消退了。王安道的这个认识，含有比较深刻的辩证法元素，比偏面地或机械地理解五行生克理论要深刻得多，所以我说他是一个思想家。

2. 四气发病的认识

在《素问·阴阳应象大论》及《素问·生气通天论》等文献中，都提到"四时发病"的概念。所谓"四时发病"的理论认为：即春伤风则夏病泄，夏伤暑则秋病疟，秋伤湿则冬病咳，冬伤寒则春病温。一般的理解认为：春伤了风，到夏天一定会病腹泻；夏伤了暑，到秋天一定患疟疾；秋伤了湿，到冬天一定会病咳嗽；冬伤了寒，到春天一定会得温病。王安道不是这样的理解，他说："夫洞泄也，痎疟也，咳与痿厥也，温病也，皆是因发动之时，形诊昭著，乃逆推之，而知其昔日致病之原，为伤风、伤暑、伤湿、伤寒耳，非是初受伤之时，能预定其今日必为此病也。"所谓"逆推之"，即审证求因的方法，是中医学诊病的主要思维方法，就是根据见到的临床表现，来追求过去的发病史，分析发病的病机。如"腹泻"病人，就要根据病人的脉象、症状体征，问其发病经过，分析是不是有伤风的因素，才可以分析出这个"腹泻"是否由"风邪"引起，这是个"逆推"的过程。而不是根据现在所伤之邪，来推测将来要发生的疾病，如现在是春季，伤了风邪，到夏天就一定会拉肚子，不能这样来推断，不能够搞先验论。"春伤风"的人将来会不会"腹泻"，这要结合人的体质来分析，不能说凡是"伤风"者将来一定拉肚子，不能得出这个结论。但是反过来说，"风邪"留驻体内，一定会影响脾胃而"腹泻"，这也是事实而不能否定。面对"腹泻"，是不是"风邪"损伤了脾胃，还要具体分析。如果"脉弦"，伴有"风"的表现，或发病史有"伤风"，那么可以得出这个"腹泻"与"伤风邪"有关的结论。

这是王安道的认识，我们对《内经》有关"四气发病"的论述也应该这样来理解，应该根据现有的临床表现来推断病因，因于风？因于寒？因于暑？因于湿？这个态度才是科学的。所以"辨证"要"求因"，"求因"就是要把病的缘由找出来。

由此可见，对疾病的预见性分析，王安道是百分百地反对的，我们也不要那么绝对，事物发展的可能性还是可以预见几分的。如某些病人素体脾胃虚弱，即便不伤"风"也会出现"腹泻"，这是根据病人的体质做出的预测，包括春伤"风"夏会"腹泻"，也是完全可以预测的，但预测疾病的发生、发展是有条件的。所以我认为王安道的认识方法是科学的，因为他不搞教条主义。如春天伤了"风"，夏天必然要生"泄"，夏天伤了"暑"，秋天必然要害"疟"，这个规律在北方就不灵验了。在北方，夏季伤"暑"的人不少，秋天患"疟"的可不多，在南方可能会多些了。总之我们要学习王安道学术的精神，即"辨证"要"求因"，这对临证辨治会大有帮助的。

对所谓"四气发病"的论述还是比较好理解的。如春伤于"风"夏生"泄"，就是木不克土，肝不能制约脾土，脾土不能正常运化而出现腹泻；夏伤之"暑"，暑热为阳，阳热之邪要"外散"，秋天是"内收"的季节，外散则热，内收则寒，所以"寒热往来"，这是"疟疾"的典型表现。但实际在临床上没有这种必然性，没有秋天伤了湿，冬天一定要咳嗽，也没有冬天伤了寒，春天一定要患温病。只有可能性，没有必然性，这是辩证的科学态度，所以我同意王安道的认识。王安道的这个学术思想，对今天临床的辨证都会有指导意义。

3. 虚实补泻的发挥

首先谈谈对伤寒"阳虚阴盛，汗出而愈，下之则死；阳盛阴虚，汗出而死，下之则愈"的理解。这是《难经·五十八难》中提出来的，对这句话很多注家有不同的解释，但是说服力都不强，主要是不能经受临床的检验。王安道根据临床的实际来理解这句话，我觉得他理解得比较到位。

所谓的"阳虚阴盛"，如果把它一般化了，在临床上肯定没有多大意义，这里有个重要的前提即"伤寒"，其"寒"是外来之邪。伤寒病有阳虚阴盛、阳盛阴虚两种不同情况，需要用两种不同的方法来治疗。所谓"阳虚阴盛"，《伤寒论》的"太阳篇"中就有可以"汗"而不可以"下"的"阳虚阴盛证"。如果按照一般"阳虚阴盛证"的概念，汗、下两种方法都不适合，"阳虚"的病人可以发汗吗？如桂枝汤证有"自汗"，绝不能用"麻黄汤"来治疗，因为"表虚"嘛。王安道认为：所谓"阳虚"是正气虚，是营卫弱不抵外邪，是指表阳不固；所谓"阴盛"，是指外来之寒邪盛，正气虚于表而寒邪盛于表，应该汗出而愈，就只能发汗、发表，"下之则死"，因为邪气在表，"下之"足以引邪入里，病就要变坏。这就是王安道对"阳虚阴盛，汗出而愈，下之则死"的理解。王安道认为：所谓"阳盛阴虚"，是指伤寒病，邪气入里。如"阳明证"的阳热盛于里，阳热要消耗阴津；如"白虎汤证"有大汗、大渴的表现；"承气汤证"有大便秘结的表现，这都是阳热邪气盛于里而伤津的缘故。如果这个时候"发汗"，就会雪上加霜，重伤津液，故曰"汗出而死"，不死病也要变坏，对这种热盛于里之证，如用"承气汤"等"下之则愈"。这就是安道对"阳盛阴虚，汗出而死，下之则愈"的理解。

总之王安道认为：阴盛、阳盛要作为"病邪"来理解，阴盛，是阴寒盛于表，阳盛，是阳热盛于里；而阴虚、阳虚要作为正气来理解，阳虚，是阳不固于表，阴虚，是阴津受损。王安道的这种解释，既符合临床的实际，又符合《伤寒论》的理论。关键是要强调"伤寒"这一前提，而有些注家把这个前提忽略了，从阴阳虚实的一般意义来诠释，是怎样也无法解释的。这就说明学习中医的理论，是不能脱离临床实际的，是要有前提条件的，这一点十分重要。

第二个问题是对"东方肝也，则知肝实；西方肺也，则知肺虚。泻南方火，补北方水，南方火，火者木之子也；北方水，水者木之母也。水胜火，子能令母实，母能令子虚，故泻火补水，欲令金不得平木也"的理解。这是《难经·七十五难》中提出来的，历来注家对此段文献的认识也很不统一，有多种解释，我看还是王安道讲得最好。

王安道认为"火"是"木"之子，即"南方"是"东方"之子，子火能够助母木，因此对"肝气亢实证"，可以通过"补水"来"泻火"，因为"水"能胜"火"，使南方的"火"势慢慢地衰下来，而木气就跟着衰减了，这就是"母能虚子"的道理，"水"为"木"之母嘛，这个"虚"是抑其太过而使其衰之的意思。这在临床上，一般来说是属于"阴虚火旺"一类的病证，是由于"水"虚了，不能克制"火"，以致于助了东方肝木。本来"金"可以克"木"，为什么不把西方的"金"扶起来，使"金"去克"木"呢？"补水泻火"的方法，从表面上看没有益"金"，而实际上，"火"退"金"不受克而制"木"，还是有间接作用的。同时，东方衰了，"土"又不受克反而又生"金"，所以不补"金"而"金"自受益，这就叫作"不治之治"。看来，王安道体会脏腑之间的生克关系，是和临床实际紧密联系的。

怎样理解"东方实，西方虚，泻南方，补北方"，不能理解成只能泻南方、补北方，不要把《难经》的这个认识搞成唯一无二的选择。"东方实，西方虚"，我的体会是除了"泻东方"之外，还可"泻南方"。治疗"肝旺证"只能去"泻心火"，这也不符合临床的实际。在临床上，泻不泻"南"这不一定，但不能补"南"，这是绝对的，南方与东方在关系上要搞清楚。是不是"西方虚"只能"补北方"不能"补西方"呢？我的体会也不是这样的。"西方虚"还是应该"补西方"，若不效，还可以"补北方"。肺虚了就补肺，临床上有很多成功的案例，单补肺还不行，那就补水，但是绝对不能"泻北方"。肺虚多是津气两虚，所以绝对不能"泻北方"。

总之从东方、西方、南方、北方的关系来看，泻南方，既可以去掉东方之实，使心火不能再助肝木，又可以去掉金之克；补北方，既可以补金之气，因为"子能令母实"，又可以制火之亢，水可以制火。这里要理解"泻南补北"的重要性，但不能把这个关系搞绝对化了，《难经》中没有这样绝对的论点。

但王履对有些问题没有解决，如怎样理解"子能令母实，母能令子虚，故泻火补水，欲令金不得平木也"。问题是，西方虚补北方，怎么还会"令金不得平木"呢？按照"子能令母实"的道理，"补北方"是把金气扶起来，西方补起来了当然可以"平木"了，金克木嘛，为什么说"令金不得平木"呢？一千多年来，只有滑寿回答了这个问题。他说："欲令金不得平木"的"不"字是多余的，是衍文，这个错误。我同意滑寿的说法，这个"不"字是衍文，这很有道理。许多注家，绕来绕去地讲，都不能说服人。所以读古代文献，不管谁的理论，都要通过临床的检验，不符合临床实际的就不能轻信。

以上列举的这两个问题，历史上的注家对此分歧是很大的，也没有得到很好的统一，但我个人认为，王安道的认识是比较合理的。

综上所述，王安道治学问的方法，是实实在在地根据临床实践来创说的，这对我们的启发很大，这种治学的方法和态度值得我们学习。

（三）汪　　机

汪机，汪石山，安徽祁门人，也是明代的一个大家。汪机开始也是崇信朱丹溪之学的，尤其是"阳有余阴不足"之说，但是他与朱丹溪又不一样，有与戴思恭类似的地方，他著有《营卫论》一文，认为阴、阳就是营、卫的问题。朱丹溪重补阴，他也强调补阴，他认为"补胃气"是补胃气之阴，"补营气"也是补营气之阴，但是在强调养阴方面与戴思恭又有不同。

汪机认为，卫气和营气有区别。分而言之，卫气为阳，营气为阴；合而言之，如果营阴不能秉承卫气之阳，便不可能营昼夜、利关节，意思是"营阴"里面也有"阳气"，之所以在"营"下加一"气"字，可见"卫"固为阳，"营"亦属阳。

汪机认为，阴中有阳，阳中有阴，阴阳本同一气，若固执地以"营"为"卫"之配，营属于纯阴，则孤阴不长，便不能营养于脏腑了，所以"营"实兼血气而言。《灵枢·营卫生会》中说："五脏六腑，皆以受气，其清者为营，浊者为卫。"所以汪机强调"营卫"都属"阳"。汪机认为，朱震亨的"阳有余"是指"卫气"而言，"阴不足"是指"营气"而言。因此他主张："卫气固无待于补，而营之气亦谓之阳，此气或虚或盈，虚而不补，则气愈虚怯矣。"

汪机的这一学术思想归纳起来有三点：第一，认为"营卫"都是"气"的范畴，"卫气"属阳，"营气"也不是纯阴也属阳；第二，认为朱震亨的"阳有余"是指卫气有余，"阴不足"是指营气不足（但我从朱丹溪的学术中看不出这一点），故卫气不待于补；第三，认为人参、黄芪固然是补阳气的，但人参、黄芪味甘，甘能化血也能补阴，因此人参、黄芪不完全是补阳的药，也有补阴的作用。

汪机一定要把丹溪的"阴不足"强调为"营不足"，这在临床上的现实意义不是很大，他自己惯用参、芪等药，这可以从他的《三阴论》中看出来了。"黄芪"是补气药，是益脾胃之气的药，谈不上养阴的作用，这与他自己的第一个论点相矛盾，人参、黄芪能够补阴，而营卫均为阳。

汪机认为，卫气不待于补，意思是说卫气没有虚证，这也不是临床事实，《伤寒论》首先就记载了"卫气虚"的病证，如"桂枝汤证"就是卫气不固于表的表虚证，他说"卫气不待于补"，从中医传统理论来看也说不通。

汪机的第三个论点有可商榷的地方。我国生产多种人参，人参有"补阴"的一面，这也是事实，特别是苦味的人参。人参一般性味多是甘寒，有生津、益气之用。但是人参毕竟不是养阴的药，说它益气生津可以，但说它是滋阴药，这不符合临床的实际应用。像山西长治地区黄土高原产的"党参"，或者朝鲜进口的"红参"，这种"参"偏燥，特别是红参，吃了多有口干、舌燥等燥热的反应，"生津"的作用不大。像临床常用的白沙参，生津的作用较大，太子参、白沙参的"生津"作用都大。

汪机认为，"实火多郁"，郁就要"发"，要把郁火宣发出来；"虚火多急"，表现为心烦、急躁，急就要"缓"，用养阴的方法去缓。这些认识在临床上还是有现实意义的，如用治"实火"的药物来治"虚火"就不灵，如用黄芩、黄连、黄柏、栀子等这些泻实火的药治虚火行吗？显然不行。汪机这些论点，在他的医案中多有体现。

临床上，汪机是善用补法的，他虽强调"补阴"，但他惯用人参、黄芪，这明明是在补气津，因此他的治疗经验是可取的，但他的理论不够清晰。汪机尽管说是承丹溪之学，同样讲"阳有余阴不足"论，实际他并不像丹溪，在临床也看不到他用"大补阴丸"的案例。

（四）王　　纶

王纶，明代杭州人，也是承丹溪之学的，我们从两方面来讨论。

1. 四子大全论

所谓的"四子"是指张仲景、刘河间、李东垣、朱丹溪等四人。什么是"四子大全"呢？王纶认为，研究外感病，一定要学张仲景，要遵《伤寒论》；研究内伤病，要学李东垣，内伤要重视脾胃；研究热病，要学刘河间，用河间的火证疗法；研究杂病，要学朱丹溪，丹溪的辨证论治。他的"四子大全"这些体会，是经过切身的临床经验提出来的，值得参考。如研究外感病，《伤寒论》确实有代表性，当然《伤寒论》中也有杂病，但不是主要内容，"六经辨证"的方法还是针对外来之邪的，后世经方家用之来辨治杂病也是有的，特别是"三阴经"的病证，但《伤寒论》最突出的还是对"三阳"病证的辨治；李东垣的《脾胃论》研究的是内伤病，他强调脾胃的学术思想，对后世很有启发；对热病的研究，到了刘河间已经形成了一个较系统的理论，河间的热论体系成为后世温热病学说的源头；朱丹溪在治杂病方面很有建树，在《金匮钩玄》《丹溪心法》中有很精彩的记载。

总之，王纶的"四子大全论"给学习中医的人开启了一条门径，对这四大医家的文献著作如能首先掌握了，这个基本功的铺垫是非常重要的。这四大医家是从明代开始提出来的，后来才有"金元四大家"的提法，因为大家都尊崇"仲景"，把他尊为圣人，于是把"张子和"添加进来替换了"张仲景"。我认为，王纶的认识还是比较客观的。在医学史上，各家有各家的成就，不必去搞圣人崇拜；就做学问而言，有的面广一点，有的精专某个方面，各有优缺点，把学者分为圣人、贤人、凡人的做法不可取。

2. 四法治病论

王纶是传丹溪之学的，尤其是对朱丹溪治杂病的心法有比较深刻的体会，这些体会反映在他的《明医杂著》中。王纶在《明医杂著》中说："丹溪先生治病，不出乎气、血、痰，故用药之要有三：气用四君子汤，血用四物汤，痰用二陈汤。又云久病属郁，立治郁之方，曰越鞠丸。盖气、血、痰三病，多有兼郁者，有郁久而生病，或久病而生郁，或误药杂乱而成郁，故余每用此方治病，时以郁法参之。气病兼郁，则用四君子加开郁药，血病、痰病皆然。故四法者，治病用药之大要也。丹溪又云：近世治病，多不知分气血，但见虚病，便用参芪，属气虚者固宜矣，若是血虚，岂不助气而反耗阴血耶！是谓血病治气，则血愈虚耗，甚而至于血气俱虚。故治病用药，须要分别气血明白，不可混淆。"从他的体会中可以看出，丹溪对人体病机的研究，强调四个方面：气、血、痰、郁。故用药的要领也在这几个方面：气分病，用

"四君子汤"；血分病，用"四物汤"；痰引起的病，用"二陈汤"；久病会出现气郁、血郁、痰郁，故丹溪创制"越鞠丸"来治郁。

王纶对"越鞠丸"很有体会，治疗许多杂病时，都渗透着朱丹溪"久病成郁"的学术思想。"越鞠丸"是临床常用的方子，共五味药，其君药是"香附"，"香附"是味快气的药，气滞，气失于流畅，就用"香附"。"郁证"往往表现为升降失常，该升的不升，该降的不降。如脾胃升降失常，脾不能升，胃不能降；心肺肝肾升降失常，心肺不降，肝肾不能升等。"越鞠丸"中的"香附"就是针对这个病机的。"越鞠丸"的药物也是有升有降的，苍术、川芎是主升的药，栀子、香附是主降的药，"越鞠丸"之所以广泛地应用于郁证，就是为了解决气机升降问题。"越鞠丸"中还用了"神曲"，这是因为下焦的药上升要通过中焦，上焦的药往下降也要通过中焦，"神曲"是"和中"的药。这就是越鞠丸中五味药配伍的基本精神，成为治郁证的代表方之一。

《内经》中提出了"五郁"的概念，即五脏都可以见到郁证，这是郁证最早的提法。一直到朱丹溪，还是"五郁"的提法。明代以后，"郁证"的概念有了很大的变革，主要是指情志抑郁症。临床上肝郁证多见，肝郁证主要表现为情志抑郁，这种抑郁，就不适合用"越鞠丸"了。朱丹溪的"越鞠丸"是根据气郁、血郁、湿郁、食郁、痰郁等研制出来的。如"气郁"用"香附"，"血郁"用"川芎"，"食郁"用神曲，湿郁、痰郁用"苍术"，由此加减化裁使用。而"肝郁证"主要是由情志不畅引起的，这种情况就不能用"越鞠丸"，而要用"逍遥散"了。如果"肝郁"还有亢热的情况，就要用"丹栀逍遥散"来逐实，用丹皮、栀子来降火。

因此对以上两方面的郁证，我们都要了解并掌握，如果属于"五郁"范畴，可以用"越鞠丸"，有气、血、食、湿、痰等的郁证，临床应用要视气、血、食、湿、痰的不同而加减。至于情志抑郁，要用"逍遥散"的方法。

（五）虞　抟

虞抟，字天民，浙江金华人。虞抟的祖父是朱丹溪的学生，所以他也是承丹溪之学的，也是家传，因此他在医学上的观点、主张和朱丹溪大致一样，不同的是他则重在气、血方面。下面这段文献比较有代表性地反映了虞抟的学术思想。

"夫阳常有余，阴常不足者，在天地则该乎万物而言，在人身则该乎一体而论，非直指气为阳、血为阴也。《经》曰：阳中有阴，阴中有阳。正所谓独阳不生，独阴不长也。姑以治法兼证论之，曰气虚者，气中之阴虚也，治法用四君子汤以补气中之阴；曰血虚者，血中之阴虚也，治法用四物汤以补血中之阴；曰阳虚者，心经之元阳虚也，其病多恶寒，责其无火，治法以补气药中加乌附等药，甚者三建汤、正阳散之类；曰阴虚者，肾经之真阴虚也，其病多壮热，责其无水，治法以补血药中加知母、黄柏等药，或大补阴丸、滋阴大补丸之类。《经》曰：诸寒之而热者取之阴，热之而寒者取之阳，所谓求其属也。……夫真水衰极之候，切不可服乌附等补阳之药，恐反助火邪而灼真阴；元阳虚甚之躯，亦不可投芎苓等辛散淡渗之剂，恐反开腠理而泄真气。昧者谓气虚即阳虚，止可用四君子，断不可服芎辛之属；血虚即阴虚，止可用四物，决不可用参芪之类。殊不知东垣有曰：阳旺则能生阴血。又曰：血脱益气，古圣人之法也。血虚者须以参芪补之，阳生阴长之理也。惟真阴虚者，将为劳极，参芪固不可用，恐其不能抵当而反益其病耳！非血虚者之所忌也。如王汝言之通达，亦未明此理，其所著《明医杂著》，谓近世治病，但见虚证便用参芪，属气虚者固宜，若是血虚，岂不助气而反耗阴血耶！是谓血病治气，则血愈虚耗。"（《医学正传》）

虞抟认为"阳常有余阴常不足"的论点，可以普遍适用于自然界的万物，也包括人体，并不是仅应用于"气为阳，血为阴"之说，因此他研究气血的角度与汪机有所不同。《经》曰"阳中有阴，阴中有阳""独阳不生，独阴不长"，他认为还是要结合临床来理解这个理论。如气虚者，是气中之阴虚，治法用"四君子汤"以补气中之阴；血虚者，是血中之阴虚，治法用"四物汤"以补血中之阴；阳虚者，是心经之元阳虚，其病多恶寒，责其无火，治法以补气药中加乌、附等药，严重的要用三建汤、正阳散之类。

这里要说明一下，"心阳虚"用"附子"可以理解，桂枝加附子汤、桂枝甘草汤等，都是治心阳虚的方子。《伤寒论》云："发汗过多，其人又手自冒心，心下悸，欲得按者，桂枝甘草汤主之。"这是心阳虚的心悸，治心悸、怔忡，现在还是用"桂枝甘草汤"。但是"川乌"这药用于心脏病要谨慎，

"川乌"与"附子"源于同一种植物,"附子"生长在地面上,"乌头"长在地下,二者药性大不一样。"附子"扶阳温补,可补心阳、补肾阳,"桂附地黄丸"等就用了"附子"。"乌头"就不一样了,"乌头"是辛散药,对阳虚的病人,用辛散药这是不合适的。当然,治疗胸痹,有乌头附子汤、乌头赤石脂丸等方,方歌云:"彻背彻胸痛不休,阳光欲熄实堪忧,乌头一分五钱附,赤石椒姜一两求。"这里用了"附子",也用了"乌头",但"乌头"要用"蜂蜜"来炙,用意是用"甘缓"来制约其"辛散"之性。遇此情况,我在临床上多不用乌头,对阳虚的病人,包括临床上心律不齐的病人,"乌头"是不好用的。"三建汤"也是热性很强的方子,里面主要用药为乌头、附子、天雄。

《素问·至真要大论》中云:"诸寒之而热者取之阴,热之而寒者取之阳,所谓求其属也。"这话是很有道理的。临床上见到"热"证表现就用"寒凉"药,不但不能把"热"退下来,反而更热,这叫"寒之而热"。这种情况就要考虑"取之阴",因为这种"火"不是有余之火,而是阴之不足引起的。换句话说,"火有余"只是个现象,"阴不足"才是其本质,所以要"取之阴",只能用补阴退阳的方法。这就是前面讲过的,虚火要用"从治"法,这就是"取之阴"的意思。用"寒"药治"热",只是对实火有效,对虚火就无效了,所以就要反过来从阴虚方面考虑,用"补阴"的方法去退"火",阴不虚了"火"就不亢了。另外,临床上见到"寒"象就用"辛热"药驱寒,结果越祛越寒,这种情况不是"寒"之有余,而是真阳之不足引起的,所以要"取之阳",阳不足则阴有余,这种情况要从"水"中补"火",把真阳扶起来了,"寒"象就消散了。王冰曰:"此言益火之源,以消阴翳;壮水之主,以制阳光也。"是对《素问·至真要大论》这段文献的精彩解释。

虞抟说:"夫真水衰极之候,切不可服乌附等补阳之药,恐反助火邪而灼真阴。"凡是真水衰极,即肾精、肾阴,甚至包括肝阴虚极,切不可随便用乌、附等补阳之药,切忌"辛温"药,更忌"辛热"药,像乌、附类就是"辛热"药,所以会反助火邪,而灼真阴,这是治疗之大忌。虞抟认为治疗阳虚,辛、窜、淡、渗都是禁忌的药性,"茯苓"淡渗,"川芎"辛窜所以在忌用之列,以防泄真气。

虞抟认为有些人没有懂得阴、阳、寒、热、虚、实的关系,不懂得阳旺则能生阴血，血虚者须以参芪补之等阳生阴长之理。他认为惟真阴虚者，将为劳极，参芪固不可用，恐其不能抵当，而反益其病耳！非血虚者之所忌也。对虞抟这些认识是有很大争论的，有的人主张"血虚"就是要"补血"，而李东垣则主张"血虚"要"补气"。如"当归补血汤"，只有两味药，歌云："血虚真热有奇方，固有当归补血汤，五倍黄芪归一份，真阴入布主之阳。""黄芪"用量是"当归"的五倍，为什么要这么用？阴血虚了，要想恢复真阴，让真阴散布到五脏六腑、四肢百骸，靠什么？要靠"阳"！要把阳气扶起来，阳气才能化布真阴。所以"当归补血汤"要用大过"当归"五倍的"黄芪"，用阳气来化生阴血，只是借用"当归"一份入血分，这是从根本上解决问题的思路。

有的医家还有一种理论，认为"血虚"而"补阳气"，阴血没有补起来，阳气却又耗散阴血。对这种认识要具体来分析，关键是用的什么药。以"当归补血汤"为例，"黄芪"不会消散阴血，因为"黄芪"不是"辛散"药，是"甘温"药，这一点是有讲究的，不能一看到"补气"药，就认为阳药会消耗阴血。如果是阴血虚，用"川芎"这味药就要谨慎，或者不用，因为"川芎"辛窜。如"人参养荣汤"，就不用"川芎"，它是"十全大补"（"四物汤"合"四君子汤"加黄芪、肉桂）去"川芎"加五味子、远志、陈皮而成，之所以去"川芎"就是要去掉辛窜性，使药性专门入于营分。

总之，虞抟认为"血虚"不能孤立地"补血"，要从阳气着眼，这点是可取，但是要防止用辛窜药，要把握好这个度。比较起汪机过分强调血虚者只能用阴药，如血虚只能补血，不能用阳药，虞抟的主张是高明的。所以虞抟这段议论，主张血虚可以从益气着手，益助阳气来化生阴血，这一学术思想是很可取的，并指出王纶等血虚而用阳气药反耗阴血的错误。

但是虞抟说"气虚者，气中之阴虚也""血虚者，血中之阴虚也"，这种说法也是不好理解的，硬要把朱丹溪"阴不足"反映到气血两方面来论述，不要说从临床上不好理解，就是从逻辑上也说不通。丹溪的阴虚，是针对着相火之阴，是指肾水而言，精血而言，不能泛化到气血方面来。这点我是不赞同的。

（六）承丹溪之学小结

以上我们介绍了学习、传承朱震亨的几个医家。戴思恭，把"阳有余阴不足"一变而为"气有余血不足"，提出"捍卫冲和不息之谓气，扰乱妄动变常之谓火"的观点，这里有朱丹溪的精神，但又不完全相同。汪机，把"阳有余阴不足"理解为"营卫"的概念，"阳有余"即"卫有余"，"阴不足"即为"营不足"，又有些不同。王纶，重视丹溪对杂病的治疗方法，重视气、血、痰、郁之说，而对丹溪的"有余""不足"之说并不重视。虞抟，也是把丹溪的"阴阳"解释为"气血"，主张不要随便用辛热之药，免得助有余之阳，所谓"阴不足"包括了气虚、血虚，气虚是"气中之阴虚"，血虚是"血中之阴虚"，所以提倡慎用对于"辛热"药，甚至于血虚时用人参、黄芪都反对。戴思恭、汪机、虞抟、王纶在继承丹溪之学方面各有不同。

特别要提及的是王安道，尤其是他对"亢害承制"理论的发挥，并用此理论对四季发病、阴阳虚实补泻进行分析，好像是与丹溪的学术思想没有多大关系，那么他是怎样来承丹溪之学的呢？我们来分析一下。朱震亨初学医时就得到了陈师文、裴宗元所辑的《和剂局方》，朱震亨认为："操古方以治今病，其势不能以尽合。"这个"古方"就是指《和剂局方》里面的方子，当时的医生都习惯用《和剂局方》中的成方，而他认为方子是死的，而病是多变的，用不变的方子，治疗不断变化的疾病，不见得合适，不见得理想。王安道说："苟将起度量，立规矩，称权衡，必也《素》《难》诸经乎！"医学要达到能够起度量、立规矩、称权衡这样一个水平，恐怕要从根本上做起，要以《素问》《难经》等经典著作为基础。"然吾乡诸医鲜克知之者"，他说懂得《素》《难》理论的大夫太少，只以掌握《和剂局方》为要，这样的大夫是不能够推动医学达到起度量、立规矩、称权衡这个水平高度的。王安道尽管他没有从"阳有余阴不足"来研究，但是他吸收了朱丹溪的治学方法，在学习《素问》《难经》方面下功夫，才有了如上的成就。也就是说，王安道继承了丹溪的学风，结果也成了医之大家。

治学要追求起度量、立规矩、称权衡的水平，也是我今天要用来勉励在座同学们的，要求每个人都要朝着这个目标努力。这是个什么水平呢？不管临床也好、基础理论研究也好，要掌握和建立评价的标准和方法，即使对《内经》《伤寒论》这样的经典著作，也可以通过学习和研究找到一种评价的标准，正确的就吸收、发扬，不对的要反驳，甚至批判，这就叫能"起度量"。不论临床经验也好，学术观点也好，要符合一定的法度，符合客观规律，这就是"立规矩"。有衡量一切的本领，即具备了自我评价和评价他人的能力，掌握了评价的尺度和方法，这就是"称权衡"。这样才能够达到自由王国的境界，达到这个境界了，就具备了辨识、学习、掌握和发扬的能力，做到游刃有余，临床上才能胆大心细，而取得好的疗效。我要求同学们达到这个水平，不是说说而已，是要大家做到这一点。

丹溪这个治学的体会是正确而宝贵的，要从基本功上下功夫。我们国家在很多方面和国外有差距，就是基础理论上不来，许多专家都反映这个问题。技术的问题不大，别人有什么技术我们很快就能掌握，但是没有理论，我们就不能跑到人家前面去，总是别人有什么我们才可以有，这就是基础理论跟不上的缘故，医学也是一个样。例如，王履把丹溪做学问的方法、要点继承了、实践了、发展了，这很值得我们学习。要追求扎实的基本理论的修养，要达到自由王国的境界，才能不让别人牵着我们走，才能够"起度量、立规矩、称权衡"。

六、河间学派的小结

关于"河间学派"的内容就结束了，我想大家对"河间学派"有了基本的了解。刘河间的学术思想，主要表现在对火证、热证的病机研究方面，形成了关于火热病的学术思想体系。他们认为"火热"是个现象，造成"火热病"的原因还是很复杂的，除了暑、热之外，风、寒、湿、燥无不可以化火，所以"六气化火"论是这个学术思想体系的主要内容。显而易见，"六气化火"论偏重的是对"外邪"的研究，相对"内伤"方面提得比较少，正因为这样一个理论主导，所以在临床的治法集中在两方面，火热在表用汗法，火热在里用下法，防风通圣散、凉膈散、双解散、天水散等，这些方剂都是在这样的学术背景下产生的。

至于"河间学派"的其他内容，教材上都写得比较清楚了，尤其是对直接地、间接地接收河间学术思想的系统归纳，对了解河间学术的渊源、发展和演变很有帮助，对此还提供了"表解"的内容，大家可以看看。表中的"实线"表示的是直接的师承关系，"虚线"表示的是间接的私淑关系。直接传承河间之学的有穆大黄、荆山浮屠、马宗素等人，荆山浮屠传给罗知悌，罗知悌传给朱震亨，朱震亨传给赵道震、赵以德、虞诚斋、戴原礼、王履、刘叔渊等。张从正、葛雍、镏洪等是间接的私淑关系，他们崇信河间学说，张从正与麻九畴、常德又是直接的师承关系，李子范与张从正是间接的私淑关系。至于说汪机、王纶、虞抟、徐彦纯、陈无咎等人，与朱震亨是间接的私淑关系。这个学派脉络基本如此。

河间学派中除了河间本人之外，还有两个中心人物，一个是张从正，一个是朱丹溪，这是河间学派里的两个大家。张从正接受了刘河间火热论，也认为病邪是从外来的，病邪是人体不应有的，提出了攻邪去病的学术思想，治病的目的就在"祛邪"，强调"邪去则正安"，只要病邪去了，正气自能恢复，病邪不去，补正反而可以留邪，所以他不主张"补"，由此产生了以汗、吐、下三法为主的临床治疗手段。或用汗法，或用下法，或用吐法，关键看病位之所在。张从正从这些方面来发挥河间的学术，并不是局限于对"火热论"的发挥，而是从致病因素、从发病的机理来发挥，成了河间学派的大家之一。

朱丹溪是河间的再传弟子，接受了河间火热病机的学术思想，而发展成为"阳常有余，阴常不足"的概念。刘河间强调"阳有余"一面，认为很多病都是由于"火热"引起，气有余便是火，对"阴常不足"这方面只是提及而已，但是"清热养阴"这个治法还是河间提出来的，如他用黄芩、黄连、黄柏、栀子等药来"养阴清热"。关于"清热解毒"的认识河间是有的，但是不像朱丹溪提得那么突出。丹溪认为，有"阳有余"的一面，就有"阴不足"的另一面，丹溪从这个角度发展了河间的"火热论"。所以说河间的火热论到了朱丹溪这里有了很大的变革，他不是单纯地攻邪，而是在"清火热"的同时要补阴、养阴。朱丹溪"阳有余，阴不足"的学术思想，及其"养阴清热"的治疗方法，对以后的各医家影响深远，甚至影响到了温热学派的诞生。

很显然，刘河间、张从正、朱丹溪三大医家，是最富有学派代表性的，但他们的学术思想各有侧重和建树，这一点一定要搞清楚。

第六章　易水学派

一、易水学派概述

"易水学派"和"河间学派"基本同处一个时代，其开创者是张元素，张元素是河北易水人。刘河间从《素问》的"病机十九条"中总结出火、热的病机居多，于是有了他的"火热论"，而"火热论"既讨论了病机，也讨论了病因。张元素研究病机的出发点与刘河间不一样，他的研究不是根据《素问》的"病机十九条"来的，他探求的是"脏腑病机"，认为不管是"火热"为病还是"寒湿"为病，总要影响到脏腑，这是其一。其二，张元素接受了《素问》"邪之所凑，其气必虚"的理论，认为外来之邪致病是有内因做基础的。如在同一外邪的条件下，有的人发病有的人不病，有的病重有的病轻，这是因为个体内在脏腑功能的强弱不一样的缘故。张元素认为人体之所以发病，主要是脏腑先有亏损，先有缺陷，这是病变的决定性的因素，因此关于脏腑虚乘的思想成了张元素学术思想的核心。由此可以很清楚地看到，易水学派的偏于用补正法，而河间学派偏用攻邪法。

那么关于脏腑的虚实问题，是不是张元素的独创呢？也不是。关于脏腑的寒、热、虚、实病变在《素问》《灵枢》中是有很多相关论述的。例如《灵枢·邪气藏府病形》《灵枢·经脉》《灵枢·经筋》《灵枢·本藏》等，都有很丰富的讨论脏腑寒热虚实病变的内容。张元素辨脏腑寒热虚实病机，其学术渊源和发挥，也是在这些文献的基础上进行的。华佗的《中藏经》，不就是专门从脏腑的寒热虚实病变来进行发挥的吗？所以《中藏经》里有很大部分是讨论"脏腑病机"这个主题的，华佗把各脏腑寒热虚实病机进行整理，使之成为系统的知识，所以华佗被称作发挥"脏腑病机"的第一人。之后孙思邈在他的《备急千金要方》中把这一学术思想反映了出来，如论著中除了第一篇（妇人小儿）之外，其他论杂病部分就是按脏腑来叙述的，是按照华佗《中藏经》脏腑学说的体系来梳理文献的。到了宋代，钱乙的《小儿药证直诀》也是按照这个系统来分别叙述各脏腑的寒热虚实病变的，钱乙还专门写了一篇"脏腑虚实标本用药式"，《本草纲目》中保存了这篇文献的内容。从"脏腑虚实标本用药式"这一题目就可以看出，钱乙是按照脏腑虚实标本来归纳用药经验的。如肺虚该用什么药，肺实该用什么药，肺寒该用什么药，肺热该用什么药等，不仅记述了脏腑的病机、病变，一直到方药的应用，自成系统。

因此，张元素探讨脏腑寒热虚实病机的学术思想是有历史渊源的，他继承了前人的学说和经验，并将其系统化了。张元素讨论"脏腑病机"，在他的著作中占有重要的地位，其主要内容是讨论脏腑的寒热虚实，如他的《医学启源》就具有代表性。《医学启源》，以前大家还不太容易看到这本书，去年我已经把这本书整理出来了。

"易水学派"和"河间学派"这两大学派在中医学历史上占的分量是很重的，讲义中也列表描述了易水学派的师承关系，表中列出的是较为突出的代表人物，这个学派的医学家还有许多，主要介绍五个比较有代表性的医学家。第一个当然就是李杲（李东垣），他是张元素的学生，其次是李中梓、张介宾、薛立斋、赵献可等，这是易水学派的五个大家。他们都在发挥张元素脏腑病机理论，着重围绕"脾胃""肾命"几方面研究，他们的研究成果是很突出的。例如李杲的《脾胃论》是补土派的代表作；张介宾、赵献可特别重视肾阴、肾阳，赵献可认为"命门"的真阳是人体生命的根本，"命门"就是生命之门，张介宾认为"元阳"比"元阴"还可保贵；薛立斋、李中梓是先天、后天并重，即脾、肾并重。这些都是在张元素学术的基础上，各有发挥而各成系统的。

二、张元素的学说

张元素有两大学说，一个是"脏腑辨证学说"，另一个是"遣药制方论"。脏腑辨证学说涉及的面很广泛，其主要精神是各脏腑都可能会有寒热虚实的表现，讨论病机不能离开脏腑，脏腑的病变也不能离开寒热虚实来谈。

（一）脏腑辨证说

下面以"肝"脏为例来说明之。对肝脏的分析，可以从五个方面来看。

1. 肝的生态

张元素在这里主要采用了华佗《中藏经》的文献资料。《中藏经》云："肝者，与胆为表里，足厥阴少阳是其经也。王于春，春乃万物之始生，其气嫩而软，虚而宽，故其脉弦。软不可发汗，弱则不可下。弦长曰平，反此曰病。"张元素说："肝脏本部在于筋……与胆为表里，足厥阴、少阳也。其经旺于春，乃万物之始生也。其气软而弱，软则不可汗，弱则不可下。其脉弦长而平，反此曰病。……则两胁下引痛。"（《医学启源》）这里基本谈的是肝的生理。张元素首先提出肝与胆是表里之经的关系，然后用春天万物之始生这个自然现象来描述肝的性质，认为肝的功能主人体生发之气，所以说"肝主疏泄"，这个"疏泄"就是"生发"之意。《素问·六节藏象论》中说："凡十一脏，取决于胆也。""胆"具有"生发"的功能，中医学认为五脏六腑都必须要具有"生发"的机能，如心要具有生发之气，肾也应该具有生发之气等。肝的生发正常，肝的疏泄就正常，肝生发太过，即肝疏泄过亢，肝生发不及，就要出现肝郁的病变等。这些概念虽然抽象，但在临床上的意义是很现实的，中医治疗肝病就要依据这些概念。

肝具有丰富的生化、生发的功能，这种功能用"疏泄"两个字来概括。张元素说："其气软而弱。"（《医学启源》）《中藏经》说："嫩而软，虚而宽。"依我看《中藏经》的描述比张元素的要好，但对"嫩而软，虚而宽"的理解在学术界也众说纷纭。中医学的"肝"，究竟是个什么样的脏器呢？有些人写文章说"肝"是个"刚脏"，这个理解是不够全面的。按华佗的理解，"肝"不是个"刚脏"而是个"柔脏"，强调"柔"而不是"刚"。可以这样说，把"肝"理解成"刚脏"是错误的，理解为"柔脏"是正确的。中医学把"肝"比作"木"，比作"春"，五行中"木"的含意是"曲直"，"曲直"是说能曲能直，能曲能直就是"柔"，另外春主"温"（夏主热），怎么能说"肝"是"刚脏"呢？"柔"才是"肝"的生态、肝的本质，肝正常的生理状态是柔和的，所谓"柔和"就是不偏不亢，亢了那就"刚"了，"肝阳上亢""肝火内动"才是"刚"的表现，但那是肝的病态，不是肝的生态。所以不能把"肝"说成是"刚脏"，对生理的"肝"应该理解为"柔脏"，柔和、曲直乃木之性也、春温之性也，一定要这样来理解中医学的"肝"脏。

临床上凡是"辛热"的药对肝都没有益处，若有肝火表现就更不能用了，即使肝火没动，有经验的医生对"辛热"的药都会很谨慎。肝中有相火，这个"相火"是存在于精血中的，肝是藏血的器官，血主阴，假如肝不亢，相火没有动，就没有"刚"的表现，只有相火动了，就会有"刚"的表现了。总之大家要记住肝是"柔脏"，不是"刚脏"，当肝不柔了才叫"刚"，临床上就要用柔肝法来治疗，还肝脏本来的生态。

怎么才能够"柔肝"呢？要去疏泄、濡养，比如"六味地黄丸"等，就是柔肝的药，只有养津滋血的药才能柔肝，如芍药、地黄、当归等，忌用辛热药。我们强调肝是柔脏，是因为在中医脏腑学说中，对每一个脏腑的性质都必须明确，这是很要紧的。

2. 肝的脉法

肝脏发生病变，就会有相应的脉象表现出来。张元素对肝病脉法的总结，主要是依据《灵枢·邪气藏府病形》来的，在这篇文献中，对五脏病的脉法都有记载。张元素说："脉急甚，主恶言；微急，气在胸胁下。缓甚，则呕逆；微缓，水痹。大甚，内痈、吐血；微大，筋痹。小甚，多饮；微小，痹。滑甚，癫疝；微滑，遗尿。涩甚，流饮；微涩，瘈瘲。"（《医学启源》）在这里张元素把肝病脉法主要分为急、缓、大、小、滑、涩等六种。在《内经》中介绍了100多种脉象，张元素有意对脉象提出分类的方法，即用缓、急、大、小、滑、涩等六大纲脉来归纳复杂的脉象。

先说说"急"脉，可见急甚、微急等两种情况。《灵枢·邪气藏府病形》中说："肝脉急甚者为恶言。"所谓"急"就是脉象有弦紧如索的感觉，见到这种脉象，临床上往往会有"恶言"的表现，"恶言"即乱言谵语，这是肝气太亢的缘故，肝主"怒"嘛，换句话说，即肝亢，肝火亢逆。"恶言"还包括病人性情变得很急躁，动则就发脾气，这就是肝不柔而亢的表现。那么

"微急"又是怎样一种情况呢？脉来急促，但不是"急甚"，即"微急"，偏于急而已。《灵枢·邪气藏府病形》中说："微急为肥气在胁下。""肥气"是个病名。《难经·五十六难》里解释说："肝之积，名曰肥急，在左胁下，如覆杯，有头足，久不愈，令人发欬逆痎疟，连岁不已。""肥气"是积聚症之一，五脏都有积聚，肝脏积聚叫作"肥气"，就是肝肿得很大，能摸到很大的一个包块，病位在左胁下，就像盖了一个杯子。根据《内经》的记载，这是比较顽固的疾病，连岁不已。所谓"有头足"，就是能摸到大小不等的边缘，很清楚。"肥气"是肝不疏泄的缘故，两胁是肝之经脉所过的地方，尤其是左侧。为什么是左侧？因为肝的生发之气是从左而升。中医有"左属血，右为气"的说法，就是因为肝的生发之气升于左，肝是藏血器官，所以左边属血；因为肺主气，肺气是从右而降，所以右边属气。所以肝脉都在左手候，肺脉都在右手候。总之，"急脉"对肝来说，主要是肝不疏泄，肝气亢盛的表现。

其次是"缓"脉，可见缓甚、微缓等两种情况。《灵枢·邪气藏府病形》中说："缓甚为善呕。"张元素说："缓甚，则呕逆。"两者差不多的意思。肝脉缓，为什么主"呕逆"呢？"呕"应责之脾胃，特别是胃，是胃气上逆的表现，"缓脉"本属于脾的脉象，脾主缓，肝脉出现"缓"，这是木克土之象，肝木克脾土，脾胃之气上逆，于是"善呕"。《灵枢·邪气藏府病形》中说："微缓为水瘕痹也。"张元素说："微缓，水痹。"水瘕、水痹，这是两个病。"水瘕"是水停积证，"癥瘕"总属积聚范畴，"癥"有固定不移的特点，"瘕"有时现时无的特点，这是两种不同的积聚。肝脉微缓而出现水瘕、水痹都是肝木制脾土的缘故，脾土不能运行的病变现象。

其次是"大"脉，可见大甚、微大等两种情况。《灵枢·邪气藏府病形》中说："甚为内痈，善呕衄。"张元素说"大甚，内痈、吐血。"这是肝火旺的病变表现，出现了"内痈"，脏腑内生痈，如肝痈、肺痈、肠痈等。"肝痈"会有"吐血"表现，肝是藏血的器官，"呕衄"与"吐血"的意思差不多，肝的火一动，血不能藏于肝，所以"血"就要随之而出，或"呕血"或"衄血"。张元素说："微大，筋痹。"因为肝主筋，筋痹就是邪热痹着于筋膜的缘故。

其次是"小"脉，可见小甚、微小等两种情况。《灵枢·邪气藏府病形》

中说："小甚为多饮。"张元素说："小甚，便多。"脉"小"是虚象，说明津液不足、肝阴不足，"多饮"因津液亏，"便多"伤津液。《灵枢·邪气藏府病形》中说："微小为消瘅。"张元素说："微小，痹。"这个"痹"字恐怕有误，"消瘅"就是"消渴"，"瘅"是"热"之意，"消瘅"病实质是阴虚血燥的问题。

其次是"滑"脉，可见滑甚、微滑等两种情况。张元素说："滑甚，癫疝。"脉滑主痰热，肝经痰热，壅炽于"筋"，就会出现癫疝。癫疝的主要表现是，阴囊肿大，而且是固定不移，与"狐疝"的时出时入有别，还伴有麻木、行动受限等表现，这要责之肝气郁滞。张元素说："微滑，遗尿。"其病机是下焦火热，肝的疏泄没有了节制，就会出现遗尿，如热淋症，尿点点滴滴、排尿不畅，都属于"遗尿"范畴。

最后是"涩"脉，可见涩甚、微涩等两种情况。张元素说："涩甚，溢饮。""溢饮"表现为肢体水肿，其病机是肝强脾弱，脾的气血不能达于四肢，所以四肢肿大。张元素说："微涩，疭挛。"其病机是血不养筋，"疭挛"就是筋膜拘挛。

张元素阐述了肝病脉象缓、急、大、小、滑、涩等相应的病变表现，他认为脏腑都有这六个方面的问题，以甚、微来分，反映的是虚实、寒热问题。当然，我们理解张元素主要学术思想是要辨别脏腑的寒热虚实，至于脉大、脉小、脉缓、脉急、脉滑、脉涩等，是不是一定会出现某症，那不一定。不是"脉微滑"就一定见"遗尿"，"脉微涩"一定是"溢饮"。但脉象的大小、滑涩、缓急是寒热虚实的反映，这一点要理解到位。

3. 肝的辨证

肝病在临床上可归纳为寒证、热证、虚证、实证，这是张元素肝病辨证的主要内容。

肝寒。张元素说："肝中寒，则两臂不举，舌燥，多太息，胸中痛，不能转侧，其脉左关上迟而涩者是也。"（《医学启源》）《金匮要略·五脏风寒积聚》文曰："肝中寒者，两臂不举，舌本燥，喜太息，胸中痛，不得转侧，食则吐而汗出也。"由此看出，张元素对"肝寒"的认识来自张仲景。寒邪伤于肝，两臂难举，这个病变还是"肝主筋膜"的概念，筋膜拘挛故两臂难举，符合"寒主收引"的理论。"舌燥"有两种情况：一种是寒邪郁积久而化热，寒、湿都是这样，郁久会化热；另一种是寒燥，寒主收引，津液收敛不能分布也会燥，即不化热也会燥，如冬天皮肤干燥，并不因为热，是寒燥，津液分泌少了不能滋润皮肤就出现皮肤干燥。"太息"，是指长长地吐一口气，是不自主的一种表现，与肝有关系，"肝"主条达、主疏畅，不条达、不疏畅，所以总是要长长地出口气才感觉舒服，这是气机不疏畅的表现。"胸中痛"，也是因气不通畅的缘故，严重时身体还不能转侧，还是因筋膜拘挛的缘故。《金匮要略·五脏风寒积聚》中说："胸中痛，不能转侧，食则吐而汗出。"吃了东西就吐，吐了就自汗出，这是肝寒犯胃，胃气不降而上逆，所以"吐而汗出"。张元素辨"肝寒"时说："其脉左关上迟而涩者是也。"这是张元素本人的体会，"左关上迟而涩"是"肝寒"的脉象。

这里有一个问题要说明一下。有人说"肝无寒证"，认为肝藏相火，肝一旦发病，病则肝火亢。肝有没有寒证呢？《金匮要略·五脏风寒积聚》里面记载有"肝中寒"证，不仅文献上有，临床上也能见到。如疝病，内科有寒疝，疝是哪个经的病呀？是肝经病，为什么称"寒疝"不称"热疝"呢？"疝"，十之八九属寒证，也见有热证，但太少见了，所以习惯上叫"寒疝"。而治疗"疝病"的方子很多，基本上都是"辛温"的。再如，现代医学诊断的"肝炎"，主要表现为肝区疼痛，临床辨证不少是属于"肝寒"的。对"肝区疼痛"症的治疗，多用"柴胡桂枝汤"，有时非"柴桂汤"不能止痛。还有厥阴病，有寒厥，有热厥。所以肝病是有寒证的，这是没有疑问的。

肝热。张元素说："肝中热，则喘满多嗔，目痛，腹胀不嗜食，所作不定，梦中惊悸，眼赤，视物不明，其脉左关阳实者是也。"（《医学启源》）这些认识来自华佗的《中藏经》，《中藏经》说："肝中热，则喘满而多怒。"一般肝火旺的病人，喘满而多怒。由于"腹胀"当然就不想吃东西了。"所作不定"不是肝风的表现，是肝气动的表现。"梦中惊悸"的表现是一定要从"肝"来考虑，人卧则血归于肝，血归得好，睡眠就好，肝所藏的"魂"则安，人就睡得踏实，假使肝气动，血不能很好地藏于肝，就会睡中惊悸，儿童多见此症，这都是血不养肝，血不归于肝，神志不能很好地安藏的缘故。目痛、眼赤、视物不明、脉象左关阳实等，均为肝热的表现。"阳实"脉是弦、大、数类的脉象，是辨肝热的脉象，在临床上都可以见到。

关于失眠症，中医认为："神、魂、魄、意、志"等，在正常生理状况下，都是存在于各脏腑的精血之中的，如心藏脉，脉舍神，其他脏腑也是如此，神、魂、魄、意、志是功能表现，功能表现是要依赖于物质基础的，各脏腑的精血就是物质基础，精血足"神"才能藏，精血不足"神"就不能藏，神不藏则卧不安。

肝虚。张元素说："肝虚冷，则胁下坚痛，目盲臂痛，发寒热如疟状，不欲食，妇人则月水不来，气急，其脉左关上沉而弱者是也。"（《医学启源》）前面的肝寒、肝热属实证，这是肝虚证。"胁下坚痛"，是肝的少阳升发之气不足，不能温养经脉引起的，胁下分布的是肝的经脉，"臂痛"也是同理。肝、少阳都主半表半里，所以会"发寒热如疟状"。肝气动了就要影响脾胃，会出现"不欲食"。"气急"也是肝气不疏的现象。为什么"妇人则月水不来"呢？临床上有句话是"肝为妇人之先天"，不是说女人比男人多一个先天，是强调血液对于女人的重要。肝是藏血的器官，"肝为妇女之先天"是从月经这个角度来讲的，所以"调经"总要"调肝"，这成为临床上的治疗原则，十有八九的月经不调，都与"肝气"有关，所以要调"肝"，当然"脾病"也会影响到月经，那是第二位的。

肝亢。张元素说："是动则病腰痛，甚则不可俯仰，丈夫癫疝，妇人小腹肿，甚则嗌干、面尘脱色，主肝所生病者，胸中呕逆，飧泄狐疝，遗溺闭癃病。"（《医学启源》）《灵枢·经脉》中云："是动则病腰痛不可以俛仰，丈夫癫疝，妇人少腹肿，甚则嗌干、面尘、脱色；是主肝所生病者，胸满、呕逆、飧泄、狐疝、遗溺、闭癃。"由此看出，张元素对肝病的这段认识来自《内经》。为什么肝气发生变动会出现这一系列病症呢？这和肝的经脉循行有关，肝病是如此，其他脏腑的病也是如此，病变表现都与经脉循行密切相关。所以在临床上辨证，对于各经的经脉循行路线一定要搞清楚，这对辨证很有帮助，不是要搞针灸才要记住这些，六经辨证也好，脏腑辨证也好，许多病在临床上的表现都与经脉的循行路线分不开。

解释一下"是动"。《难经》把"是动病""所生病"，解释为"气血病"这是不合适的。《难经》认为每一脏腑都有"是动病"和"所生病"，这一认识就是从《灵枢·经脉》的这段文献来的。认为"病腰痛，甚则不可俯仰，丈夫癫疝，妇人不腹肿，甚则嗌干、面尘色"，这是肝的"是动病"；

"胸中呕逆，飧泄、狐疝、遗尿、闭癃病"，这是肝的"所生病"。《难经》认为"是动"是"气"的病，"所生"是"血"的病，这在临床上没有多大的意义。

综上分析，张元素的辨证是从寒、热、虚、实、经脉等方面进行的，这种方法在今天的临床上还在运用。我要求大家要从寒、热、虚、实、经脉与病变表现的关系入手，搞清楚寒、热、虚、实证可能出现些什么表现？特别是在相关经脉的循行部位可能会出现些什么表现？这些知识一定要掌握，在临床上总觉得症状繁杂不易分辨，就是这些基础知识掌握得不好。

4. 肝病特点

张元素说："脉沉而急，浮之亦然，主胁支满，小便难，头痛，眼眩。……肝病旦慧，晚甚，夜静。肝病头痛、目眩、胁满、囊缩、小便不通，十日死。又身热、恶寒、四肢不举，其脉当弦而急；反短涩者，乃金克木也，死不治。"这段是关于肝病的演变和预后的认识，是根据《中藏经》的文献来的。

肝经受病，脉弦急，可见于"沉"部，也可见于"浮"部。所谓"急"就是弦中带数的脉象，即脉搏在指下感觉波动有力、急躁。凡是"急躁"的脉象，脉搏跳动就不太均匀，这种脉象主肝热、肝亢，不管是在"沉"部出现，还是在"浮"部出现。胁支满、小便不通畅、头痛、目眩，这些都符合"肝热"的临床所见。肝病发病特点往往有这样的规律，早晨起来比较清爽（"旦慧"），所有表现都比较轻，到了下午、傍晚所有表现要加重，到了夜半，病人又比较安静一些了，这种情况在临床上也是多见的。《素问·生气通天论》中云："故阳气者，一日而主外，平旦人气生，日中而阳气隆，日西而阳气已虚，气门乃闭。是故暮而收拒，无扰筋骨，无见雾露，反此三时，形乃困薄。"照中医传统的认识，早晨属少阳生发之气，肝属木，肝木主生发，肝的生发之气旺起来了，所以早晨的症状表现比较轻；到了下午，尤其傍晚前后，阳气逐渐下降，逐渐收敛，属秋金之气，燥金之气，金是克木的，必然要影响肝，所以从下午四点钟以后到傍晚这段时间，许多症状都要随之加重，所以说"晚甚"；根据这个理论来推断，入夜后病人会比较安静，甚至可以好好地休息几个钟头，因为夜半属寒水之气，水可以生木，水可以养肝。所以旦慧、晚甚、夜静是肝病的发病特点，这种情况在临床是很多见的。肝病旦慧、晚甚、夜静，主要是受到木旺、金旺、水旺时辰的影响，"旦慧"是木旺的缘故，"晚甚"是金旺的缘故，"夜静"是水旺的缘故。

现在有医学气象学，是一门很新的学科，他们专门研究病变与气候变化的关系，虽然今天的医学气象学，但还没有充分的理由来解释上述的这种现象，但是现代科学还是承认人体存在着生物钟的现象。气候、时节、人体生物钟等，这些对疾病是有影响的。现在苏联科学研究院针对这个问题有一个专门的课题在研究，有个报告说他们通过100例病人的观察，在日食的时候，这100例病人的症状统统加重了，在这100例病人中，男女老幼都有，病情轻重各不相同，但症状都加重了，日食过后，这些症状又缓解了。

"肝病头痛目眩，胁满囊缩，小便不通，十日死"，这是肝阴大伤的情况，阴伤，肝阴失去濡养就会发生这些病变。所谓"十日死"不是绝对的，"十日"即甲、乙、丙、丁、戊、己、庚、辛、壬、癸等天干，是古人用来纪日的十个代码，"十日"代表五行之气的一个周期，现已不再用这一方法，这里只是强度肝气亢而到了阴精伤尽的程度，就会出现小便不通、阴囊缩进的危重情况，阴越伤阳越亢，阳越亢阴越伤，恶性循环，病情到了晚期。

若肝阳亢，身热恶寒，四肢不举，脉当弦急，却出现脉短涩之象，即反现虚象，这是不好的征兆，因为"脉短涩"是金气的脉象，按照金克木的规律，说明其预后很不好。在临床上实证现实脉，虚证现虚脉，脉与证相合，预后多良；凡是虚证现实脉，实证现虚脉，脉与证不相合，预后多凶险。身热恶寒，四肢不举，其脉弦急，这是肝气旺证与弦急的实脉相合，实证现虚脉，是邪盛正衰，这预后就不好了。

5. 肝病治疗

张元素说："肝苦急，急食甘以缓之，甘草。肝欲散者，急食辛以散之，川芎。补以细辛之辛，泻以白芍药之酸。肝虚，以陈皮、生姜之类补之。经曰：虚则补其母。水能生木，水乃肝之母也，若以补肾，熟地黄、黄柏是也。如无他证，惟不足，钱氏地黄丸补之。实则芍药泻之，如无它证，钱氏泻青丸主之，实则泻其子，心乃肝之子，以甘草泻之。"（《医学启源》）这是张元素提出的肝病的治疗原则。

肝急，要缓其急，就用"甘草"。如《伤寒论》的"芍药甘草汤"，治两脚拘挛，就是甘缓法，"甘草"可缓拘挛紧急。"肝苦急"也验证了前面强调的肝是柔脏的生理，"肝苦急"就是肝不柔和了。肝为什么会不柔和？总是两方面的原因，或阳气亢，或阴气伤，其中任何一种情况都会使"肝急"，因此用"甘草"以缓之。当然缓肝之急不是仅有"甘草"这一味药，一般"甘"味的药都有"缓"性，可以在临床上选用。如津伤阳气亢，是虚阳、虚热现象，"生甘草"是理想的药，"生甘草"与"炙甘草"大不一样，"炙甘草"是补中、补土的药，"生甘草"是缓急、泻火的药。

　　肝郁，要疏泄（即"散"），就用"川芎"。"川芎"是辛散药，但也不要理解为凡是肝气郁结就非用"川芎"不可，如肝气郁结而有热的时候，"川芎"并不好用，因为"川芎"是热性药，肝是相火之脏，若肝火未动还可以用，如果有火象，最好用"郁金"来散肝气，不能用"川芎"。甚至于相火妄动时，只能用"知母"来散了，连"郁金"都不能用。"知母"是辛润的药，在清热泻相火药中，黄芩、黄连、黄柏、大黄这些是苦燥药，只有"知母"泻火是辛润性质的。

　　怎样理解"补以细辛之辛"？这是指"细辛"能帮助肝恢复疏泄升发功能而言。是不是一定要用"细辛"来补，那是另外的问题。"细辛"能升发燥阴之水，它又带散性，如果是"肝寒"，少阳之气不足，"细辛"是比较理想的药，它既能引肾水来养肝木，又有辛散助肝疏泄。一般肝肾阳虚的时候，"细辛"是味好用的药。

　　怎样理解"泻以白芍药之酸"？"芍药"是泻？是敛？这是有争议的。一般认为赤芍"泻"，白芍"敛"。"桂枝汤"中用的是"赤芍"？还是"白芍"？也是有争议的，今天我们暂不做结论。但是我们要了解"酸"味药的作用是什么？"酸"既能"收"又能"泻"，不同的"酸"，有不同的作用。如"五味子"的酸，是酸收，有安神镇静的作用，肺气不敛、肺气不收就要用"五味子"，睡觉不好，失眠症要用"五味子"安神。山楂是"酸泻"，是通泻药，现在多用于心血管病，一般习惯用"山楂"消积食，消积食是不能用收敛药的。所以不同的酸有不同的作用，酸收、酸泻在《内经》上都谈到了，因此只说"酸性收敛"这是偏面的。再如"醋"，醋是酸的，是酸泻还是酸收？"醋"是通泻药，不用于收敛。前几年在农村治疗不少"胆道蛔虫病"，就是用"醋"来治疗的。在山西，家家都有一坛醋，治疗"胆道蛔虫"可以什么药都不用，就用一碗"醋"，虫若在胃里面能吐出来，若在肠里就排泄出来。在南方，农村的孩子，暑天里易生疮，他们不擦什么药，就是用"醋"擦几次，红肿热痛就消了，这是酸收？还是酸泻？对"芍药"这味药来说，现在大多认为，"赤芍"为泻，"白芍"为收。

"肝虚，以陈皮、生姜之类补之。"陈皮、生姜并不是补药，为什么肝虚要用陈皮、生姜去补呢？这里的用意还是帮助肝疏泄的缘故。

"经曰：虚则补其母。水能生木，水乃肝之母也，若以补肾，熟地黄、黄柏是也。"这是讲助肾生肝的方法。治疗肝病，往往要联系"肾脏"来考虑，这有两方面的问题。一是子母关系，水能生木，肝之所以疏泄，肝阳所以不亢，要靠肾水的调济才能够维持肝的生发之气，所以补肝要从肾补起，要从精血方面考虑，精血能够养肝。二是肝肾同源的关系，肝的相火往往是由肾的相火引动的，当然肝的相火动了也能引动肾的相火，所以说"同源"，同有一个相火，同样受气于命门。泻相火用知母、黄柏等泻肾的药，泻肝时也一样用这些药。"黄柏"之补肾就是泻相火的作用，"黄柏"本身不是一味补药，这是肯定的。黄柏、知母在临床上往往同时并用，其共性是都能泻相火。个性就不一样了，"黄柏"用多了会伤津，其性味苦燥，"知母"是润药。用黄柏、知母，其剂量是有讲究的，一般是"知母"的分量最少也要大过"黄柏"分量的三分之一，或者超过一半。为什么呢？这是强调，当出现火亢时就有阴虚的一面，不能只是偏面地去泻火，而不考虑伤阴的问题。"熟地黄"在这里比较容易理解，肝肾无热用"熟地黄"，肝肾有热要用"生地黄"。现在有些药房熟地黄、干地黄根本就不分了，"干地黄"就是晒干了的"生地黄"。有些地方"干地黄"与"鲜地黄"也不分，这也是个问题。蒸炙过的"地黄"叫"熟地黄"，晒干了的是"干地黄"，"生地黄"是"鲜地黄"。要清热镇惊就用"生地黄"，不用煎，只用开水冲一下，泡20分钟就行了。总之对"地黄"，不同的病要掌握不同的用法。

假如没有其他的情况，单纯是个虚证，就用"钱氏地黄丸"补之。"钱氏地黄丸"就是"六味丸"，先有"肾气丸"，"肾气丸"一般叫"八味丸"，就是"桂附八味丸"，这个方子是先有，钱乙把肉桂、附子去掉了，所以叫"钱氏地黄丸"，就是"六味丸"。临床用药注意区别。

如肝实证，就要用钱氏"泻青丸"来泻。"泻青丸"是钱乙《小儿药证直诀》中的方子，有当归、川芎、大黄、栀子、羌活、防风、冰片这么几味药。所谓"泻青"就是"泻肝"，"青"是木之色，这里用栀子、大黄来泻，羌活、防风去散。需要"泻肝"时，我是不大用这个方子的，因为当归、川芎，用于肝火旺时，还是嫌其太辛热，羌活、防风又辛散，所以我不习惯用这个方子，何况泻肝的方法很多。但是这个方子还是一个好方子，用于治疗"白内障"，这是比较理想的方子。特别"白内障"的早期，不管是老年人，还是中年人都适用。用"泻青丸"治疗"白内障"是从李东垣开始的，在李东垣的《兰室秘藏》中有记载，这个方子的效果非常好，适用于"白云攀睛"这种情况。"白内障"初期实证多见，用羌活、防风外散，用大黄、栀子内泻，用当归、川芎通肝滋营，这符合肝的生态，是很理想的一个方子。

"实则泻其子，心乃肝之子，以甘草泻之。"这个方法用于对虚火的治疗是可以的，治疗"实火"还是不行，"实火"还是要用"黄连"类的药，用"黄连"泻心之实火，心之虚火一般还是用"导赤散"，要给邪找个出路，让心火下走。

以上是张元素对肝病的治疗心得。"肝苦急，急食甘以缓之；肝欲散者，急食辛以散之"。这些理论都源于《素问》，但是甘草、川芎、细辛、芍药的这些用法，是元素临床上的体会。这种理论结合实践的做法，值得我们学习。张元素把《内经》的理论用于临床，结合实践运用这些理论，这是我们今天仍在提倡的。

我们以肝脏为例，来讲解了张元素脏腑辨证的学术思想，从肝的生理、肝的脉法、肝的辨证、肝病发病特点和预后、肝病的治疗等五个方面进行了介绍，可以看出张元素接受了《灵枢》《素问》《中藏经》中的理论，并结合临床实践来具体运用这些理论，虽然这些理论都不是他的创造，但是在结合临床实际运用方面，他有很突出的表现。

（二）遣药制方论

分析张元素的遣药制方论，是研究张元素学术的另一主要内容，也是张元素一生主要的成就所在。

1. 四气五味

寒、热、温、凉为"四气"，酸、苦、甘、辛、咸为"五味"。"四气五味"主要讨论的是药物的阴、阳、厚、薄的性质问题。这个问题是在《素问·阴阳应象大论》里提出来的："味厚者为阴，薄为阴之阳；气厚者为阳，薄为阳之阴。"我们既要掌握四气五味，还要掌握四气五味的阴阳厚薄。气味的厚、薄，就是要知道药物的阴阳属性。如果没有掌握这些问题，说明你对中药的了解还不够深入。

《素问·阴阳应象大论》云："味厚者为阴，薄为阴之阳；气厚者为阳，薄为阳之阴。"这句话的意思就是说，气与味有阴阳关系，气为阳，味为阴。"味"固然属阴，但"味"有厚薄，味厚者属于纯阴药，味薄的属于阴中之阳药；"气"属阳，也有"气"之厚薄之分，气厚的药是纯阳药，气薄的药是阳中之阴药。"气味"必定要分阴、阳、厚、薄，但阴、阳、厚、薄毕竟是相对的，而不是绝对的。

中药气味的阴、阳、厚、薄等特性，决定了药物在功用上的不同。《素问·阴阳应象大论》说："味厚则泄，薄则通；气薄则发泄，厚则发热。"这就是说纯阴的药，偏于下走，味厚了就能下行，如"大黄"味厚，故能泻下，"熟地黄"味厚，故入下焦。味薄则通，能够通利，如木通、通草、泽泻等味薄，故能通利。气为阳，气薄就发泄，如羌活、桂枝等，这些都是气薄的药，故能发泄、发散。气厚就发热，像川乌、附子不仅不发泄，而是生热的药。不管是"气"还是"味"，都要分厚、薄，它们的功能是不一样的。

"温热家"与"伤寒家"都有"发表"的方法，《伤寒论》麻黄汤、桂枝汤在发表，温病学的银翘散、桑菊饮也在发表，前者用药气味偏厚，因为治疗的是寒证，桑菊、银翘等气味偏薄，因为治疗的是热证，所以气味厚薄的理论是需要掌握的。不能因为都是表证，就不管用药的气味厚薄，而随便选择解表的药。如同样是表证，老年人、小孩、壮年人用药都是不一样，关键在于针对性要强，既针对寒证、热证、虚证、实证选药，还要考虑人的体质特点，体质虚的人就是用点桑叶、菊花都可以引起出汗，体质实的人用麻黄、桂枝都不一定出汗。所以气味厚薄的理论是很有临床应用价值的。厚薄实际涉及药性的强弱、大小、缓急，因此讲"四气五味"还要考虑"气味厚薄"。气味厚薄问题不仅涉及处方的组成，还涉及煎煮的方法，气味厚的药煎的时间长，气味薄的药要煎的时间短，气味厚的药要早煎，气味薄的药要后下，这些经验是古人长时期在临床实践中得出来的，关系到疗效的好坏。

研究院不是搞了一个"青蒿素"吗，开始他们对有效成分总是提炼不出来，实验效果总是不满意，后来在《肘后方》中得知"青蒿"治疟不用煎，而是把"青蒿"捣碎绞汁服用，后来实验效果就大不一样了，就差这么一点，这个事实说明中医学的药性理论是很重要的。如刚才讲到"生地黄"，退高热的时候，把"生地黄"煎了服用就没有作用了，"生地黄"不煎，拿开水泡，药性就不一样了，效果也不一样了。再如治疗"吐血症"的"三黄汤"（黄芩、黄连、大黄），真是治疗大吐血，煎服也就没有效了，"三黄泻心汤"只能用开水冲服，就像泡茶一样，用开水冲后盖二十分钟，与煎的"三黄汤"的效果大不一样。气味厚薄问题，现在虽然不能把它们说得那样神，但还是要掌握气味大小、气味缓急、气味强弱的区别，这在临床疗效上差别是很大的。教材中举了茯苓、麻黄、竹叶等几个例子，要领会其中的精神。

2. 药物归经

张元素把五行理论贯穿到中药四气五味理论中，以此对中药进行分类研究。如味酸、气温，属肝木类的药，"酸"是肝之味，"温"是木之性。如味苦，"苦"是火之味，一定要用"火"这个概念理解"苦"。总之，讲四气五味都要用五行之性来分析。

但是"气"与"味"往往是不一致的，如酸、温是"木"之气味，这可以理解，如果味酸、气凉，与"木"之性就不一致了。像这样不一致的情况还特别多，因此对每味药来说就不单纯归某一经、某一脏腑，也就是说一味药往往会有多个归经。在掌握药的气、味之后，还要知道这味药能入哪些经。由此，张元素做了一个前无古人的发明，就是"引经报使"说。"引经"与"报使"是同义，"引经"即是"报使"，"报使"即是"引经"，就是老百姓说的"药引子"。"药引子"的作用是把整个方药的作用带入某经，张元素组方特别讲究这个。

最近出版的《中药词典》我还没有看过，听说里面把"引经"内容去掉了，如果药没有"归经"，"大黄"清热，"黄连"也清热，"黄芩"也清热，"黄柏"也清热，"黄栀子"也清热，都是清一样的热吗？当然不是！"黄芩"善清肺热，"黄连"善清心热，"大黄"善清肠胃热。气味问题、归经问题，这是当前中药研究很重要的两个科研问题，而且这个问题，越来越引起临床的重视。我们现在搞中药研究还局限在成分分析的实验研究方面，这条路看来并不那么宽广，至少对指导中医临床用药是这样。每次有机会我总是强调这一点，搞中药研究搞清成分我不反对，应该是"有成分论"，但是不搞"唯成分论"。唯成分论已经走了100多年了，第一味药就是"麻黄"，我们的中药专家和德国的一些专家一起，对"麻黄"成分的研究搞了100多年了，到现在还只是个"麻黄素"，"麻黄素"与中药的"麻黄"是两回事嘛。"麻黄素"是从"麻黄"中提取出的一部分生物碱，不能代替"麻黄"的全部成分，所以"唯成分论"这条路是走不通的。对药物成分分析，我没有这方面的专业知识，但是我听说其中的有机成分是颇不容易搞出来的，这在世界上也都是前沿的科研课题，"无机物"还好搞一些，所以"麻黄"的成分研究搞了100多年了，进展并不大。在国外，某些国家搞中药浓缩剂，把整个成分都保留下来，事实证明这种方法比单纯提炼成分的方法更符合临床实际的应用。搞中药研究，"四气五味""药物归经"都是极大的科研课题，我看还是要搞的，因为这些知识仍在指导中医的临床。

中药的气味用五行的概念来进行归类，由此来确定中药究竟是入某经、入某脏、入某腑，所谓"归经"是指"归脏腑"，这是张元素的第二个创新点。事实上临床所用的中药，分别对不同的脏腑起作用，如"麻黄"只对肺气发挥作用，它不入脾，也不入肾。总之，中药学的"归经"理论，现在的临床用药还是不能离开这些认识的。

3. 遣药制方

单味药的效用与方剂的综合效用还是两回事，各自发挥的作用是不一样的，对方剂来说有个"配伍"问题，配伍的目的和原则就是调剂四气五味，把多味药（起码两味药以上）的气、味，用一个思路和方法来调动和整合，让这些药物相互配合来实现一个功用。张元素提出的配伍原则出自《素问·至真要大论》，主要内容如下。

首先关于"风"。张元素说:"制法:肝、木、酸,春生之道也,失常则病矣;风淫于内,治以辛凉,佐以苦辛,以甘缓之,以辛散之。"这就是治疗风病的制方原则,"风"反映的是肝的病变,肝具有"木"的性格,体现"木"的性质,"木"动"风"生,所以肝发生病变,"风"的表现随之而起,所以中医学认为"风"为"木"之气,正常与反常都是如此。什么可以制约"风"呢?就要靠"金"之气,"金"能够克"木",所以就要治以"辛凉","辛"是金之味,"凉"是金之气,中药学的"辛凉"就是这样的概念。"佐以苦辛",这个"辛"是张元素自己的体会了。《素问·至真要大论》中云:"风淫于内,治以辛凉,佐以苦甘,以甘缓之,以辛散之。"我认为张元素这里佐以"苦辛",没有《内经》的意义长。为什么要佐以"苦甘"呢?因为过于"辛",反而还要伤肝之气,所以佐以"苦甘"。"苦"是火之性、火之味,火克金,用"苦"味来约制"辛"。为什么佐以"甘"呢?"甘"性缓,"甘"可以益气。所以《内经》说要佐以"苦甘"。既要用"辛凉"来胜"木",又要用"苦甘"来约制"辛",以防"辛"太过,防"秋金"之气克制"春木"太过。"以甘缓之,以辛散之。"意思是"肝"发生了"风"的病变,风性急,风木阳气亢,会出现头晕、目眩,于儿童可见拘挛、抽搐,这些都是"急"的表现。再如有些人肝气一动,脾气暴躁,也是"急"的表现。风只怕不动,一动就要有"急"的表现,所以要用"甘缓"之法,即在"辛凉"中加点"甘"味药,来缓肝之急,这就是"甘以缓之"。《素问·藏气法时论》中云:"肝苦急,急食甘以缓之。"又说"肝欲散,急食辛以散之,用辛补之,酸泻之。"对于肝的病变,调治配方的主要原则是以"辛凉"为君,"甘苦"为臣。如银翘散、桑菊饮、白虎汤都是这样立意的。桑菊饮、银翘散,属于辛凉轻剂,白虎汤,属于辛凉重剂。不管轻重都是辛凉剂,都是针对风温、风热的。有了这些认识,将来学习"温病"的治疗方法就容易理解了。

其次是关于"热"。《素问·至真要大论》云:"热淫于内,治以咸寒,佐以甘苦,以酸收之,以苦发之。"张元素对于热证的制方原则是遵经所言。热证是"火"之气,什么才能胜火呢?是"水","水"能够胜"火",所以要治以"咸寒","咸"是"水"之味,"寒"是水之性、水之气。为什么要佐以"甘苦"呢?是防止"咸寒"之味太过,谁才能够制"水"(咸寒)之太过？是"甘"，"甘"是"土"之味，"土"能够制"水"，佐以"甘"就是防"咸"之太过。为什么佐以"苦"呢？"苦"能泄热，要给"热"找条出路嘛。这样还不够，还要以"酸"收之，以"苦"发之，是说"热"散于经而不能敛，可以通过"酸"来收敛，"热"散于经而不能泄，可以用"苦"来发泄。热散于经而不能敛往往属于"虚热"，热散于经而不能泄往往属于"实热"。"酸收"针对虚热，"苦泄"针对实热，这要看热证的虚实来选择用药了。总之，治疗"热淫于内"，"咸寒"是主要的，是君药，"甘苦"是臣药，以"酸"收之或用"苦"发之，这是佐使药。温病学的"清营汤"就是"咸寒苦甘法"的方子，与这里所说的"治于咸寒，佐以甘苦"是一致的。"清营汤"治厥阴暑温，症见烦热、谵语，病机是热入营分，咸寒药用的是犀角、生地，甘药是玄参、麦冬，苦药是黄连、连翘。

第三关于"湿"。《素问·至真要大论》文云："湿淫于内，治以苦热，佐以酸淡，以苦燥之，以淡泄之。"张元素对于湿证的制方大法是遵经所言。"湿"为"土"之气，只能用"燥"的方法治疗，所以要治以苦热、苦温，最典型的药是"苍术"。"湿"常常伴有"寒"，同属阴邪嘛，而"湿热"是"寒湿"的进一步变化，"寒湿"积久郁而为"热"，"湿"属阴邪，这是为什么"湿淫于内"要"治以苦热"的原因。为什么"佐以酸淡"？因为"酸"是"木"之气，"木"能够制"土"，所以要治以"酸淡"。张元素在《医学启源》中说："佐以咸淡。"和《内经》的"酸淡"不同，这也可能是张元素本人的问题，也可能是文献的刊误，照五行的属性来讲，还应是"酸"，"酸"从"木"化，能够制"土"，所以佐以"酸淡"顺理成章。"以苦燥之"，"苦"从"火"化，"苦"为"火"之味，"苦"能燥"湿"，"淡"以利窍、泄湿，这也是给"湿邪"找去路的方法，正如《素问·藏气法时论》说："脾苦湿，急食苦以燥之。"温病学有个方子叫"四苓加厚朴秦皮汤"，我记得是《温病条辨》的方子，用的就是"苦热淡法"。"四苓"在《伤寒论》中，用的是猪苓、茯苓、白术、泽泻，"白术"的燥性不够；在温病里面用是猪苓、茯苓、泽泻、苍术，所以成为苦热剂、苦温剂，就是因为"苍术"的关系，"苍术"是苦热、苦温药。这个方子没有用"桂"，加了厚朴、秦皮，符合张元素"湿淫于内，治以苦热，佐以咸淡，以苦燥之，以淡泄之"的治疗原则。"四苓加厚朴秦皮汤"治疗的是寒湿证，寒湿腹胀。治

"湿"不外乎这样两条路："湿"重要用燥法，特别是寒湿要用温燥法；"湿"轻要用淡渗法，适用于湿郁、湿滞证。总之《素问·至真要大论》里的这一原则，被后世的"温热家"充分地发挥了，在《温病条辨》里面近200个方子全是应用《素问·至真要大论》的理论，使用了辛凉法、辛温法、甘温法等。大家看看《温病条辨》的第46条原文，认真地体会一下。

第四关于"燥"。《素问·至真要大论》文云："燥淫于内，治以苦温，佐以甘辛，以辛润之，以苦下之。"张元素对于燥证的制方大法是遵经所言。"燥"淫是"金"之气，治用"苦温"，"苦"是"火"之味，火能克金，所以要用"火"的苦味来胜燥金。燥气要分凉燥和热燥。用"苦温"的道理好理解，"温"是"火"之气，"苦"是"火"之味，"火"能胜"金"，临床上针对"凉燥"是可以这样用的。有个方子叫"绝经煎"，有当归、肉桂、熟地黄、台乌药、泽泻等五味药，当归、肉桂是温热性的，乌药、泽泻味苦，这就是个苦温之剂，主要是治血虚经滞的闭经，或是月经量少。这个方子有加减法云，月经不来，腹痛时还要加"附子"。既要用熟地黄、当归润燥，更要用"肉桂"之温化，此方里面佐有"甘辛"，如"地黄"是"甘"味药，"当归"是"辛"味药，这种"辛"要带"辛润"才行，治燥证嘛。除这个方子外，还有一个偏于温性的治燥证的方子，就是张元素本人的"桂苓甘露饮"，是用"甘露饮"加桂枝、茯苓，这是治燥证的温剂，其中用生地、熟地、天冬、麦冬，还是甘寒、甘润的立意。除此以外，治燥证的"温剂"不是太多。临床上治燥证多用"辛凉甘寒剂"，如桑杏汤、桑菊饮等，都是辛凉剂，《温病条辨》的"翘荷汤"，以连翘、薄荷为主的，这是辛凉剂。除此之外还有"甘寒剂"，如清燥救肺汤、沙参麦冬汤等，《金匮要略》的"麦门冬汤"，也是甘寒剂，"甘"能够生津，津可以润燥。因此治"燥证"还是要掌握辛凉、甘寒、甘润这些主要的方法。"燥"与"热"还不一样，药味太"苦"对燥证不适合，因为"苦"本身就多兼燥，用"辛"味药也只能限于辛润的范围，不能用辛散的药。《素问·至真要大论》中"以苦下之"治燥，需要认真地思考，以"下"治"燥"也有几个方子，如"麻仁润肠丸"，这个方子甘润的，其中二升"杏子"二升"麻仁"，这种治燥证的方子并不多见。李东垣的"润肠丸"，用大黄、当归、羌活、桃仁、火麻仁这样几味药，"大黄"是苦味，但其中有当归、桃仁、火麻仁配伍，充分考虑到

"润燥"这个概念。总之治疗燥证"苦"药尽量少用，温燥、凉燥可以用温性药，热燥应该用辛凉甘寒剂，燥在"表"用辛凉剂，燥在"里"用甘寒剂，这是治燥证的一般原则。

第五关于"寒"。《素问·至真要大论》文云："寒淫于内，治以甘热，佐以苦辛，以辛润之，以苦坚之。"张元素对于寒证的制方大法是遵经所言。"寒"是"水"之气，"甘"是"土"之味，土能治水，热能胜寒，所以治以"甘热"，"甘"从"土"化，"热"从"火"化。张元素在《医学启源》中说："佐以苦辛，以辛散之，以苦坚之。""苦辛"有散寒湿的作用，苦能坚嘛。如"理中汤"就是甘热苦温之剂，其中人参、炙甘草、白术、干姜，既是甘味药，又是热性药，是典型的"治以甘热，佐以苦温"的方子。"理中汤"主治脾肾虚寒证，凡是脾肾两虚的上吐下泻，多为太阴寒湿证。还有一个方子叫"九痛丸"，有人参、干姜、吴萸、巴豆、狼牙等五味药，治疗腹绞痛、寒痛，包括"疝症"等，这也是甘热之剂，干姜、吴萸甘热，巴豆辛热，狼牙性温。寒淫于内，治以甘热这种方子就多了。顺便说说，"巴豆"这个药不能随便乱用，处方上一般只能用"巴豆霜"，不能直接用"巴豆"。"巴豆"有毒，若中毒首先表现是"吐"，而且非常剧烈，其次是"腹泻"。用"巴豆霜"会安全一些，"霜"剂是去了油的，"巴豆"的毒性主要在"巴豆油"中。

总之，张元素应用《内经》制方的理论，用药最讲究气味，讲究气味的归经，讲究气味的生制关系，讲究气味的厚薄，这是他遣药制方的特点。他研究气味的厚薄、气味的归经、气味的生制等，都不是割裂的，每讲气味都有这三方面的问题，每制一方都要从这三方面来考虑，其中"引经报使"说是他的一大发明。

（三）元素学术小结

综上所述，张元素的学术思想主要反映在两方面，一是脏腑辨证学说，一个遣药制方理论。脏腑辨证学说，是他根据《素问》《灵枢》《中藏经》的相关理论，结合自己的临床实践来阐发的，即对每个脏腑都从寒、热、虚、实几个方面来进行分析，以形成了他对脏腑辨证理论的理解，这就是张元素脏腑学说的主要内容。这对今天临床辨证，特别是对内科杂症的辨证很有现实意义。研究张元素学术思想，大多对他遣药制方的理论谈得较多，而对他的脏腑辨证的认识谈得较少，这是因为在很长的一个时期，他的《医学启源》没有在世面流行，很多人没有见到过这本书，也就很少见到他对脏腑辨证的论述。张元素遣药制方的理论，主要是根据《素问·阴阳应象大论》《素问·藏气法时》《素问·至真要大论》等经典文献来发挥的，他在这些理论基础上创造了"引经报使"的理论，这个理论对后来的方剂学有很大影响和启发。

张元素所著书有：《珍珠囊》一卷，《洁古注叔和脉诀》十卷，《医学启源》三卷，《洁古家珍》一卷。《珍珠囊》是讲药物性味的专著，《洁古家珍》记载了他的一些处方，这两部书都不完整了，仅存于杜思敬所编的《济生拔粹》中。现在的《珍珠囊药性赋》那是另外一回事，有些人写文章认为《珍珠囊药性赋》是张元素的，这是张冠李戴了，《珍珠囊》与《珍珠囊药性赋》是两码事。至于《叔和脉诀》这本书见不到了。《医学启源》现在出版了。关于张元素的医案部分，课后大家自己看一看。

三、李杲的脾胃论

李东垣的学术反映在三个方面：一是脾胃论，二是内伤论，三是升阳泻火用药方法。掌握了这三个内容，就能去读他的著作了，如《脾胃论》《内外伤辨惑论》等。

（一）脾胃论

《脾胃论》的主要精神有两个：一是脾胃与元气的关系，二是脾胃在脏腑中是人体升降的枢纽。这两个内容能反映《脾胃论》的全貌。

1. 脾胃与元气的关系

关于脾胃与元气的关系，李东垣提出了两点：第一是关于元气的概念，第二是元气与脾胃的关系。

关于"元气"的概念，他在《脾胃论》中解释说："真气又名元气，乃先身生之精气也。"这就是说，胎儿在还没有成形时，"元气"就已经存在了，即先身而生之气。"元气"的概念有二，一个是"元"，一个是"大"。古代"元"字就作"大"字解，所以《易经》上"乾""坤"都称"元"，即乾元、坤元，对人类来说，世界上什么最大？天地最大。所谓"元"，是指生命之源，换句话说，这个"元气"秉受于父母，有了这个"元气"后，胚胎才一天天地发育，直到人体成形，这就是"元气"，生命之源。胎儿成形后，"元气"于人体中，使之不断地发育，由幼、而少、而壮、而老，一直到衰亡，整个生命的过程都是"元气"的支持，"元气"也是"大气"，是人体中最大的功能，所以在形容人体受到重创时就用"大伤元气"一词。李东垣又说："真气……非胃气不能滋之。胃气者，谷气也，荣气也，运气也，生气也，清气也，卫气也，阳气也。……分而言之则异，其实一也，不当作异名异论而观之。"（《脾胃论》）他认为"元气"是先身而生的真气，这个"真气"得到后天胃气的不断滋生，包括了营气、卫气、阳气等内容，这就比较全面地理解了李东垣所谓的"元气"的概念。

第二是元气与脾胃的关系。元气与脾胃是什么关系呢？李东垣提出"非胃气不能滋之"，尽管元气是先天性的，在胚胎时期就存在，是秉受于父母，但元气的不断补充靠谁呢？李东垣认为都是靠脾胃水谷之气来不断补充的。这就是脾胃与元气的关系，因为先天的秉赋毕竟是有限的，要维持人体几十年生机，那就要靠脾胃，后天要能养先天。所以东垣重视脾胃，因为元气的不断补充要靠脾胃的水谷营卫之气。他说："脾胃之气既伤，而元气亦不能充，而诸病之所由生也。"人活几十年，有的人健康、结实，很少有病痛；有的人多病痛，不健康。疾病的根源在什么地方呢？其根源就在脾胃。是脾胃功能或者不正常，或者比较衰弱，不能正常地供给元气以补充其耗，致使元气不充，元气就不能维持人体几十年的健康，诸病之所以由生。李东垣从生理、病理两个方面来论述元气与脾胃的关系，在他的《脾胃论》中反复地在阐明这个理论。

2. 脾胃为升降的枢纽

这是讨论脾胃的升降问题。自然界的春生、夏长、秋收、冬藏就是升降关系的体现，人体脏腑的运动也适应着这样的关系。李东垣认为，肝脏得到脾胃元气，就能够维持春生之气，肝主生发嘛；心脏得到脾胃元气，就能够维持夏长之气；这两方面反映了人体阳气之"升"。肺脏得到脾胃元气，就能够维持阳气传输的作用；肾脏得到脾胃元气，就能维持阳气蓄藏的作用；这两方面又反映了人体阳气之"降"。人体肝心之所以阳气生长，肺肾之所以阳气收藏，都关系到脾胃，所以"脾胃"成为升降的枢纽。脾胃即是元气的根源，又居于四脏之中，所以它为一身之枢纽，这是李东垣所谓"升降枢纽"的概念，与后世温病学家叶天士所谓的脾主"升"胃主"降"不是一个概念，他是从人体有机整体来讲的。脾胃为升降之枢纽，这个概念要明确。

李东垣认为元气既依赖于脾胃的滋养，脾胃一受病，元气则因之而受伤，元气受伤，许多病变都由此而产生。他的这一认识，临床上最常见的是"元气亏乏证"。一旦如此，五脏的升降就会失常。就"升降"而言，李东垣特别注意到"升"的方面，认为有"升"才有"降"，没有"升"就没有"降"，所以他特别重视升发之气。"元气亏乏"首先影响人的是升发之气，不能升举，元气就要下陷，元气下陷的结果，随之而产生就是阴火上乘，这就是李东垣理论中的另外一个问题。

元气不能升举而下陷，为什么会产生阴火上乘？东垣认为：元气充沛，脏腑气机就有升有降；元气虚衰而下陷，随元气而下陷的不仅是脾胃的元气，还有中焦的湿浊之邪。脾胃虚弱了，不能化生元气来帮助升发，那么人体的水谷之气不能变化为元气升发，反而会变为湿浊随元气而下陷，湿浊下降，就会导致肝肾的阴火上乘，这里称的"阴火"就是朱丹溪讲的"相火"。朱丹溪很形象地解释了"阴火"的概念，他认为，"阴火"就好比自然界的龙雷之火，在阴霾邪气最胜的时候，如越是下雨，湿浊越多，阴火越燃；雨下得越大，雷就打得越大，水越是泛滥，龙火就越是上升，要想解决龙雷之火，让阴火不上乘，要把阳气恢复起来，要让云散天晴，阳光普照，阴火就散了。"阴火"与"阳火"不一样，"阳火"可以用水来解决，水可以克火，对阴火来说，"水"不但不能解决问题，还会助长阴火的燃烧。阴火上乘的临床表现是：身乏力，行动气短，食欲不振，大便稀溏，恶寒，发热，口干、但不渴。这是因为中焦湿浊，阴火上乘而发热、口干。这里所谓"气虚"是指元气虚，元气虚，湿浊下降，阴火上乘，阴火不能收敛，所以身体越来越亏乏。这就要用黄芪、党参、白术、生姜、大枣等来补元气，用甘温法来除热。这就是李东垣的气虚发热、阳虚发热的理论，所以他就用甘温扶阳的方法，补元气的方法，使肝肾的阳气上升，元气能升举了，湿浊就不能下降，湿浊不下降了，阴火就不上乘了，这是李东垣一个重要的学术思想。

3. 脾胃论学术的小结

上面分析了李东垣的"脾胃论"的中心思想，主要有两方面：一是脾胃与元气的关系，一个是脾胃是升降的枢纽。在脾胃与元气的关系中，首先明确了元气的概念，阐述了元气的生理功能；其次从生理、病理两方面来阐发脾胃与元气的关系。讨论脾胃是升降的枢纽，也是从生理、病理两个方面来阐明的。在生理方面，脾胃强，元气充沛，就能使肝木、心火上升，心阳上升，肺津下降，肾水不泛；在病理方面，一旦元气不充，升降就会失常。就升降两方面而言，主要矛盾是"升"，阳气不升，就要造成气虚发热的病变。

（二）内伤论

河间学派的医家非常重视"外邪"引起的病变，易水学派的医家则着重在"内伤"病变方面，这是两大学派很显明的区别。研究"内伤"主要是两个方面：一个是病因，一个是病机。

1. 内伤病因

李东垣的"内伤论"是和他重视脾胃、重视元气的理论分不开的。脾胃和元气是人体内重要的器官和物质，有了脾胃论的学术思想，必然要从"内伤"方面来深入地发挥。因此他的"内伤论"基本是以"脾胃内伤"为主要内容的，因而在叙述内伤病因、病机中，也着重于"脾胃伤"这个方面。

所谓"内伤"首先是脾胃伤，是饮食不节造成的。李东垣在《脾胃论》说："饮食不节则胃病，胃病则气短、精神少而生大热。"他又说："形体劳役则脾病。"是说劳役过度则脾病，因为脾主肌肉，脾主四肢，过度的劳役会伤及脾。李东垣在《内外伤辨惑论》中说："喜怒忧恐，劳役过度，而损耗元气。既脾胃虚衰，元气不足，而心火独盛。"这是精神方面的病因，情志伤会资助心火，火乘其土木，反过来伤脾胃。以上三个方面的病因（饮食不节、劳役过度、情志伤），落点都在"脾胃"上。所以"脾胃三因说"是李东垣提出来的：饮食不节，可以导致脾胃病；劳役过度，可以导致脾胃病；情志变化，也可以导致脾胃病。

李东垣的"三因说"与《内经》不同。《灵枢·百病始生》提出："喜怒不节则伤脏。"情志没有节制就要伤及脏，这个"脏"是指五脏而言，如喜伤心、怒伤肝、思伤脾、悲伤肺、恐伤肾等。《灵枢·百病始生》提出："风雨则伤上。"这个"上"指的是"表"，这里的"风雨"是指风、寒、暑、湿、燥、火六淫，这些外来之邪伤于表，邪从外而入嘛，包括温病、伤寒等病。《灵枢·百病始生》提出："清湿则伤下。""清湿"就是"寒湿"，寒湿邪气从下而生，这个"下"既指"下半身"，也指"里"。《灵枢·百病始生》提出："三部之气，所伤异类。"以上是《灵枢》提出的"三因说"。显然李东垣的"三因说"与《内经》的"三因说"内容不一样，《内经》的"三因"包括内伤、外感。《金匮要略方论》解释"三因说"云："千般疢难，不越三条：一者，经络受邪，入脏腑，为内所因也；二者，四时九窍，血脉相传，壅塞不通，为外皮肤所中也；三者，房室、金刃、虫兽所伤。以此详之，病由都尽。"李东垣的"三因说"与《金匮要略》的"三因说"也不一样，李东垣的"三因说"是以"脾胃论"为基础提出来的，基本排除了"外感"，而饮食不节、形体劳役、情志伤等三方面都属于内因范畴。

李东垣为什么会着重强调内在的病因呢？是和当时的历史条件分不开的。李东垣是宋金时期的人，正是民族矛盾冲突很尖锐的时候，在那段时期，汉人与金人打了几十年的仗，北方一带，由于外族入侵人民生活很艰苦，他所接触到的疾病，多是由于饮食不节、喜怒忧恐、形体劳役引起，所以不能认为李东垣的"脾胃论"是很随意的，这从他的《脾胃论》序中可以看出来。因此，李东垣的学术思想，也是在医疗实践中，从大量的病例中总结出来的。

2. 内伤病机

李东垣认为"气火失调""升降失常"，是内伤疾病的主要病机所在。

（1）气火失调

所谓"气火失调"，即刚才讲的"元气下陷，阴火上乘"，李东垣有以下三点论述。

首先认为，"元气"和"阴火"在正常人体中是协调统一的。元气就是阳气，阳气和阴火是对立的两方面，主要方面是在元气。人的元气充沛，阴火就藏于下焦，藏于肝肾，即阴火能够自敛。这里的"阴火"可以广泛地理解成为五脏之火，脏为阴嘛。《素问·阴阳应象大论》中有"气食少火""少火生气"的理论，这个理论把阳气与阴火统一起来了。这个"少火"就是少阴之火，"气食少火"的"食"是供给、供养的意思，即元气能够供给少火，"少火生气"，即少火又可以产生元气，两者是对立统一的，是相互依存的关系。

其次认为，发生病变以后，元气与阴火势不两立。李东垣说："火与气，势不两立。"二者失去了统一平衡的关系，那就势不两立了，一胜则一负。而且这个胜负的结果往往是元气负而阴火胜，阴火就不断地上乘，元气一天天被消耗。这种关系就是《素问·阴阳应象大论》所说的"壮火食气""壮火散气"。这个"壮火"指的就是上乘的阴火，是朱丹溪说的妄动之相火，这种"壮火"就要"食气"，这个"食"是"消耗"的意思，这种壮火还要"散气"，阴火一天不收敛，元气就要被消耗，这个"散"也是"消耗"的意思。李东垣说："相火，下焦胞络之火，元气之贼也。"（《内外伤辨惑论》）元气之贼，就是损害元气的邪火，所以是势不两立的。

第三认为，脾胃伤是元气和阴火对立统一关系被破坏的主要原因。脾胃壮，元气就充，中焦的水谷精微就都能化为元气阴精，分布到五脏，维系脏腑的升降关系，阴火藏于脏之内而不能亢于脏之外，这种藏于脏之内的火就是"少火"，是人体机能的动气。如果脾胃损伤了，元气损伤了，阳气不能上升，湿浊反而下降，是中焦水湿积聚激发了阴火上乘，于是许多病变就出现了：恶寒、发热、口干、不思饮食、身体极度疲乏等。

总之，从生理方面来讲，元气与阴火是统一的；病理方面讲，元气与阴火会一胜一负，特别是阴火胜元气负；元气阴火对立统一关系失调的病机，是脾胃受伤，湿浊下流，而激起阴火上乘，阴火不能内敛造成的。李东垣的"气火失调论"主要就是这么三点认识。

（2）升降失常

"升降"问题在《素问·阴阳应象大论》有论云："清阳出上窍，浊阴出下窍；清阳发腠理，浊阴走五脏；清阳实四肢，浊阴归六腑。"这是正常的清浊升降，是人体阳气、阴精在体内升降运动的基本状态。这种升降的状态在《素问·六微旨大论》中做了很形象地解释："气之升降，天地之更用也。"所谓"更用"就是相互作用，天地一上一下，不是隔裂的，上下是通过升降关系联系起来的。《素问·六微旨大论》中云："升已而降，降者谓天；降已而升，升者谓地。"在中医学看来，所谓"天地"，无非就是升降运动，所以只要是从上而降的，即所谓的"天"，降已而升的，即所谓"地"。自然界是如此，人体中也是这样。这个认识是符合辩证关系的，是科学的。

人体中的"升降"是什么样的呢？心肺在上属阳，在上的心阳、肺气都要下降，所以中医学认为"心阳"总要下交于"水"，下交于"肾"，即所谓"心肾相交"；肺气总要肃降于下，肺气只能下不能上的，若肺气上逆就是病变，就会发生咳嗽、气喘。肝肾都属阴，都在下，在下者就要升，所以肝肾主升发，如肾的"水"要上交于"心"。这就是人体脏腑升已而降、降已而升的基本状态。脾胃是在心、肺、肝、肾之间，是升降的枢纽，脾胃气虚，就不能维系脏腑的升降运动，心肺不能降，肝肾不能升，于是病变由此而产生。李东垣认为，尽管病变或在肝，或在肾，或在心，或在肺，但都是源于脾胃，五脏六腑不管是生理方面，还是病理方面，都要受到脾胃的影响。

所以李东垣在《脾胃论》中特别提出两个问题，即"肺之脾胃虚论"和"肾之脾胃虚论"，《脾胃论》里面有两篇文献专门讨论了这个问题。李东垣认为，肺的脾胃虚了，肺气不能肃降，会产生许多相应病变；肾的脾胃虚了，肾水不能上升，也会产生许多相应的病变。

李东垣的"内伤病机说"不外乎以上两个方面：一是气火关系，元气与阴火的关系，维护气火关系的正常，以及纠正气火失调，都要从脾胃着手；二是心肺总要下降，肝肾总要上升，升降失常了，还是要从脾胃入手来调整。

（三）升阳泻火论

"内伤"的病因、病机明确以后，如何治疗呢？李东垣提出用"升阳泻火法"，这是他的治疗内伤的主要方法。由阳气不升导致了阴火上乘，临床治疗的着重点在"升阳泻火"，最常用的即"补中益气汤"，这是临床上用得很广泛的一个方子，也是李东垣用方的经典之作。"补中益气汤"用得虽然普遍，但是理解得透不透还是一个问题，这里选择一个比较有代表性的医家柯韵伯，介绍他对"补中益气汤"的理解，我对他的议论还是比较欣赏的。

柯韵伯说，在临床上凡因劳倦而营气衰少，就会引起阳虚生内热。所谓"劳倦"，就是李东垣提出的"劳役过度"，劳倦会伤脾。对"补中益气汤证"有两种不同的说法，有人说是"阳虚生热"，有人说是"阴虚生热"，说"阴虚生热"是根据《素问·调经论》来的，但这个"阴"是特指"太阴"（脾）而言的，因此说法不同，但实质内容相同，其理论是一致的。凡是由劳倦而引起的阳虚内热（或者叫脾虚内热），就临床表现来说，与表证发热有相同的地方，比如头痛、口渴、自汗、恶风，外感表证也可以见到这些症状。但是补中益气汤证除了有这些症状之外，还特别强调有"心烦不安"，因为阴火重嘛，还伴有"四肢困倦"，而且是相当的困倦，因为元气伤了嘛，还可见到"懒于语言"，话都不愿意说，无气以动嘛，"动则喘气、自汗"，元气大虚嘛。从头痛、口渴、发烧、自汗、恶风来看，好像是外感，但是再从心烦不安、四肢困倦、懒于语言、动即气喘来看，完全是内伤。

李东垣认为这些内伤的表现，是由于谷气不盛，阳气下陷于阴中，这个"阴"指的是下焦肝肾，所以他用"补中益气汤"。这与《素问·至真要大论》"劳者温之""损者益之"的理论是一致的。"劳"就是劳倦、虚劳，就要用温补，"损"是虚损，虚损就要补益。所以李东垣力排一切苦寒药，而用甘温药来除热，来升启阳气，使人体的元气能够上升。他用"黄芪"来益肺气，解决发热、自汗问题；用"人参"补元气、补中气，解决懒于语言、虚喘问题；用"炙甘草"来泻心火、除烦，因为这是阴火、虚火，不是实火，"甘草"同时还是补脾胃的药，补脾胃以助长升发之元气。"补中益气汤"能够做到"甘温除大热"，就是这三味的作用，黄芪、人参、炙甘草。为什么能解决这个"大热"问题？就是补脾胃、补肺的元气，升清气以降阴火。黄芪、人参、炙甘草，是李东垣把握得最好的三味药，李东垣的很多方子里面都有这三味药。"补中益气汤"中还用"白术"来健脾，"当归"来和营，"陈皮"来和胃，并可以调制大枣、黄芪、党参、炙甘草，使补而不滞。至于升麻、柴胡那是气味之轻者，气味之薄者，用来升聚清气，使中气上升，这二味药是画龙点睛的药，很重要，但不能重用。一般黄芪、党参，可以用到五六钱，升麻、柴胡只能控制在一钱左右。如果"补中益气汤"中黄芪、党参用五六钱，升麻、柴胡也用五六钱，这就不行，量重了不仅不能升清，反而会出现发散之弊，不仅不能助长升发之气，反而还要消耗元气。轻用升麻、柴胡配合黄芪、党参就能使元气上升，能够升清。"补中益气汤"可以益肺之气，也可以益心之气，又可以助肝的升发，对于心、肺、脾、肝都有用，唯独不补肾，用于肾阴虚、肾阳虚都不合适。为什么？因为肾虚不宜升，肾阴虚不能升，肾阳虚更不能升。柯韵伯说一定要注意这个问题，"补中益气汤"适合于中上焦的问题，这个方子不适合下焦证，说明柯韵伯在临床上是有体会的。现在我们在临床上遇到肾阴虚、肾阳虚怎敢用升、柴呢？

柯韵伯还说，东垣的方总是以益气为主，所以"补中益气汤"中去掉当归、白术，加入苍术、木香就是"调中益气汤"，加入麦冬、五味，就是"清暑益气汤"，不管是"调中益气汤"还是"清暑益气汤"，方中黄芪、党参、炙甘草均为主药。这是东垣着重"补气"的立意，着重补脾胃之气。我认为柯韵伯的体会是比较深刻的。

李东垣"升阳泻火"的方法，实际就是"扶正祛邪"的方法，升阳益气就是扶正，泻火就是祛邪。而扶正、祛邪两方面，扶正是主要的，升阳是主要的。所以在李东垣一系列的方子里，都以升气为主，以人参、黄芪为主药。他的升阳具体落实在脾胃上，脾胃之气充，元阳即充足。益肺、益心、益肝，都是通过脾胃而起作用的，这就是李东垣扶正的精神。李东垣的泻火、祛邪，还是要区分虚邪、实邪的。如泻虚火，他用"甘寒法"，用"生甘草"；泻实火才用"黄"家类药，如黄芩、黄连、黄柏等。

李东垣的升降说，着重升阳，升举清气，泻火是降。我们主要学习他制方的立意，临床上要善于应用。如气虚需要"升"，但不能强烈地升，气上逆需要"降"，不能大力地去攻气、破气使气下降，如果这样，临床上会出现不良反应，这就是为什么"补中益气汤"中一再强调升、柴不能重用的原因。

河北有个张锡纯，他学习李东垣的"升气法"，他也制了个"升陷汤"，方中是"黄芪"配"桔梗"用，他认为"桔梗"可以载诸药上行，药物可以随"桔梗"而走上焦，这叫作"载诸药以上行"。张先生的"升陷汤"之所以用"桔梗"，就是怕升、柴太散，而"桔梗"性升浮，可避免升、柴的散性。"升陷汤"中有一味降药，即"知母"，这是"润降"的方法，不用其他剧烈降下的药。你们翻翻《医学衷中参西录》，看看他的"升陷汤"是怎样制方的，把他的"升陷汤"与东垣的"补中益气汤"比较一下，哪些方面相同？不同点是哪些？比较一下，大家就能得出一些体会，张锡纯在这方面是有体会的。他深刻认识到，用"升"药不能急剧地升，用"降"药不能急剧地降，对气虚、气少者，尤其要缓缓地升，否则会出现上下不交的不良反应。按照东垣的理论，阳气虚了阴火上乘，升的药力大了，还会助长阴火往上升，阳气没有升起来，阴火反倒更猖獗了，这点一定要理解，要注意把握度、量。降也是一样，急剧地降，降得太厉害了，阴火没有降下去，中气越是下陷了。这些你们需要在临床上慢慢地体会。

我们在临床上遇到一些胸腹痞闷的病人，气往上攻，用枳实、厚朴大量地去攻痞满，一下子就造成"腹泻"，这就是大力地降的结果；看到"腹泻"又再去升，用人参、黄芪大力地升，"腹泻"没有止住，"气喘"又增加了。这就是没有把握住升降的法度。

总之，李东垣是易水学派首屈一指的大家，而且还是补土派的宗师，他的老师张元素没有这样强调脾胃的作用。他在易水学派里属于补土派，他的学术思想突出在脾胃论、内伤论两方面。脾胃论的主要学术论点，认为脾胃健则元气充，脏腑之气就得以升降。内伤论的主要学术论点，认为脾胃伤，元气会随之下陷，元气下陷，阴火就上乘，出现气越衰，火越炽的临床表现。在临床上善用升阳泻火法，补中益气汤、调中益气汤、升阳益胃汤、清暑益气汤等著名方剂，都反映了他"升阳泻火"的学术思想。

跟随东垣学习的有二人：王好古和罗天益。对王好古下面有专篇分析，罗天益没有专篇分析，因为罗天益的学术思想基本上全是李东垣的，可以说是全面地接受了李东垣学术，因此就不重复了。

李杲的主要著作有《脉诀指掌病式图说》《内外伤辨惑论》《脾胃论》《兰室秘藏》等，这几种书都容易看。《兰室秘藏》是李东垣治内科杂病的文献。《脾胃论》是围绕脾胃讨论辨治的文献。《内外伤辨惑论》着重谈内伤的辨治，所谓"辨惑"就是要分辨外感和内伤，比如发热，外感的发热与内伤发热如何分辨？再如头痛，外感的头痛与内伤的头痛如何分辨等。要学习东垣的学术思想这些书都是必看的。还有《活法机要》《医学发明》保存在《济生拔粹》里面,《东垣试效方》这本书现在没有,罗天益的《卫生宝鉴》是完整的,这本书也值得看,他的学术思想都是结合病案来发挥的。

四、王好古阴证论

王好古和李东垣都是张元素的学生,王好古比李东垣年轻,后来王好古又跟东垣学习,他们两个是师友关系。关于王好古的学术思想,我归纳出以下三点。

(一) 五脏阳虚证

因为跟张元素学习,所以他的学术思想还是着重在脏腑辨证方面,着重在脏腑病机方面。但是王好古在脏腑辨证的基础上,倾向于分析五脏的阳虚,即所谓"阴证","阴证"是阳虚问题嘛。他说:"若面青黑,脉浮沉不一,弦而弱者,伤在厥阴也。"(《阴证略例》)这是厥阴肝的阳虚证,表现为面青黑,脉浮沉不一、弦而无力,这就是肝的升发之气不够的缘故。肝是藏血之脏,气不够,血就不能很好地运行于经脉,所以面发青黑,这是升发之气不足造成的。正因为是肝气不足,所以脉弦而无力,这是伤在厥阴肝之经,且伤在肝之阳的缘故。

有人说,一般肝病多见热证,如肝阳亢、肝气瘀等,肝有寒证吗?肝有虚证吗?肝病同样有虚证、有寒证,包括现在临床上诊断的肝炎。《金匮要略方论》第一篇就说:"肝虚则用此法,实则不在用之。"肝为什么没有虚证呢!肝有虚证,如肝血虚、肝阳虚、肝气虚等,临床都可以见到。特别是疝病,十有八九都是肝阳不足的肝寒证。

王好古说:"若面红赤,脉浮沉不一,细而微者,伤在少阴也。"(《阴证略例》)这是肾阳虚证。少阴之为病,脉微细是阳虚的脉象,阳虚为什么会面红或赤,或红赤俱见呢?这是虚阳浮于外,阳不归根,阳不能入于阴的缘故,这种情况往往是假热。像这种"面红赤",看上去好像是热象,很容易当作"阳证"来处理,这是临床上容易犯的一个错误。虚阳外浮有阴虚、阳虚两种情况，临床上除了其他一些症状可供参考外，也可以看局部表现。如两颧发赤、发红，阴虚的热在外，阴虚阳亢，手脚心也是烫的，面红赤热涨；若是阳虚，真阳脱于外，脸红得像上了胭脂，但摸上去是冰凉的，特别是患慢性病的人。总之"面红赤"一症，阴虚、阳虚是绝对不一样的，阴虚阳亢的人，面赤摸上去是热的，虚阳脱于外的人，脸赤摸上去是凉的。

王好古说："若面黄洁，脉浮沉不一，缓而迟者，伤在太阴也。"（《阴证略例》）这是脾阳虚证。面黄或洁，这个"洁"是什么样呢？阳虚的情况与阴虚大不一样。如温病的面色像上了油妆，像擦了油一样，就像多少天没有洗脸一样，油腻、晦暗，看上去很脏，这是阴虚证、实热证。这个"洁"面，就像是脸洗得很干净，一点油腻没有，枯燥象，毫无津液的表现，没有色彩，没有一点润的气象，这叫作"洁"。黄洁，是面黄、萎黄，毫不润泽的面色，加之脉缓弱而迟，这是伤在太阴脾经，属脾阳虚证。

由上述三阴经的阳虚证可以看出，王好古既与他的老师不一样，与李东垣也不一样，着重于对五脏阳虚的研究。东垣的脏腑病机着重研究在脾胃虚损方面，王好古不是专讲脾胃虚损，而认为三阴都有虚证。尽管是一个老师教出来的，王好古着重研究三阴阳虚问题。

（二）重内伤虚证

王好古为什么要着重研究三阴阳虚呢？因为当时研究《伤寒论》的诸家，都注重于三阳问题，都强调外感，而忽于内伤，强于三阳而忽于三阴，强于实证而忽于虚证。但在他的临床中，不管是伤寒病还是杂病，他认为三阴的虚证很多，阳虚、气虚多见，特别是伤寒病到了三阴证（杂症就更不用说了），五脏的气虚、阳虚问题显著，所以他选了这样一条研究的题目或方向。

（三）寒湿与虚寒

所谓的阴寒证，一定要分辨两种情况，一是寒湿证，另一是虚寒证。寒湿证，是阳虚而外感寒邪，而且这种"外寒"往往长期不能解决，阳虚的人用现在的概念来讲就是免疫力低下、抵抗力差，所以寒邪往往会长期地存留，甚至还造成寒湿内聚，或者叫冷湿内聚，或寒邪固结，这就是"寒湿证"。另一种情况就是阳虚，没有外感寒邪，这是所谓的"虚寒证"，本质就是"虚"，不存在寒邪，只是阳虚，虚寒证是单纯的虚证。

王好古研究的"阴证"中，这两种情况都有，有的属于寒湿证，阳虚而夹有寒湿邪气，有的属于虚寒证，只是单纯的阳虚，从他用的方子中就能体会出来。他选用的方子有：返阴丹、回阳丹、火焰散、霹雳散等。如"正阳散"，用附子、皂荚、干姜、炙甘草、麝香，若单是扶阳就不能用"皂荚"了，"皂荚"是祛痰湿的药。又如"回阳丹"，用硫黄、木香、荜澄茄、干姜、干蝎、吴萸，是温散寒湿的药，若属纯阳虚证，就犯不上用这些药了。因此，王好古的"阴证论"，应该是这包括两种情况。

从王好古整个的学术思想来看有以上这么三方面。实际在临床上所谓的"阴证"，也还超越不出"寒湿"和"虚寒"两方面，在临床上要分辨的是"病位"。是太阴的阴寒证，还是厥阴的阴寒证，还是少阴的阴寒证？太阴阴寒证，太阴本身湿气重，土湿之气嘛，脾阳弱了，不能化水谷精微而为津气，中焦就要被寒湿所困；少阴是水脏，少阴的阳气弱了，肾阳虚了，肾阳不能化寒水，寒水就会泛滥；肝阳不足，寒邪留滞肝的经脉，阳气不能升发，升发之气弱了，寒邪就要聚于肝阴。这些病变在临床上还是比较多见的。掌握了以上三点，就可理解王好古学术思想的具体内容了，他的《阴证略例》中基本上就是这样三个方面的内容。

王好古的著作有：《阴证略例》《医垒元戎》《此事难知》《斑疹萃英》《汤液本草》等，这几种书都容易看到，在《东垣十书》《医统正脉》里面都有，他的《伊尹汤液仲景广为大法》，一般看不到了。

五、私淑易水诸家

什么叫作"私淑"？女同志的名字有很多含"淑"字，"淑"是"善"的意思，"淑道"就是"善道"。所谓"私淑"，如两人并没有师生关系，但是出于敬慕、佩服，认为对方是崇拜的偶像，私下里学他、模仿他，这种关系叫作"私淑"。这在学术界是很多的，上下几千年，这种关系是很普遍的，就是当代也有这种关系。这种关系，并不一定了解对方，或根本不认识，但了解他的学术，他的成就、本事，令人折服，于是就学习、效仿，这都是私淑关系。私淑易水学诸家的有这样几家：一是薛立斋，二是赵献可，三是张介宾，四是李中梓。

（一）薛立斋

薛立斋是明代人，是位临床学家，知识面很广，妇科、儿科、外科、内科、五官科，甚至于正骨（骨伤科）都拿得起来，在当时是一个了不起的大临床家。他有家传关系，祖上几代人都做医生的，加上自己博览群书，所以各科都拿得起来。

1. 私淑东垣重后天

薛立斋主要学术思想之一，是私淑李东垣，重视李杲的脾胃论，所以"升阳泻火法""补中益气法"在他的临床中随处可见。

薛立斋说：

"人以脾胃为本，纳五谷，化精液，其清者入营，浊者入卫，阴阳得此，是谓之橐籥。故阳则发于四肢，阴则行于五脏，土旺于四时，善载乎万物，人得土以养百骸，身失土以枯四肢。东垣以饮食自伤，医多妄下，清气下陷，浊气不降，乃生䐜胀。所以胃脘之阳不能升举，其气陷入中焦，当用补中益气，使浊气得降，不治自安。窃谓饱食致崩者，因伤脾气，下陷于肾，与相火协合，湿热下迫而致，宜用甘温之剂，调补脾气，则血气归经而止矣。若误用寒凉，复损胃气，则血无所羁，而欲其止，不亦难哉！大凡脾胃虚弱，而不能摄血，宜调补脾气为主。"（《明医杂著》）

"人以脾胃为本，纳五谷，化精液，其清者入营，浊者入卫，阴阳得此，是谓之橐籥。"这与李东垣的论点没有什么分别。饮食经"胃"的消化而分别成为清、浊两种物质，清者为营，浊者为卫。这个清、浊不能用清者"净"，浊者"不净"来理解。这个概念是从《灵枢·营卫生会》中来的，经曰："人受气于谷，谷入于胃，以传与肺，五脏六腑，皆以受气，其清者为营，浊者为卫，营在脉中，卫在脉外，营周不休，五十度而复大会。"意思是说人的水谷精气通过胃的分别，成为清、浊二物，清者是指水谷的精气，浊者是水谷的捍气，精气能够化生血液而行于经脉之中，所以说清者为营。浊者是悍气，是彪悍之气，它不循经脉之中，只行于经脉之外，充沛于皮毛膝理之间。清、浊是两种不同的人体所必需的物质。"阴阳得此，是谓之橐籥。"这个"阴阳"是指五脏六腑，指的是三阴三阳，意思是五脏六腑都需要水谷清浊营卫之气的濡养，五脏六腑不能离开这些物质的支持，"橐籥"原本是农村用的风箱，相当于现在的发动机，动力的源头，意思是关键部位，非常重要。五脏六腑能不能得到营卫，关键在脾胃，脾胃是五脏六腑的"橐籥"，五脏六腑功能健全，够维持正常的生理，其关键在脾胃。

"阳则发于四肢，阴则行于五脏"。阳为腑，行于表，所以说行于四肢；阴为脏，行于体内，所以说行于五脏。"土旺于四时，善载乎万物，人得土以养百骸，身失土以枯四肢。""土"是指"脾胃"，这句话还是强调脾胃的重要。

"东垣以饮食自伤，医多妄下，清气下陷，浊气不降，乃生䐜胀。"东垣理论提出了饮食伤是内伤的病因之一，一般大夫不知道脾胃的重要性，不知道脾胃为人身之橐籥，遇伤食症，就去消积、去攻伐，本来饮食伤了脾胃，再去攻下，再伤脾胃，以至于清气下陷，浊气不降，乃生䐜胀。这个道理《素问·阴阳应象大论》里面有，经曰："清气在下，则生飧泄；浊气在上，则生䐜胀。"清气该升的而不能升，就会变成飧泄，浊气该降的而不降就要变为䐜胀。薛立斋用《内经》的话来说明腹泻、腹胀等，这都是脾胃损伤的结果。

"所以胃脘之阳不能升举，其气陷入中焦，当用补中益气。""陷入中焦"这个话是不大准确的，"中焦"即是脾胃所在，脾胃之阳不能升举，中气不能升举而陷入下焦，所以东垣就要用补中益气法。"使浊气得降，不治自安。"补中益气汤为什么能够"降浊"呢？补中益气里有降浊的药吗？当然没有，补中益气汤能够降浊是对升降而言，能升就能降，不能升就不能降。升麻、柴胡，配合黄芪、党参，能升脾阳，那胃中之浊自能降，清浊就能分。对升降两个方面而言，升是主要方面，只要能升，自然也能降，所以说"不治自安"。中气下陷的人，还只能用升药，不要随便用下气的药。

"窃谓饱食致崩者，因伤脾气，下陷于肾。"对"饱食"的理解不能太教条，"崩漏"不都是由于"饱食"造成的，这个"饱食"意思是指由于饮食不节而脾胃受伤而言，因为"饱食"直接伤害的是脾胃，不能伤到其他，伤不到心，伤不到肺，伤不到肝，伤不到肾。所以这里"饱食"意思就是指脾胃受伤，脾气不能升举下陷于肾，湿浊下流，阴火上乘，与相火协同而生"崩漏"，这完全是李东垣的理论。"湿热下迫而致"，这个"湿热"是从哪里来的？是从中焦来的，清气一下陷，湿浊就要下流。所以"宜用甘温之剂，调补脾气，则血气归经而止矣"。对脾虚的崩漏，用止血药不起作用，止也止不住，还是要振发脾气，还是要升举脾阳，所以用甘温之剂（补中益气汤之类）来调补脾气，则"血气归经而止"。因为脾气能升了，湿浊就不下流了，阴火不上乘了，血就归经了。

"若误用寒凉，复损胃气，则血无所羁。而欲其止，不亦难哉！"像这种"崩"症，若是用寒凉之剂，再伤脾胃，血液失去统摄的力量，血就无所羁绊，这种为方法是止不住阳气下陷之出血症的。脾为什么能统血？那就是脾阳的作用，有了阳气脾才能为血之率。

"大凡脾胃虚弱，而不能摄血，宜调补脾气为主。"这个经验认识现在还在临床上应用。妇女功能性出血，往往是虚证多见，还是脾气不能升举的问题，往往都是用补脾的方法而收效，用补脾益气的方法来止血。若"十灰散"，用其他止血的大剂、小剂，临床效果都是不好的。这与"吐血"用"三黄汤"是一个道理，胃热之吐血，所以要用大黄、黄连、黄芩来降胃火，"三黄汤"中也没有一味止血药，但是它能够止血。气虚崩血，是缺乏升举之力，用补中益气法治疗，脾气升举了，血自然就不下走了。"三黄汤"治"吐血"是实证，"补中益气汤"治崩是虚证，但是原理是一致的。所以临床上我们常说"见痰休止痰，见血休止血"，就是这个道理。看到出血症就去止血，这是最笨的办法，是不辨证的办法。

在薛立斋的学术思想中，是不是只有东垣的脾胃论、内伤论呢？不是的，他另外还有一个学术思想，那就是对"肾"的研究。他既重视东垣的脾胃，同时也重视"肾"，这一点就不同于东垣了，东垣主要考虑后天的问题，很少考虑先天的问题，东垣对肾的虚损研究比较少。薛立斋的研究是脾、肾并重，研究"脾胃"他私淑东垣，研究"肾"他私淑钱乙。

任启林 医学全集

2. 私淑钱乙重先天

薛立斋说：

"肾经阴精不足，阳无所化，虚火妄动，以致前症（指阴虚火旺，咳嗽咯血）者，宜用六味地黄丸补之，合阴旺则阳化；若肾经阳气燥热，阴火内动而致前症者，宜用八味地黄丸补之，使阳旺则阴生。若脾虚不能生肾，阴阳俱虚而致前症者，宜用补中益气汤、六味地黄丸培元气，以滋肾水。若因阳络伤，血随气泛行，而患诸血者，宜用四君子加当归，纯补脾气，以摄血归经。太仆先生云：大寒而盛，热之不热，是无火也；大热而盛，寒之不寒，是无水也。又曰：倏忽往来，时发时止，是无水也；昼现夜伏，夜见昼止，不时而动，是无火也。当求其属而主之，无火者，主益火之源，以消阴翳；无水者，宜壮水之主，以镇阳光；不可泥用沉寒之剂。"（《明医杂著》）

"肾"的问题主要考虑"阴阳水火"的问题，肾有元精、元阳，元精是阴属水，元阳是阳属火。肾的病变往往是阴精不足，肾精不足往往又是因阳无所化，这就是中医学对"肾"的基本认识。我们要了解这个理论，知道"阴"与"阳"的辩证关系，造成"阴虚"的根本原因是"阳气"不能化生阴精。如阴精不足，阳无所司化，不仅如此，反而会虚火妄动。肾中之阳，古人形象地比作为水中之火，"水"不足"火"就要亢，虚火就要妄动，"虚火妄动"不管出现在哪一经都是这样一个病机。如果心经虚火妄动，那就是心阴不足，心阴不能养心火，所以心火妄动；如果是肝经的虚火妄动，那就是肝阴不足，或者是肝血不足，肝的虚火妄动；如果肾的相火妄动，那就是肾精不足，命门之元阳失去了濡养。总之凡是讲"虚火"中医都是这样来认识的。对"虚火"的治疗多用"六味地黄丸"来补水，使有阴阳才能够化，阳才不会亢，有阴才能够涵阳嘛。

"若肾经阳气燥热，阴火内动而致前症者，宜用八味地黄丸补之。""肾经阳气燥热"，是阴无以生；"燥热"就是躁动不安，躁动就要产生虚热；"燥"包括了阴精不能养火的病机。肾中之阳不能称为"燥热"，肾无燥嘛，"燥"表示肾精少了，肾精少了不能涵养肾阳，阳就要妄动，阳动就要生"热"，这就是肾经燥热的病机。"宜用八味地黄丸补之"，这就是水中补火的治法，主旨是"六味丸"补水，"八味丸"是在"六味丸"的基础加桂、附，意在补火，阳旺则阴生，阳气能够化生阴精。

"若脾虚不能生肾，阴阳俱虚而致前症者，宜用补中益气汤、六味地黄丸培元气，以滋肾水。"如果脾气虚不能温养肾精，后天不能补充先天，那就要用补中益气汤、六味地黄丸来"培元气，以滋肾水"。大家可细细地去看薛立斋的医案，他的《内科摘要》实际就是医案文献，《内科摘要》中百分之六十的病案都是采用这种治疗方法，即用"补中益气汤"的同时又用"六味丸"或"八味丸"，一般是早晨吃"补中益气汤"，晚上吃"六味丸"或者"八味丸"，他惯用这种办法。这就是先天、后天同时并举的方法。

"若因阳络伤，血随气泛行，而患诸血者，宜用四君子加当归，纯补脾气，以摄血归经。"所谓"阳络伤"，在《灵枢·百病始生》有云"阳络伤则血外溢""阴络伤则血内溢"。"阳络"是浅在向外的络脉，意思是血外出是阳络伤，血内出是阴络伤，这里的阴络、阳络也可以理解为脏与腑，脏与腑有向内、向外的趋向。对阳络伤的出血症，多属于脾胃，可以用"四君子"加"当归"来补脾气而摄血归经。

"太仆先生云：大寒而盛，热之不热，是无火也；大热而盛，寒之不寒，是无水也。又曰：倏忽往来，时发时止，是无水也；昼现夜伏，夜见昼止，不时而动，是无火也。""太仆"是指注释《素问》的王冰，王冰的意思是说：用热药而不能"热"就是无火；用寒药而"热"不去，那是无水。肾脏有水火，水火在肾脏有虚实，特别是虚证，看起来很像热证，但这不是真热，是阴虚的热，这种热用寒凉药是清不下去的，要去养阴。有些"热"是虚阳外脱之象，肾中的阳不能归元而外脱，对这种假热，要用热药，如桂、附等，去引火归原。这是王冰在《素问·至真要大论》里的注解，王冰的话就是这个意思。

"当求其属而主之"，怎样"求其属"呢？"无火者，主益火之源，以消阴翳；无水者，宜壮水之主，以镇阳光；不可泥用沉寒之剂。"对"无火者"，薛立斋用"桂附八味丸"，益火之源以消阴翳嘛，意思是无火的阴证，是阳虚，不存在阴寒之邪，把元阳补起来，阴翳自然消散，这叫"益火之源，以消阴翳"。对"无水者"，水少而阳气亢，即阴虚火亢，这种亢阳不能去清火，只能"壮水之主，以镇阳光"，补水要用"六味地黄丸"，把肾阴补起来，以镇阳光。这是虚阳证，如果把这种"阳光"当作湿热看待，用苦寒去治，那是绝大的错误。

薛立斋重肾的学术思想一是来自钱乙，一个是来自王冰。钱乙是研究儿科的，小儿肾气薄弱，而生长发育要靠肾气，所以他重视"肾"。王冰对"肾"的研究也有较突出的方面，他研究"命火"与"肾水"，若两者关系失调，可发生阴虚或阳虚的病变，肾的热证主要因于阴虚，肾的寒证主要因于阳虚。"火有余"或"寒有余"只是表象，本质是"虚"，所以有人认为"肾无实"证，要是从这角度来讲，这话是有道理的。肾阴、肾阳是人体的正气，正气再强不能称作"有余"，中医"有余"的概念是针对邪气来讲的。那么"肾"有没有实证呢？肾主水，肾中阴阳失去平衡以后，肾也会有虚中夹实的病变。如肾阳虚了，不能温化阴水而出现水邪，水邪一天天增加而形成实证，对这种水肿的实证，单用"攻法"是攻不下去的，关键还是在扶"肾阳"，攻水邪是治标，扶肾阳才是治本。

薛立斋的学术思想主要是上述两方面，不管他用在儿科也好，用在妇科也好，用在其他杂证的治疗也好，主要就是研究先天、后天的问题，这基本可以概括他学术的全貌。薛立斋重视脾、肾的学术思想，用于内伤杂病，有些还是值得我们学习的。

在薛立斋的著作有《医宗摘要》《内科摘要》《女科撮要》《外科心法》《正体类要》（是骨伤科的书）等，这些是他主要的著作。《保婴金镜录》是他父亲著的，他加的注。在这些著作中，总有一个中心的学术思想，即着重对脾肾的研究，各科的著作都能看出这个主题。薛立斋涉足内、外、妇、儿、五官各科，所以我说他是明代的大临床家。

（二）赵献可

赵献可生活的年代比薛立斋稍微晚一些，赵献可既学承李东垣也学习薛立斋。但赵献可强调"先天"，与东垣强调"后天"不一样。尽管他在《医贯》中对先天、后天都有所论述，而着重还是讨论"先天"问题，强调先天的水火关系，在水火关系中，又着重强调"火"。赵献可的主要学术思想，首先是研究先天"肾"，其次是研究后天"脾胃"，讨论先天时，第一是"火"，第二是"水"。在赵献可的学术认识中，有以下几方面值得我们学习，他的这些研究对中医学的影响很大。

1. 探讨命门概念

赵献可探讨了"命门"的概念，他认为两"肾"之间为"命门"。"命门"的概念始于《难经》，在《难经·三十六难》中提出："肾两者，非皆肾也，其左者为肾，右者为命门。"这就是左"肾"右"命"的来源。现在临床上，左手寸口诊心肝肾、右手寸口诊肺脾命的概念也是源于《难经》。赵献可不是这个看法，他认为两肾均属水，都属阴，均藏精，而两肾之间的部位是"命门"所在。他说："命门即在两肾各一寸五分之间，当一身之中。易所谓一阳陷于二阴之中。"命门的这个概念是赵献可第一个提出的。

最近上海方面有人做了相关的研究，他们认为"两肾之间为命门"的概念，可以在现代医学中找到一点根据，他们认为命门与生殖系统有关，他们做了一些实验，当然这还在研究过程当中，还没有什么结论。

赵献可的根据是什么呢？他是根据《素问·刺禁论》中"七节之傍，中有小心"这句话来发挥的。"七节之傍"是尾骨从下往上数第七节的地方，刚刚是两肾之间的部位，这个"小心"就是"命门"。《内经》提出"心"为一身之主，如《素问·六节藏象论》文曰："心者，生之本。"赵献可否定这种说法，他认为"心"不是一身之主，"命门"才是一身之主。所谓"一阳陷于二阴之中"，是依据王冰的"水火论"来的。"一"为阳"二"为阴，"二"是偶数，所以两个肾都是属阴，都藏水；"一"是奇数，即所谓一为阳，这一"小心"之阳气存在于两个肾的精水之中的。

2. 提出命门之火

赵献可提出命门藏有无形之火的论点。命门主火，但这个"火"是无形之火，这个"火"不像自然界的火能够燃烧，看得见摸得着，"命门之火"是看不见摸不着的，是无形之火，是通过某些功能反映出来的。"水"是有形的，如肾精、肾水，有形之水来养无形之火，"无形之火"是人生命之所系，所以称作"命门"。"门"是有出、有入的，命门之火存在，生命就存在，命门之火不存在，生命就不存在。赵献可的这个概念是根据《难经》来的，《难经·三十六难》中明确提出的："命门者，诸神精之所舍，原气之所系也。"赵献可的"无形之火"就是《难经》中所谓的"原气"。我看到些文章，说"命门"主持元阳，认为此说源于赵养葵，实际上"命门"存有"原气"（即元气）之说，最早还是源于《难经》。

总之，命门中有无形之火所在，以有形之水来养无形之火，是人的生命之门；命门在两肾之间；命门主持元气。这都属于生理的范畴。

3. 讨论命门病变

赵献可讨论了命门发生病变的机理。赵献可认为："火之有余，缘真水之不足也。"意思是火之有余，实际是缘于真水之不足，是水不能养火。因此治疗上不能泻火，只能"补水配火"。他这个提法比王冰的更为明确。凡是肾命火之有余，不能从正面去泻火，不能去清火，只能补水以配火。火之不足呢？肾阳虚，火之不足会出现阴水有余，阴水有余不能去泻水，只能水中以补火。这些都是治"肾病"很关键的问题，赵献可的这个学术论点和王冰的"益火之源，以消阴翳，壮水之主，以制阳光"是完全是一致的。

赵献可说："以有形之水，沃无形之火，当而可久者也。是为真水真火，升降既宜，而成济矣。""沃"是灌溉、培养的意思，有形之水可以灌溉、培养、支持无形之火，"无形之火"没有"有形之水"是不能维持人体生命健康的。命门之真水、真火，有升有降，水升火降而"成济矣"。水要上升，阴要上升，阳要下降，火要下降，阳降藏于阴之下，这叫"水火既济"。所谓"心肾相交"，即"肾"中之水要上交于"心"，心中之"阳"、心中之"火"要下交于"肾"，阳藏于阴精之中，心肾相交才能够维持人的正常生理。临床上使用的"交泰丸"，就是出于这个认识研制的，用来治疗肾精不能上升，心火不能下降，因水火不交引发的神志不安、严重失眠等。

赵献可说："医家不悟先天太极之真体，不穷无形水火之妙用，而不能用六味、八味之神剂者，其于医理尚欠大半。"古人认为，生命来源于"无极"，从"无极"而"太极"，从"太极"而生"两仪"，"两仪"生"四象"，"四象"生"八卦"，这样逐渐不断地分解，形成宇宙间无穷的事物，古人就是这样来理解事物运动的规律的，这是一种朴素的辩证法思想。在"无极"的状态下，还看不出事物的两方面，在"太极"状态下，就可以看出事物的两方面了，所以"太极图"是由阴、阳两部分组成的。所谓"先天太极之真体"就是先天之阴阳水火,古人依据"一分而二"的认识,认为生命不只有一个方面,而是有两个方面,这个"二"就是指"阴阳"。如果做医生的,不能理解生命源于"太极之真体",不能理解先天水火的关系,就不会用六味丸、八味丸,如果六味、八味都不会用的话,其于医理,尚欠大半。

4. 补火补水之治

正因为赵献可有上述的学术观点,所以在他的《医贯》中,阳虚证就用"八味丸"来治疗,阴虚证就用"六味丸"来治疗。用"八味丸"来补火,用"六味丸"来补水。

赵献可上述四点学术思想,对中医的理论,尤其是在关于"肾"的理论方面,影响是很广泛的。总体来说赵献可关于肾的认识不外乎这四个方面:命门的部位,命门的功用,肾命的病变,肾命的治疗等。掌握了这四方面的基本理论,就可以概括赵献可学术思想的中心内容了。

赵献可只有《医贯》这本著作。高鼓峰、吕留良、董废翁都是学习赵献可的,他们完全掌握了六味、八味丸的应用。

(三) 张介宾

张介宾与赵献可有类似之处,只不过从治学方面来看,张介宾比赵献可的面要宽得多。他们的共同之处,即在肾阴与肾阳,水与火方面,既要研究肾脏,也要研究命门,只研究肾脏是不全面的,这其中仍然要以"火"为主。水火关系为什么要以"火"为主呢? 古人认为,火为阳,阳主动,事物总是要"动"才行,"动"才能发展,才有生命可言,这还是有一些朴素的辩证法思想的。

张介宾的学术思想突出反映在下面两方面,一个是"阳非有余"论,一个是"真阳不足"论。朱丹溪不是讲"阳常有余",张介宾在对"阳"的研究中和朱丹溪是对立的,朱丹溪认为"阳常有余",张介宾认为"阳非有余"。其实两者并不矛盾,因为两者的角度不同而已,一个是从病理的角度研究,一个是从生理的角度研究,因此他们的理论并没有实质上的对立。朱丹溪讲"阳常有余"，那是说相火容易妄动，这一点张介宾是不能否定的，但是朱丹溪从自然的现象来说明"阳常有余"是有不妥当之处，朱丹溪是把生理、病理混为一谈，没有区别开来深入地讨论。因此从病变来讲，朱丹溪的"阳常有余"是站得住脚的，但从生理上讲那就站不住脚了。张介宾的"阳非有余"是从生理来讲的，人身之阳是生命的组成部分，没有"有余"的可能。

1. 阳非有余论

"阳非有余"论的中心论点是：在事物的阴、阳两方面，"阳"是主要方面。他提出了以下三点认识。

第一，阳气与阴形的关系。阳主气，阴成形，形为阴，气为阳。只有"阴"没有"阳"，这个"阴"是个死阴，不能运动，没有活力。人体之所以能保持体温，是由于阳气，人体之所以有活力，是由于阳气，五官五脏气化之所以变化无穷，亦由于阳气。相反，当人一死，身冷如冰，阴形虽在而阳气已亡。这就是张介宾为什么在阴、阳中强调"阳"的原因，"阳"是主要方面。"阳"代表着事物的运动，"阴"代表着物质的存在，只有形体物质的存在，而没阳气，这是死物，所以"阳"是主要方面。

第二，阴寒与阳热的关系。就"气"和"形"而言，他认为"气"是主要方面；就"寒"和"热"而言，他认为"热"是主要方面。寒为阴，热为阳，春夏为"阳"故多暖，秋冬为"阴"故多寒；春夏阳壮，所以春生夏长，秋冬阳少，所以秋收冬藏。

第三，水与火的关系。阴水、阳火是一个事物的两个方面，阴水是阳火化生的，水中无火就会冻结，水就不能流动，就没有生气。

总之，张介宾认为，无论是形与气、寒与热，还是水与火，"阳"都是主要方面。他从这三个关系得出了一个结论："故阳惟畏其衰，阴惟畏其盛，非阴能自盛也，阳衰则阴盛矣。凡万物之生由乎阳，万物之死亦由乎阳，非阳能死万物，阳来则生，阳去则死矣。"（《类经附翼》）他认为人身之阳"惟畏其衰"，怎么会"有余"呢？这一认识的依据是《素问·阴阳应象大论》"阳生阴长，阳杀阴藏"。

"阴惟畏其盛"，这个话联系前面的"阳惟畏其衰"来讲没有毛病，孤立起来看似乎讲不大通。从唯物观的角度看，阴精是物质，阴精不是越多越好吗，盛点为什么不好呢？不能这样来理解"阴盛"，在讲解王好古的"阴证论"时，讲过"盛"是"有余"，所谓"阳衰则阴盛"，关键在"阳虚"而不在"阴盛"，解决了"阳衰"的问题，就解决了"阴盛"的问题。这种情况的"阴盛"不能去泻水，只能在水中去补火。"阳生阴长，阳杀阴藏"就是这样的概念。

张介宾又说："可见天之大宝，只此一丸红日；人之大宝，只此一息真阳。"从自然界来说，"太阳"是自然界的生命之源，从人体来看，"真阳"是人生命之源。古人从朴素的唯物辩证法观点出发，认为"阳"是最不可以缺少的。《素问·阴阳应象大论》里说："阴阳之要，阳密乃固。"也是强调"阳"的方面。所以阴阳两个方面不是绝对平均的，"阳"是主要方面，阳密阴才能够固，阳不密阴就不能固。《素问·生气通天论》说："阳气者若天与日，失其所，则折寿而不彰，故天运当以日光明。"这是重视"阳气"的学术思想，古人把"阳气"比作自然界中的"太阳"。

张介宾还说："然则，欲有生者，可不以此阳气为宝，即日虑其亏，亦非过也，而余谓阳常不足者，盖亦惜春之杞人耳。"（《景岳全书》）这还是在强调"阳气"，认为要保护身体健康，应该以阳气为宝，阳气对人体既是这么宝贵，总是担心阳气虚了、少了。阳气再强不能称之为"有余"。我同意张介宾的这个认识，不仅"阳"是这样，只要是"正气"，都没有"有余"的说法，"阴"也是这样。所以张介宾的"右归丸""右归饮"，都是扶阳的代表方剂。之所以称作"右"，出于《难经》"左"为肾、"右"为命门的认识。"归"是指"阳"要归于命门之中，阳密乃固，阳要藏于命门之中。

2. 真阴不足论

刚才我谈到，从正气方面来看没有"有余"的概念，包括正气之阴，张介宾的"真阴不足论"表达的就是这个意思。他从真阴之象、真阴之脏、真阴之用、真阴之病、真阴之治等五个方面，来强调人体的"真阴"只有少的，没有多余的。

第一，真阴之象。张介宾认为"真阴"是人体的物质基础，就像家宅、器具一样，是人生活的基本条件。所以他提出："五脏者，主藏精者也，不可伤，伤则失守而阴虚，阴虚则无气，无气则死矣。"（《景岳全书》）这就是"阴为阳之宅"的论点，"阳"是藏存于"阴"之中的，阴虚则无气，尽管"阳"是主要的，但是"阳"一旦失去了物质基础的支持，就像失去了家宅一样。所谓"真阴之象"，是指人体的物质基础，这个基础不可伤，五脏主藏精者不可伤，伤则阴虚，阴虚则不能涵阳，阴不能养阳，阳就要亡。

第二，真阴之脏。"真阴"来源于肾命，《素问·上古天真论》中曰："肾者主水，受五脏六腑之精而藏之。"张介宾认为，"肾"不是孤立的，肾中有"命门"。张介宾对"命门"的认识，与赵献可有同有异。所不同者，赵献可明确提出两肾之间为"命门"，而张介宾的概念是"命门"在肾水之中，认为藏"精"的地方就是命门之所在，认为"命门"就是肾藏精的处所，即先天肾精之中秉赋着一点阳气。凡是讲"肾精"都应该有"天一"这个概念，"天"是"先天"，"一"是"一阳"，"天一"生水，水中的"天一"之阳这是"命门"，这是张介宾的认识。所以"真阴之脏"在什么地方？"命门"之所在就是"真阴"之所在，因为"命门"就存在于"真阴"之中。这是张介宾对"命门"的认识，与赵献可有些不同。

第三，真阴之用。张介宾人为：凡水火之功，缺一不可；命门之火，谓之元气；命门之水，谓之元精；五液充，则形体赖而强壮。肾的精水要散布到各个组织器官，心、肝、脾、肺都需要接受"肾精"这个物质，"阴"之所到就是"气"之所到，所以五脏十二官都要靠"肾精"来滋养，这就是"真阴"的作用，因此哪一脏的"阴"都不能伤。这里顺便说一个概念，在五脏中，肺有肺之阴，心有心之阴，肝有肝之阴，脾有脾之阴，肾有肾之阴。谈到阳，肝有肝阳，肾有肾阳，心有心阳，脾有脾阳，肺不说"阳"，肺只言"气"，没有"肺阳"的说法，这是个传统的概念，或云习惯概念。

第四，真阴之病。这主要是指水火失调，许多病变的根源都是由此而产生的。如无根之火，火不归元，即虚火，表面上看是"火"象，实际是"阴"病，是阴虚不能涵阳，阳才浮越在外。张介宾特别提出，"肾"一旦有热象，基本都是"水"出了问题，不是水不能配阳，就是水不能涵阳，而不是水克火的问题。有没有阴水盛而克制火的问题呢？当然有。但是这个"水"不是指肾阴、肾精而言，是指水湿邪气，属于邪水，而肾精这个"水"不会克"火"的，肾精只能养火、生火，不会克火。临床上所谓"肾之阴盛阳衰"，"阴盛"是指阴邪盛，绝不是指阴精盛。总之，肾病火总是由于"阴"之虚，肾病寒总是由于"火"之衰，这两个概念在临床上必须要清楚。

第五，真阴之治。张介宾在临床上强调"阴治"，他举了几个例子。如伤寒，初期本来是个表证，好像与肾水、肾阴没有什么关系，但是《伤寒论》从讲"桂枝汤"起，就反映出要保护阴精。如用"桂枝汤"来解肌发表时，强调不能"大汗"，要啜热稀粥一升余，以助药力，要微似有汗，不可令"如水流漓"。"汗液"是人体阴精之液，没有阴精就生不出汗来，所以过"汗"伤的是阴精。这个"阴精"很重要，一个外感病一般看来与"阴精"无关，实际上如果治疗方法不当就要伤阴，这是一个例子。又如"中风"病人，半身偏瘫，这是人体阴伤不能养经脉，经脉失去阴精营养，所以半身不遂。再如"虚劳"症，长期低热，这种"热"往往是因阴不足，虚火妄动而造成的。再如临床常见的"腹泻"，即使是实证腹泻，治不得法，很快就会发生"伤阴"的问题，因泻利而"亡阴"，这是临床常见的。所以张介宾认为，六味丸、八味丸，并不是补水、补火的理想方子，他最不满意其中的茯苓、泽泻、丹皮的用法。"六味丸"是补水的，为什么还要用茯苓、泽泻、丹皮这种利水药、清火药呢？即或其中有山茱萸、怀山药、地黄等滋阴的药，其作用不是相互抵消了吗？出于这样的认识，所以他自己创制了右归丸、右归饮、左归丸、左归饮来代替六味、八味，这一点比赵献可进了一步。《金匮要论方论》中曰："虚劳腰痛，少腹拘急，小便不利者，八味肾气丸主之。"张介宾认为关键是"小便不利"，用"八味"是利小便的，不是补肾的；他认为这样宝贵的阴精，动则用茯苓、泽泻，这是很不合适的。所以张介宾的左归丸，他只用了六味地黄中的熟地、山药、山茱萸这三味药，加了龟胶、牛膝、菟丝子、枸杞子，这就是"左归丸"，这是专补肾水不足的。在我看来，如果是单纯的肾水不足证，恐怕"左归丸"还是比"六味地黄丸"更理想些。

对张介宾的真阴之象、真阴之脏、真阴之病、真阴之用、真阴之治的学术思想，我的体会是真阴（真精）是人体不可缺少的基础物质，如果真阴不存在了，元阳会失去了存在的基础，不要说没有了真阴，就是真阴少一点也不能与真阳维持相对的平衡，也会发病。真阴不存，必会亡阳，真阴不足，阳也不能安于肾之中。在临床上不仅真阴虚应当补，或者用六味地黄，或者用左归丸来补真阴，就是真阳虚了，也应该在水中去补火，应该有这样一个概念。不能说真阳虚了，就不管什么情况，就用干姜、肉桂、附子来猛补阳，不能这样做，肯定会出现不良反应的。尽管张介宾不满意"八味肾气丸"，但是"八味肾气丸"的精神是在水中补火，是在"六味地黄丸"的基础上加桂、附，这点一定要明确，不能孤立地去扶阳，孤立扶阳是临床之大忌，不能抛开"真阴"这个基础物质去扶阳，所以张介宾的真阴不足论，还是很有临床指导意义的。

张介宾的著作有《类经》和《景岳全书》。张璐是崇拜薛立斋、张介宾的，所以他的学术思想就是这二人的学术思想。张璐是清初三大家之一，清初三大家是指张璐、吴谦（著《医宗金鉴》）、喻嘉言。张璐的主要著作有《伤寒缵论》《伤寒绪论》，这两部书都见得到，《医通》是他治杂病的著作。

（四）李中梓

李中梓，字士材，江苏华亭的人。李中梓的学术思想是在李东垣、薛立斋、张介宾这些医家影响下产生的，特别是受到薛立斋的影响，所以他重视脾肾的研究，他的学术思想主要反映在以下两方面。

1. 先后天根本论

所谓"先后天的根本论"，认为"先天"是生命的来源，"后天"维持人的生命所必需的。人的生命自诞生之后，就不能单靠先天了，要靠后天来维养，这是中医学的认识。先天秉赋毕竟有限，要维持人体几十年的生命过程要靠后天来补给，所以李中梓认为先天、后天对人体来说同样重要，都是生命的"根本"。可以看出李中梓的学术思想，和薛立斋、李东垣的学术是一脉相传的。

李中梓"先后天根本论"中有一个论点我不大同意，他把"治病求本"这个观念，和他的"先天后天根本论"混淆起来了。中医的"治病求本"是治疗的大原则，不限于先天、后天之说，《伤寒论》中有这个精神，《内经》中更有这个精神。当然，在临床上，病情危重时必须要诊"人迎脉"，或者足上"跌阳脉"，要看"胃气"存不存在，这是"求本"；肾病到了后期，一定要诊"太溪脉"（足内根部），若太溪脉摸不到了，这是危险的信号，这也是在"求本"。但是"治病求于本"不限于此，不是说不管什么病都从"肾"治，或者都从"脾"治，治疗不能这样刻板。

李中梓本人知不知道这个概念呢？我看他是明白的，因为他在文章中引用了王应正（王应正为当时的医家）的几句话，这几句话的原文是："见痰休治痰，见血休治血，无汗不发汗，有热莫攻热，喘声无耗气，遗精勿摄血，明得过中粹，方算医中杰。"这是治病求本的精神，但不是谈"先天后天"的问题，这是有区别的两个概念，是不能混淆的。痰证，要辨别是什么性质，是虚痰？湿痰？寒痰？热痰？燥痰？要从痰的发病缘由治起，是外感？是内伤？是虚？是实？是寒？是热？这是"见痰休治痰"的意思，这是"求本"。血证，不论"吐血"还是"下血"，不要孤立地去止血，要辨别寒热虚实。如胃火上冲而吐血，就解决"胃火"问题，用"三黄汤"降胃火，吐血自止；脾气虚不能摄血，出现功能性的出血过多，也不能单纯去止血，要补脾，升脾气，见血止血不是"求本"。"无汗"者理应发汗，但是要考虑为什么"无汗"，是寒固于表的无汗？还是阴伤津液亏的无汗？属实证之寒邪固闭于表，可以用"麻黄汤"散寒发汗；属阴虚于里而无汗，要去养阴而不能发汗。这是"无汗不发汗"的意思。热证，也要分虚实，是虚热？还是实热？是外感的热？还是内伤的热？内伤热证还有气虚发热、血虚发热、阴虚发热的区别，不是单纯"清热"可以治疗的，所以说"有热莫攻热"。喘证，是气上逆，那也要分虚实。属实证，是胃气上逆，可以降胃气；是肺气虚，就要补肺气；肾气虚，要补肾气。总之"气喘"不都是实证。遗精症，精关不固，用收涩药，不能只想到"收摄"，还要考虑引起"遗精"的原因，如是相火旺，要清相火才能止遗，只是去收涩，收涩药用多了，相火越是旺。由此看出，王应正讲的这个"本"并不限于脾、肾，李士材在这个问题上，把"治病求本"和"先天本后天之本"混淆在一起，思路不清晰，这是有区别的两码事。

李中梓重视对脾胃、肾命的研究，他对"肾"的认识和张介宾、赵献可是一样的。先天之本，当分水火；后天之本，分饮食劳倦。水不足而火旺者，用"六味丸"壮水以制阳光；火不足而水盛，用"八味丸"益火以消阴翳；饮食伤者，是虚中有实，用"枳术丸"消而补之；劳倦伤者，则属虚证，用

"补中益气汤"升而补之。李中梓的这些道理都是正确的。"枳术丸"源于《金匮要略·水气》篇中的"枳实白术汤"，枳实七枚、白术二两，"枳实"是主药，二药配合消而补之，治"心下坚大如盘，边如旋盘"的水饮证，方中用"枳实"行气，用"白术"胜湿。这里说的"枳术丸"是张元素的方子，他以"白术"为君药，"枳实"作臣药。因此《金匮》的"枳术汤"是泻中带补的方子，张元素的"枳术丸"是补中兼泻的方子，两方立意不一样。中医方剂的药物剂量是很关键的，从"枳术丸"和"枳术汤"的比较可以看出来，两方都用枳实、白术，但是药量用得不一样，作用就改变了。所以开方子不能轻易改变剂量，比如"桂枝加桂汤"，此方与"桂枝汤"的组成完全相同，只是"桂枝"的剂量变化了，于是方剂功效就不一样了，"桂枝加芍药汤"也是这样的情况。所以药味不变，药物剂量改变，方子的功用作用就基本改变了。

2. 水火阴阳学说

关于李中梓的"水火阴阳论"主要从以下三方面介绍。

第一，李中梓认为，事物的运动总是维系着对立统一的关系。水与火，阴与阳，每一个事物的运动过程都包含着既对立又统一的矛盾的两个方面。水火二气在人体的作用，分之虽为二，实有其统一的作用。火下水上是谓"相交"，"相交"则谓之"既济"，既济则能生物；火上水下是谓"不交"，"不交"谓之"未济"，未济则能死物。既济、未济，是《易经》六十四卦中二个卦条的名称。依照属性来讲，"水"应该在下，"火"应该在上，从事物的运动规律来看，在下者要升，在上者要降，故水要上升，阴要上升，火要下降，阳要下降。所以说火下水上才是"既济"，这才是正常的运动状态；"未济"则相反，火上水下，阴阳不交，这叫作"未济"，这是不正常的运动状态。这就是古人朴素的辩证法思想，水火阴阳相反相承。

这个学术思想在《内经》中是非常突出的。《素问·天元纪大论》中说："动静相召，上下相临，阴阳相错，而变由生也。"有"动"便有"静"，有"阴"就有"阳"，有"上"就有"下"，这些都是事物的两个方面，事物的两方面要相召、相临、相错，事物变化无穷就是在这样的运动规律中发生的。水之升，火之降，就是相召、相临、相错的关系，这样才能维系事物的运动。

事物无穷的变化，事物的发展，正是由于矛盾的两方面相反相承的结果，这是物质世界运动的根源所在。这个意义在于，有矛盾才有运动，有阴阳、有动静、有上下的矛盾才有运动，没有矛盾的两方面就没有运动。李中梓说："人身之水火，即阴阳也，即气血也。无阳则阴无以生，无阴则阳无以化。"（《医宗必读》）阴阳、水火、气血的关系就是这样一个关系，人体中的水火、气血、阴阳总是相互作用的，这样就能维持人的生命机能的正常。

第二，李中梓认为矛盾的两个方面不是绝对对立的，有一个是主要方面，有一个是次要方面。如《素问·生气通天论》说："阳强不能密，阴气乃绝。"这是在强调"阳"是主要方面。在"阴阳"这对矛盾中，总有一个主要方面，而"阳"就是矛盾的主要方面，"阴"处在从属地位。李中梓说："物不生于阴而生于阳，譬如春夏生而秋冬杀也。又如向日之草木易荣，潜阳之花卉善萎也。故气血俱要，而补气在补血之先；阴阳并需，而养阳在滋阴之上。是非昂火而抑水，不如是不得其平也。"（《医宗必读》）这段话在临床上很有现实意义。在气血都需补时，"补气"在"补血"之先，如血虚了，不能单纯地补血，补气要放在补血之先，李东垣的"当归补血汤"就是很好的例子。方歌云：血虚生热有奇方，古有当归补血汤，五倍黄芪归一份，真阴入布治之阳。"真阴"指"血"而言，"血"如何才能够产生呢？要靠阳气来化生，所以补气要在补血之先。如血虚，只用些养阴药，如地黄、枣皮等，这个"血"补不起来的，你要在补血的同时用些益气药，所以补气要在补血之先。在阴阳都需要补时，"养阳"要提到"滋阴"之上，换句话说，在用滋阴药的同时也要用点温阳的药，这样"阴"才能补得起来，这一点是必须掌握的。不找到哪个是矛盾的主要方面，要想维持相对平衡是不可能的。阴阳、气血不是八两、半斤的关系，不是绝对平均的关系，这是李士材很突出的学术论点，这其中含有朴素的辩证法思想。事实上，我们在临床上，如果不这样认识问题，也不能很好地解决水火阴阳的问题。

第三，具体到用药，李中梓认为，温热之剂均为补虚，寒凉之剂均为泻实。他说："药性之温者，于时为春，所以生万物者也。药性之热者也，于时为夏，所以长万物者也。药性之凉者，于时为秋，所以肃万物者也。药性之寒者，于时为冬，所以杀万物者也。……故凡温热之剂，均为补虚；寒凉之剂，均为泻实。"（《医宗必读》）温补药若四季之春，春温之气生万物，

"温"代表阳气上升。温热之剂多为补虚之用，如用"温"来补气，用"热"来补火。用寒凉之剂多为泻热之用，当然"阴"不足时，也可用"甘寒"之法，但"甘"也要是带温性的，而"苦寒"之剂一定是泻实之用的。

以上是李士材关于"水火阴阳"的三个学术论点：一是认为人生命的活力全靠阴阳水火维持相对平衡，动静相召、阴阳相错、上下相临、水升火降，这些都是生命物质的运动形式，维持人的正常生理；二是强调阴阳水火两方面，阳火是主要的一面；三是具体应用到临床上，温热之剂均为补虚，寒凉之剂均为泻实。

沈朗仲、马元仪、尤在泾都是李士材的学生。沈朗仲著有《病机汇论》，马元仪著有《印机草》（这是他的医案）。尤在泾的著作较多，主要著有《伤寒贯珠集》《金匮心典》，这两部书都是很值得一看，《静香楼医案》是他的医案集，《尤氏医学读书记》《医学续记》是他做学问的笔记，里面记载有很好的一些心得。

六、易水学派小结

张元素是易水学派的开山祖师，他的学说主要是传给李杲、王好古二人，李杲又传给罗天益，这是易水学派直接的师承关系。后来的薛立斋、张介宾、李士材（李中梓）都是崇学东垣的，是传承李杲学术思想的人。赵献可学术思想来源薛立斋，高鼓峰、董废翁、吕留良等是崇学赵献可的。清初的张璐，是崇学薛立斋、张介宾的。李中梓的学术思想传给了沈朗仲、马元仪、尤在泾等。这就是这易水学派的师承关系，他们有的是直接师承关系，有的是间接传承关系。

在易水学派中，我着重介绍了张元素、李杲、张介宾、薛立斋、李中梓、赵献可等人，他们可称作易水学派的六大家，因为这六个人最具有代表性。

易水学派的学术思想，主要是以探讨"脏腑虚实病机"为核心。从张元素开始，主要探讨脏腑的虚实病变，他在研究脏腑虚实病变的过程当中，特别留心于五脏精气的虚损方面，他的这一学术思想贯穿整个学派，从张元素一直到尤在泾，凡是传承易水学派的医家，在临床上都表现为擅长温补，因此说"易水学派"是"温补学派"也不为过，如补脾胃、补肾命、补气血，总是偏于温补。

张元素，创立了脏腑辨证论治的理论体系，从脏腑的寒、热、虚、实病变来研究，同时强调处方的"气味归经说"，并创立了"引经报使"之说，他是温补派的主导人物。李杲，注重研究脾胃，认为脾胃损伤是一切疾病的根源，发明升阳泻火、甘温除热的用药方法。张介宾，倡导"阳非有余，阴亦不足"论，并提倡阴阳两补，左归丸、左归饮、右归丸、右归饮等，是他创制的代表性方剂。薛立斋、李士材，提倡两补脾肾，研究先天后天，脾肾并重。赵献可，"肾命水火"是他立论的中心。有人说"易水学派"就是研究先天、后天的，这有一定的道理，从张元素一直到后来的各医家，总是在讨论先后天这个主题。

讲义中还选载了18个医案，给你们布置一个作业，你们自己来分析这些医案，依照着前面学习的易水学派的学术思想进行分析，每个人都要做好准备，要求每个同学都把这18个医案分析一遍，找个时间来听听你们的分析，能够分析到什么程度就到什么程度，分析得不够的，我再来补充，总之你们要先走一步。

七、评析医案分析

第一个医案，是薛立斋治疗的"阴虚咳嗽"，这是个脾肺精气亏损证，所以他用了补土生金、益火生土的办法。脾气虚嘛，补火生土，肺精亏，培土生金。

第二个医案，是薛立斋治疗的"肝阴亏损证"，这是个阴虚火亢证，所以他用壮水之主以制阳光的办法，方用"六味丸"，阴虚水少，就壮水之主，火亢了，就用"水"来制阳光。

第三个医案，是高鼓峰的病案，那是个"伤食误治证"，本来是伤食证候，而误治后变成了津燥便秘证了，所以就他用生津润燥的办法来治疗。

第四个医案，是吕留良的病案，那是个"脾虚湿热郁滞证"，由于脾虚不运，湿热郁滞，所以就以补脾为主，胜湿清热为辅。"下泻"是因脾虚，后来转成痢疾，痢疾是湿热郁滞，所以他先用补脾法，后用胜湿清热法。

第五、第六个医案，是张介宾治"便秘"的两个案例。一个属"阳虚津涸证"，这种便秘叫作"虚秘"，阳少，津也少，属虚证，所以他用的是温阳生津的方法，用的是温热药，虚弱人、老年人这种情况还不少见。另一个属"火热内积证"，是实证，所以用"大承气汤"来泄热开积。

第七个医案，是张介宾治疗下消不寐症，这个病案是"心脾两虚证"，心气虚了所以神不安，出现严重的失眠，脾虚了不能摄精，精液消耗，所以他就用温脾养精的办法。

你们马上就要接触临床了，对"医案"，建议大家要反复地去分析，反复地去思考。我们说"中医各家学说"是提高的课程，是从理论和临床经验两方面提高，特别强调要把理论运用到临床上去。现在有股"外语风"，你们是学中医的？还是学西医的？自己问问自己，学西医的，"外语"要狠狠地抓，不然怎么能接触西方的东西呢？你们是学中医的，"古汉语"应该狠狠地抓，应该吹"古汉语风"才对，不要吹"外语风"。看你们昨天分析的病案，不要说理论深不进去，就连古汉语这一关都过不了。我不反对学外语，你能多学几门外语更好，但是不能摆在第一位。现在回学校来的毕业同学很多，包括第一届的毕业生在内，古汉语关还是没有完全过，这就值得深思了，分析一般的病案都成问题，所以我认为不要把学习的主次搞颠倒了，颠倒了你们要吃亏的。当然像我这样，对外语一窍不通，对现在的学生来说也不行，你们不能学我。但是对中医文献，我可以随便闯关，这个本事你们也要学。我有优点，我也有缺点，我的缺点你们不要学，你们可以懂一外语、二外语，我拥护，但是希望你们摆在第二位去，或者摆在第三位去。因为你们马上就要毕业了，毕业前要把基础打好，外语可以到工作岗位再学嘛，那是个需要长期学习的东西。

我上次开会遇到"钱伟长"，有些准备留学的同学一心扑在外语考试上，他说他反对，找他签字他不签，他说就靠一门外语，你们出去能学些什么呀？专业知识呢？本科知识要学扎实，光是九百句、三百句过得了关吗？这是钱伟长发表的意见。我们学中医的更不能吹外语风。

八、易水诸家医案

（一）李东垣医案

1. 麻木

【原文】李正臣夫人病。诊得六脉中俱得弦洪缓相合，按之无力，弦在上，是风热下陷入阴中，阳道不行。其症闭目则浑身麻木，昼减而夜甚，觉而开目则麻木渐退，久则绝止，常开其目此症不作，惧其麻木不敢合眼；致不得眠，身体皆重，时有痰嗽，觉胸中常似有痰而不利，时烦躁、气短促而喘；肌肤充盛，饮食不减，大小便如常，惟畏其麻木不敢合眼为最苦。观其色脉形病相应而不逆。……麻木为风，三尺之童，皆以为然，细较之则有区别耳。久坐而起，亦有麻木，如绳缚之久，释之觉麻作而不敢动，良久则自已。以此验之，非为风邪，乃气不行。主治之当补其肺中之气，则麻木自去矣。如经脉中阴火乘其阳分，火动于中为麻木也，当兼去其阴火则愈矣。时痰嗽者，秋凉在外在上而作也，当以温剂实其皮毛。身重脉缓者，湿气伏匿而作也。时见躁作，当升阳助气益血，微泻阴火与湿，通行经脉，调其阴阳则已矣。非五脏六腑之本有邪也，此药主之。（《兰室秘藏·妇人门》）

病人是李正臣的夫人，号脉于不浮不沉为"中"候，中候脉现弦、洪、缓相合，按之无力。是指中取出现弦洪脉象，重按而无力，"缓"指脉象无力而言，这话的意思是病机在上焦。弦洪脉象那是风热的表现，"弦"是风象，"洪"是热象。"风热下陷入阴中，阳道不行"，这是病人的病机。这里的"阴"，指的是三阴经脉，意思是三阴经被风热煽动；"阳道不行"，是指阳气不能运行了。假如这里还体会不深刻的话，可以从下面的病变表现来体会。一闭目睡觉就会周身麻木，其特点是昼减而夜甚，白天不睡的话，或者不麻，或者麻得轻一些，晚上睡觉特别严重，麻得难受，故神不安，眼睛一睁开，麻木又好一些了，总之这种麻木与睡眠有关，这就是"风热下陷入阴中"的缘故。于是病人不敢睡觉，以至于长期不能安睡，全身麻木的同时还伴有身体沉重，时时还有痰嗽，痰还不少，胸中常似有痰而不利，一阵阵烦躁，气短促而喘，肌肤充盛，饮食不减，大小便如常。看来这个病人偏胖，换句话说是个痰湿体质的人。饮食尚好，大小便也正常，说明消化道没有问题，主要就是麻木问题。

在临床上"麻"多见于风证，但细辨之，也不一定都是"风"，如久坐也有麻木的感觉，又好比用绳子绑得紧紧的，绑久了一解开麻得不得了，动都不敢动。这里用这两个例子来说明不是所有的"麻"全是"风证"，气不行也可以出现麻木。所谓"阳道不行"就是指肺气不行，应该补肺中之气，肺主气嘛，补肺气后则麻木自去矣。肺气为什么不能推动营气、卫气运行呢？主要是火热入于三阴经脉之中，阻碍了气道的缘故，因此一面要补气行其阳道，一面要兼去其阴火。

回过头来看脉之弦洪，那是阴火上乘的缘故，脉"缓"是气伤，所以重按无力，缓弱不行。时时有点"痰嗽"，是秋凉寒湿之气在肺，当补肺中之气。病人气虚湿盛的体质，在临床上有这样一个规律：瘦人多火，肥人多湿、少气。按照东垣内伤理论，气虚下陷，湿浊就要下流，湿浊下流，阴火就要上乘，乘于三阴经脉，所以他制定了"升阳助气益血，微泻阴火与湿"的治疗原则，以升为主，扶正祛邪，扶正是主要的；微泻阴中的火，再兼导痰湿，通行经脉，调其阴阳则已矣。

所用的方子是补气升阳的"和中汤"，其中生甘草、酒黄柏，这两味是泻火的药，茯苓、泽泻这是除湿的药，升麻、柴胡是升阳的药，苍术、草蔻是除湿的药，以上各一钱五分，橘皮、当归身、白术各二钱，白芍药、人参各三钱，佛耳草、炙甘草各四钱，黄芪五钱。这个方子还是由"补中益气汤"变化而来，其中"和中"是靠当归、白术、草蔻、炙草、黄芪、人参、升麻、柴胡这些药的用法就不再解释了，主要是用了苍术、草蔻、佛耳草、茯苓、泽泻这几味药，这些药是"补中益气汤"里没有的。"佛耳草"就是"金沸草"，这是肺家药，是温肺气、祛痰、镇咳的药。"金沸草"利水的作用不是太大，还是从肺与气、水的关系来理解，"金沸草"大温肺气，气行水气嘛。金沸草品种也有几个，四川产的效果比较好，开小黄花，像这个时节遍地都是。这个病人有"痰嗽"，"金沸草"还有除湿排痰的作用。

从中医辨证的角度来看，这个病究竟是个什么病证呢？结合前面的病机分析、临床表现、气虚湿盛的体质来分析，目前的病情是火热乘于经脉造成的，严重地影响了气的循行，所以出现麻木，这是个气虚湿盛、热炽三阴证。通过这个案例，我们可以认识到，"麻木"总是由于气虚、气滞造成的，气滞就要去行气，气虚就要去益气。是不是一定要用李东垣的这个方子呢？那倒不一定，但是这个精神要学到手。这个方子的着重点是在补气、除湿、泻火，这是主要的制方原则，"补气"与"升阳"基本是一回事，这种"火"还是属于"虚火"范畴，这个病人没有什么"实火"。

这个病案学习后，对帮助我们怎样诊治"麻木"会有帮助。一般来说，麻木的重点是"气虚"，"湿"盛不盛，有没有"火热"，那要具体分析，包括现在心血管病的"手麻"，还是要从这方面来考虑问题。

2. 目疾

【原文】白文举年六十二，素有脾胃虚损病，目疾时作，身面目睛俱黄，小便或黄或白，大便不调，饮食减少，气短上气，怠惰嗜卧，四肢不收。至六月中，目疾复作，医以泻肝散下数行而前疾增剧。予谓大黄、牵牛，虽除湿热，而不能走经络，下咽，不入肝经，先入胃中。大黄苦寒，重虚其胃；牵牛其味至辛，能泻气，重虚肺本，嗽大作，盖标实不去，本虚愈甚。加之适当暑雨之际，素有黄证之人，所以增剧也。此当于脾胃肺之本脏，泻外经中之湿热，制清神益气汤主之而愈。（《脾胃论》）

病人叫白文举，六十二岁，素有脾胃虚损病，目疾时作，目疾的表现没有具体交代。现在是身面目睛俱黄，黄疸表现很重，小便或黄或白，大便不调，饮食减少，气短，时有气喘，怠惰嗜卧，没有力气，四肢不收，即手软脚软。在六月间目疾再发，大夫用的是"泻肝散"，服药后前疾增剧。李东垣认为前医用大黄、牵牛虽然可以除湿热，但是不能走肝经，而这些药都是大苦大寒的药，重虚其胃，牵牛味辛，最能泻气，使肺气再虚，"标实"没有去，"本虚"越来越重，又恰逢暑雨之季，是素有黄证之人，所以病情增剧。应该如何治疗呢？李东垣认为当补脾胃肺之本脏，补脾胃肺气之虚，泄外经中之湿热，用"清神益气汤"。

清神益气汤的组成为：茯苓、升麻各二分，泽泻、苍术、防风各三分，生姜五分，青皮一分，橘皮、生甘草、白芍药、白术各二分，人参七分，黄柏一分，麦冬二分，五味子三分。

这个案例的"目疾"是什么病呢？这是"黄疸"，目疾是"标"而已，这个黄疸病是什么性质的呢？中医学认为黄疸多为湿热引起，素有黄疸，加上素有脾胃虚损，脾胃虚加湿热盛，就是这样一个证。脾胃虚容易生湿热，这是临床上常见的。一般来说的脾胃虚，主要还是脾胃气虚，是脾胃功能差，脾胃气虚不能化水谷精微，湿浊就容易产生，气虚湿盛嘛，湿久要化生热，这是中医学的概念。脾胃虚湿热盛之证，用"清神益气汤"，还是以"益气"为主，补脾胃之本。前面那个医生用"泻肝散"，用大黄、牵牛来攻邪，他那只看到湿热的一面，没有看到素有脾胃虚的本质，不问"湿热"产生的主要原因，从这个病人的表现来看，尽管有湿热，且湿重于热，用"泻肝散"不但没有攻掉湿热，脾胃之气越伤，病本是虚中夹实证，这种治法没有考虑病人的体质。

这个案例告诉我们，在临床上辨证要结合病人体质来辨，一样的病发生在不同的人身上，病机就不一样，治疗也要因之而不同，这是中医学辨证的特点。现代医学有这个偏向，只注意"病"，不把"病人"放在主要的位置上，我们要发挥中医学的优势，要治病更要治病人，这就是中医辨证论治的优势所在。

3. 大头瘟

【原文】泰和二年四月，民多疫病，初觉憎寒壮热体重，次传头面肿甚，目不能开，上喘，咽喉不利，舌干口燥，俗云大头伤寒，染之多不救。张县丞患此，医以承气汤加蓝根下之，稍缓，翌日其病如故，下之又缓，终莫能愈。渐至危笃，请东垣视之。乃曰：半身以上，天之气也，邪热客于心肺之间，上攻头面而为肿，以承气泻胃，是诛伐无过，殊不知适其病所为故。遂用芩连各五钱，苦寒泻心肺之火；元参二钱，连翘、板蓝根、马勃、鼠粘子各一钱，苦辛平清火、散肿、消毒；僵蚕七分，清痰利膈；甘草二钱以缓之，桔梗三分以载之，则诸药浮而不沉；升麻七分，升气于右，柴胡五分，升气于左，清阳升于高巅，则浊邪不能复居其位；经曰邪之所凑，其气必虚，用人参二钱以补虚；再佐陈皮二钱以利其壅滞之气；名普济消毒饮子。若大便秘者，加大黄，共为细末，半用汤调，时时服之，半用蜜丸噙化。且施其方，

全活甚众。(《古今医案》)

　　泰和二年四月，疫病流行，带有传染性的病称为"疫"。临床表现为：始憎寒、发烧、体重、身痛，逐次头面肿甚，肿到眼睛睁不开了，喘、咽喉不利、舌干口燥。这个病俗称"大头伤寒"，染之多不救，病势严重。"县丞"是县里面的一个小官，张县丞患了大头伤寒，医生用"承气汤"加"蓝根"下之。"板蓝根"是针对"咽喉不利"的，一般咽喉肿痛，急性咽炎，喉症初期我们都用"板蓝根"。服药后，病势稍缓和了一点，但第二天其病如故，医者再用"承气汤"，病情又稍微好一点，但终未能愈。慢慢地病情越来越严重，甚至到了很危急时，才请东垣去诊治。李东垣认为，人体身半以上为"天气"主之，身半以下为"地气"主之，天气就是指"阳气"。客热的邪气损伤了人体的阳气，热邪客于心肺之间，上攻头面，故头面肿甚。这不是"承气证"，却用"承气汤"去泻胃，这叫"诛伐无辜"，因为病不在胃呀，所以医生用药要能适其病所。如是胃病，用药就要药势到达胃经，是头上的病，三阳经的病，药势就要到三阳经，这就叫作"适其病所为故"，"病所"即"病位"。

　　东垣这个方是怎样一个思路呢？他认为病在阳经。方用：黄芩、黄连各五钱，元参二钱，连翘、板蓝根、马勃、鼠粘子各一钱，僵蚕七分，甘草二钱，桔梗三分，升麻七分，柴胡五分。李东垣的方子一般用量很轻，用黄芩、黄连，这是用"苦寒"来泻心肺之火；元参、连翘、板蓝根、马勃、鼠粘子等，是辛苦平法，辛能散，苦能泻，平能和，用这些气味的药来清火、散肿、消毒，其中鼠粘子、板蓝根、马勃清热解毒，元参、连翘清热、清火；用僵蚕来清痰利膈，祛风痰；用生甘草，缓解身寒、壮热、体重、头面肿大等表现；桔梗能载药上行，能引导药势在上半身发挥作用，与前面用"承气汤"相反，承气汤是在下半身起作用；用升麻，升气于右，用柴胡，升气于左，清阳升于高巅，这样使人体的清阳之气能够达到头部，头为清阳之府，头上清阳之气越多，头越是清明。《素问·评热病论》曰："邪之所凑，其气必虚。"此人能染上大头伤寒，其气必虚，故用"人参"二钱以补虚；再佐"陈皮"二钱以利其壅滞之气。就这样，把阳气升起来，浊气自然就会降下来，有升才有降，没有升就没有降；若大便秘者，可以加大黄。这就是东垣的"普济消毒饮子"的处方思路，此方不仅治了张县丞的病，大头瘟流行期间，"普济消毒饮子"被普遍使用，治好了不少病人。

"大头瘟"属于风温疫毒证，一般的风热、风温没有流行性，这个病有流行性，所以是疫毒。这个病，有人能被感染，有的人不能被感染，这与人的体质强弱有关。看以往李东垣的方子，都是以"扶正"为主，"祛邪"放在第二位，而这个方子以"祛邪"为主，因为这是急病，不像那些慢性病，急则治"标"缓则治"本"嘛。风热、风瘟、热毒就要祛其热毒邪气，所以与内伤病、脾胃病有本质的区别，于是李东垣在祛邪的基础上再扶正气。由此可以看出，中医对慢性病、急性病、标证、本证等，其治法是不一样的，这也是辨证论治的要点之一。

（二）罗天益医案

1. 阴证阳证辨

【原文】静江府提刑李君长子，年一十九岁，至元壬午四月间，病伤寒九日，医者作阴证治之，与附子理中丸数服，其证增剧。别易一医作阳证，议论差互，不敢服药。李君亲来邀请予为决疑，予避嫌辞。李君拜泣而告曰：太医若不一往，犬子祗待死矣。不获已遂往视之，坐间有数人，予不欲真言其证，但细为分解，使自忖度之。凡阳证者，身须大热而手足不厥，卧则坦然，起则有力，不恶寒，反恶热，不呕不泻，渴而饮水，烦躁不得眠，能食而多语，其脉浮大而数者，阳证也。凡阴证者，身不热而手足厥冷，恶寒蜷卧，面向壁卧，恶闻人声，或自引衣盖覆，不烦渴，不欲食，小便自利，大便反快，其脉沉细而微迟者，皆阴证也。诊其脉，沉数得六七至，其母云：夜来叫呼不绝，全不得睡，又喜冰水。予闻其言，阳证悉具，且三日不见大便，宜急下之。予遂秤酒煨大黄六钱，炙甘草二钱，芒硝二钱，水煎服之。至夕，下数行，燥粪二十余块，是夜汗大出。翌日，又往视之，身凉脉静矣。予思《素问·热论》云：治之各通其脏腑。故仲景述《伤寒论》六经各异，传受不同。《活人书》亦云：凡治伤寒，先须明经络，若不识经络，触途冥行。前圣后圣，其揆一也。昧者不学经络，不问病源，按寸握尺，妄意疾证，不知邪气之所在，动致颠覆，终不肯悔。韩文公曰：医之病，病在少思。理

到之言，逸人学问，救生之心重矣。（《卫生宝鉴·医验记述》）

　　"静江府"是湖北的一个地方，"提刑"是个小官名，相当于现在公安部门的一个公务员，姓名李君，其长子年19岁，元壬午四月间，病伤寒9日了。前面的医生有作阴证治之，用的是"附子理中丸"，服药后病情加重。又换了一个医生，这个医生作阳证治之，两个医生辨证差别如此大，一个说是阴证，一个说是阳证，一个说是寒证，一个说是热证，病人因此不敢吃药。李君请来罗天益，让他拿个主意。罗天益有点事故，为避嫌不想前去诊治。李君一再央求说：太医（罗天益在太医院做过太医）如果不去，我的儿子只有等死了。罗天益看到他说得这样伤心，不得已就去了。到了李家，房间里还坐有几个人，大概都是懂些医术的人。罗天益说，我不想直接谈这个孩子的病，先讲讲一般的道理，然后大家各自去辨证，看这个孩子的病究竟是阳证？还是阴证？阳证的表现为：身大热，手足不厥，卧则坦然（手脚张开），起则有力，不恶寒，反恶热，不呕不泻，渴而饮水，烦躁不得眠，能食而多语（"多语"是指语无伦次），其脉浮大而数。阴证的表现为：身不热而手足厥冷，恶寒蜷卧（手脚缩成一团），怕光，喜向阴暗的方向而卧，恶闻人声，或自引衣盖覆被（多着衣，多盖被），不烦渴，不欲食，小便自利，大便反快，其脉沉细而微迟者。

　　罗天益把阳证、阴证的表现都摆出来了后，诊病人脉，沉数得六七至，晚上呼叫不绝（这也是鉴别阳证、阴证的表现），全不得睡，喜欢冷饮，已三日不大便。很显明，看到的是一派热象，应"宜急下之"，罗天益用了"调味承气汤"，用酒煨大黄六钱，炙甘草二钱，芒硝二钱，水煎服之。到了晚上大便下了几次，燥粪二十余块，是夜汗大出。为什么服用"调味承气汤"会出汗呢？这叫作"内疏通外畅续"，对这种邪热阻滞阳明之证，气不承、不顺，用芒硝、大黄疏之，气通顺了，外表随之就通了，这是肺与大肠的关系嘛，大肠之气一通，肺气就开了，在里之邪随"承气"而解，在外、在经之邪热，随肺气之宣而出。病人大便也通了，汗也出了，第二天就不发烧了，脉也恢复了。

　　这个病的热邪，不都是在大肠，还有些热邪在经脉中，一般"柴胡汤证"这种情况多见。"柴胡汤"是个和解剂，即不催吐，又不泻下，也不发汗。但往往使用"柴胡汤"的结果，有发汗而解的，有泻下而解的，也有呕吐而解的，也有不汗、不吐、不下而解的。这种情况，在"小柴胡汤证"中也有。关键在于调整人体的机能，人体有调整机能，因个人状况不同而其表现不一样，该汗就汗，该下的就下，该吐就吐，将来你们在临床上也会见到这种情况。

罗天益说，《素问·热论》云："治之各通其脏腑。"即治热病要通脏腑，在三阳就要通三阳，在三阴就要通三阴。又说，仲景《伤寒论》六经各异，在三阴三阳传受不同。《活人书》（《南洋活人书》，作者朱肱，是宋朝研究《伤寒论》的大家，后面会介绍）亦云："凡治伤寒，先须明经络，若不识经络，触途冥行。""触途"是因不认路而去闯路，"冥行"就是摸着黑行，"触途冥行"是瞎闯乱碰的意思。治伤寒不知经络，不明经络之三阴三阳，那就是"触途冥行"。"前圣后圣，其揆一也"，"前圣"是指《素问》，"后圣"是指张仲景的《伤寒论》，以及南洋朱肱的《活人书》，"揆"是道理之意，意思是说，远至《素问》近至朱肱，都强调治伤寒病必定要明确三阴三阳之经络。罗天益认为，做医生最怕不学经络，不问病源，按寸也好，握尺也好，看不出脉象所属，摸不到病的症结所在，妄谈误治，就会造成医疗事故。

罗天益引用了韩文公（韩愈）的一句话："医之病，病在少思。"看来，做大夫的要"多思"才行。老舍先生曾说：能够在脑子里多打几个圈圈的人就一定能够做好文章，不肯在脑子里多打几个圈圈的人就做不好文章。我看做医生也是一样，"辨证"与做文章是一样的，要多动脑子，不用脑筋是辨不好证的。"理到之言，逸人学问，救生之心重矣。"我们做学问的人，都应该把韩文公这两句话认真地想一想，这话说得语重心长，对我们做医生的很有启发。

总结一下，这个案例其实很简单，关键在分辨阳证、阴证。首先一定要把病人的临床表现搞清楚，把阳证、阴证的临床表现搞清楚；其次要善于询问，如案例中其母介绍晚间病人的表现，叫呼不绝，不得睡，又喜欢吃凉的，这是热证的表现嘛；再其次要善于思索，一吸六七至的脉带数象，加上几天不大便，前医用"附子理中丸"，当然是错误的，只能是越吃病情越重。

2. 执方用药辨

【原文】省掾曹德裕男妇，三月初病伤寒八九日，请予治之。脉得沉细而微，四肢逆冷，自利腹痛，目不欲开，两手常抱腋下，昏昏嗜卧，口舌干燥。乃曰：前医留白虎加人参汤一服，可服否？予曰：白虎虽云治口燥舌干，若执此一句亦未然。今此证不可用白虎者有三：《伤寒论》云：立夏已前、处暑以后不可妄用，一也；太阳证无汗而渴者不可用，二也；况病人阴证悉具，其时春天尚寒，不可用，三也。仲景云：下利清谷，急当救里，宜四逆汤。遂以四逆汤三两，加人参一两，生姜十余片，连须葱白九茎，水五大盏，同煎至三盏，去滓，分三服。一日服之。至夜利止，手足温，翌日大汗而解，继以理中汤数服而愈。孙真人《习业篇》云：凡欲为大医，必须谙《甲乙》《素问》《黄帝内经》《明堂》，流注十二经、三部九候、本草药性、仲景、叔和，并须精熟，如此方为大医，不尔，犹无目夜游，动致颠陨。执方用药者，再斯可矣。(《卫生宝鉴·医验纪述》)

"省"是机关单位，在封建社会中是指"衙门"，如中书省、上书省等；"掾"机构中的小官吏，不是主要的负责人；"男妇"是指"儿媳妇"。曹德裕的儿媳妇，三月初，病伤寒，已有八九天了。罗天益应邀前去诊治，病人脉沉细而微，四肢逆冷、自利、腹痛，眼睛都不想睁，两手常抱腋下（即蜷卧），昏昏欲睡，口舌干燥，这是少阴病但欲寐证。病人家属说，前医开的是"白虎加人参汤"，没敢吃。罗天益认为，"白虎汤"所治的"口燥舌干"是属热邪伤阴证，但是这个病人的"口燥舌干"与"白虎汤证"完全不一样。这就是辨证，不同的"证"都可以出现口舌干燥，若只依据"口舌干燥"一症，就用"白虎汤"，这是没有掌握使用"白虎汤"的要点。罗天益说"今此证不可用白虎者有三"，不过，我看这三点也还是不够中肯。

哪三点呢？一是，立夏以前（春天）处暑以后，不可随便用"白虎汤"，因为"白虎汤"是大凉之药，立夏以前、处暑以后，没有那么多的热证，这里不要理解为，立夏以前、处暑以后全无热证，所以这一点还不是关键，"不可妄用"，并没有说绝对不可用；二是，无汗而渴者不可用，"渴"多见于热证，但"无汗"又是麻黄汤的主证，说明虽然现"渴"，但表寒未解，所以不可用白虎汤。三是，病人阴证悉具，其时春天尚寒，不可用白虎汤，"阴证悉具"是不可用白虎汤的重要依据，"春天尚寒"是次要的，只要是"阳明热证"还是可以用的。

"阴证悉具"的具体表现是什么呢？病人四肢逆冷、自利、腹痛、昏昏嗜卧、蜷卧，这些是明显的阳虚表现。为什么两手抱在腋下，心阳不足呀，少阴阳衰嘛，心阳不能布于表。这个病是"三阴直中证"，阳虚体质的人一旦感伤寒就容易出现此证。罗天益用"四逆汤"三两，加"人参"一两，"生姜"十余片，连须"葱白"九茎，煎服。效果如何呢？"煎三服，一日服之"，至夜手足温暖了，第二天大汗而解，说明阳气恢复了。"四逆汤"并不是发汗的方子，假如阳气不能恢复，仅仅一点姜、葱也发不出汗来的，主要是"四逆汤"回阳的功能发挥了作用，姜、葱有"通阳"的作用，人体阳气恢复，才能汗出而解，所以四逆救阳是关键，汗解后，继续数用"理中汤"而愈，用"理中汤"也是在培养脾阳。

这个案例给了我们一些什么启发呢？是告诉我们，辨别症状的属性，在辨证中是非常关键的。这个病人"口舌干燥"，若不辨入饮不入饮？是喜饮热还是喜饮冷？就会出错。《伤寒论》的白虎汤证，表现是"大渴"，入饮数升，舌上仍干燥，还伴有心烦等表现，这里就凭"口舌干燥"，怎么能就用"白虎汤"呢？这也未免太轻率了。

学习病案，要从"失败"和"成功"两个方面去分析体会。失败往往是辨证不深入，仅仅抓住一点，而且不是关键点。所谓"执方用药辨"，是说不能机械地去用方，"方"要用得灵活，用得准确。像这个案例，完全是个"四逆汤证"，却用"白虎汤"，不是完全走到相反的方向去了吗。大家可以把《伤寒论》里用"白虎汤"的那5个条文找出来看看，搞清楚究竟什么是"白虎汤证"？那个医生错在什么地方？白虎汤证主要表现是：一是"烦渴"，而且渴饮冷水，这是白虎汤的主证；其次是"脉洪大"，这是用白虎汤第二个主证；第三是"发热"，有的是高热，也有"无大热"（伤寒无大热，口燥渴，心烦，背微恶寒者），"无大热"是白虎汤证初期表现，伴有恶寒，阳明经证嘛，所以白虎汤证不一定都是高热。这些是白虎汤证的主证，明确了这一点，那么这个医案前医的错误就一目了然了，仅仅一个"口燥舌干"是不足为凭的。"口燥舌干"属无热证者在临床上是很常见的，如津气两虚的人，不是有热，是津液不能上布，这种"口燥舌干"，伴有不想喝水，干得很不舒服也不想喝水，因为喝水下去会更不舒服，口干得厉害了也是喜热饮。总之，"口燥舌干"的虚证在临床上是很多的。

所谓"执方"就是没有把主证辨清楚，不辨证而机械地用方。"执方"

者错就错在，固执地、不辨证地、教条地执方用药。中医学的理论，现代人好像不易理解，但有个客观检验的指标，那就是看疗效，只要有疗效，就要承认中医的合理性。

3. 过汗变证治验

【原文】中山王知府次子薛里，年十三岁。六月十三日，暴雨方过，池水泛溢，因而戏水，衣服尽湿，其母责之。至晚，觉精神昏愦，急惰嗜卧，次日，病头痛身热，腿脚沉重，一女医用和解散发之，闭户塞牖，覆以重衾，以致苦热不胜禁，遂发狂言，欲去其衾。明日，循衣撮空，又以承气汤下之，下后，语言渐不出，四肢不能收持，有时项强，手足瘈疭，搐急而挛，目左视而白睛多，口唇肌肉蠕动，饮食减少，形体羸瘦。命予治之，具说前由，予详之，盖伤湿而失于过汗也。且人之元气，起于脐下，肾间动气周于身，通行百脉。今盛暑之时，大发其汗，汗多则亡阳，百脉行涩，故三焦之气不能上荣心肺。心火旺而肺气焦，况因惊恐内蓄，《内经》曰：恐则气下。阳主声，阳既亡而声不出也；阳气者，精则养神，柔则养筋。又曰：夺血无汗，夺汗无血。今发汗过多，气血俱衰，筋无所养，其病为痉，则项强，手足瘈疭，搐急而挛；目通于肝，肝者筋之合也，筋既燥而无润，故目左视而白睛多；肌肉者，脾也，脾热则肌肉蠕动，故口唇蠕动，有时而作。经云：肉痿者，得之湿地也，脾热者，肌肉不仁，发为肉痿。痿者，痿弱无力，运动久而不仁，阳主于动，今气欲竭，热留于脾，故四肢不用，此伤湿过汗，而成坏证明矣。当治时之热，益水之源，救其逆，补上升生发之气。《黄帝针经》曰：上气不足，推而扬之。此之谓也，以人参益气汤治之。《内经》曰：热淫所胜，治以甘寒，以酸收之。人参、黄芪之甘温，补其不足之气，而缓其急搐，故以为君；肾恶燥，急食辛以润之，生甘草甘微寒，黄柏苦辛寒以救肾水，而生津液，故以为臣；当归辛温和血脉，橘皮苦辛，白术苦甘，炙甘草甘温，益脾胃，进饮食，肺欲收，急食酸以收之，白芍药之酸微寒，以收耗散之气，而补肺金，故以为佐；升麻、柴胡苦平，上升生发不足之气，故以为使，乃从阴引阳之谓也。人参益气汤：黄芪五分，人参、黄柏、升麻、柴胡、白芍药各三分，当归、白术、炙甘草各二分，陈皮三分，生甘草二分。（《卫生宝鉴·医验纪述》）

河北中山王知府之次子名叫薛里，年 13 岁。六月十三日，暴雨过后，池塘水涨，薛里跑去玩水，衣服尽湿，其母责之。到了晚上精神昏愦、怠惰嗜卧，第二天头痛、身热、腿脚沉重。请了一个大夫诊治，认为孩子下雨玩水，受凉、受湿，为外感寒湿，用"柴胡剂"和解发散。照理说，用和解散之法治疗问题不是太大，总是有些外邪嘛。但吃药后，医生将窗户关得严严实实的，病人身上盖了一层又一层的被子，让其发汗，孩子感觉太热，变发狂言，体温越来越高，于是就要把被子掀开。第三天病情更严重了，不仅说胡话，而且还循衣撮空（就是没有意识地到处触摸，"撮空"是毫无意识乱比画乱摸），这是精神意识不能自主的表现，若用语言刺激，病人会清醒过来，你问他摸什么，病人想不起有此行为，虽然此症有虚、实的区别，但还是虚证多见。医生又认为是阳明热证，用下法治疗，下后，病人出现失声，四肢就像瘫痪了一样，有时还出现项强，进而手足抽搐、目睛左视，严重时眼珠上翻。

在这里，我们要考虑几个问题。这种由外感引起的疾病，初期用点"和解剂"发发表，原则上并没有错误，但是"闭户塞牖，覆以重衾，以致苦热不胜禁"，这就是错误的治法，这样去发汗，没有病都会惹出病来。《伤寒论》桂枝汤证条，就教我们"发汗"应该如何发。一是要微似有汗者益佳，不可令如水流漓，如果汗过病必不除。《伤寒论》还告诉我们，轻微地发汗，一次不行，再来二次，还是要轻微地发。"微似有汗者益佳"，这个"似"不是"像"的意思，"似"是"持续"的意思，表示不断地、轻微地出小汗，这叫"微似有汗"。如汗出"如水流漓"，像洗澡一样出一身大汗，这不仅不能解决问题，反而还要出现高烧，临床上可以见到这种情况。这个案例的发汗方法是错误的，而且是相当错误的，很多并不严重的病，因此而造成严重的后果。所以《伤寒论》"桂枝汤"发汗法中，让吃点热稀粥来助汗，"桂枝汤"是个解肌剂，不是发汗剂，喝点热粥或热水，是助药使其微微出汗。汗过就会发狂，甚至循衣撮空，循衣撮空不像乱吵、乱骂、乱跑，这是阴证的神志表现，是由汗过引起的，这是第一个错误。

第二个错误出在用"承气汤"来泻下。头天"大汗"就错了，今天又来"大下"，这是错上加错，昨天方药不错而护理方法错了，今天是方药的错误，病人没有"承气证"表现呀。结果，病人说不出话了，四肢不收，随后出现了抽搐等风动之象。罗天益说是过汗亡阳的缘故，这个病是不是"亡阳证"？那还要商榷的。因为若为亡阳，经过过汗、误下治疗，应该出现体温低落、手脚冰凉，甚者手冷至肘、脚冷至膝，脉搏微细欲绝，甚至没有脉了，大汗不止，等等，这些是亡阳证的表现，但这个病人没有出现这些现象。罗天益说："详之，盖伤湿而失于过汗也。"这个分析是准确的，照《伤寒论》的说法这是个"坏证"，一个外感，玩了水，被大人责骂了，生点气，造成了这个坏证。即先是大汗，后是错下，出现四肢痉挛抽搐、眼睛直视、肌肉颤动的风动之象。

罗天益分析这个病人的情况，先从人的生理谈起。认为人体肾中的元阳起于脐下（气海），病人感觉肚脐下面，脐周有跳动感，或左、或右，这种现象往往出现在汗下后，津气大伤的情况。《素问·至真要大论》说："所谓动气知其藏也。"这是肾气在动，是肾的元气、元阳在动。《伤寒论》说："动气在右，不可发汗。""动气在左，不可下。"总之脐下有动气的感觉，汗、吐、下都不能用。罗天益这里描述的"动气"，正是这种情况，这是坏证的病变表现，基本上属于气津两伤证。百脉形涩，火气亢，心火旺，扰乱神明，肺气焦，都是"伤津"的结果。于是出现高热、精神昏愦、语言混乱，加上受到妈妈的责骂，又受到惊吓。《素问·举痛论》云："恐则气下。""气下"就是"伤气"的意思，人受到精神上的刺激，"气"就要受伤。为什么会"失声"呢？"声"是由肺气发出来的，"阳主声"嘛，"阳既亡而声不出"，这个"阳既亡"不是"亡阳"的概念，这里是"伤气"的意思，即"肺气焦"的概念，伤了津液，即不能养神，也不能发声。

《素问·生气通天论》云："阳气者，精则养神，柔则养筋。"人体的阳气在脏腑之内，能够化津来滋养五脏之神，阳气不能太亢，柔和的阳气行于经脉筋膜之中，能温养筋膜，温养精气。罗天益用这两句话来解释病机，病人因阳气伤而神志昏乱，这是津不能养神，阳气伤不能柔以养筋，所以手足瘛疭、搐急而挛、眼睛直视，这都是阳气大伤的缘故。又曰"夺血者无汗，夺汗者无血"，这是《灵枢》上的话。就是失血的人，发汗是很困难的，血少津液就少，所以"夺血者无汗"。《伤寒论》中还说："疮家虽身疼痛，不可发汗，发汗则痉。"又说："亡血家，不可发汗，发汗则寒栗而振。"为什么呢？"疮家"是指经常生疮的人，这种人津液往往是亏虚的，营血不够，这样体质的人遇有外感也不能轻易去发汗。这个病人大汗伤津，伤"汗"同时会伤"血"，汗、血同源嘛，都来源于心，所以罗天益说"今发汗过多，气血俱衰""筋无所养，其病为痉"。手足瘛疭、搐急而挛、项强，这都是"痉"病的表现，《金匮要略》第二篇中解释造成痉病的直接原因就是损伤了津液，而筋脉失养，虚证是如此，实证也是如此。罗天益认为，由于寒湿阻滞经脉，津液不能通过经脉去营养它，所以会出现"痉"病的表现，病人眼睛左视而白睛多，也是眼系的经脉拘挛造成的，肌肉颤动也是津气两伤的缘故。如《伤寒论》中云："振振欲擗地者，真武汤主之。""振振欲擗"就是肌肉搐动，阳不能温养，肌肉可以搐动，津液不能濡养，肌肉也可以搐动。看来所谓"脾热"，实际就是"伤津"问题，津液的运行靠太阴脾的运化，脾主津液，脾主肌肉，口唇是脾所主，口唇肌肉搐动，这也是伤津的表现。《素问》说："肉痿者，得之湿地也。""脾热者，色黄而肉蠕动。"罗天益还是在解释病人四肢不收的病机，气不能达于四肢，所以四肢不收，津液不能去濡养肌肉，所以四肢不能正常运动。"此伤湿过汗，而成坏证明矣"，这是由于伤湿，加之过汗，造成气津两伤而出现的"坏证"。这是中间一段，讲的是坏证的病机，以解释为什么神志不清？为什么痉挛？为什么肌肉蠕动？为什么眼睛发直？

最后一段罗天益讲对这个病的治疗。认为这种"发热"是外伤于湿引起的，后令其大汗伤了津，那就要"益水之源"来救津液，即补充其水源，救其逆，这是他的主要立法。就是要在解除湿邪时，也不能忽略了脱水伤津之内伤，要把这两方面的问题综合起来考虑，这样才能"救逆"。《灵枢·官能》中云："上气不足，推而扬之。""上气不足"就是表气不足，就是阳气不足，就是生发之气不足，遇此情况要"推而扬之"，即是要把人的正气激发出来，将抵抗外邪的机能振奋起来。

罗天益用什么方子呢？"以人参益气汤治之"。《素问·至真要大论》曰："热淫所胜，平以咸寒，佐以苦甘，以酸收之。"他遵循了这个治法，治以甘寒。"寒"以胜热，"甘"以生津，这是温热家的治法；还要以"酸"收之，以"酸"去养津，酸收的药都有养津液的作用，如枣仁、乌梅都是生津药。方用人参、黄芪之甘温，补其不足之气，缓其急搐，故以为君，人参、黄芪配合应用，既是补气药，又是甘缓药，补升发之气是最主要的一面。然后是益水之源，肾恶燥，肾是藏精的，肾燥就没有精液，所以要急食辛以润之，辛味药既有发散的一面，也有润养的一面，前面举过"知母"的例子，知母就是辛润药，是补肾的药；生甘草甘微寒，黄柏苦辛寒，以救肾水，而生津液，故以为臣。当归辛温和血脉；橘皮苦辛，白术苦甘，炙甘草甘温，益脾胃，进饮食；肺欲收，急食酸以收之，"收"就是降，肺中金之气要清肃下降，什么样的药能够帮助肺的酸收，是白芍，白芍药之酸微寒，以收耗散之气，而补肺金，故以为佐。升麻、柴胡苦平，升发不足之气，升麻、柴胡这里不是主要的，但是必用的，能帮助黄芪、人参使阳气升发，所以说"故以为使，乃从阴引阳之谓也"，所谓"从阴引阳"就是使升发之气从阴而出于阳。以上这就是"人参益气汤"的方义。

这个病案不能理解为"亡阳证"，实际是津气两伤的坏证，所用的"人参益气汤"是气津两救的方子。若是因过汗引起的"亡阳证"，需要用附子汤、四逆汤、回阳救气汤，那才是我们现在概念的"亡阳证"。从"人参益气汤"的组成来分析来看，这个方子救"津"的功夫还不深，还是偏于补"气"的，准确地说是"益气生津"的方子。

以上是罗天益的三个病案，看来罗天益对李东垣的学术经验确实是学到手了，这些方法都是东垣常用的方法。

在临床上"辨证"是很重要的，原文献的标题并没有反映出这个问题，医案标题是我加的，目的是通过分析每一个病案，分析病机变化的过程，提示辨证是至关重要的环节，要把每一个病案的证候辨清楚。我分析病案，是要教大家如何去阅读医案，医案是前人将理论结合临床的记载，多读、多分析很有好处，讲义中选了不少的医案，但我不能够每一个案例都做如上的讲解。

（三）王好古医案

1. 外阳内阴证

【原文】牌印将军完颜公之子小将军，病伤寒六七日，寒热间作，腕后有斑三五点，鼻中微血出，医以白虎汤、柴胡等药治之不愈。及余诊之，两手脉沉涩，胸膈间及四肢按执之殊无大热，此内寒也。问其故，因暑热卧殿角之侧，先伤寒，次大渴，饮冰酪水一大碗，外感者轻，内伤者重，外从内病，俱为阴也，故先斑衄，后显内阴，寒热间作，脾亦有之，非往来少阳之寒热也。与调中汤数服而愈。(《阴证略例·治验》)

"牌印"是元代蒙古族的官衔名，"完颜"是姓氏，完颜公子的小儿子病伤寒。病已六七日，发寒热，出疹，鼻中有血出，医以白虎汤、柴胡等药治之不愈，请好古去诊治。诊得两手脉沉涩，这是气虚血少的脉象。胸膈间没有热象，四肢也没有热象，王好古认为这是寒证而不是热证。询问发病过程，得知大热天气，睡觉贪凉，又因大渴吃冰凉的酥酪一大碗。王好古认为"外感者轻，内伤者重"，此即外伤寒邪、内伤冷饮，"证"是阴象。虽出了些斑疹、鼻血，但胸膈间无热，四肢无热，从脉沉涩来看，这是个阴证。病伤寒六七日，寒热间作（即寒热往来），王好古认为"寒热间作"不只是少阳才有，即太阴脾病也可以见到，出疹、流鼻血好像是热象，但这种寒热不在少阳，而在太阴。与"调中汤"，数服而愈。所谓"调中汤"就是"理中汤"加"茯苓"，是温中散寒胜湿的方子，属温养脾胃的方法。

这个病案比较简单，前医从白虎汤、柴胡汤着眼，考虑的是斑疹、鼻血，着眼在"标"；而王好古着眼点于"本"，表现在脉象上。脉沉主里，脉涩为不足，这是气血虚的脉象，毫无外邪的脉象。"斑疹"是不是热象呢？病人胸膈、四肢没有反映出热象来，所以好古说是"外从内病，俱为阴也"。这个"外"指的是寒热表现，而鼻血、斑疹是寒邪化热的外阳表现，不是体内的真热，这句话的意思是，"内伤"是病人的主要方面，所以用"调中汤"温养脾胃解决了问题。由于病人太阴脾虚，加之饮冰冷再伤脾胃之阳气，所出现的一点热象，还是属于内伤的范畴，还是李东垣研究的那虚热，所以用了"调中汤"。

从不少文献中可以看出，王好古辨阴证、阳证，辨真证、假证，认为"症"是次要的，而"脉"是主要的。实际上，在临床上，有时需要随脉从症，有时需要随症从脉，要看具体情况，特别是体质虚弱的人，主要从"脉"，而身体比较结实的人，可以多从"症"方面考虑，这是中医看病的基本规律。当然具体临床病变还要具体分析，原则上要有这样一个概念。

2. 阴血证

【原文】潞州义井街北浴堂秦二母病太阴证，三日不解，后呕逆恶心，而脉不浮。文之（即宋廷圭，为好古弟子）与半硫丸二三服不止，复以黄芪建中等药，脉中得之极紧，无表里，胸中大热，发渴引饮。众皆疑为阳证，欲饮之水，余与文之争不与。又一日，与姜附等药，紧脉反细沉，阳犹未生，以桂附姜乌之类酒丸，每百丸接之，二日中凡十余服，渴止，脉尚沉细。以其病患身热，躁烦不宁，欲作汗，不禁其热，去其衣被盖覆，体之真阳营运未全，而又见风寒，汗不能出，神愦不醒，家人衣之，装束甚浓，以待其毙，但能咽物，又以前丸接之，阳脉方出，而作大汗。盖其人久好三生茶，积寒之所致也。愈后元秘，大小始得通利。翌日，再下瘀血一盆，如豚肝然。然文之疑不能判，余教以用胃风汤加桂附，三服血止，其寒甚如此，亦世之所未尝见也，治宜详之。大抵前后证变之不同，以脉别之，最为有准，不必求诸外证也。（《阴证略例·治验》）

　　"潞州"是地名，"义井街北浴堂"亦为地名，秦二的母亲患了太阴证。三日不解，后呕逆、恶心，而脉不浮。王好古的学生"文之"，与"半硫丸"（半夏、硫黄二味药），症状不见缓解，复以"黄芪建中汤"，服后脉现紧象，"无表里"是指脉象不浮也不沉，或上、或下、或内、或外都有力，轻按、重按是一样的紧。胸中大热，发渴引饮，这是阳证表现，但脉象不支持阳证。见病人口渴，文之想拿凉的东西给他吃，王好古认为病人不能吃凉的。时隔一天，给病人服干姜、附片等类似"四逆汤"的药，脉象变得沉细了，说明干姜、附片的温里、温中起作用了，寒邪的病变有了转机，所以脉现沉细。脉"紧"是有寒邪，脉"沉细"是阳虚，看来寒邪是化解了，但是阳气还未恢复。于是以桂、附、姜、乌之类，用酒做成丸，每次吃一百丸，两天吃了十多次，服药后，口不渴了。

　　脉"紧"为有寒，为什么会出现口渴呢？这是因为寒性收引于内，津液不升之故，这种寒证的"渴"与热证的"渴"不同，所以用姜、附之类来治疗，用"酒"为丸，意思是让这些药力能迅速行于经脉中，以祛散寒邪。

　　病人身热、烦躁、不喜衣被、神志不清，家人认为没有希望了，以待其死，但是病人还能吃东西，又用了桂、附、姜、乌之类的药，服药后，脉不沉细了，汗也出了。这是为什么呢？这是因为其人素好"三生茶"，"三生茶"性凉，形成了积寒体质，即所谓"沉寒"，经常吃凉性的东西，沉积日久的缘故。元气恢复后，大小二便始得通利，翌日，再下瘀血一盆，如豚肝，后面还有专门病案讨论这一症状，"下血症"要辨血色，一般情况多属热证，但血色如豚肝是血色发黑，这多属寒证瘀血。

学生的经验究竟不如老师多，文之认为有热象，不能准确判断为寒证，好古主张用"胃风汤"加官桂、附片，服用三剂，血止。这个"胃风汤"不是李东垣的"胃风汤"，李东垣的"胃风汤"在这里不能用。从加桂、附来分析，这个"胃风汤"可能是"易简胃风汤"，组成是人参、茯苓、川芎、官桂（肉桂）、当归、白芍、白术这几味药，在《医垒元戎》中有这个方子，是王好古的方。

好古说："大抵前后证变之不同，以脉别之，最为有准，不必求诸外证也。"这个病案是不容易把握的，尤其是发热、烦躁最不好理解，这是文之犹豫的原因。这与《伤寒论》中所谓的"战汗"情况相同，寒邪散了，阳气振奋起来了，阳气从里出表，从外而散，汗出来了，体温马上就能下去，这就由阴转阳，临床上可以见到的。假如辨证不准，见到发热、烦躁、欲汗，对用热药怀疑不定，没有看到这是从阴转阳的好现象，汗一出，全身症状就基本上缓解了。假使是真的大热证，舌苔、脉搏都会表现出来的，如脉搏快、舌苔厚黄等，那我们就要慎重了。临床上由寒证转为热证也是常见的，但这个病人并没有转为热证，有些似热的表现而是寒邪从里出表的缘故。

王好古的学术思想，主要是在探讨五脏的阳虚证，三阴经的阳虚问题，阳不足者阴证也。阴证在临床上有两种情况：有的是阳衰阴盛（如王好古的第一个医案，一面是阳衰，一面有寒湿邪重）；另一种是单纯的阳虚。阳虚而有寒湿，该如何治疗？好古是用"辛热"的方法，阳虚应该用热药，有寒湿还要用辛散药。单纯的阳虚，没有寒湿，要用什么办法呢？用甘温、甘热法，只能去扶阳，只能去补，不能去散。这两种情况在临床上都叫作"阴证"，这些必须要搞清楚。

（四）张介宾医案

1. 下消不寐

【原文】省中周公者，山左人也，年逾四旬，因案牍积劳，致成羸疾。

神困食减，时多恐惧。自冬春达夏，通宵不寐者凡半年有余，而上焦无渴，不嗜汤水，或有少饮则沃而不行。然每夜必去溺二三升，莫知其所从来，且半皆如膏浊液，尪羸至极，自分必死。及余诊之，察其脉犹带缓，肉亦未脱，知其胃气尚存，慰以无虑。乃用归脾汤去木香及大补元煎之属，一以养阳，一以养阴，出入间用，至三百余剂，计服人参二十斤，乃得全愈。此神消于上，精消于下之证也。可见消有阴阳，不得尽言为火，姑纪此一案，以为治消不寐者之鉴。（《景岳全书·杂证谟·三消干渴》）

"山左"是指山东的太行山之左，"左"为东方，病人是山东人，是做官，是个知识分子，"案牍"是指伏案工作，因为工作积劳成疾了。患劳损，人虚体羸，严重失眠，这种情况有半年了（我曾治疗过一两年通宵不寐的）。不想喝水，喝水后便"沃而不行"，就是水贮在里面排不出来，具体表现是，白天没有尿，晚上尿二三升，而且不是一般的尿，尿液稠厚像膏一样，人越来越消瘦，自认为快死了。张介宾诊脉后，感觉脉象还不错，病情虽然严重，但是脉象和缓，虽然羸瘦，但如手、肘、腿等肌肉还在，还不到皮包骨，甚至脱形的地步，看来"胃气"尚存，故还有生机，所以他劝告病人不要过分担心。方用"归脾汤"去"木香"（想想为什么要去木香）及大补元煎，一以养阳，一以养阴，用这两个方子进进出出，共吃 300 余付，计服人参 20斤，病情才见好转。

张介宾分析说："此神消于上，精消于下之证也。""神"消于上，故严重失眠，"精"消于下，故尿稠厚混浊。用"归脾汤"解决"神消于上"的问题，用"大补元煎"是解决"精消于下"的问题。消渴病，有阴阳之分，有阴证、阳证，不要以为"消"症都是热证。刘河间的"三消论"是着重从"火热"来讨论的，那是属于阳热的消症。这是属于虚证的消症，属于精气不足，主要是上消、下消的问题，精气涸了不能养神，"归脾汤"治精气不养的失眠是很有效的，去"木香"是要减其"辛窜"，因为病人已经是精消气耗了。

2. 吐血下血

【原文】倪孝廉者，年逾四旬，素以灯窗思虑之劳，伤及脾气，时有呕吐之症，过劳即发，余常以理阴煎、温胃饮之属，随饮即愈。一日于暑末时，因连日交际，致劳心脾，遂上为吐血，下为泄血，俱大如手片，或紫或红，其多可畏，急以延余，而余适他往，复延一时名者，云：此因劳而火起心脾，兼之暑令正旺，而二火相济，所以致此。乃以犀角、地黄、童便、知母之属。药用二剂，其吐愈甚，脉益紧数，困愈垂危。彼医云：此其脉证俱逆，原无生理，不可为也。其子惶惧，复至恳余，因往视之，则形势俱剧，第以素契不可辞，乃用人参、熟地、干姜、甘草四味大剂予之。初服毫不为动，次服觉呕恶稍止，而脉中微有生意。乃复加附子、炮姜各二钱，人参、熟地各一两，白术四钱，炙甘草一钱，茯苓二钱。黄昏与服，竟得大睡，直至四鼓，复进之，而呕止，血亦止。遂大加温补调理，旬日而复健如故。余初用此药，适一同道者在，见之惊骇，莫测其谓，及其既愈，乃始心服曰：向使不有公在，必为童便、犀角、黄连、知母之所毙，而人仍归誉于前医曰：彼原说脉证俱逆，本不可治。终是识高见到，人莫及也。嗟嗟！夫童便最能动呕，犀角知连最能败脾，时当二火，而证非二火，此人此证，以劳倦伤脾，而脾胃阳虚，气有不摄，所以动血，再用寒凉，脾必败而死矣。倘以此杀人，而反以此得誉，天下不明之事，类多如此，亦何从而辩白哉！此后人史姓等数人，皆同此证，余悉用六味回阳饮适之。此实至理，而人以为异，故并纪焉。

（《景岳全书·杂证谟·血证》）

　　"倪"是姓，"孝廉"是个功名，明代的"孝廉"相当于清代的"举人"，就是现在的学衔。40多岁了的一个读书人，因学习、劳倦内伤，思伤脾，像我们这些伏案读书的人，脑力劳动者，总是坐着啃书本，不运动，久了就要伤脾，故时有呕吐，会出现类似神经性的呕吐，不吃东西还好，一吃东西就要吐，而且"过劳即发"。对此，张介宾经常用理阴煎、温胃饮来治疗，理阴煎、温胃饮是扶脾阳的方，温胃饮是理中汤加减出入的方子，是温脾阳的方子，服药后"呕吐"就控制住了，屡屡取效。这次是在暑末，即七八月份，暑末秋初，连日的应酬，本来就脾阳虚的人，又是暑末天，连日的劳累，劳伤心脾，于是呕吐、便血，吐出来的血成块状，这是胃出血。适逢张介宾不在家，就请了当时比较有名的另一位大夫，这个大夫诊断为心脾劳损，而心经、脾经火动，又逢夏末大热天，二火（心脾火，夏日火）相攻，内外夹攻，所以就造成了吐血、下血。这个大夫辨的是热证，就用犀角、地黄、童便、知母一类的药。服用了两剂后，出血没有控制住，脉数之中带紧，精神衰败，现垂危之象。这个大夫说：病太重了，证、脉都不好，看来没有希望了。

大家现在要分析，这个病人有哪些不好的现象？如脉益紧数，吐血见紧数脉，这就预后不良。吐血的脉象若见虚弱，这不可怕，如脉芤、脉细、脉细微无力都不怕，气随血而失，这是证脉一致，所以不用太担心。但吐血，脉象紧数，现实脉，是邪气盛的脉象，说明出血不仅没有得到控制，而且还在发展，还有大出血的可能，所以这种脉象预后不良，虚证见实脉是大忌。

倪孝廉的儿子听了大夫这么讲，心里就害怕了，又找到张景岳去诊治，景岳也感到这个病有些复杂，但是平素与这个病人交往较好，推辞不了，就用人参、熟地、干姜、甘草等药，并用大剂量。开始一剂没有什么反应，不好不坏，病没有什么变化，再服第二次，呕恶稍止。这说明什么问题？与这个方子有什么关系？他是从哪方面考虑的？张景岳是从中焦来考虑的，从脾胃来考虑的。干姜、甘草是《伤寒论》的"甘草干姜汤"嘛，温脾阳的，"甘草"当然要用"炙甘草"了，温补脾阳。病人平时的脾气就比较虚弱，时有呕吐，过去都是用理阴煎、温胃饮等甘温的药，所以还是用"甘草干姜汤"来温补脾阳，使脾气振奋起来以统血。用人参、熟地，一个走气分，一个走血分，营卫来自于中焦嘛，要止血，要先固气，脾能统血，所以要用"人参"益气，气不脱，血就能够镇摄，气为血帅嘛，用这个方子的思路是很清楚的。甘草、干姜虽然见效不大，但是胃的机能在恢复，胃气得到一定的恢复，所以呕吐稍见减轻，虽然是很小的一点反应，但这是个很关键的反应。我们当大夫的，病人服药后有什么反应，要善于分析。这个病人不仅呕吐稍止，而且脉缓和下来了，不那样紧数了，紧数中微带有缓和的迹象，所以说"有生意"，这个脉象预示胃气有恢复的迹象。于是在这个方子的基础上，在人参、熟地、干姜、炙甘草的基础上，加附子、炮姜各二钱，人参、熟地加到一两，再用白术四钱、炙甘草一钱、茯苓二钱。这个方子服用后，病人竟大睡一觉，睡得很熟很香，可见温养脾胃见效了。脾胃机能基本恢复了，胃和卧安嘛，这里没用一味"安神"的药，一觉睡到早晨三四点钟，四更天，再服用一次，呕止、血止，这是脾胃之气从根本上恢复了，脾能统摄了，血就不妄行了。以后就还是温补脾胃，调理脾胃，10天后痊愈。

在张介宾的处方中没用一味止血药，炮姜、附子、人参、熟地、白术、炙甘草等，这里没有一味止血药，但是止住了出血。这就是前面讲的，"见痰休治痰，见血休治血"的道理。对出血症，当然是要止血，这是一点都不含糊的，但怎样才能止住血，就要讲究了。要考虑到先其所主，附其所因，辨证要辨到这个程度，血怎样来的，就要用什么方法来止。

张景岳说对于吐血症，一般"姜、附"是不好用的，他初用这个方药的时候，另外一个医生看了很诧异，"吐血"为什么用大热的药呀？他不知道张的思路，莫名其妙，直到这个病人痊愈了，这个医生才心服口服。他说假使不是张景岳，他还是会用童便、犀角、黄连、知母这样的大凉药，要是那样，这个病人肯定就没救了。因为"童便"最能动呕，犀角、知母、黄连等凉药最易伤脾。"童便"是止血药，大吐血的时候，是可以服用"童便"，急则治标嘛。顺便介绍一下"童便"止血的用法，一般用"童便"，要取 2 岁以下小孩子的，即刻取尿马上服用，年龄大了不行，搁置时间长了也不行，控制在这样的条件之内，不见得就动"呕"。

至于用"犀角地黄汤"止血，是针对热证的出血症，火气上冲，犀角、地黄当然可以用，不过这个病人是思虑之劳，伤及脾气，这样一种体质，不适合用犀角、地黄。总之，童便最易动呕，犀角、知母、黄连最易败脾，不是热证、实证，不能用这些药。而且这个病人不是急性失血症，是慢性病，"童便"在这个时候不会有什么作用，犀角、地黄也不对证。"时当二火，而证非二火"，意思是说时逢热天，是火热旺的时候，而"证"却不是热证，是虚寒证，是脾气弱，脾不能统摄。劳倦伤脾，伤了脾阳、脾气，脾不能摄而动血，不能摄于上便吐血，不能摄于下就便血，脾阳弱了，还要用知母、黄连、犀角的寒凉，病人肯定会因此而丧命的。

张介宾用温热药医好这个出血症后，又治好一例这样的病人。这个案例记述得比较完整，是为让大家可以通过这个病案，认识到辨证是要下功夫的。"失血"是病变表现，支气管扩张可以出血，胃溃疡也可以出血，不仅要认得"病"，还要会辨"证"，还要辨别出血病机是什么，只认得"病"而不辨"证"，作为一个中医是不可能开出好处方来的。像这种虚证的失血，炮姜、附子还是比较好用的，有一味药不好用，就是"肉桂"。还要考虑"时令"，热天是不是就吃不得热药呢？这也要辨证来看，冬天就不能吃"白虎汤"吗？不能这样讲，还是要辨证。

最近这几年搞慢性气管炎的防治，看到一些单位的材料，慢性气管炎在秋凉以后就逐渐开始发病了，在病人发病之前，在夏秋之交，吃点"参附汤"，一大部分的病人冬天就不犯病了，或者犯得轻了，这些多属于脾肾虚寒的人。还有老年人，在三伏天要吃温热、温补药，如鹿茸、附片等，这是什么道理呢？夏天"阳"在外"阴"在内，外面天气很热，体内是阴寒状态，阳热在外，阴寒在内，所以这个时候正是扶阳的时候，这方面临床上记载得很多。《素问·六元正纪大论》讨论了这样的问题，认为"热无远热，寒无远寒"。前面一个"热"那是指用的热药，后面的"热"是指气候，意思是用热药不一定要避开热天，用寒凉药，不一定要避开寒天，这就要辨证。阳虚证，即使是热天还是要用热药，热证，寒天也要用寒凉药，关键还是在"辨证"。

我们应该在这个病案中取得些经验。一般慢性出血，还是虚证多；突发性的急性出血，可以考虑热证；若是高热出血，多为热证。

（五）李中梓医案

1. 吐痰泄泻

【原文】大司寇姚岱芝，吐痰泄泻，见食则恶，面色萎黄，精神困倦，自秋及春，无剂不投，经久不愈。比余诊之，口不能言，亟以补中益气去当归，加肉果二钱、熟附一钱、炮姜一钱、半夏二钱、人参四钱，日进二剂，四日而泻止，但痰不减耳。余曰：肾虚水泛为痰，非八味丸不可，应与补中汤并进。凡四十日服人参一斤，饮食大进，痰亦不吐，又半月而酬对如常矣。（《医宗必读》）

患者姚岱芝，病痰多、腹泻，不想吃东西，气色萎黄，精神困顿，从秋至春，大半年来都是这样，吃了不少的药，经久不愈，渐渐地发展到口不能言。用"补中益气汤"去当归，加肉果、附片、炮姜、半夏、人参（加重分量），服药后基本解决了腹泻问题，但痰量不减，又加用"八味丸"与"补中汤"并进，一个多月后，饮食大进，痰亦不吐，又隔半个月，基本痊愈。

我们来分析这个病案。大半年的慢性腹泻，伴有食欲不振。这种情况就要与"伤食"的情况区别开。如果是伤食，吃东西也不香，也可以出现腹泻，但伤食是实证。这个病人自秋及春，经过三个季节（大半年）都是如此，这应该不是实证，而是脾虚。如"面色萎黄"，是脾气不能营于肌肉，"精神困倦"是脾气虚的表现。"口不能言"这是为什么呢？这是中气虚到极点的现象。一般来说，中气损伤的初期会出现精神困倦，进一步虚损中气，清阳升发之气极度衰减，那就会"口不能言"。准确地说，患者不是不能讲话，是一句都不愿讲，或者是没有讲话的力气了，这是虚象。所以李中梓辨为"脾虚证"，是不是一般的脾虚呢？若是一般的脾虚，用"补中益气汤"加减，腹泻就可以控制了，痰也可以减少了，脾不运则生痰嘛。而这个患者服药后，"腹泻"没有了，但"痰"还是很多。李士材考虑到这不是单纯的脾虚，这个"痰"不只是从脾而来，还要考虑到肾虚的问题，当然这还要参考脉象。这个病人不仅是脾虚，肾阳还不足，肾阳虚了，水就要变成邪水，上泛而为痰饮，所以他用"八味丸"，这是脾肾阳虚证。又为什么去"当归"呢？因为"腹泻"嘛，"当归"是一种润滑的药，特别是对慢性腹泻，一般是不合适的，"当归"富含脂肪，脾虚的人对这个药是很敏感的，所以不用"当归"之滑，而用"肉果"之涩去收敛。熟附、炮姜、人参用来温固肾阳，"半夏"祛痰饮。

熟附、半夏，一般都不轻易同用，其实没有问题。传统认为"半夏"反"乌头"，没说反"附子"。但一般的药房习惯认为，熟附、半夏是反药，我看没有什么道理。第一，"半夏"反的是"乌头"，不是"附子"，"乌头"和"附子"是两种药；第二，古人有"半夏"和"乌头"合用的先例，我们现在也有这样用的，如对寒湿证，只要对"证"，这两味药同用是没有问题的。

学习这个医案应该注意到，脾阳虚、肾阳虚，都可以造成"痰饮"。"补中益气汤"能够见效，是脾的阳气升发起来的缘故。但"补中益气汤"解决的是脾气虚的问题，没有解决温肾的问题。但是不是非用"八味丸"不可呢？我看还不一定，"补中益气汤"加附子、肉桂，同样可以温肾嘛。

2. 郁怒成痞

【原文】亲家，工部王汉梁，郁怒成痞，形坚而痛甚，攻下太多，遂泄泻不止，一日夜计下一百余次，一月之间，肌体骨立，神气昏乱，舌不能言，已治终事，待毙而已。余诊之曰：在证虽无活理，在脉犹有生机，以真脏脉不见也。举家喜曰：诸医皆曰必死，何法之治而可再起耶？余曰：大虚之候，法当大温大补。一面用枯矾、龙骨、粟壳、樗根之类以固其肠；一面用人参二两、熟附五钱，以救其气。三日之间，服参半斤，进附二两，泻遂减半，舌转能言。更以补中益气加生附子、干姜，并五帖为一剂，一日饮尽。如是者一百日，精旺食进，泻减十九。然每日夜犹下四五行，两足痿废，用仙茅、巴戟、丁、附等为丸，参附汤并进。计一百四十日，而步履如常，痞泻悉愈。向使委信不专，有一人参以他说，有片语畏多参附，安得有再生之日哉？详书之，以为信医不专者之药石。（《医宗必读》）

"亲家"就是亲戚，"工部"是官衙，管工业的，名字"王汉梁"。先有郁怒，以后病痞，痞块摸着是硬的，伴有疼痛。一些大夫都用攻法，以攻痞块，故造成腹泻，一日夜计下百余次，这可能有些夸张，也许有几十次吧，就是一二十次都够病人受了。一个月之间，病人便变得皮包骨了，神气昏乱，舌不能言，家人已经准备后事了。因为是亲家，李中梓前去诊治。他认为，病情虽严重，诊得脉犹有生机，还没有出现真脏脉。什么是真脏脉呢？简单地说就是没有胃气的脉。前面张介宾那个"失血症"的紧数脉，再进一步就可见真脏脉了，脉数而弦紧，对失血者来讲就是真脏脉，没有神气的脉，没有一点柔和之象，就是无胃气之脉。临床常见的脉，如浮、沉、迟、数，均应带点缓和的迹象，还有游刃的余地，所谓"真脏脉"者是死硬的脉象，临床上见到这种脉，病情多危重不祥。这个病人还没有出现真脏脉，看来还有点希望，家人心里很高兴。

李中梓认为应该用大温大补之法，一面用枯矾、龙骨、粟壳、樗根（"樗根"是臭椿树的根，"樗根皮"是收涩药，治妇人白带症，这是常用药，属"治标"治法）之类，以固其肠，一面用人参二两、熟附五钱，以救其气，救后天之本，用之来扶阳、升阳。"人参"扶胃气，"熟附"扶肾气，这是标本兼顾的治法。时间太久之严重腹泻，这是"标"急的表现，但是治标不治本也不行，要标本兼顾，前面几味药是治标，后面两味药是治本。三日之后，腹泻次数减半，舌转能言，说明脾肾的阳气逐渐恢复。更以"补中益气汤"加生附子、干姜，并加大剂量，五剂的分量作为一剂用，一日饮尽。

"如是者一百日，精旺食进，泻减十九"，这是说见效了。由于脾气、肾气大伤，所以两足痿废，再用仙茅、巴戟、丁香、附片等为丸，用"参附汤"吞服，"计一百四十日"后，脚有力气了，能走路了，痞块消失了，腹泻也好了。一连吃了几个月的药，假使认为服用附片、人参太多，这个病就不会有起色，这就是说，信医要"专"，这一点当然很重要，医生与病人总是要取得彼此信任，病家对医生有怀疑，这个病就不好治，病家与医生的配合在治疗中的作用是很大的。

分析这个病案，这个"痞"是郁怒引起的。《伤寒论》的痞症，分有痞胸症、痞硬症，两者有什么分别呢？"痞症"基本属于虚证，无形之虚，所以"泻心汤"寒热并用，即要用点苦寒的药祛邪气，更主要的方面是用温药扶脾阳，《伤寒论》中的几个"泻心汤"都是寒热并用的。既然"痞症"属于虚证范畴，就不能随便去"攻"，李士材掌握了这个精神，郁怒成痞，起因在情志上，不是因寒、因热、因饮食、因痰饮，不是这些问题，所以称为"无形之邪"，对无形之邪，误用攻法，定会损伤脾胃之气，故腹泻不止。所以在李中梓的处方中，除了用几味收涩药治标而外，就是重用人参、附子、干姜，来温补阳气。这个证看来还是个虚证，误治伤脾胃，脾胃之气不能温涩，造成腹泻。《伤寒论》称这种情况为"坏证"，所以用"收涩"来治标，用"温补"来治本，温补脾肾，"肾"为"胃"之关，所以中焦不应，要收涩肾气，这是治慢性腹泻的有效方法。

最近山西临汾地区的一个病人，50多岁，得了胃癌，在解放军总医院住院治疗，进行了胃、胆切除术，术后腹泻，久治不愈，就是止不住，一天总是要有若干次。我看了他用的方子，多是"四神丸"之类，这个方证不对呀！只知道"四神丸"能治腹泻，吃了三个多月，腹泻还是不好，病人找到我。我认为，病人胃切除术后，虽体质弱，但"理中"解决不了这个病人的腹泻，病属下焦不固，肾司二便嘛。我用"赤石脂禹余粮汤"来治疗，歌云："赤石余粮各一斤，下焦下利此汤饮，理中不应宜斯法，炉底填来得所闻。""赤石脂禹余粮汤"是仲景的收涩法，收涩下焦，收涩肾气。我用"赤石脂禹余粮汤"加"石榴"，服药后病人腹泻止住了。为什么"四神丸"不能解决问题呢？这要看是什么病，此病是大寒证？不像。大热证？更说不上。在寒热都不明显的情况下，就可以考虑用"收涩"法。仲景明讲了嘛，"理中不应"，就要去"填炉底"嘛，对慢性痢疾，这种收涩的办法往往能够取得疗效。

3. 大实如羸

【原文】社友韩茂远，伤寒，九日以来，口不能言，目不能视，体不能动，四肢俱冷，众偕曰阴证。比余诊之，六脉皆无，以手按腹，两手护之，眉皱作楚。按其跌阳，大而有力，乃知腹有燥屎也。欲以大承气汤，家属惶惧不敢进。余曰：吾郡辨是证者，惟施笠泽耳。延至诊之，与余言若合符节，遂下之，得燥屎六七枚，口能言，体能动矣。故按手不及足，何以救此垂绝之证耶？（《医宗必读》）

李中梓的朋友韩茂远，患伤寒，9天以来，口不能言，目不能视，体不能动，四肢俱冷，众偕曰阴证。等到李中梓去看的时候，寸口六脉都摸不着了，腹诊按肚，病人两手护之，这就是"拒按"，同时"皱眉"，这是有痛感或不适感，这叫"眉皱作楚"，"楚"是"焦楚"的意思。诊跌阳脉大而有力，跌阳出现这样一种脉象，是腹有燥屎之象，证脉相合，属阳明里实证。李中梓认为应用"大承气"下之，家属不敢接受。李中梓说：县里的施笠泽大夫能够辨识这种病证，你们可以请施大夫来商量商量。家属请来施大夫，与李的看法一样，也认为这是个实证。两个大夫意见一致了，遂下之，得燥屎六七枚，口能言，体能动矣。大夫的诊断要周详，尤其是危重病人，不能草率行事，手上的脉摸不到了，其他地方脉也可以诊呀，如果诊断不细致，如何能挽救这种垂绝之证呢？

从这个病案可以看出，这是个热病，热厥证，热气闭于内不能通达于外，故四肢厥冷。"厥"要分寒厥、热厥。阳气虚之厥，那是寒厥；热气闭于内，这叫格阳；阳气伏积于内，通达不到四肢，这是热厥。热厥应用下法，所以可以用"承气汤"，这是《伤寒论》的方法，大便通了，阳气才能行四肢，所有的症状随之消失。

这个案例给我们一些启示。第一，"脉伏"可见于虚证，也可见于实证。阳气衰了，脉可以"伏"；阳气郁积于内，脉也可以"伏"，这是关格证，隔绝不通。第二，"手足厥冷"要分寒、热、虚、实。第三，这个案例应用了"腹诊"，现在临床上对腹诊不大讲求了，"腹诊"是中医学诊断方法之一，因为做起来有些费事，在临床上不大用了，必要时还是要用的。例如这个病案，用"腹诊"就诊断出问题所在，腹内痞积拒按为实，喜按为虚嘛，凡是疼痛、积聚等，拒按者总要从"实证"来考虑，喜按者一般从"虚证"来考虑。第四，大实如羸状，"羸"是"虚羸"之意，这个实证，大便不通、四肢不能动、手脚厥冷、六脉皆伏，像是一派虚象，但这些都是假象，内真实而外假虚，内真热而外假寒，这种情况在临床上是最要下功夫的地方。

4. 阴证似阳

【原文】休宁吴文哉，伤寒，烦躁、面赤、昏乱闷绝，时索冷水。其弟日休乞余决死期。手扬足掷难以候脉，五六人制之方得就诊，洪大无伦按之如丝。余曰：浮大沉小，阴证似阳也，与附子理中汤，当有生理。日休骇曰：医者十辈至，不曰柴胡承气，则曰竹叶石膏，今反用热剂，乌敢采？余曰：温剂犹生，凉剂立毙矣。……遂用理中汤加人参四钱、附子二钱，煎成入井冰冷与饮，甫及一时，狂躁定矣。再剂而神爽，服参至五斤而安。（《医宗必读》）

"休宁"是个地方，患者吴文哉病"伤寒"，表现为烦躁、面赤、昏乱闷绝，所谓的"闷绝"是极度的闷乱，不能忍耐的一种闷乱，总想喝凉水。吴文哉的弟弟吴日休来请李士材，希望李士材能够预测一下死期，看还能活几天，好准备后事。看来他已经认为没救了，就是说病人家属已经没有信心了。李士材来看病人，患者因烦躁不安而手脚乱动，甚至无法把脉，五六个人把手脚按住，才得以候脉。脉"洪大无伦"，不是一般的洪大，而是非常的洪大。"伦"是"常"的意思，"无伦"就是"不正常"，即异常洪大脉。但重按之，不仅不洪大，而且像丝线那样细，这就是问题所在了。大家就要认真地思考一下，脉象轻按"洪大"是什么问题？重按"如丝"又是什么问题？这是阳证？还是阴证？很多病情在难分难解的时候，如果把脉有功底的话，那问题就好解决了，否则难辨虚实寒热。像这个病人，几乎到发狂的程度了，要几个人按住他才能把脉，这似乎很像是热证，但脉象不支持，"按之如丝"的脉象说明这不是里热证，若为阳明实证不会出现这种脉象。李士材说："浮大沉小，阴证似阳也。"他的判断是正确的，脉浮取"洪大无伦"，这只是表象，"沉小如丝"才是病的本质，这是个阴证。手扬足掷、烦躁、面赤，那是外在的假热之象，本质属阴证，阴极似阳。

李中梓用"附子理中汤"来温脾肾之阳，吴日休听说要用"附子理中汤"，非常吃惊，病人闷乱成这个样子，还能吃这种"大热"的药吗？在此之前请的医生，不是用大柴胡，就是用承气汤，有的说是竹叶石膏汤证，他们的意见基本是一致的，都认为是热证、实证，只是轻重不同罢了。李中梓提出用"附子理中"，与前面的大夫完全不一样，病人家属怎么敢采用呢？李士材说：如果你们能够接受温热药，病人还有点生机，如果用凉剂，我可以断定病人立毙。病人家属鉴于，前面吃了那么多的凉药，病不仅不除，还日渐严重，于是同意试试看。于是用"理中汤"加人参四钱、附子二钱，方子煎成后，放到井水里，待药完全凉透了再给病人服用。不过两个钟点的样子，病人开始安静了，不那样手扬足掷了，闷乱的情况也好转，看得出来病人不那么难受了。再吃第二剂，前面的问题完全解决了。

这个病案可以和前面"大实如羸状"的案例对照起来分析，前者是实在内而虚在外，这个病人是虚在内而实在外。这两种情况在临床都属于"关格"的范畴，正所谓"关阴格阳"，前面是"格阳"，这个是"关阴"。这个病人，阴寒关聚于内，阳不能入于里，所以阳热格于外。前面讲了李士材水火升降的理论，正常人阴阳升降出入是通畅无阻的，这两个情况都属于阴阳隔绝，一个是阳气郁于内不能通于外，一个是阴寒聚于内而阳气不能入于里。所以前者用"承气汤"通下，交通阴阳；后者"附子理中"扶阳，也是交通阴阳。虽然同是关格病证，但是一个属实，一个属虚，病情大不一样。前者脉象六脉皆无，通过腹诊，病人拒按，诊断为实证；后者一派阳证表现，通过脉诊，重按如丝，诊断为虚证。两个案例告诉我们，是"随证从脉"还是"随脉从证"？这要具体情况具体分析，要看病证表现与脉象谁反映了病的实质，这是需要在临床实践中不断积累的。具体到这两个医案的情况，除了抓住"主证"及"脉象"外，舌苔、病人的神情等，都是不能忽略的诊断要点。古人写病案，都比较简单或是为了强调不能误诊而有意不写。如前面"大实如羸"的病人，尽管口不能言、目不能视、体不能动、四肢俱冷，但从病人的神情来看，肯定不是阴寒证的表情，病人的舌苔也可以看得出阳明实证的表现。又如后面这种"阴证似阳"的病人，尽管那么烦躁、闷乱，但从他的神色来看，也会有虚寒的表现，从舌苔上也有会有所体现的。所以要从多方面综合地来诊断病情。

5. 痿症之实

【原文】大学朱修之,八年痿废,更医累百,毫末无功。一日读余《颐生微论》,千里相招。余诊之,六脉有力,饮食若常,此实热内蒸,心阳独亢,证名脉痿。用承气汤下六七行,左足便能伸缩;再用大承气,又下十余行,手中可以持物;更用黄连、黄芩各一斤,酒蒸大黄八两,蜜丸,日服四钱,以人参汤送。一月之内去积滞不可胜数,四肢皆能舒展。余曰:今积滞尽矣,煎三才膏(天门冬、人参、熟地黄)十斤与之,服毕而应酬如故。(《医宗必读》)

"大学"那时又称"太学",国子监就是太学府,相当于现在的大学。"大学"的学生称为"监生",有个叫朱修之的监生,痿废已经8年之久,更换过很多医生,丝毫没有见效,卧床几年中找些书来看,看到《颐生微论》(李士材著),认为这本书是写得不错的,于是千里迢迢,派人来请李士材到家里去看病。

李士材诊脉,六脉有力,尽管这个病人卧床几年了,饮食还很正常,跟一般人一样。李士材说:"此实热内蒸,心阳独亢。"认为内部有火热实邪,心阳亢盛,诊断为"脉痿"。大家可以看看《素问·痿论》,专门讲痿病的,有肝痿、心痿(脉痿)、脾痿、肾痿,有各种痿症。他认为是心火亢奋,损伤了心脉,心脉被邪热损伤,心脉不能运,所以成脉痿。痿在于脉,而邪在于心,属心经阳热证。治疗就要让心火下走,要减轻邪热对于经脉的损害,邪热不除,就要损伤营气、卫气,经脉的营、卫少了,就会出现痿症。方用承气汤,用承气汤泻下,方脉相合,病人六脉有力,他这里从的是脉。饮食同常人,也是火热的表现,热能消谷。服药后左足便能伸屈,再用大承气,又下十余次,手可以拿东西了。再次下后,更用黄连、黄芩各一斤,酒蒸大黄八两,蜜丸,开始服用丸药。这是三黄汤,一天吃四钱,以人参汤送下。虽是攻药,但要用人参汤来送服,这是攻中兼补,究竟是久病卧床,不下实热不除,所以用缓下的办法。前面用承气汤那是急下,已经通了,改用缓下,持续不断地使内部郁积的实热邪气彻底清除,再用人参汤来固胃气,以防攻下伤脾胃之气,所以用丸药缓下的同时用人参汤来固中气。这样治疗方案取得效果，一月之内去积滞不可胜数，四肢可以听使唤了。体内的实热积滞已经清除干净了，不能再下了，用天冬、人参、熟地黄等，用缓火慢慢地熬，去渣成膏后服，服毕而应酬如故。

痿症的治疗在《内经》上有个原则，治痿要以治阳明为主，即"治痿者独取阳明"。为什么呢？因为阳明是五脏六腑之海，阳明主润宗筋，宗筋是全身筋膜之气所聚汇的地方。人体的关节之所以能够正常运动，靠筋膜，筋膜之气统属于宗筋，而维持宗筋的正常，要靠阳明胃，靠阳明水谷之气不断去营养宗筋，宗筋不断得到水谷之气的营养补充，才能够使全身筋膜之气发挥正常的作用，即主骨利关节者也。人体上306块骨头的联合要靠宗筋，这叫主骨，把300多块骨头联合成一个整体，宗筋能够主骨，利关节，大小关节都能够运动正常。

李士材用承气汤，是泻胃，这怎么理解呢？胃气居中焦，胃气一行，心火随之而降，心火就不上炎了。这是属于实证的痿症，这种病常见于壮年人，体质比较好的人，这在临床上是有的。当然脉痿也不都是心火的问题，还要具体分析，是心火就会有心火的表现。这个案例总之是个热证，而且是热实证，实热积于内，伤了经脉之气，气血不能营于筋膜，痿废发生，把阳明通畅了，邪热解除了，痿症也就好了。

6. 痿症之虚

【原文】崇明文学倪君俦，四年不能起床，延余航海治之。检其平日所服，寒凉者十六，补肝肾者十三。诊其脉大而无力，此营卫交虚，以十全大补加秦艽、熟附各一钱，朝服之；夕用八味丸加牛膝、杜仲、远志、萆薢、虎骨、龟板、黄柏，温酒送七钱。凡三月而机关利。（《医宗必读》）

"崇明"是浙江的一个地名，"文学"是个小官衔，"倪君俦"是患者姓名。患者四年不能起床了，请李士材坐船去崇明为其诊治。检其平日所服之药，寒凉者十之有六，补肝肾者有十之有三。诊之，其脉象大而无力，大脉有虚证、实证之分，此属虚脉。《金匮·虚劳》篇云："夫男子平人，脉大为劳。"说的就是这种大而无力之脉。李士材认为这个病属于营卫两虚，同是病"痿"，这里的诊断与上例完全不一样。看来前面的医者"补肝肾"还有些道理，用"寒凉"者绝对是错误的。于是李士材就用"十全大补"加秦芄、熟附片各一钱，朝服之；夕用"八味丸"加牛膝、杜仲、远志、萆薢、虎骨、龟板、黄柏等，这是朱丹溪"大补阴丸"的立意，用温酒送七钱。按照这个方案吃了三个月，早服十全大补加味，晚服八味丸加味，服后血脉通了。

由此看来，营卫交虚可用"十全大补汤"，十全大补是两补气血，"四物"加"四君"嘛。从晚上用"八味"加牛膝、杜仲、远志、萆薢、虎骨、龟板、黄柏来分析，李士材认为这是"肾痿"，肾主骨嘛。一面用四君、四物去补气血，一面用八味丸来温养肾的精气，因为患者是下半身瘫痪，所以要加牛膝、杜仲、远志、萆薢、虎骨、龟板、黄柏这些养肾的药。总的立意是，要把气血补起来，把肾补起来。

7. 痿症之陷

【原文】兵尊高悬圃，患两足酸软，神气不足，向服安神壮骨之药。改服滋肾合二妙，加牛膝、苡仁之属，又不效，纯用血药，脾胃不实。李诊之，脉皆冲和，按之亦不甚虚，惟脾部重取之，则涩而无力，此土虚下陷，不能制水，纯湿气坠于下焦，故膝胫为患耳。进补中益气，倍用升柴，数日即愈。夫脾虚下陷一证，若用牛膝下行之剂，则陷而病愈甚矣。（《名医类案》）

"兵尊"是个小官衔，患者高悬圃两足酸软、神气不足，吃安肾壮骨类药不效，又改服"滋肾丸"加"二妙散"，并加牛膝、苡仁之属，也不效。这些都是养阴的药，养阴血的药，吃多了会伤及脾胃。李士材接诊后，诊其脉皆冲和，按之亦不甚虚，基本属正常脉象，惟脾部重取之，则涩而无力。看来李士材诊脉十分仔细，特别是在六部脉都差不多的情况下，更要注意分别，要找出其特殊点、异常点来。李士材认为，脾部脉涩而无力是脾气不足，土不制水，则湿气注于下焦，引发膝胫酸软无力。他用"补中益气"，倍用升、柴之量，这是李东垣升举脾阳的方法。患者数日即愈。

李士材说："夫脾虚下陷一证，若用牛膝下行之剂，则陷而病愈甚矣。"这是关键的一句。前面痿症是营卫两虚、精血两虚，是肾家有问题，所以要用"牛膝"来引药入肾、入下焦，这里同样是"两胫酸软"，但这是脾虚湿邪下注，是脾阳不能升举引发的，在这种情况下，若用"牛膝"去降，其后果是湿气越是陷于下，这是此证之大忌。这里升举脾阳，也是注重阳明，阳明是脾胃问题嘛，是李东垣的学术思想。

以上是李士材的 7 个病案，可以看出李士材脾、肾并重的学术思想，他在临床上运用了这个学术思想。

（六）马元仪医案

【原文】腹痛下痢，此湿热伤脾，利久而积气上攻于胃，致饮食不进，幸服黄连清湿热之药，而痢止食进，但补之太早，余邪未尽，蕴蓄于肠胃之中，所以不饥而食不得进。脉息左手弦数，右手滑大，系胃中湿痰积滞，尚未清爽也。法当和胃理气，疏肝清热之药治之。黄连、木香、半夏、广皮、枳壳、青皮、白芍。（《印机草》）

这是个痢疾病案，吃了些除湿热的药，痢疾基本上好了，但未待湿热之余邪彻底清除，又急急忙忙地去"补"，于是未尽之湿热邪气存留于中焦而发病，主要临床表现为：没有饿感，不想吃东西，脉弦数滑大。马元仪说："胃中湿痰积滞，尚未清爽也，法当和胃理气，疏肝清热之药治之。"于是用了黄连、木香、半夏、广皮、枳壳、青皮、白芍等药。大家想想，此为"虚证"还是"实证"？

治痢疾，辨湿热，当然是要抓住要点，痢疾的病机或者湿热并重，或者是热重湿轻，或者是湿重热轻，总之是湿热方面的问题。问题并没有出在"清湿热"方面，而是错在病邪没有尽除。前面李士材治的第 1 个痿症，用"承气汤"下，再用"三黄汤"制成丸药来缓下，让患者坚持服用一段时间，这就是"除恶务尽"的做法，不留后患的做法。临床上的许多病，在恢复期是不能用"补法"的，一定要看脉、看舌苔的情况，来决定是否可补，特别是"舌苔"，舌苔稍有不净，都不要轻易用"补药"，特别是"养阴"的药，否则就会出现这个病例的情况，不进饮食、脘腹胀满不舒。

这个病案告诉我们，疾病后期要看还有没有余邪存在，才能决定能不能用补法。《伤寒论》中的"劳复"病，就属于这个范畴。伤寒病好了以后，身体处在康复期，饮食不检点，或者吃补药，就会造成劳复。大家在这方面应该有这个意识，尤其是肠胃的病更要注意，像痢疾，湿热余邪未尽，补早了就要出现问题。

（七）尤在泾医案

1. 麻痹

【原文】肝阳化风，逆行脾胃之分，液聚成痰，流走肝胆之络，左体麻痹，心膈痞闷，所由来也。而风火性皆上行，故又有火升气逆鼻衄等症，此得之饥饱劳郁，积久而成，非一朝一夕之故矣。治法，清肝之火，健脾之气，亦非旦夕可图也。羚羊角、橘红、白术、枳实、天麻、半夏、茯苓、甘草、麦冬。（《静香楼医案》）

此案是痰湿引发的左半身麻痹，同时伴有心膈间痞闷。这个病的病机是：由于肝阳化风，逆行脾胃之分，即肝风克制脾土，夹带痰湿，走窜于肝胆经络之间，于是左半身麻痹（肝生于左）。尤在泾是这样分析的，他认为：肝的升发之气从左而升，而风、火性皆上行，故又有火升气逆的"鼻衄"等症出现。肝阳之所以会"动"，是长期饥饱劳郁造成的，非一天一日之损伤。故用清肝补脾法治疗，"清肝"即"泻肝"，以解除肝木对脾土的克制。且此药需多吃几付，因为病不是一天两天得的，祛病也需要时间，故曰"非旦夕可图也"。

半身麻木，可以理解是血管方面的问题，方用羚羊角、橘红、白术、枳实、天麻、半夏、茯苓、甘草、麦冬等药。这里"泻肝"的药用的是"羚羊角"，此药泻肝火、平肝风，其他药材是补脾化痰湿的，甘草、白术、橘红是补脾的药，天麻、茯苓、半夏是熄风化痰的药。

2. 泄泻

【原文】中气虚寒，得冷即泻，而又火升齿衄等症，古人所谓胸中聚集之残火，腹内积久之沉寒。此当温补中气，俾土厚则火自敛。人参、茯苓、白术、炙草、干姜、益智仁。（《静香楼医案》）

此案的第一句话就确定了主题，这是中气虚寒证，主要表现为受凉即泻。但还有虚火问题，尤在泾所谓"残火"就是指虚火，因为中焦虚寒，脾气运化津液不好，湿浊下流就容易产生虚火。这个虚火产生于中焦，在脾胃的邪火不能去"清"，这种火用"清法"是解决不了问题的，要把脾胃温养好，中焦运化正常了，"残火"就消了，这是病案要点所在。所以对这种病，不能用苦寒药，尤在泾用人参、茯苓、白术、炙草、干姜、益智仁，去温养脾胃。

治火证，除了要辨外感、内伤而外，还要辨虚证、实证。不管是外感火证，还是内伤的火证，都要首先分辨是"虚热"还是"实热"，虚火要温养，实火用苦寒，这是治疗原则。

我总是强调对医案文献要细细地看。学习中医，一半时间是念书，一半时间是临证。多看医案，多进行分析，就等于是一个老师在带你临床，解读医案完全能起到这样的作用。对古医案的分析有困难，大家可以讨论，解决不了再找老师解决，我们选这么多医案放进讲义中，目的就在扩大大家的眼界。你们是高年级同学了，已经学了那么多的理论知识，找些感性的知识来训练训练，看你能不能把学习到的理论知识应用到临床中。出了校门，大家就要接触临床了，所以不能放松这个学习的环节。

第七章　伤寒学派

一、伤寒学派概说

"伤寒学派"的内容比较丰富，有理论问题，有临床问题，特别是临床的辨证论治。概说中我想讲三点，主要讲解伤寒学派是怎样形成的，这个学派的重点内容是什么。

第一，伤寒病的流行。

在伤寒学派形成之前，即从汉到唐这段时期，谈不上什么伤寒学派，但是在这段时间确实流行着伤寒病。仲景在《伤寒论·原叙》中说："余宗族素多，向余二百，建安纪年以来，犹未十稔，其死亡者，三分有二，伤寒十居其七。"由此看来，从汉以来伤寒病是客观存在的，而且对人们的健康威胁很大，因此在汉、晋、隋、唐这段时期，有不少的医家对伤寒病进行了研究。据《外台秘要》中记载，除汉朝张仲景研究伤寒病外，还提出研究治疗和研究伤寒病的其他线索。如在《阴阳大论》这本书中，有研究伤寒病的内容，此书作者不详。其他如华佗、王叔和、葛洪、巢元方、崔知悌、张文仲、陈廪丘、范东阳、陈延之、释僧深、宋侠、孙思邈、姚僧垣、初虞世等，这些医家对伤寒病都有研究。这些人中，有的是六朝人，张仲景、《阴阳大论》作者、华佗等是汉代人，王叔和、葛洪等是晋朝人，巢元方、张文仲等是隋朝人，以后陈延之等都是唐朝人。汉、晋、隋、唐以来研究伤寒病的医家这么多，说明那时的"伤寒病"是非常流行的。张仲景对于伤寒病的研究成就最大，所以他的著作《伤寒论》留传了下来，其他论著的文献只是在《外台秘要》中看得到，但是文献都不完整了，没有专书流传后世，而张仲景的《伤寒论》基本是完整的。张仲景著《伤寒论》，不是说古代研究伤寒病的只有他一人，从现存的文献来看，不只是一家，甚至可能比我这里提到的还要多，只是他们的著作没有完整地流传下来罢了。

第二，对《伤寒论》的研究。

《伤寒论》面世以后，由"晋"到"唐"至"宋"这个阶段，有不少的医家在研究《伤寒论》，他们通过研究《伤寒论》来讨论伤寒病的治疗，这是历史上从没有出现过的现象，上述列举的那些人研究伤寒病，但都不是研究《伤寒论》。李濂在《医史·张仲景补传》中说："华佗读而善之曰，此真活人书也。"华佗和张仲景是同时代的人，看来华佗研究过《伤寒论》。到晋朝，《伤寒论》的流传比后汉时期要广泛一些了，王叔和对《伤寒论》进行了研究。孙思邈活了一百零几岁，他在九十多的时候才看到张仲景的《伤寒论》，因为张仲景在河南，孙思邈在陕西，两地虽相隔不太远，但那个时代的交通是不发达的，那时书籍的印刷和发行也很有限，大都用抄写的方法进行，所以孙思邈一直到晚年才看到仲景的《伤寒论》，他说："江南诸师秘仲景要方不传。"其实不是诸师秘不秘的问题，实在是写书、出书太困难，流传就更困难了，不能和现在的条件同日而语，所以他的《千金要方》里没有提到张仲景的《伤寒论》，直到他晚年著《千金翼方》时，才把仲景的《伤寒论》收录了进去。现在我们看到的《伤寒论》，除了见到王叔和的整理本外，孙思邈的《千金翼方》就是最早的一个本子了。从《千金翼方》中的《伤寒论》文献来看，不是仲景的原文，孙思邈对其是下了一番功夫的，所以说孙思邈研究过《伤寒论》。至此，但这还不能谈是"伤寒学派"。

第三，伤寒学派的形成。

"伤寒学派"的形成是从明代才开始的。明代医学家"方有执"研究仲景《伤寒论》，认为王叔和把《伤寒论》的原文搞乱了，以至于发生很多错误，出现错简，经过几百年的时间，错简就越来越多了，所以他就从"佟言错简"来研究《伤寒论》，主张要按照仲景的原貌进行重新整理。之后不少人拥护他的这个意见，所以就逐渐形成了以方有执为代表的这一流派。当然也有反对的意见，特别是到了清代，有不少人反对方有执的意见，认为张仲景的《伤寒论》通过王叔和的整理，成无己注解，基本上是完整的，没有什么错简问题。这样就形成另一个流派，与方有执是对立的。有了这样两个流派以后，伤寒学派基本形成了。之后，特别是在清朝乾、嘉以后，有一大批人，认为学习《伤寒论》，不要纠缠于"错简"之争，也不要纠缠于"原文"之争，强调传承《伤寒论》辨证论治的精神为要旨。如《伤寒论》"辨太阳病脉证并治"（上、中、下），包括辨病、辨脉、辨证、辨治等系统内容，这就是中医辨证论治的基本体系，所要学习继承的就是这一内容，于是这就又形成一个流派。在这一大流派中，又有多个分支，有从"方证"来研究的，有从"治法"来研究的，有从"经脉"来研究的等等，可以称作是"研究辨证论治"的一派，直到现在这一流派还是多数。

有关伤寒学派的形成提出上述三点，这三点阐述了伤寒学派的渊源。学派形成了，各种意思就多了，出现各家争鸣的局面，这些对繁荣学术是有益的。

二、宋以前治《伤寒论》诸家

（一）王叔和

宋以前治《伤寒论》最有代表性的医家，毫无疑问的就是王叔和。现在我们看到的《伤寒论》，就是通过王叔和整理过的，张仲景《伤寒论》的原稿现在已经见不到了，孙思邈看到的《伤寒论》也是通过王叔和整理过的，所以王叔和是研究《伤寒论》首屈一指的人物。在年代上考证，王叔和距离张仲景很近，甚至王叔和的前半生可能有一二十年还与仲景同时代。王叔和整理的《伤寒论》现存的只有两个本子，一是明朝的"赵开美刻本"，另一个是"成无己注解本"，一直流传到现在。赵开美这个本子在世面上也很难看到（我们图书馆有），现在市面上一般上看到的是成无己注解本。赵开美全文本，从1949年一直到今天为止，30多年来还没有翻印过一次。1954年我编校的《伤寒论》用的是赵开美的本子，但我只选用了部分条文，便于一般的学习，不是全文。

要研究伤寒学派，首先就要了解王叔和整理的《伤寒论》究竟是怎么一个面貌。现在大家手里的《伤寒论》讲义，不是王叔和整理的《伤寒论》的全部内容，只是其中的一部分。王叔和整理的《伤寒论》有十卷，第一篇是《辨脉法》，第二篇是《平脉法》，第三篇是《伤寒例》，这三篇都在《太阳病》之前。这三大篇，你们的讲义中没有收录。除了这三篇而外，前面还有一个小篇，叫《辨痉湿暍脉证》（现收录到《金匮要略方论》中），这样说来是四篇。《辨脉法》有35条，《平脉法》有42条，《伤寒例》有24条，《辨痉湿暍脉证》有14条。在这四篇后面，才是《辨太阳》《辨阳明》《辨少阳》《辨太阴》《辨少阴》《辨厥阴》《辨霍乱病脉证》《辨阴阳易差后劳复病证》。此之后还有八篇，《辨不可发汗病脉证并治》有31条，《辨可发汗病脉证并治》有47条，《辨发汗后病脉证并治》有33条，《辨不可吐》有4条，《辨可吐》有7条，《辨不可下病脉证并治》有46条，《辨可下病脉证并治》有45条，《辨发汗吐下后病脉证并治》有12条。至此，《伤寒论》共计22篇，398条。如果加上《辨脉》《平脉》《伤寒例》《辨痉湿暍脉证》和后面《可发汗》《不可发汗》《可吐》《不可吐》《可下》《不可下》等的300多条，《伤寒论》总共应该是700多条，而不是300多条，当然这里面有不少是重复的，这就是王叔和整理的《伤寒论》的基本面貌。

现行的《伤寒论》教材，采取了掐头去尾的办法，前面几篇没有取，后面几篇也没有取。一般说《伤寒论》是398条，也是掐头去尾的算法，王叔和整理的《伤寒论》总共是760余条。因为在头尾的这十一篇中，还有370条，370条加上398条，这才是王叔和整理的《伤寒论》的文献面貌。

为什么现在讲《伤寒论》都从"太阳病"讲起呢？《辨脉》《平脉》《伤寒例》等都不讲了呢？这是由于伤寒学派中不同主张引起的。方有执等否定这几篇文献，认为这三篇文献是王叔和撰写的，特别是《伤寒例》。《伤寒例》可能是王叔和写的，《辨脉法》《平脉法》就不一定了，但因为王叔和对脉法很有研究，所以就认为这两篇文献是王叔和的。我认为王叔和研究"脉法"的成就，正是学习《伤寒论》的结果，王叔和对《内经》《伤寒论》脉法方面的文献，下大功夫进行了整理，才成就了《脉经》一书，也就是说王叔和之所以研究脉法，是受到了张仲景的启示，因此他才写了《伤寒例》，《伤寒例》看起来确实像是王叔和写的。客观地说，《辨脉法》《平脉法》《伤寒例》等文献，不管是不是王叔和增加的，这些文献都很有价值的，很有研究的必要。

王叔和是用什么方法来研究、整理《伤寒论》的呢？《伤寒例》里有这样几句话，这几句话应该是王叔和的，他说："今搜采仲景旧论，录其证候，诊脉声色，对病真方有神验者，拟防世急也。"这几句话反映了王叔和治《伤寒论》的基本观点和方法，这几句话可以用"脉""证""方""治"几个字来概括。正因为他很重视"脉法"问题，所以第一篇就是《辨脉》，第二篇《平脉》。不管《伤寒论》是 760 条、还是 390 条，一条一证都是独立的，有的证下列有方。总的来说，王叔和是从脉、证、方、治几方面着手，来研究和整理《伤寒论》的。

《辨脉》《平脉》两篇文献，是仲景收集前人的脉法，然后加以整理的，周学海表达了这个意思，他认为《平脉》《辨脉》是仲景专门讲脉法的两部文献，仲景将其收录在《伤寒论》里，在内容和篇名上均没有做修改，不然同样是讲"脉法"的内容，为什么会有两个篇名呢？周学海的这个意见我认为是可以考虑的。《辨脉》《平脉》的内容不是专门讨论伤寒病脉法的，既有伤寒病，也有杂病。因为仲景原著叫作《伤寒杂病论》，包括现存的《伤寒论》和《金匮要略方论》两个部分的内容，所以不只是讨论伤寒脉法。《辨脉》《平脉》还是有所不同，《辨脉》讲外感病的脉象多，六淫邪气外感的脉象讲得多，《平脉》讲内伤杂病的脉象多。所谓"辨脉"，是分辨六淫邪气伤人以后出现的种种脉象。所谓"平脉"，是从各种内伤杂病出现的脉象来进行评述、比较，"平"与"评"通，"平"是评论、评比的意思，比较嘛。两篇文献基本是这样一个情况，各有侧重，但不能说《辨脉》篇中没有一点杂病的脉象，《平脉》篇中没有一点外感的脉象，也不是这样，只是各有所侧重而已。如《平脉》中的痢疾脉、疝症脉、痹症脉等，对这些病症的脉象讨论也很多。两篇文献各有所侧重，这一点也是很鲜明的。

《辨脉法》一共是 35 条文献，这 35 条可以分为二十八章。第一章，讲脉分阴阳，是辨脉的总纲，其中列举了几十种脉象，大致可分为阳脉、阴脉两大类。第二章到第九章，讨论了关于内伤病的一些脉象，或言脉之吉凶，即某种病的见某种脉主吉、主凶等。从第十章开始一直到第二十八章，讲的是外感的脉象，所以说《辨脉法》的主要内容是谈外感的脉象。

《平脉法》一共是 42 条文献，这 42 条的可以分为二十四章。从第一章到第十六章，讨论诊脉的方法，并且解释造成这种种脉象的原因，即讲脉法的病机。从第十七章到第二十四章，阐明营气、卫气是一切脉象变化的根本。因此无论是寸口脉，还是趺阳脉，还是少阴脉（太溪脉），都是看营卫的盛衰，由此来判断疾病的情况，再复杂的病变，都可以从寸口、趺阳、少阴诊断病情，所以仲景在序中批评当时的有些大夫说："握手不及足，人迎、趺阳，三部不参，动数发息，不满五十。"由此也可以看来，当时是很讲究三部脉诊的，诊人迎脉、诊寸口脉、诊趺阳脉，甚至还诊太溪脉。

从《辨脉法》《平脉法》这两篇文献的精神来看，其中有不少很值得我们研究的内容。一般认为，这是王叔和加入的内容，就忽略了对它的研究，我觉得还是过于武断了。这两篇文献的主要精神讲解之后，希望你们把文献找来读一读，毕业之后，还说《伤寒论》第一条是"太阳之为病……"，那就说不过去了。

《伤寒例》一共是 24 条文献。第 1、第 2 条叙述了一年四季的气候变化，风、寒、暑、湿伤人的概况。第 3 条是说尽管一年四季气候变化都可以伤人，但是随着地区方位的不同也有所不同，南方与北方的四个季节，就有早、有迟，气温有高、有低，既要理解春、夏、秋、冬、寒、热、温、凉与疾病的关系，更要掌握不同地域条件对人的影响。从第 5 到第 10 条，讲六经（三阴三阳）受病的主要病症。第 11 条讲两感伤寒的传变，"两感"在《素问·热论》中叙述得比较具体，是指阴经阳经两感寒邪，如太阳、少阴同时感寒，阳明、太阴同时感寒，少阳、厥阴同时感寒等。第 12 条和第 16 条，这两条是讲疾病要及时治疗，病宜早治，等到病邪传变了、严重了，再高明的大夫都要费力的。有些人轻视"感冒"的治疗，我看能够抓紧治好"感冒"这是高明的大夫，避免了更严重疾病的发生，这是中医"治未病"的思想。同时提出大夫不仅仅要负责开方，还要负责药的服法，要根据病情来讲究服药的方法，现在当大夫的一般都不大留心这一点，所以仲景从桂枝汤起，很多方子里面都讲究服法的。第 13 到第 15 条，主要是讲辨证论治的问题。第 17 条、第 18 条，讲治病的同时还要注意护理，大夫不仅管治，还要管护理，要照顾病人的饮食起居，治病的同时要注意护理工作。第 4 条、第 19 条，还有第 21 条到第 24 条，讨论伤寒病不同的预后问题，不同的传变有不同的预后，有的预后好，有的预后差。第 20 条是讲温热病的针灸法。以上是《伤寒例》的基本内容，有些内容像伤寒病总论。

清代"王梦祖"著有《伤寒撮要》一书，他说《伤寒例》这篇文献是《伤寒论》的总论，伤寒病的基本病机在这篇文献中提出来了，至于伤寒病的具体变化并没有谈，具体的变化都放到三阴三阳六大篇里面去了，总论与三阴三阳等六篇有其一贯的学术思想。我认为王梦祖说得很有道理，他认为不敢说《伤寒例》全是仲景的东西，因为王叔和有"今搜采仲景旧论，录其证候"的说法，但也不是说《伤寒例》没有一点仲景的学术思想，也下不了这个结论，所谓"搜采仲景的旧论"，就说明并非完全是独出心裁，只能说王叔和编写有之，整理有之而已。方有执认为《伤寒例》是王叔和写的，认为不是仲景的东西，主张把《伤寒例》删除。

我认为王梦祖的看法还是比较符合事实的，《伤寒例》无疑是通过王叔和编纂的，但也可以肯定有仲景的内容，暂且不讨论此篇文献究竟是谁写的，因为还有更重要的一些问题。如这篇文献有没有价值？有没有存在的价值？有没有实用的价值？《伤寒例》与后面三阴三阳六篇有没有关系？等等，应该从这些方面来研究。假使这篇文献对伤寒病的研究有价值，尤其是与三阴三阳六篇有联系，为什么一定要苦苦探究是谁写的呢？比如说，《伤寒例》把"四时之气"与"时行之气"区别开来认识，我看就有科学意义。他认为这两个概念是不一样的，如春气温和，夏气暑热，秋气清凉，冬气冰冽，这是正气，是四时正常的气候。伤于四时之气，皆能为病，为什么特别提"伤寒"呢？因为四季之气伤人，只有寒邪伤人病症最重，这里只是用"伤寒"来代表春温、夏暑、秋凉、冬寒的时气伤人而已。

所以我同意一位日本学者的研究，他说"寒"用"邪"来解释，"伤寒"就是"伤邪","伤寒论"就是"伤邪论",这个"邪"包括春之温、夏之热、秋之凉、冬之寒。在中国的文献里"寒"字作"邪"字解的很多,如《十三经》的《孟子》就有这种解释。孟子对齐宣王说:"无去而寒之者至也。""无"是孟子的自称,孟子说我一走开,"而寒之者至",那些邪恶之人就包围上来了,意思是说齐王被很多小人包围了,周围的人都不正派,这个"寒"字就当"邪"字讲。所以"伤寒"的这个"寒"是广义的,如《难经》云:"伤寒有五,有中风,有伤寒,有湿温,有热病,有温病,其所苦各不同。"

另外,冬之伤寒,夏之伤暑,春之伤风,秋之伤凉燥,这是四时之正气伤人,这和时行之气伤人不同。如春应暖而反大寒,夏应热而反大凉,秋应凉而反大热,冬应寒而反大温,"此非其时而有其气",这叫"时行之气"。感时行邪气的病,与伤寒病不一样,病人无论长幼,病状多相似,这是种流行性疾病,是种传染性疾病。

我认为在两千多年前,能区别出这样两种不同性质的外感病是很了不起的。《伤寒例》里反映了这个认识,把正常的气候和反常的气候分别开来,这在临床上是有现实意义的。再如《伤寒例》中还说:"桂枝下咽,阳盛即毙,承气入胃,阴盛以亡。"这也是很有临床意义的,如阳甚有热,如用"桂枝"类温热药,热证用热药,故曰"阳盛即毙";相反,如阴甚有寒,如用"承气类"寒凉药,就会导致亡阳。

由此看来,不能说经过王叔和加工的文献就要一概排除,这是不合适的,而且我希望你们把《辨脉法》《平脉法》《伤寒例》这100多条文献,找时间认真学习学习。有些青年中医,不知道《伤寒论》还有这么几篇文献,如果是大学毕业生,这是说不过去的。

至于后面的八篇,即《辨不可发汗病脉证并治》《辨可发汗病脉证并治》《辨发汗后病脉证并治》《辨不可吐》《辨可吐》《辨不可下病脉证并治》《辨可下病脉证并治》《辨发汗吐下后病脉证并治》,正可以看出王叔和是怎样研究《伤寒论》的。这是王叔和对《伤寒论》条文做的一次分类研究,他把三阴三阳里面所有可吐的、不可吐的、可下的、不可下的进行了分类,这是个分析的过程。如把"可下"条文集合起来,就可以看出其中有用大承气、用小承气、用调味承气、用大柴胡的不同;再如把"可发汗"的条文集合起来，就可以看出有用桂枝汤、用麻黄汤、用大青龙汤、用小青龙的不同。为什么有这些不同呢？集合起来就便于分析了，用不同下法、不同汗法的原因，关键在于"证"的不同，这样分类研究的意义就显现出来了。从条文内容上看，与三阴三阳分类中的条文内容是重复的，但是这是必要的重复，有意义的重复，这体现了科学的比较分析的方法，这对学习辨证更有好处。因此我认为这不是个简单的重复，是从不同的思路来进行的分析研究，这是《伤寒论》后八篇文献的意义所在，不能认为条文与前面重复就忽略，就不学习，就不研究了，这种态度是不科学的，这种分类研究的方法，正是我们应该学习和掌握的。可以这样说，科学解决问题的方法就在"分类"。

宋朝林亿等在校《伤寒论》的序文里有两句话："自仲景于今八百余年，惟王叔和能学之。"我认为这话是公道的、准确的，确实惟王叔和能学之。先不谈仲景的《伤寒论》通过王叔和的整理才得以保留到现在，他对《伤寒论》的研究方法也是值得我们好好学习的。

附带还有一个小问题，过去有人提出"王叔和"这个名字是复姓，姓王叔，名和。这虽是个小问题，但从历史角度来讲也有一定的意义，究竟姓"王"，还是姓"王叔"，在历史上有一定的探索价值，只是对临床大夫的意义不大而已。但说其为复姓，也还没有找到真凭实据。中国古代有"王叔"这个复姓，我最近看到一篇文章，说"王叔和"就是姓"王叔"，说他姓"王"名"叔和"是个错误，这也太武断了，毕竟还没有其他证据呀，我国的姓氏中有姓"王叔"的，也有姓"王"的呀，关键在于找到有力的证据。

综上所述，王叔和研究《伤寒论》的方法，是从脉、证、方、治四个方面着手的。《辨脉法》《平脉法》这两篇主要是讨论外感病和内伤病的脉证问题，之所以将其放在论著之首，可见王叔和对仲景"脉法"研究的重视。《伤寒例》是六经辨证的总论，提出了很多真知灼见。特别是后面八篇文献，可以看出王叔和研究《伤寒论》，重视"方""治"的思路，这一点非常清楚。

（二） 孙思邈

孙思邈对《伤寒论》的研究仅次于王叔和，他是继王叔和之后较早一个研究《伤寒论》的医家。孙思邈对《伤寒论》的研究着重在"辨证"上，具体的研究方法是"以方类证"。什么是"以方类证"？我们举例来看。如《伤寒论》的第 34 条云："太阳病，桂枝证，医反下之，利遂不止……""桂枝证"，这是以方名证，即桂枝汤证。第 101 条云："伤寒中风，有柴胡证，但见一证便是，不必悉具。""柴胡证"这是以方名证，即柴胡汤证。这是仲景《伤寒论》以方名证的现象，孙思邈晚年见到《伤寒论》，这一点对他很有启发，所以他研究《伤寒论》基本按照"方"来类"证"，这是他研究《伤寒论》很突出的一点。

孙思邈并没有专门研究《伤寒论》的著作，他的研究内容主要记载在《千金翼方》中，共有两卷，一般也不大引起注意。《千金翼方》开篇是本草内容，跟着就是两卷《伤寒论》。孙思邈是继王叔和后，把《伤寒论》三阴三阳条文罗列出来的第二人，因此孙思邈看到的《伤寒论》，比宋代的人看到的《伤寒论》要早得多，因此《千金翼方》中的《伤寒论》，一向作为校正和研究《伤寒论》的重要参考文献。

《千金翼方·伤寒上》说："伤寒热病，自古有之，名贤俊哲，多所防御，至于仲景，特有神功。寻思旨趣，莫测其致，所以医人未能钻仰。尝见太医疗伤寒，惟大青、知母等诸冷物投之，极与仲景本意相反，汤药虽行，百无一效。伤其如此，遂披览《伤寒大论》，鸠集要妙，以为其方，行之以来，未有不验。"意思是说，伤寒病在中国发生得很早，因此研究伤寒病的医生很多，不少名医对伤寒病下了功夫，惟有仲景对伤寒病的研究最为卓著，他写的《伤寒论》流传下来了。对伤寒病研究下功夫不够的医者，未能掌握仲景《伤寒论》的基本精神，一些太医治疗伤寒病用大青叶、知母之类的寒凉药，当作一般的热病来治，而不知道这个"热"是寒化之热，所以百无一效。而孙思邈采用《伤寒论》的方法，用辛温法治疗，未有不验。一个"百无一效"，一个"未有不验"，疗效悬殊，可见当时流行是"伤寒病"，而不是"温病"。伤寒病与温病比较，从症状来看都有"发热"，但是病因、病机是绝对不同的。前面讲河间学派时，热病只能从"热"治不能从"寒"医，而伤寒病只能从"寒"治不能作"热"医。

孙思邈采用方证归类法来研究《伤寒论》，以"太阳篇"为例。用"桂枝汤"法有 57 证，方 5 首（包括桂枝汤加减方）；用"麻黄汤"法有 16 证，方 4 首；用"青龙汤"法有 4 证，方 2 首（大小青龙只有 4 条）；用"柴胡汤"法有 15 证，方 7 首；用"承气汤"法有 9 证，方 4 首；用"陷胸汤"法有 31 证，方 16 首；杂疗法有 20 证，方 13 首。对"太阳篇"，孙思邈是这样归类的。王叔和治《伤寒论》与此不同，他采用了汗吐下"可"与"不可"的思路来归类，对太阳证、阳明证、少阳证、太阴证、少阴证、厥阴证的研究，都是这样一个思路。孙思邈以方类证的方法，一方针对一证，"证"反映的是病的本质所在。如桂枝汤证，是表虚证；麻黄汤证，是表实证；大青龙汤证，是外有寒而内有热证；小青龙汤证，是外有寒里有饮证。掌握了方，就掌握了证的性质。后来不少的医家、大家，都采用了他这种方法，这也是一种比较分析的方法。如"桂枝汤证"，下面列举三条文献，来看看这三个桂枝汤证是不是一样？一云："太阳病，发热汗出，此为营弱卫强，故使汗出，欲救邪风者，桂枝汤主之。"二云："太阳病，头痛，发热，汗出，恶风，桂枝汤主之。"三云："病人脏无他病，时发热自汗出而不愈者，此卫气不和也，先其时发汗则愈，宜桂枝汤。"我们来分析分析。

第一条是"营弱卫强证"。"卫强"不是指卫气强，而是邪气在卫，邪气盛于卫表，风邪盛于卫分；"营弱"是指营气受到风邪的熏蒸而"汗出"，汗出多了就伤营，所以"营"必然"弱"。因此"营弱卫强"实质还是"正"与"邪"的关系，此证为卫中之风邪强、营中之阴气不足。大家都知道，桂枝汤证是"表虚证"，这个"虚"与杂病的"虚"概念还不一样，"表虚"就是指"营弱卫强"而言，与"补中益气汤"治的"虚证"是两个概念。"桂枝汤"主要是解决"卫强"问题，所以是治疗太阳中风病的主方。第二条还是"营弱卫强证"，病机是相同的，还是用桂枝汤。第三条是"卫气不和证"，是风邪在卫分，卫气不能固表所致，所以同样有"发热"，还是"卫强"，汗出还是"营弱"，病机仍然是"营弱卫强"。总结这三条，从"症状"看，三者有些出入，但是其病机是一样的，而"病机"是辨证的关键所在，所以都可用"桂枝汤"来治疗。如果"病机"不同了，如"发热""无汗"，那"证"就变了，就不是桂枝汤证了。

孙思邈研究《伤寒论》还有另外一个方面，他认为《伤寒论》太阳篇中的桂枝汤、麻黄汤、青龙汤，这是三大证的代表方。"桂枝汤"治伤风证，"麻黄汤"治伤寒证，"青龙汤"治风寒两伤营卫证。这就是在《伤寒例》

中讲到的"风伤卫""寒伤营""风寒两伤营卫"的概念。孙思邈提出的"三方证治",后来方有执、喻嘉言、程应旄等都拥护这个说法,他们认为是"三纲鼎立",因此"三纲鼎立"之说源于孙思邈。孙思邈说:"夫寻方之大意,不过三种:一则桂枝,二则麻黄,三则青龙,此之三方,凡疗伤寒不出之也。"意思是凡外来的风寒邪气不出这三个方面。至于说太阳篇里的其他方证,孙思邈说:"其柴胡等诸方,皆是吐、下、发汗后不解之事,非是正对之法。"意思是说,太阳篇中其他方证,是变方、变法,以对经传之变,或是经过治疗后的种种变化而已。"桂枝汤"是辛甘之剂,用以发散风邪,"辛甘发散为阳"嘛;"麻黄汤"是辛热甘温之剂,用以发散寒邪,"寒淫于内,治以甘热,佐以苦辛"嘛;至于"大青龙汤"的麻黄、甘草、石膏、杏仁等,是散营中之寒。孙思邈的这个论点,基本是在发挥《伤寒例》中的学术思想。虽然《千金翼方》中并没有收录《伤寒例》《辨脉法》《平脉法》这几篇文献,但是孙思邈提出的这个论点只有在《伤寒例》中才有,其他文献没有,这说明他是看到了《伤寒例》的,并接受了其中的学术思想。

孙思邈研究《伤寒论》,基本是以这两方面为特点的。一个是以方类证,把三阴三阳不同的证以"方"为线索进行类分,其实质是以病机为标准的;第二阐发风伤卫、寒伤营、风寒两伤营卫之说,发挥《伤寒例》中的这个论点,认为桂枝汤、麻黄汤、大青龙汤的相关理论和治法,是外感伤寒病的核心内容,此三者亦为代表方证。这个"三方证治"之说,成为方有执、喻嘉言、张石顽(张璐)等"三纲鼎立"之说的源头。

(三)成无己

成无己原本是宋朝山东人,由于民族战争,山东被金人占据,所以后世说他是"金人"。成无己研究《伤寒论》有四个方面值得我们探讨。

第一,成无己是注解《伤寒论》的第一人。在成无己以前,没有人注解过《伤寒论》,他是注解《伤寒论》的创始者。比他早的孙思邈,只是把《伤寒论》的条文进行了分类,也没有对《伤寒论》加过注解。清代"汪琥"在《伤寒论辨证广注》中提到:"成无己注解《伤寒论》,犹王太仆之注《内经》,所难者惟创始耳。"这个话又对又不对,成无己确实是第一个注解《伤寒论》的，但是王冰却不是第一个注解《内经》的，"全元起"是注解《内经》的第一人。成无己不仅是一般意义上注解《伤寒论》的第一家，还是全注《伤寒论》的唯一的一家，起止到今天，还没有第二家出现。从《伤寒论》的《辨脉法》篇，一直到汗吐下"可"与"不可"等八篇全注了，尤其是《辨脉法》《平脉法》《伤寒例》《辨不可发汗病脉证并治》《辨可发汗病脉证并治》《辨发汗后病脉证并治》《辨不可吐》《辨可吐》《辨不可下病脉证并治》《辨可下病脉证并治》《辨发汗吐下后病脉证并治》等文献，至今没有第二个人注解过，没有后来者。

第二，成无己注解《伤寒论》是以"经"（《内经》）注"论"（《伤寒论》）。成无己在研究《伤寒论》的时候，见到仲景的自序中说："撰用《素问》《九卷》《八十一难》《阴阳大论》《胎胪药录》……"成无己在注解《伤寒论》时，也主要依据《素问》《九卷》（即《灵枢》）和《难经》等经典著作的理论来分析《伤寒论》，所以称他是"以经注论"者，即用《内经》《难经》理论来注解《伤寒论》，探索仲景辨证论治的学术思想。一般认为《伤寒论》是临床文献，而成无己把《内经》《难经》的理论与《伤寒论》的临床密切结合起来了。下面我们举了几个例子。

如《伤寒论》第6条云："太阳病，发热而渴，不恶寒者，为温病。"又云："若发汗已，身灼热者，名曰风温。风温为病，脉阴阳俱浮，自汗出，身重，多眠睡，鼻息必鼾，语言难出。若被下者，小便不利，直视，失溲……""被下"后为什么会"小便不利"？为什么会"失溲"？为什么会"直视"？成无己用《素问·宣明五气》中"膀胱不利为癃，不约为遗溺"来解释。意思是说，"被下"过后，伤了太阳膀胱之气，若膀胱寒水之气不化，所以膀胱不利，于是"小便不利"，若膀胱失约于是"失溲"，"遗溺""失溲"都是膀胱之气受损的缘故。膀胱之气受伤，为什么还会"直视"呢？他用《素问·三部九候论》中"瞳子高者，太阳不足"来解释，"瞳子高者"就是眼睛上视，即"直视"，这是因为"下"过后，太阳在卫之阳不足，太阳经气起于目内眦之"睛明"嘛，若"直视"到瞳仁都见不着的程度称为"戴眼"，不仅是太阳经气"不足"，而是太阳经之阳气已经"亡绝"了，这是太阳之脏气大大损伤以后而出现的"坏证"。成无己就是这样，用《内经》的理论来阐发《伤寒论》中描述的病症。

又如《伤寒论》第40条云："伤寒表不解，心下有水气，干呕发热而咳，或渴，或利，或噎，或小便不利，少腹满，或喘者，小青龙汤主之。"他解释"小青龙汤证"的临床表现，引用了《灵枢·邪气藏府病形》所说的："形寒饮冷则伤肺。""小青龙汤证"是"外寒内饮"的病机，"形寒"是外感寒邪，"饮冷"是指体内有饮邪。也就是说，因为肺主皮毛，体表的"形寒"，体内"饮冷"，都可以伤肺。成无己说："以其两寒相感，中外皆伤，故气逆而上行。"干呕、咳嗽、小便不利，都是"气逆而上行"造成的。这里不仅用《灵枢·邪气藏府病形》的理论来解释了"小青龙汤证"的病变表现，还有文献考据的意义。为什么呢？因为我们在《灵枢·邪气藏府病形》篇中看到的不是"气逆上行"，是"气道上行"。这样看来，成无己看到的《灵枢·邪气藏府病形》篇中是一"逆"字，现在《灵枢·邪气藏府病形》篇中的这个"道"字是个误字。

再如《伤寒论》的第369条云："伤寒下利，日十余行，脉反实者死。"为什么呢？成无己引用了《难经·十八难》中"脉不应病，病不应脉，是为死病也"的理论，认为这是"脉"与"证"不相应之危症。中医学认为，实证见虚脉、虚证见实脉，都是脉证不相应的表现。虚证见虚脉，正气不足，病情单纯；虚证见实脉，一面是正气大衰，一面邪气还旺，病情复杂，预后往往不好。反过来，实证见虚脉，邪气太盛而正气大衰，没有抵抗能力了，这种病的预后也是不太好。这就是《难经·十八难》中"脉不应病，病不应脉，是为死病"的基本精神。

总之，成无己对《伤寒论》的700多条文献都是这样注释的，这是非常具启发意义的诠释，《内经》《难经》都是理论性的文献，通过成无己这样的注解，把《内经》《难经》的理论用来解释《伤寒论》，就把中医理论与临床实际结合起来了，不仅使这些理论更容易理解，而且还为其提供了临床实效的依据，这是成无己非常突出的一个学术成就。像这样注解《伤寒论》的，一直到今天为止，也还没有看到第二人。

第三，成无己对于《伤寒论》的方药，都是运用《素问·阴阳应象大论》的"气味阴阳厚薄"理论，和《素问·至真要大论》中"四气五味"理论来解释的，对《伤寒论》的方药都做了注解，下面以他对"桂枝汤"的注解为例。

成无己云："《内经》曰：辛甘发散为阳。桂枝汤，辛甘之剂也，所以发散风邪。《内经》曰：风淫所胜，平以辛，佐以苦甘，以甘缓之，以酸收之。是以桂枝为主，芍药、甘草为佐也。《内经》曰：风淫于内，以甘缓之，以辛散之。是以生姜、大枣为使也。"

"辛甘发散为阳"，这是《素问·阴阳应象大论》中的话，"桂枝汤"是辛甘之剂，所以能发散风邪。"风淫所胜，平以辛，佐以苦甘，以甘缓之，以酸收之"，这是《素问·至真要大论》中的话。风气重者，要是以"辛"味为主，因"辛"能散风，要佐以苦甘，以甘缓之，以酸收之。他把《素问·至真要大论》中治疗风证的原则，用来解释桂枝、白芍、生姜、大枣、甘草这几味药的配合运用。不过《素问·至真要大论》中说"风淫所胜，平以辛凉"，因为"桂枝汤"不是辛凉剂呀，他避开了。王冰为此加注说明之，这里的"凉"，不要理解为药性之"凉"，这里的"凉"是"秋气"的意思，王冰在这里讲"辛凉"的"凉"，是指"胜气"而言的，所谓"胜气"是"克木"之气，"凉"是克"风"的，金克木嘛，所以说"平以辛凉"，就"风寒"而言，王冰这个解释可取。若谓"风热"，古人说"风淫所胜，平以辛凉"，也是解释得通的，因此这倒用不着回避。"风淫"所胜，具体到临床上，也还要区别风寒、风热嘛。

对《伤寒论》这113方，成无己都是这样解释的，都是用"四气五味"理论来解释的，他的学术思想一直影响到后来的温热病学家，给了温热学家的立法处方以很大的启发。辛凉轻剂、辛凉平剂、辛凉重剂，甘寒法、甘温法、苦温法、甘热法等，都是用"四气五味"的理论来立法制方的。

第四，成无己著成《伤寒明理论》。《伤寒明理论》是成无己晚年在完成《注解伤寒论》以后写的，主要内容是从《伤寒论》中选择了50个病证进行方证比较。如"发热"，他把《伤寒论》中所有以"发热"为主证的方证加以比较；如"恶寒"，他把《伤寒论》中所有以"恶寒"为主证的方证加以比较；如"头痛"，他把《伤寒论》中以"头痛"为主证的方证加以比较。所谓"明理"，就是明辨不同病机引发的不同性质的"证候"的原理。

如《伤寒论》第12条云："太阳中风，阳浮而阴弱。阳浮者，热自发；阴弱者，汗自出。啬啬恶寒，淅淅恶风，翕翕发热，鼻鸣干呕者，桂枝汤主之。""翕翕发热"是什么性质的发热呢？这是以"表热"而"里不热"为特点的发热，"翕翕"就好像是羽毛被在身上，是体表的热，温度也不高，这是桂枝汤证的主证之一。

又如第248条云："太阳病三日，发汗不解，蒸蒸发热者，属胃也，调胃承气汤主之。""蒸蒸发热"是什么性质的呢？"蒸蒸发热"是里热达于表的一种发热表现，与"翕翕发热"不同，这是以"里热"为特点的一种发热，所以用"调胃承气汤"治疗，病在"胃"嘛，热在"腑"嘛，故以清里热为主。

又如第265条云："伤寒，脉弦细，头痛发热者，属少阳。"这是少阳病的发热，是病在半表半里的发热，既有"表热"又有"里热"。虽然表里都有热，但是热邪不严重，所以只用"柴胡"去和解以散表清里。

又如第301条云："少阴病，始得之，反发热，脉沉者，麻黄附子细辛汤主之。""发热"并"脉沉"，这是什么性质的发热？这是邪中三阴的发热，所以要用"温里"法来散表热，要用"麻黄附子细辛汤"，与前面的方法就更不一样了。

如上所述，成无己对《伤寒论》中的50个证都是用的这种方法来阐述的，每一个证都有不同的病机，辨证就是辨病机嘛，这是"明理"的含义所在。50个证，虽然不多，但也不算太少。从"证"入手，去分析和区别其不同的性质，这很有临床意义，通过分析比较，对辨证技能的学习很有帮助。

以上是成无己研究《伤寒论》有四个特点。第一，全注《伤寒论》二十二篇，千多年来仅此一人，他是注解《伤寒论》最早、最全的一个；第二，以经来释论，用《内经》《难经》的理论来阐发《伤寒论》的理论；第三，引用《素问·至真要大论》和《素问·阴阳应象大论》中四气五味的理论，来解释仲景方的配伍规律，对《伤寒论》113方进行了全面的注解；第四，选择了《伤寒论》中的50证，进行比较分析，集中地反映在他的《伤寒明理论》中。成无己不仅是注解《伤寒论》的第一家，而且注解的质量很高，可以说是首屈一指，尽管某些注家也有不赞同的，但我认为成无己的学术思想还没有落伍，所以成无己的《注解伤寒论》《伤寒明理论》，我主张必读。

（四）朱肱

朱肱对《伤寒论》的研究，表现在以下五个方面。

第一，朱肱认为《伤寒论》的三阴三阳是"经络"，是从三阴经、三阳经来讨论伤寒病的，因此他认为要学习《伤寒论》，首先要明确六经在人体的分布和循行。他在《伤寒类证活人书》中说："治伤寒先须识经络，不识经络，触途冥行，不知邪气之所在。往往病在太阳，反攻少阴，证是厥阴，乃和少阳，寒邪未除，真气受毙。"朱肱认为：如果不了解经络说，研究《伤寒论》就如摸黑走路不知方向，就不知病之邪气所在。在临床上就会犯"病在太阳，反攻少阴，证是厥阴，乃和少阳"的错误。所以后人所谓的以"六经"为纲的主张，是在经络学说的基础上提出来的。如太阳病，为什么会"头痛"？为什么会"腰脊强"？这是太阳经脉的循行部位所决定的，太阳经脉从巅入络脑，下项，从肩膊内夹行抵腰中，入其里，所以太阳经病会出现头痛、腰脊强。又如阳明病，阳明经证为什么会"鼻干""不得卧"？这也是阳明经脉的循行部位所决定的，阳明之脉起之于鼻，其支交颃中，左交右，右交左，阳明经脉还纳太阳经脉而行，所以阳明也可以身热、目疼。再如少阳病，为什么会出现"胸胁痛""耳聋"？这也是少阳经脉的循行部位所决定的，少阳经脉从耳后，入耳中，出耳前，夹颊车，从缺盆下行胸胁，过季胁，所以会出现胸胁痛、耳聋。所以他著的《伤寒类证活人书》第一篇就讨论"经络"。把《伤寒论》的三阴三阳直接解释为"经络"，这在伤寒学派里面大有人在，他算是第一个。

第二，朱肱研究《伤寒论》重视脉学。这和《伤寒论》篇首的《辨脉法》《平脉法》有关系，也与他重视经络的学术思想分不开，脉象也属于经脉的范围嘛。在研究辨证方面他特别重视切脉，他说："治伤寒先须识脉，若不识脉，则表里不分，虚实不辨。……脉浮为在表，脉沉为在里；阳动则有汗，阴动则发热；得汗而脉静者生，汗已而脉躁者死；阴病阳脉则不成，阳病阴脉则不永。生死吉凶，如合龟镜。"（《伤寒类证活人书》）其中"阳动则有汗，阴动则发热"见于《伤寒例》。

《辨脉法》云："阴阳相搏，名曰动。"阴阳之气两方面相互搏斗，总有一方强而另一方弱，弱的一方的表现就是"动脉"，即阳弱则阳动，阴弱则阴动。换句话说，阳动就是阳虚，阴动就是阴虚。阳虚，阳不固于表，所以"阳动则有汗"；阴虚，阴虚则阳浮，所以"阴动则发热"。《伤寒论》中云："静者为不传。"凡是外来之邪已解，脉搏平静，这是病去之象。如汗已出，脉仍躁急，说明正衰邪盛，病变就复杂了。至于"阴病阳脉则不成，阳病阴脉则不永"，这和《难经》的说法是一致的，脉病不应、脉证不合，说明病变是复杂的。当然不像他说的那样绝对，"不成""不永"，但其精神是有临床意义的。朱肱认为把脉象规律掌握好了，了解了表脉、里脉、虚脉、实脉、寒脉、热脉等的知识，于是"如合龟镜"。古人常用"龟"来判吉凶，用"镜"来照善恶，"如合龟镜"的意思是，"脉"之与"证"是否相合是预后的关键，脉与证合病情单纯，脉与证不合病情就复杂了。

临床的脉象是辨证的重要根据之一，特别是在慢性病的诊断方面，虽不能说绝对的可靠，但分析脉象占有很重要的地位。朱肱以"结胸"为例，他说："病人心下紧满，按之石硬而痛者，结胸也。结胸证于法当下，虽三尺之童，皆知用大黄甘遂陷胸汤下之。然仲景云：结胸脉浮者不可下，下之则死。以此推之，若只凭外证，便用陷胸汤则误矣。"（《伤寒类证活人书》）《伤寒论》太阳篇第 135 条云："伤寒六七日，结胸热实，脉沉而紧，心下痛，按之石硬者，大陷胸汤主之。"正因为"结胸"应用下法，所以仲景才用"陷胸汤"。《伤寒论》太阳篇第 132 条又说："结胸证，其脉浮大者，不可下，下之则死。""脉浮大"说明热邪并没有结于胸，病邪还在表，故不能用下法。《伤寒论》有个重要的治疗原则，即有一分"表"、有半分"表"，都要先解表，症似结胸，而实际脉浮在表，所以不能下。只凭"症"不凭"脉"是要犯错误的。由于朱肱重视经络，所以他也重视伤寒病辨证中的辨脉，把脉象放在很重要的位置上。

第三，朱肱辨证注重阴、阳、表、里。关于表、里，他说："治伤寒须辨表里，表里不分，汗下差误。……仲景云：下利清谷，身体疼痛，急当救里；身体疼痛，清便自调，急当救表。如响应桴，间不容栉。非特此也，均是发热，身热不渴为表有热，小柴胡加桂主之；厥而脉滑为里有热，白虎汤加人参主之。"（《伤寒类证活人书》）

《伤寒论》第 91 条云："伤寒，医下之，续得下利，清谷不止，身疼痛者，急当救里。后身疼痛，清便自调者，急当救表。救里宜四逆汤，救表宜桂枝汤。"意思是说，由于不辨"表里"，以至于造成下利清谷，吃什么泻什么，以致阳已虚极，不救其里不行了，尽管有"身疼痛"的表证表现，但还是要先扶阳，所以说"急当救里"。若清便自调了，体内的正气、阳气恢复了，这个时候再"急救解表"来解决"身疼痛"的表证。也就是说，表里的问题，要看孰缓孰急，里证急、表证缓则先救里，表证急、里证缓则先救表，救里宜用"四逆汤"，救表宜用"桂枝汤"。朱肱说"如响应桴，间不容栀"，即刻不容缓之意。

同是"发热"，若"不渴"者，说明里无热，用小柴胡加桂汤治疗。《伤寒论》中有这个方子吗？可以说"有"又"没有"。在"小柴胡汤"的加减法中云："若不渴，外有微热者，去人参，加桂三两，温覆取微汗愈。"所以我说"有"又"没有"，本来113方中没有这个方子，但是小柴胡汤确有这个加减法。

"脉滑而厥"，这种"厥"是循环障碍，不是"四逆汤证"，而是里有热，故用"白虎加人参汤"治疗。由此可知，白虎汤证的"发热"，与身热不渴的"发热"，有表、里的区别。

辨表里，当然不仅伤寒病如此，凡是外感，表证都是很重要的，首先要搞清楚，这个"表证"是三分？还是五分？是急？还是缓？

关于阴阳二证，朱肱说："阳候多语，阴候无声；阳病则旦静，阴病则夜宁；阳虚则暮乱，阴虚则夜争。阴阳消息，症状各异。然而物极则反，寒暑之变，重阳必阴，重阴必阳，阴证似阳，阳证似阴，阴盛格阳，似是而非，若同而异。"（《伤寒类证活人书》）"阳候"指阳热证，表现为"多语"；"阴候"指阴寒证，表现为"但欲寐、懒言"；白天阳气升发开动，阳虚的人在白天得到阳气的帮助表现为"旦静"；晚上阴气盛，阴虚的人得到阴气的帮助表现为"夜宁"；晚上阳气少了，阳虚的人到晚上病情要严重；阴虚要发热，到了晚上热度会更高，这是阴阳相争的结果。由此看出，阴证、阳证的表现是绝然不同的。

朱肱对《伤寒论》的研究，强调阴阳、表里，首先是表证、里证，其次是阴证、阳证。这一认识对《伤寒论》来说是"纲要"性的，不管是辨"表里"还是辨"阴阳"，都还有个"虚实"问题，不是辨阴阳、表里就不辨虚实了，朱肱是以阴阳、表里来统"虚实"问题的。

第四，朱肱强调立法施治的重要性。他说："知其治者，若网在纲，如此而汗，如此而吐，如此而下，桂枝、承气、瓜蒂、四逆，用之而不差。唯其应汗而下，为痞、为结胸、为懊恼；应下而汗，为亡阳、为谵语、为下厥上竭。又有当温反吐，疗热以温，变证百出，无复纪律，扰扰万绪起矣。"（《伤寒类证活人书》）"知其治者"的"治"是指"立法"，或曰"治法""治则"。汗有汗的适应证，吐有吐的适应证，下有下的适应证，是什么证用什么法，该汗就汗，该吐就吐，该下就下，要准确地汗，准确地吐，准确地下。该汗可用"桂枝"，该下可用"承气"，该吐可用"瓜蒂"，只要准确地辨证施治，就不会发生差错。若应该"汗"而反"下"，就要变为"痞"，变为"结胸"，变为"懊恼"这些坏证表现。

《伤寒论》中有记载，误用下法于是成"痞"、成"结胸"、成"懊恼"。如《伤寒论》云："病发于阳而反下之，热入，因作结胸；病发于阴而反下之，因作痞。"《伤寒论》中的痞证、泻心汤证、陷胸汤证等，往往都是"下"早所致。"懊恼"是种难于忍受的烦躁，《伤寒论》说："客气动膈，短气躁烦，心中懊恼，阳气内陷，心下因硬，则为结胸……"反之，应"下"反"汗"，就要变为"亡阳证"，而出现"谵语"等。《伤寒论》云："发汗多，若重发汗者，亡其阳，谵语脉短者死……"发汗太过就会引发"亡阳证"，这往往是"大汗"造成的。《伤寒论》又云："太阳病二日，反躁，反熨其背，而大汗出，大热入胃，胃中水竭，躁烦，必发谵语……"，邪热入于胃，胃中的水气枯竭了，就会出现"躁烦"，必发"谵语"。所以"汗"过会引发亡阳证而出现"谵语"，严重的甚至还要变为"下厥上竭证"。《伤寒论·少阴》篇里说："少阴病，但厥无汗，而强发之，必动其血，未知从何道出，或从口鼻，或从目出，是名下厥上竭，为难治。"少阴病，厥而无汗，强发汗，就必动其血，或从口鼻出，或从目出，这是阴阳两伤证。"上竭"是指大量的出血，"下厥"指阳气厥逆。总之，"法"不合"证"，病变多端，所以朱肱强调治法要用得准，汗、吐、下、温、清、补，不管用什么"法"，立法不准确，在临床上就要出事故的。

关于"瓜蒂"，最近我看到一个材料，是从辽宁来的，有人服"瓜蒂"中毒身亡。从这个材料来看，大家还是要提高警惕。"瓜蒂"的剂量不能用得太大，有的人认为"瓜蒂"不催吐，这不对，瓜蒂确实有"催吐"作用。一般用于催吐，"瓜蒂"用量不能超过二钱。像这个材料上说的，一个年轻人，经常心烦，大夫认为让他吐两次就好了，病人吃了瓜蒂后，不久就突然昏厥了，农村治疗不及时，于是中毒身亡。这个大夫用了"三钱"的量，一般瓜蒂的用量不能超过"二钱",特别是甜瓜蒂,瓜蒂毒素更厉害。

第五,朱肱提出辨病的同时必须要辨证。他认为伤寒病、太阳病、厥阴病等等,这些都属"病名",但这些病有很多不同的类型,因此辨病的同时必须要辨证。他说:"不得其名,妄加治疗,往往中暑乃作热病治之,反用温药;湿温乃作风温治之,复加发汗。名实混淆,是非纷乱,性命之寄,危于风烛。"(《伤寒类证活人书》)这段话谈的是"辨病"问题,这里所谓"不得其名",实质是"辨病",首先是要辨病,把"中暑"当作"热病"治,把"湿温"当作"风温"治,妄加治疗,在临床上就会危及病人生命。

辨病之后要识证,同样是伤寒病有不同的证。如同样是"风温"也有不同的证,同样是"湿温"也有不同的证,识病以后还要着重在辨证上下功夫。朱肱认为辨病、辨证缺一不可。如何辨证?他举例说:"发热而恶寒者,属太阳也。……身热汗出濈濈然者,属阳明也。……脉细头疼,呕而发热者,属少阳也。……不渴,外有微热者,小柴胡加桂也。……无表里证,发热七八日,脉虽浮数,宜大柴胡汤下之。假令已下,脉数不解,今热则消谷善饥,至六七日不大便者,有瘀血也,抵当汤主之。若伤寒差后更发热者,小柴胡汤主之。"症见发热、恶寒,这是伤寒太阳证;症见身热、汗出濈濈然(持续地汗出),此属阳明证。注意区别,太阳病的热叫"发热",不叫"身热";阳明的热是"身热",是从里达表的蒸蒸发热,所以常伴有"濈濈然汗出"。"发热"常伴有"恶寒",见于表证;"身热"常伴有"汗出",见于里证。脉细、头疼、呕而发热,属少阳证,《伤寒论》云:"伤寒五六日,呕而发热者,柴胡汤证具……"

这里顺便说一个问题,《伤寒论》中云:"伤寒中风,有柴胡证,但见一证便是,不必悉具。"为什么仲景特别对"少阳病"要这样提呢?而太阳病、阳明病都不这样提,三阴病更不这样提。因为少阳病是汗、吐、下法都不适合的病,只能用"和解"法。所以口苦、咽干、目眩、胸胁苦满、干呕不能食、往来寒热等,这些症状不一定都要齐具,只要出现其中之一,就可以作柴胡证治,这样就不易误汗、误吐、误下。少阳病"但见一证便是"的精神,在临床是很有现实意义的,特别对于我们初学中医的人更有必要。如呕而发热,"呕"是柴胡证的表现,得一症便是不必悉具,若拟他药下之,那就是错误的。

任启林 医学全集

不渴、外有微热，用小柴胡加桂。无表里证，发热七八日，脉虽浮数，宜大柴胡汤下之。《伤寒论》云："病人无表里证，发热七八日，虽脉浮数者，可下之。"究竟用什么下，张仲景在这里没有处方，"大柴胡汤"是朱肱的处方。所谓"无表里证"，是指"半表里证"，即不是单纯的表证，又不是单纯的里证，这是朱肱用"大柴胡汤"的依据，既要解表还要清里。

假令已下，脉数不解、消谷善饥，至六七日不大便者，有瘀血也，抵当汤主之。若是劳复，伤寒病愈后，又有点发热，一般来说都不能再解表，而采用和解法，用"小柴胡汤"。

据上分析，一个"发热"症，竟有如此复杂，有许多不同性质的发热，所以辨病后一定要辨证。

朱肱在这里提出辨病与辨证的关系，现在我们也有提这个问题的，但其意思是西医辨病，中医辨证，是从"中西结合"的角度提出来的，即中医的辨证与西医的辨病结合。我的看法是这样的，不管是中医的病还是西医的病，我还是同意朱肱的这种提法，既要识病，更要识证。他的文献中列举了许多例子，如"伤寒病"，究竟是"中风证"，还是"伤寒证"，不辨证如何处方？如何立法？用西医诊断方法可以明确诊断肝炎、肺结核等病，同样也还要辨证，中医不辨证就无法立法施治。所以我认为，中西医结合也好，单纯中医也好，"辨证"都是主要的。临床上用中医方法治疗，不辨证就无法治疗，如"肝炎"，诊断检查的化验单不能指导中医的辨证立法处方，只能作参考。所以我同意朱肱的学术思想，到目前为止，中医临床还是靠辨证论治来进行的，这是中医学的特点所在。

以上是朱肱对《伤寒论》研究的五个方面。第一是用"经络说"来解释三阴三阳，他强调学习《伤寒论》首先应该理解清楚经络的生理；第二对伤寒病的辨证，特别要注意脉象，因为证情的虚假真实可以通过脉象反映出来；第三是提倡阴、阳、表、里辨证思路，他虽然没有言虚实，实际表里、阴阳中都有虚实问题；第四是强调立法施治的重要性，法证要相合，不会立法，收不到疗效，一般认为《伤寒论》有 398 法、113 方，一个条文一个法；第五是辨病的同时必须要辨证，"证"不是单纯的症状表现，"证"反映疾病病变的性质，所谓病变性质是指疾病在某个病位的（如脏腑）表里寒热虚实的属性，要根据这个性质才能够立法施治。

（五） 庞安时

庞安时也是宋代的一个大家，他对《伤寒论》的研究有两点可以提出来谈一谈。

第一，庞安时发挥了《伤寒例》的学术观点，讨论了气候变化对人体发病的影响，以及寒邪与发病的关系，提出关键在于人的体质因素。《伤寒例》中有这样一个提法："冬时严寒，万类深藏，君子固密，则不伤于寒。触冒之者，乃名伤寒耳。"不管动物、植物、人类，所有的生命在冬季活动都减少了，有的动物还要冬眠，某些植物也会冬眠，人类的活动也会减少，这叫作"万类深藏"。人类在这个时候要"固密"，不要随便使寒冷之邪来侵犯机体，如家里要保持适当的温度，身体要保持适当的温度，这叫"固密"。"固密"则不伤于寒，尽管冬天那么冷，只要做到固密，都可以不伤于寒邪。假使不注意，感触冒犯寒邪，这就是"伤寒"。《伤寒例》又说："中而即病者，名曰伤寒；不即病者，寒毒藏于肌肤，至春变为温病，至夏变为暑病。暑病者，热极重于温也。"在冬天感冒寒邪而发病，这叫伤寒，"即病"就是马上发病，"不即病者"是指感受了寒邪，并没有马上发病，寒毒藏于人体里面，到春天变为温病，到夏天变为暑病。以上是《伤寒例》中的一种认识。

庞安时体会《伤寒例》的这一理论认为，无论是"寒病"还是"热病"，冬天"伤寒"这是关键。冬天伤于寒，即病者，名曰伤寒；春天的温病，是由于冬天伤寒变化而来；夏天的暑病、热病也是由冬天感受的寒邪变化来的。所以关键就在"冬天""寒邪"。人害不害温病，害不害热病，害不害寒病，关键就看冬天保健得怎样。

那么如何才能做到冬天不伤于寒呢？庞安时说："勇者气行则已，怯者则着而成病。""勇"代表身体健壮、健康，身体健康的人就是偶犯寒邪，由于营卫气的不断运行，把寒邪消化于无形。如果身体不健壮，遇到寒邪就会成病，"则"是指寒邪驻留在人体内而不能消失，就要发生病变，即使马上不发病，来年春来也可能会变为"温病"，夏来可以变为"热病"。这就是说，冬天伤不伤寒、春天病不病温、夏天病不病暑，关键就在于人的体质状况怎么样。

人体怎样才能算是身体健壮呢？《素问·金匮真言论》中说："夫精者，身之本也。故藏于精者，春不病温。夏暑汗不出者，秋成风疟。""精"是肾所藏，这个"精"应该包括元阴、元阳，源于先天，是生命之根本。只要肾精保藏得充足，春就不病温。为什么呢？因为藏精充足，冬天就不会伤于寒邪，这样的身体就是健壮的。《素问·生气通天论》中说："冬伤于寒，春必温病。"意思是与前相反，冬天不能藏精，就会伤于寒邪，即使是马上不犯病，春天也会病温病。所以庞安时提出："勇者气行则已，怯者则着而成病。"他认为寒邪尽管是外在的因素，但是能不能伤于寒，伤于寒后发不发病，就取决于藏精的情况，取决于身体健康的情况。这个学术思想用现在认识来表达，就是说人体内在因素是起决定作用的。因此庞安时这个认识是可贵的，是可取的。是否伤于寒，重要的不在寒邪的轻重，而在人体质的强弱，体质强弱表现在藏精的充分与否，这是庞安时《伤寒总病论》中很突出的一个学术思想。

第二，庞安时提出"天行病"的概念。"天行病"与"伤寒"不一样，"天"是指自然界，"行"是流行的意思。是说某一种致病因素，能够在自然界流行，这就不是一般"伤寒"的问题了，认为"天行病"的致病因素是"乖戾"之气。所谓"乖"是极不正常的意思，例如说某人行为"乖张"就是这个"乖"，自然界也存在一种"乖气"，不像春温、夏热、秋凉、冬寒等正常的气候，是种极不正常的气候；这种气候成为一种毒气，所谓"毒"就是危害性很大的意思，即对人体有特别的毒害作用。这种"乖戾"之气主要反映在温热方面，风寒暑湿燥火中能成为"乖气"的不多，但温热、暑热之邪往往会产生乖候。这种乖候发病有两个特点，一是一旦发病病情严重，二是具有传染性。

这种乖候毒气一般发病都表现出温热证的性质，所以庞安时在《伤寒总病论》中，一大部分专门讨论的是温病。庞安时对流行性温病的处理，教材上提到了"辟温粉""雄黄嚏法""千敷散"，他这几个方子都是用于预防的。除此之外，他还将这种温热病划分成五大症：青筋牵、赤脉拂、黄肉随、白气狸、黑骨温。并各系以主治之方。"青筋牵"是春天流行的一种温病，这种病以少阴证、少阳证多见，病毒主要侵犯肝；临床表现为颈背、双肩的经脉发生牵制性强直，所以叫作"青筋牵"，"牵"是牵制、强直的意思，运动受限，如腰强直、脚挛缩等，且伴有先寒后热；用"柴胡地黄汤"治疗。"赤脉拂"是夏天流行的温病，这种病总以少阴证、太阳证多见，病毒主要侵犯心；临床表现为身热、肌肉痛、口干、舌破、咽塞；用"石膏地黄汤"治疗。"黄肉随"多在四季月终的 18 天发病并流行，即三月份、六月份、九月份、十二月份的最后 18 天，即所谓季月中下旬，"季月"是指春夏秋冬的最后一个月，每季的三个月分别为孟、仲、季，如春季的三个月分别是孟春、仲春、季春，季月即指季春（三月）、季夏（六月）、季秋（九月）、季冬（十二月），这些时间容易发生"黄肉随"；这种病总以太阴证、阳明证多见，病毒主要侵犯脾；临床表现头重、项直、皮肉强、结核起于颈下（颈皮下生有一个个的疙瘩，是热毒在分肉之中，"分肉"即肌肉）；用"玄参寒水石汤"治疗。"白气狸"是秋天流行的温病；这种病总以太阴证、太阳证多见，病毒主要侵犯肺；临床表现为乍寒乍热、暴咳、呕逆；宜用"石膏杏仁汤"或者"石膏葱白汤"治疗。"黑骨温"是冬天月流行的一种温病，这种病总以太阳证、少阴证多见，病毒主要侵犯肾；临床表现为里热外寒、"意欲守火而引饮"（"意欲守火"是怕冷，又想喝水，是体内有热）、腰痛欲折、胸胁切痛、心腹膨胀；宜用"苦参石膏汤"及"知母解肌汤"治疗。

以上五大症的划分和具体治疗方法，不一定都有现实意义，但是庞安时把一般的"伤寒病"和"天行病"区分开，而且特别提出这种热性病具有流行性、传染性，在一千多年前提出这样的认识来，还是很可贵的。

在庞安时的这些方子中，使用了大量"石膏"，后世温热家都善用"石膏"，实从宋朝庞安时开始。虽然庞安时治温病的疗效如何还很难说，但是当时在老百姓中流传着一句话，说庞安时可以与伤寒病对话，意思就是庞安时治伤寒病的效果很好，说明他的医术是很有威望的。另外，从后世的温热家大量用"生石膏"来治温热病的效果来看，庞安时的临床经验对后人是有启发的。

庞安时对《伤寒论》的研究就是以上这样两个方面：一是注重人体的内因对发病的影响，他认为"伤寒病"是没有流行性的，关键在于人体体质的强弱；二是认为有流行性的不是伤寒病，是温热病，温热病可以流行，而且这个流行和乖戾之气的程度有关，哪个季节都可能发生热性传染病。他的这些学术思想对今天还是有现实意义的，如临床上他善用"生石膏"治温热病，他把这种热性病与伤寒病进行了区别。

（六）许叔微

许叔微是江苏人，他对《伤寒论》的研究主要是强调八纲辨证。他认为《伤寒论》不研究八纲辨证，就没有什么可以研究的了，就八纲辨证主要讨论了四个方面的内容。

1. 分辨阴阳

"阴阳"是八纲辨证的总纲，若阴阳都辨不清的话，寒、热、虚、实就都辨不清了。许叔微在《伤寒九十论》中说："三阳为阳，而阳热之证莫盛于阳明；三阴为阴，而阴寒之证莫盛于少阴。"这个"阴阳"在临床该如何理解呢？许叔微在《伤寒百证歌》中说："发热恶寒发于阳，无热恶寒自阴出；阳盛热多内外热，白虎相当并竹叶；阴盛寒湿脉沉弦，四逆理中最为捷；热邪入胃结成毒，大小承气宜疏泄。"

许叔微提出要从"寒热"来辨"阴阳"，《伤寒论》第7条云："病有发热恶寒者，发于阳也；无热恶寒者，发于阴也。发于阳者七日愈，发于阴者六日愈。以阳数七，阴数六故也。"他认为"阴阳"首先应该从"寒热"来辨的思想是依据这条文献来的。阳盛多热，或内热、或外热、或内外皆热，白虎汤证是阳证，竹叶石膏汤证也是阳证。《伤寒论》中白虎汤证不多，就是二三条。《伤寒论》第176条云："伤寒脉浮滑，此表有热，里有寒，白虎汤主之。"这里的"寒"怎样理解？若真是"里有寒"敢不敢用白虎汤？敢不敢用石膏、知母？王三阳在《伤寒纲目》里面解释得很好，里有"寒"是指里有"邪"。"脉浮滑"嘛，是表有热里有邪的脉象，这个"邪"还是邪热。《伤寒论》第350条云："伤寒脉滑而厥者，里有热也，白虎汤主之。"两条文献前后一比较，就知道王三阳的解释是正确的，而且这个"邪"是"热邪"，我认为仲景就是这个意思。白虎汤证是表里均有热，竹叶石膏汤证究竟是什么证呢？《伤寒论》第367条云："伤寒解后，虚羸少气，气逆欲吐者，竹叶石膏汤主之。"伤寒病治愈后仍"虚羸少气"，表现为单纯的"气逆欲吐"，可用"竹叶石膏汤"。

"竹叶石膏汤"和"白虎汤"是什么关系？"竹叶石膏汤"就是"白虎汤"去掉"知母"，加上人参、甘草、粳米、麦冬这几味药，从方子的组成看，这两个证有轻重的关系。"白虎汤"主治实证、实脉，"竹叶石膏汤"主治虚人热证。虚弱之人里有热，不宜用"白虎汤"，所以仲景用"竹叶石膏汤"，基本是"白虎汤"的变方，适用于虚弱人的里热证。所以竹叶石膏汤证绝不是个阴证，这点可以肯定。

"阴盛"是什么？阴盛主要是"阳虚"的反映，阴寒证多寒湿嘛，是阳不能化阴，所以脉沉而弦，"沉"为在里，"弦"为寒湿，这是个四逆汤证、理中汤证。

"热邪入胃结成毒，大小承气宜疏泄。"说是热邪结于胃，结于阳明，重者"大承气汤"，轻者"小承气汤"。这里看出热证、实证，是阳证的典型证；虚证、寒证，是阴证的典型证。阴、阳还是落实在寒热里面。《伤寒论》第 170 条、第 219 条、第 350 条、第 397 条等，都是白虎汤证、竹叶石膏汤证的典型条文。第 323 条、第 324 条、第 386 条、第 396 条等，这都是四逆汤证、理中汤证的典型条文。

以上这就是许叔微主张从寒热来辨阴阳。

2. 分辨表里

许叔微《伤寒百证歌》中云："不恶寒兮反恶热，胃中干燥并潮热，手心腋下汗常润，小便如常大便结，腹滞而喘或谵语，脉沉而滑里证诀。三阴大约可温之，积证见时方发泄，太阴腹满或时痛，少阴口燥心下渴。"

分辨表里也不离阴阳。《伤寒论》第 182 条云："问曰：阳明病，外证云何？答曰：身热，汗自出，不恶寒，反恶热也。"这是阳明病的表证。许叔微提出了"里证阴阳"的概念，因为表证比较单纯，容易分辨。

首先看里证之阳证。《伤寒论》第 181 条云："此亡津液，胃中干燥，因转属阳明，不更衣，内实，大便难者，此名阳明也。"阳明病的"亡津液"，和温热家的"亡津液"基本是一个性质。阳明病为什么会"亡津液"呢？因为身热、汗出，胃中水谷之气少了，胃中愈是干燥，热邪愈重，所以会"转属阳明"。"转属阳明"的意思是内实，表现为大便难，这是阳明证的典型表现。《伤寒论》第 201 条云："阳明病，脉浮而紧者，必潮热，发作有时。"

这是阳明病发热的类型，阴证、阳证都有潮热表现，虚证、实证也都有潮热表现。阳明病的"潮热"，发作有时，一般都是中午以后体温就逐渐升高，每天如此。至于说阴虚的潮热，那就是下午、晚上，特别是晚上。

阳明的"汗"有怎样的特点呢？"手心腋下汗常润"，手脚心、两腋下汗出不断，汗量还不少，这是阳明"汗"的特点。《伤寒论》云："呕不能食，而反汗出濈濈然者，是转属阳明也。"由于阳明有热，把水谷精气不断地升发出来了，从肌肉而出，这是阳明出汗的原因。

阳明证的另一特点是"小便如常大便结"，《伤寒论》第 187 条云："阳明中风，口苦咽干，腹满微喘，发热恶寒，脉浮而紧；若下之，则腹满、小便难也。"这里说"小便如常"，是说排尿并不困难，实际阳明病小便应该很少，这与"胃中干燥"是一个病机。"腹滞"是指腹胀满，是"承气证"的必见症。"腹满而喘"，这个"喘"是实证的喘。《伤寒论》第 214 条云："伤寒四五日，脉沉而喘满。沉为在里，而反发其汗，津液越出，大便为难，表虚里实，久则谵语。""腹满而喘"也好，"脉沉而喘满"也好，这都是胃气逆的问题。"或谵语"，阳明证若是大便秘结，热不退，就会出现谵语。"脉沉而滑里证诀"，脉沉主里，滑是有热，这个"里证"包括以上的不恶寒、反恶热、胃中干燥、潮热、手脚腋下常出汗、大便秘结、腹滞满而喘、谵语、脉沉滑等一系列的表现，这些都是里实证的表现，都属"里证诀"。里证之阳证表现集中在阳明，阳明是两阳合明嘛，两阳之热集中在阳明表现出来，所以热最高。

再看里证的三阴证。《伤寒论》第 277 条云："自利不渴者，属太阴，以其脏有寒故也。当温之，宜服四逆辈。"第 323 条云："少阴病，脉沉者，急温之，宜四逆汤。"太阴、少阴都只能温，厥阴既可温也可清，因为厥阴是寒热杂见，偏寒时可温，偏热时可清。所以许叔微说"三阴大约可温之"。所谓"温"就是温里，少阴病、太阴病的温法都是用四逆汤。少阴有急下证，如《伤寒论》云："少阴病，六七日，腹胀不大便者，急下之，宜大承气汤。"如伤寒六七天，腹胀、不大便，可以用承气汤。《伤寒论》云："太阴之为病，腹满而吐，食不下，自利益甚，时腹自痛。"太阴病的"时腹自痛"，就是有时痛有时不痛，所以这与实证的腹痛不一样，这是虚寒证腹痛，是理中汤证。《伤寒论》第 320 条云："少阴病，得之二三日，口燥咽干者，急下之，宜大承气汤。"少阴病有口燥、咽干症状，这是津伤的表现，还会有口渴的表现。《伤寒论》第 282 条云："五六日，自利而渴者，属少阴也，虚故引水自救。"为什么会"渴"呢？是自利，腹泻伤津嘛，《伤寒论》解释说，这不是热，与白虎汤证的"渴"不一样，是"虚故引水自救"的现象，"虚"指津伤而不是热。

以上从"不恶寒兮反恶热"到"脉沉而滑里证诀"，是说里实证；从"三阴大约可温"到"少阴口燥心下渴"，是说虚证。

第三，辨寒热虚实。许叔微认为："病人身热欲得衣，寒在骨髓热在肌；病人身寒衣反退，寒在皮肤热在髓；脉浮而缓表中虚，有汗恶风腠理疏；浮紧而涩表却实，恶寒无汗体焚如。脉沉无力里虚证，四逆理中为对病；沉而有力紧且实，柴胡承气宜相应。"

《伤寒论·辨太阳病脉证并治法》第 11 条云："病人身大热，反欲得近衣者，热在皮肤，寒在骨髓也；身大寒，反不欲近衣者，寒在皮肤，热在骨髓也。"这里的热在皮肤或热在骨髓，寒在皮肤或寒在骨髓，基本上是在辨表里，不一定具体到骨髓。另外，也是辨真假寒热。如病人身大热，反欲得衣，说明热在表而寒在里，是内真寒而外假热；身大寒反不近衣，是寒在皮肤，热在骨髓，是内真热而外假寒。这是讲真假寒热问题。

《伤寒论·辨太阳病脉证并治法》云："太阳病，发热，汗出，恶风，脉缓者，名为中风。"脉浮而缓是个表虚证。有汗，为什么会恶风呢？是腠理疏，表不固的表现，这是桂枝汤证的表现。《伤寒论·辨太阳病脉证并治法》云："太阳病，脉浮紧，无汗，发热，身疼痛……麻黄汤主之。"太阳病，脉浮紧，无汗、体焚如（发热）、身疼痛，是麻黄汤证。这是言表实。

《伤寒论·辨太阳病脉证并治法》云："脉沉微，身无大热者，干姜附子汤主之。"脉沉无力，是里虚证，是干姜附子汤证，基本上是脾肾两虚的问题，"干姜附子汤"是"四逆汤"的变方。《伤寒论》第 394 条云："脉浮者，以汗解之；脉沉实者，以下解之。"若脉沉而有力紧且实，要用下法，用"柴胡承气"类，这个"柴胡"当然是指"大柴胡汤"了，或是用"大柴胡汤"来下，或者是用"承气汤"来下。

以上这就是许叔微对辨寒热虚实的认识。

第四，分真假。许叔微认为："烦躁面赤身微热，脉至沉微阴作孽；阴证似阳医者疑，但以脉凭斯要诀。小便赤色大便秘，其脉沉滑阳证是；四肢逆冷伏热深，阳证似阴当审谛。"

《伤寒论》第317条云："少阴病，下利清谷，里寒外热，手足厥逆，脉微欲绝，身反不恶寒，其人面赤色，或腹痛，或干呕，或咽痛，或利止，脉不出者，通脉四逆汤主之。"下利清谷是里寒，若颜面发红，这是通脉四逆汤证，即四逆汤加葱白。这里的"面赤"，是阳浮于外的现象，不是真的热象，脉沉微，这是阴证，不是阳证，是阴证似阳，下利清谷是病的本质表现。内虚寒到这个程度了，外面还现烦躁、身热、面赤，这时要凭脉。脉微欲绝，脉微细如丝，这是辨别究竟是阳证还是阴证的关键。假如脉沉实，或者脉沉滑，一般就不是阴证，不是通脉四逆汤证。面临这种情况，临床上要在切脉上下功夫，才能明辨真假虚实。

《伤寒论》第140条云："太阳病下之……脉沉滑者，协热利。"小便赤色，大便秘结，其脉沉滑，是协热利证。什么是"协热利"呢？是指热邪入里的一种表现。《伤寒论》云："伤寒一二日，至四五日而厥者，必发热，前热者，后必厥，厥深者，热亦深，厥微者，热亦微，厥应下之，而反发汗者，必口伤烂赤。"这个"厥"怎么理解？这个"厥"是因热而致，要用下法治疗。白虎汤证也有这种情况，这是伏热深藏、热深厥深的一种情况。究竟是阳证似阴？还是阴证似阳？要从脉象上来判断。

综上所述，许叔微的八纲辨证基本就是这么几个方面。第一要辨阴阳，第二辨表里，第三辨寒热虚实，第四辨真假，寒热虚实都有真假问题。他的八纲辨证还是很符合临床运用的实际的，而且逻辑性也比较强，很值得借鉴，用他的八纲辨证学术思想来学习《伤寒论》，对临床很有意义。

许叔微研究《伤寒论》强调八纲辨证，是不是他就把《伤寒论》的"三阴三阳"抛开了呢？没有。他说："仲景有三阴三阳，就一证中又有偏胜多寡，须是分明辨质，在何经络，方与证候相应，用药有准。"（《伤寒九十论》）辨阴阳也好，辨表里也好，都是要在三阴三阳的基础上进行，辨寒热、辨虚实也没有抛开三阴三阳来孤立地讨论，这是我们需要搞清楚的地方。

许叔微研究《伤寒论》的学术思想，主要就反映在他的三部著作里：《伤寒百证歌》《伤寒发微论》《伤寒九十论》。前面讲的八纲辨证都在他的《伤寒百证歌》里面。《伤寒百证歌》，是从《伤寒论》中选出100个症，用七字韵语进行表达，采用此种形式者，许叔微是第一人。他的这些韵语，比我们见到的汤头歌诀高明多了，所以《伤寒百证歌》这部书值得推荐给大家，要说"背书"这是最好的本子。都是有韵的文字，都是七言韵文，容易上口。有《伤寒百证歌》作引导，再来看《伤寒论》的原文，理解会比较深刻。

许叔微的《伤寒发微论》，是在《伤寒论》里选了72个症，写成二十二篇论文，这些论文基本上都是讲辨证论治的。如发热、恶寒，很多病都有发热、恶寒，有虚证、实证、表证、里证的区别，主要是讨论这些问题的。其中还有一部分谈《伤寒论》中用药的问题，如桂枝汤中"桂枝"和"白芍"这二味药的用法。"芍药"这味药在《神农本草经》是不分赤芍、白芍的，后人的临床经验多了，逐渐区别开来应用。桂枝汤中的"芍药"，《伤寒论》没有写明是白芍、是赤芍，《太平圣惠方》用的是"赤芍"，《海上方》用的是"白芍"。许叔微认为，桂枝、芍药是桂枝汤中主要用药，赤芍、白芍有补泻的区别，赤芍主泻，白芍主补，桂枝汤证属表虚中风证，而且是卫强营弱的表虚，卫强靠桂枝祛风，营弱就靠白芍养营，因此他强调桂枝汤不能用赤芍，只能用白芍。另外宋以前桂枝汤中的"桂"，与"肉桂"分不开，许叔微强调"桂"只能用"桂枝"不能用"肉桂"，现在桂枝汤开"肉桂"的没有了，在宋代以前是有这种情况的。桂枝汤适用于外邪表证，"桂枝"是通阳的，用之散表之邪，怎能用"肉桂"呢？"肉桂"是补命门之火的药。现在"桂枝"的这个问题不存在了，但是"芍药"这个问题还存在。桂枝汤，究竟用"赤芍"还是"白芍"？我们还是要用"白芍"，桂枝汤不能用"赤芍"。类似这样的一些问题，在许叔微《伤寒发微论》中进行了讨论，虽然只有二十二篇文献，但是其中的内容都很切合实际。

许叔微的《伤寒九十论》，是把《伤寒论》中有关阴证、阳证，按照表里、寒热、虚实等进行了归纳和讨论，每一论后面或者前面都附有他的医案，可以这样说《伤寒九十论》实际就是许叔微治伤寒病的医案集。或者是先有病案后面再分析，或者是先进行分析，后面再附以病案来证明。

以上介绍的《伤寒百证歌》《伤寒发微论》《伤寒九十论》，都没有脱离许叔微八纲辨证的学术思想，特别是《伤寒九十论》，他把理论与临床实际结合起来了。许叔微还写了个《普济本事方》，实际也是医案集。什么叫作

"本事"？是指所写所云都是有来源、有依据的，换句话说，他的病案都是有根据的。我建议大家把许叔微的这三部著作都看看，因为都是讨论辨证论治这个主题的，与临床联系紧密。

（七）郭　雍

郭雍是湖北人，他对《伤寒论》的研究有两点值得讨论。

第一，郭雍认为《伤寒论》通过王叔和整理，到宋朝已经是残缺不全，认为已经不完整了，因此他就根据孙思邈的《千金翼方》，朱肱的《南阳活人书》，庞安时的《伤寒总病论》，以及常器之（当时著名的大夫）的论著等文献，分别补充到《伤寒论》中，取名《伤寒补亡论》，仍然还《伤寒论》的 20 卷。《伤寒补亡论》是用问答形式的体裁编写的，大概分了 70 多个门类，1000 多条记录。特别值得一提的是，其中常器之的文献比较珍贵，因为常器之的著作没有单行本存在，仅能从《伤寒补亡论》看到，从文献学角度来说，这部分文献是很宝贵的。

第二，宋朝很讲究"礼学"，礼学属哲学范畴，郭雍本人是礼学家。礼学家讲究分析问题，所以他在《伤寒补亡论》中，对 70 多门 1000 多条文献都采用分析论证的方法。如"有汗""无汗"，为什么会有汗？为什么会无汗？有汗的病机是什么？无汗的病机是什么？他都进行分析。一般地讲"有汗"就是表虚，"无汗"就是表实，他不是这么简单地论述问题的，总要讲出个道理来。特别是分析"厥"症，一般的概念认为，不管"寒厥"还是"热厥"，"厥"就是"厥冷"的表现，他不这样认为，他认为有一种"厥"症并不发冷，而是发热，手脚都是热烫的，这叫作"热厥"。我认为他是很有道理的，也符合临床的实际，"发冷"的是"厥"，"发热"也是"厥"。讲"厥"症很少有像郭雍这样提法的，他认为不能用"寒厥"代替一切"厥症"。《内经》上讲"厥者逆也"，并没有说是"厥"一定是寒的表现，从"逆"这个病机来认识，逆能使其寒，逆也能使其热，所以我认为他讲得有道理。临床上的厥证就是有这两种表现，有发热的"厥"，也有发寒的"厥"。而且他还指出，"热厥"在《素问》中是有理论根据的。这些讲义上都有引用，大家可以看教材。总之《伤寒补亡论》很值得我们参考，他是用一种分析的方法，注重从理论上进行论述，不是人云亦云，像"表虚有汗，表实无汗"之说，都是人云亦云，郭雍没有这样。

郭雍研究《伤寒论》主要是在以上两方面：一是认为仲景的书残缺了，采用唐代、宋代的相关文献来进行补充；二是用礼学家分析论证的方法，注重在理论上要搞个所以然。尤其是后者，从了解礼学的角度，他的这部书也是很值得一看的，很多中医的理论问题，我们感觉到能表达清楚的语言有限，常常讲不出个道理来，他的这部书对我们分析问题是有帮助的。

（八）宋以前治《伤寒论》诸家小结

宋以前研究《伤寒论》的七大医家，基本介绍完了。第一个是王叔和，现在流传下来的《伤寒论》基本是经过他整理保存下来的。《伤寒论》从辨脉法、平脉法、伤寒例，一直到后面汗、吐、下可不可等八篇，一共是二十二篇文献，这是《伤寒论》的全貌。王叔和研究《伤寒论》的基本方法，是从脉、证、方、治几个方面着手的。

第二个是孙思邈，他重视《伤寒论》的辨证，他采用以方类证的方法来研究《伤寒论》，如桂枝汤证、麻黄汤证、柴胡汤证，中医学史上以方类证者，他是第一人。孙思邈特别提倡《伤寒论》的三个证方，桂枝汤、麻黄汤、青龙汤，因为伤寒病总体来说还是外感病，病因是风寒，只要把这三个证方掌握了，伤寒病的规律就基本掌握了，其他都是这三个证方的变方。

第三是成无己，他是完整注解《伤寒论》的第一人，对二十二篇文献逐一加以注解，至今都没有第二人这样做。特别值得一提的是，成无己用的是以"经"注"论"的方法，他认为仲景著《伤寒论》是根据《素问》《灵枢》《八十一难经》来的，因此他仍然以《素问》《九卷》《八十一难经》的理论来注解《伤寒论》，这是他非常突出的学术成就。

第四是朱肱，他是以经络理论来解释《伤寒论》的三阴三阳，他认为三阴三阳就是人体五脏六腑的经脉。同时他也重视辨证，尤其突出在对阴阳表里的辨证方面，认为辨伤寒主要是辨阴证、阳证、表证、里证等四个方面，但这个辨证一定要在辨病的基础上进行。

第五是庞安时，他著有《伤寒总病论》，认为伤寒病虽然是外来因素引起，然而病与不病还取决于人的体质条件，他是强调内因的。庞安时研究《伤寒论》另外一个突出点，就是要把"温热病"与"伤寒病"区别开来，他认为"伤寒病"是伤于四季之时气，"温热病"是伤于自然界的乖戾之气（即非四季之时气）。治疗温热病，大量使用"石膏"，是从庞安时开始的。

第六是许叔微，他研究《伤寒论》注重辨证，特别是对《伤寒论》中关于"症候"（如发热、恶寒、头痛等）的文献进行集合和比较分析，他认为即使是相同的症状体征都会有不同的病机背景（证）。如"头痛"，有外感头痛，有内伤头痛，有寒性头痛，有热性头痛，有虚性头痛，有实性头痛等。他是用这种辨"证"识"症"的方法来研究《伤寒论》，是他较为突出的学术成就。

第七是郭雍，他研究《伤寒论》有两方面。一是认为我们见到的《伤寒论》是王叔和编纂的，已经不完整了，所以他对自王叔和以后一直到宋朝，所有研究《伤寒论》有成就的文献，都采用来弥补现存《伤寒论》的缺失，并著书《伤寒补亡论》。二是他注重对《伤寒论》证候机制的分析研究，剖析伤寒病复杂的病机，如对有汗、无汗，实证、虚证等病机的探讨，对热厥、寒厥病机的探讨等。

以上是宋以前研究《伤寒论》七大家的基本情况，他们的研究角度和方法各不相同，但是他们都有一个共同点，他们研究《伤寒论》都没有排除平脉法、辨脉法、伤寒例等文献，是以王叔和整理的《伤寒论》的全部内容为研究对象的，这一点是他们的共识。现在大家看到的《伤寒论》讲义是掐头去尾的，前面四篇文献没有取，后面八篇文献也没有取，去掉十二篇文献，只保留了六经、霍乱、差后劳复这么几篇，宋以前研究《伤寒论》的大家，没有一个是这样做的。

三、明以后研究《伤寒论》各流派

宋朝几个研究《伤寒论》的大家虽然各有成就，然而他们都是研究二十二篇全论的，基本上还没有形成流派。伤寒学派在明代以后开始逐渐形成，下面以伤寒学派为主题来分析讨论。明代研究《伤寒论》基本有三个流派：第一个流派是执错简论，第二个流派是维护王叔和旧论，第三个学派是提倡辨证论治。

（一）错简重订派

这一学派的人认为，《伤寒论》自王叔和整理以后，已经错简不堪了，应该重新订正，恢复《伤寒论》旧有的面貌。持错简重订的有这么几个医家：方有执、喻嘉言、张璐、吴仪洛、程应旄、章楠、黄元御等。这些人的学说对《伤寒论》的研究影响不小。

1. 方有执

方有执的学术思想可以谈三点。

第一，方有执是首先提倡错简重订的人。他认为仲景在后汉时期完成了《伤寒论》，在战乱之中文稿已经就残缺了，那时的书籍都是靠手工抄写的，有的写在木板、竹简上，也有少数写在布、绸上，书籍的流传很有限。所以仲景《伤寒论》的原论，在当时几经战乱已经残缺不全了，就是经过王叔和整理后的《伤寒论》，到了明代也面目全非了，也不是王叔和整理的原貌了，发生了严重的错简，所以要加以考订。不仅要恢复王叔和整理的《伤寒论》的面貌，还要恢复仲景《伤寒论》的原貌，这是方有执的主张。什么叫作错简？"简"是指竹简、木板等材料，用线把木板、竹板穿在一起，时间久了绳子会断，丢失个十块、八块的就很难说了，恢复的时候放错了地方，也是有可能的，再加上抄写时也难免会出错，这就叫"错简"。在古代，印刷技术没有发明以前，这些问题是很严重和普遍存在的。

第二，方有执对如何整理《伤寒论》提出了具体方案。他主张一是要删去"伤寒例"，认为这是王叔和写的，依据是王叔和自己都说是根据仲景旧论重新整理的；二是把首篇"辨脉法"和第二篇"平脉法"两篇文献移至到最后，他认为这两篇文献中还有些仲景的原著，但也不是仲景原著的全貌，虽然可以保存但不能放在卷首。这是他整理《伤寒论》文献的一个重点。

第三，对《伤寒论》三阴三阳的内容提出了调整意见。他认为三阴三阳这几大篇都应该重新调整，特别是"太阳篇"要调整。太阳篇应该按照"卫中风""寒伤营""营卫俱中伤风寒"这样三个部分来整理。卫中风篇，要把桂枝汤本证的条文和桂枝汤变证的条文归在一起；寒伤营篇，把麻黄汤本证的条文和《伤寒论》中条文贯有"伤寒"二字的条文归在一起；营卫俱中伤风寒篇，把青龙汤证（包括大青龙、小青龙）的条文，贯有"脉浮紧"的条文都归在一起。方有执的这一方案，也不能说完全没有道理，至少有两个依据。一是在"伤寒例"中，王叔和早就提出风伤卫、寒伤营、风寒两伤营卫的思想，这是一个根据；第二个依据是孙思邈《千金翼方》中的《伤寒论》，把桂枝汤的加减条文归在了一起，把麻黄汤的加减条文归在一起，把青龙汤的加减条文归在一起。尽管方有执没有明讲他的文献依据，但是他提出的这种方法，是根据"伤寒例"和《千金翼方》的归类法来考虑的。

"错简"是历史客观的存在，不能说现在我们见到的《伤寒论》中毫无错简，但是错简是不是像方有执认为的这个程度？就不好定论了。方有执作为一家之言，无可厚非，发表自己的意思嘛。但是，方有执提出的对《伤寒论》调整的方案，认为就是恢复了仲景《伤寒论》的原貌，我认为没有充分的文献依据，仲景的《伤寒论》就是按照这个顺序来写的，也提供不出客观的证据来。

2. 喻昌

首先响应方有执的是喻嘉言（喻昌），他是明末清初的人，他的学术主张可以从两方面来谈。

第一，喻昌拥护方有执风伤卫、寒伤营、营卫两伤风寒的意见，但他提得更高。喻昌认为《伤寒论》有纲有目："四时外感"尤其是"冬伤于寒"是《伤寒论》的大纲，《伤寒论》就是讨论伤寒邪所致之病嘛；至于用"三阴三阳"来分析伤寒病，那又是分辨伤寒病的大纲；太阳篇里风伤卫、寒伤营、风寒两伤营卫，这又是分析太阳病的大纲。总而言之，"伤寒"是整个伤寒病的大纲，"六经"是分析伤寒病的大纲，风伤卫、寒伤营、风寒两伤营卫又是辨证的大纲。所以他把方有执的理论总结为"三纲鼎立"之说。至于辨太阳病风伤卫、寒伤营、营卫两伤，这三个纲是大纲中的小纲（目）。由此看来，喻嘉言基本同意方有执的学术见解，而且是提得更系统了。喻嘉言对方有执的学术观点也有些小的不同，他说："万历间方有执著《伤寒条辨》，始先即削去叔和序例，大得尊经之后旨，然未免失之过激，不若爱礼存羊，取而驳正之，是非既定，功罪自明也。其于太阳三篇，改叔和之旧，以风寒之伤营卫者分属，卓识超越前人。"喻嘉言认为方有执把王叔和的《伤寒例》删除，这是尊经之旨，本来就不是仲景写的嘛，不能混淆，只是太过激了，不若"爱礼存羊"取而驳正之。"爱礼存羊"是《论语》中的一段故事。有人问孔子，祭祀要杀猪、杀牛、杀羊，要伤害这么多牲畜，是不是可以免去不杀羊？孔夫子说：我跟你的看法不一样，这就要看哪个更重要，是一条羊的生命重要呢？还是祭祀活动重要？祭祀是关系到要不要"礼"的大问题，你爱其羊，我爱其礼，虽然你是可怜无辜，但是你忽略了"礼教"这样有利于广大民生的大事。所以后人就把这段对话称为"爱礼存羊"，意思是，爱礼、存羊，要比较哪个更为重要。很明显，喻嘉言意思是不必把《伤寒例》删除，可以作为批驳的对象，"是非既定，功罪自明"。至于把太阳篇分成风伤卫、寒伤营、风寒两伤营卫等三部分，他认为这是方有执高人一筹的地方。

第二，喻嘉言同意方有执对类方的归类方法，也把桂枝汤、麻黄汤、青龙汤作为鼎足三纲的三大治法，《伤寒论》里300多条其他的治法，都是服从这三法的。所以喻嘉言认为397条文献就是397法，113方有397法，这是喻嘉言特别强调的。因此他注解《伤寒论》命名为《尚论张仲景伤寒论重编三百九十七法》，简称为《尚论编》，他按照方有执风伤卫、寒伤营、风寒两伤营卫的思路对《伤寒论》文献进行了重编。实际他说是397法，但书中只见有367法，差了30法（可能是文献缺失）。喻嘉言这个整理方法我认为意义不大，既认为是"错简"，现存下来的是398条，而且对这398条后人的说法也不一样，有说是397条的，甚至还有说是405条的，如果认为一条为一法，应该依据哪个说法呢？这只是喻嘉言一家之言而已，照他这样分成397法就是恢复了张仲景《伤寒论》的原貌，也没有可以说服人的依据。何况后人研究古人的著作，关键是如何把《伤寒论》的理论更好地运用于临床，体现其现实意义和价值，能不能恢复仲景《伤寒论》的原貌还在其次，这是科学的态度。所以喻嘉言认为"三纲鼎立"之说，反映了张仲景写《伤寒论》时的构思，我看也不一定。

方有执、喻嘉言是错简重订流派的领军人物，其他几家基本是在他们的见解之下，没有新的论述。

3. 方、喻影响下的诸医家

方、喻影响下的诸医家有，张璐、黄元御、吴仪洛、周扬俊、程应旄、章楠等人，他们都是按照方有执、喻嘉言的学术思想来研究《伤寒论》的。

（1）张璐

张璐，也叫张路玉，又叫张石顽，是清初的大医家。张璐按照方有执、喻嘉言的主张来研究《伤寒论》，特别是对喻嘉言的思想，张璐很多地方都采用了，但是他有自己的一些认识。

如喻家言在研究《伤寒论》时不谈"温病"问题，而张璐认为伤寒、温病应该截然分开。例如"太阳病，发热而渴，不恶寒者，为温病"这一条属于温病范围，他认为《伤寒论》里面有很多方证基本上不是讨论"伤寒"，而是讨论"温病"，如黄芩汤证，白虎汤证、白虎加人参汤证、黄连阿胶汤证、猪苓汤证、猪肤汤证等。这的确是《伤寒论》研究中的一个大问题。

我们考虑一下这种提法是否有道理？《伤寒论》的黄芩汤证是什么证呢？《伤寒论》云："太阳与少阳合病，自下利者，与黄芩汤。"黄芩汤（黄芩、芍药、生甘草、大枣）的主要两味药是黄芩、芍药，按照温热家的观点，黄芩与芍药配合的主要作用是清热养阴，黄芩清太阴肺热，芍药养营、养阴，生甘草本身也是个清热药，又是养胃经的药，所以"黄芩汤"是清热益阴之剂。太阳与少阳合病下利的病机是热未退而营阴已伤，所以他认为黄芩汤证不能当作伤寒病来看待的提法，不是一点道理都没有的。白虎汤证那就更明显了。白虎汤证是三阳合病，"腹满身重，难以转侧，口不仁而面垢，谵语遗尿。"特别是"口不仁而面垢"，在温热病中是当作典型临床表现来认识的。伤寒病的面垢一般不多，湿温证、温热证的面垢在临床上是很有标志性的表现，病人脸色就像是多少天没有洗脸一样，是种晦暗的面色，一般寒邪引起的病没有这种表现，温热、湿温、湿热才多见面垢，白虎汤证可见面垢。《伤寒论》云："伤寒脉滑而厥者，里有热也，白虎汤主之。"里热、里实在临床上是两个概念，白虎汤证是里热证，不是里实证，所以说白虎汤是表里俱热，承气汤证才叫里实证，热结而为实。正因为是这样，吴鞠通的白虎汤证，太阴温病，脉浮洪、舌黄、渴甚、大汗、面赤，用辛凉重剂治疗。辛凉剂有个系列，辛凉轻剂、辛凉平剂、辛凉重剂，相应的方子是银翘散、桑菊饮、白虎汤，都是治太阴肺经之热的。白虎加人参汤证就更不用说了。白虎加人参汤证是大汗出后，出现大烦渴不解，这是进一步的伤阴了，所以才用白虎加人参汤。我们可以回顾一下温病用方，温病里面用白虎汤、白虎加人参汤、白虎加苍术、白虎加草果汤，《温病条辨》里面好几个白虎的加减方，所以白虎加人参汤证，张璐认为也不能作伤寒病看待。还有黄连阿胶汤证，这是什么病呢？《伤寒论》云："少阴病，得之二三日以上，心中烦，不得卧，黄连阿胶汤主之。"黄连阿胶汤是扶阴散热的方子，这里面也不存在寒邪问题。至于猪苓汤证呢？《伤寒论》云："脉浮发热，渴欲饮水，小便不利者，猪苓汤主之。"猪苓汤是个益阴利水方，"利水"温病是不大采用的，但是猪苓汤是在利水当中而益阴、养阴，方歌云："泽胶猪茯滑相连，咳呕心烦渴不眠，煮好去渣胶后入，育阴利水法兼全。"小便不利要利水，但是要在养阴的基础上去利水，也是针对内热伤津病机的。猪肤汤证，《温病条辨》也用了，吴鞠通认为此为甘润剂。

张璐与喻嘉言不一样，而且很不一样，尤其是在讨论温病方面，但是讨论伤寒时，又基本是完全一样。张璐的学术思想在《伤寒缵论》和《伤寒绪论》中，特别是在《伤寒缵论》中，他的学术观点很突出。张璐说："至于释义，则嘉言独开生面，裁取倍于诸家，读者毋以拾唾前人为诮。"他认为解释《伤寒论》的内容喻嘉言第一，喻嘉言独开生面，一般人没有谈到的他都谈到了，因此在《伤寒缵论》中引用喻嘉言《尚论编》的东西特别多。

综上所述，张璐受到了方、喻学术的影响，特别是到受喻嘉言学术思想的影响，但是在温热病问题上，他与喻嘉言是大不相同的。这启发我们学习名家的学术，要学出自己的心得来，就像张璐这样，"伤寒"他就学喻嘉言的，而"温病"就不学他了。我们学习别人的东西也要独立思考，治学问还是要充分发挥自己的潜力，不能盲目跟着跑。

清初三大名医，一个是喻嘉言，一个是张璐，一个就是著《医宗金鉴》的吴谦。吴谦作为三大家之一，他不图虚名，《医宗金鉴》打的招牌是皇帝御纂，实际是吴谦搞的，后来由太医院加加工而已，特别是伤寒、金匮这部分，所以《医宗金鉴》实际反映的是吴谦的学术思想。

（2）吴仪洛

吴仪洛又叫吴遵程，他也是遵循方、喻错简重订的，对方、喻的三纲鼎立，伤卫、伤营、两伤营卫等学术思想完全继承，所以他在《伤寒分经》中，对篇目的分法，跟方、喻没有什么不同，只是在每一条文的具体解释上，有他自己的一些意见。

（3）程应旄

程应旄，又叫程郊倩。他基本上是按照方、喻的学术思想来研究《伤寒论》的，但是他有自己的学术观点，他认为伤寒病是指外感病，不包括杂病。方、喻不是这样看的，他们认为伤寒病中包括了杂病，程应旄把这个思想接收过来，然后又发挥了。在这一点上，后来者还有比他更突出的，后面再谈。

程应旄说："《伤寒论》之有六经，非伤寒之六经也，乃因伤寒而设六经，辨以勘辖之。凡一部书，谆谆辨脉辨证，无非从伤寒角立处定局，从伤寒疑似处设防，处处是伤寒，处处非伤寒也。"他这个见解很鲜明，认为《伤寒论》讲三阴三阳六经，但并不是说"伤寒病"分六经，不能这样理解。《伤寒论》的六经是广义的六经，外感病、杂病都可以从六经来认识。所谓"六经"无非是《伤寒论》在讨论伤寒病时，用六经的方法来"勘辖"，即在某个阶段属于太阳，某个阶段属于阳明，某个阶段属于少阳，"辖"是"统属"的意思。程应旄说："无非从伤寒角立处定局，从伤寒疑似处设防，处处是伤寒，处处非伤寒也。"这是他突出的学术思想，他认为《伤寒论》处处都在讲伤寒病，也可以说处处都不是讲伤寒病。意思是说，伤寒病是用六经的方法来统属，讨论温病还是可以用六经来统属，这就是"处处是伤寒，处处非伤寒"的意思。程应旄的这个学术思想，后来得柯韵伯发展得更为突出。

所以说，"六经辨证"的方法，是不是就只能辨伤寒病，只能辨外感病呢？不是这样的，从历史上的医学家，以及当代一些老先生们来看，用"经方"的人不只治伤寒病、外感病。从程应旄起，包括后世很多大家，认为除了太阳表证以外，其他都属杂病，阳明病是杂病，少阳病是杂病，三阴病就更不要说了，持这种观点的医家很多。程应旄认为应该把《伤寒论》中治疗的病证范围扩大，不要局限于风寒外感，这个话是有些道理的。如《伤寒论》说："太阴之为病，腹满而吐，食不下，自利益甚，时腹自痛。"如有个病人出现这些症状，难道一定要说是从伤寒外感转变来的吗？不能说这是太阳病传变来的，或者是阳明病传变来的，还是要就事论事，关键要了解发病史，有无外感？有无饮食受伤？有无其他什么原因？因为多种原因都可以造成腹满而吐、食不下、自利、时腹自痛。外感病可以引发这些症状，内伤病也可以引发这些症状，饮食劳倦病都可以造成这种太阴病的表现。所以就不好说"理中汤"就是治伤寒太阴病的方子，不好这样说。只要是太阴病，外感的太阴病、内伤的太阴病，一样使用"理中汤"嘛。厥阴病、少阴病也是一样，大家在临床实践中就会有所体会的。假如局限在《伤寒论》就是治外感病，就不可能充分发挥《伤寒论》的作用了和体现其价值了。

用《伤寒论》的辨证论治的方法来统赅百病，我体会这个学术思想是符合临床实际的，我们要把《伤寒论》的辨证论治法掌握好，内伤、外感都可以用，统赅百病，应该这样看待《伤寒论》。

（3）章楠

章楠，又叫章虚谷，杭州人。他的主要学术思想也是遵循方、喻的，但是他对于研究《伤寒论》的具体方法，跟方、喻有些不一样。方、喻把"辨脉法""平脉法""伤寒例"删除了，仅仅认为是王叔和之作。章楠不一样，他把这三篇文献中，关于三阴三阳辨证的内容分别筛选出来，补充到三阴三阳几大篇文献中，不过他对所选文献的安排，还是按照方、喻的学术思想进行的，即以伤营、伤卫、两伤营卫作为指导思想。

（4）周扬俊

周扬俊，又叫周禹载，南京人。他传承了方、喻的学术思想，基本上没有变化，但在具体内容的处理上，与方、喻是有出入的。如现在《伤寒论》的第1条是"太阳之为病，脉浮，头项强痛而恶寒"。周扬俊认为这不能作为第1条，这也不是什么"大纲"，他把"病有发热恶寒者，发于阳也；无热恶寒者，发于阴也。发于阳者七日愈，发于阴者六日愈，以阳数七，阴数六故也"，作为第1条。他认为辨伤寒病首先就是辨阴阳，是发热恶寒？还是无热恶寒？这是仲景辨阴证、阳证的大纲。他这样按照八纲辨证的理论来研究《伤寒论》，也有一定的道理，首先看这个病，是有热、无热，辨别这个病属阴证、阳证。

另外，尽管周扬俊同意方、喻"风伤卫、寒伤营、风寒两伤营卫"的学术思想，但是在具体解释的时候又不大相同。方、喻认为：风伤卫，卫属气，气为阳，这是阳证；寒伤营，血为阴，这是阴证。周扬俊不同意这种说法，他不同意用气血、营卫来解释阴证、阳证，坚持认为辨别阴阳还是应该遵循"发热恶寒者发于阳，无热恶寒者发于阴"这个原则。如果"寒伤营"就是阴证，"风伤卫"就是阳证，那么桂枝汤证就是阳证，麻黄汤证就是阴证，好像不能这样说，都是太阳病嘛，所以方、喻用营卫气血来解释阴阳不够妥当。周扬俊认为："病有发热恶寒者，发于阳也；无热恶寒者，发于阴也"，是辨析伤寒病总纲，我认为是有道理的。仲景虽然说"或已发热，或未发热，必恶寒"，但是这个"必恶寒"，反映的是外感病，并不能反映这个证是"阴证"还是"阳证"。周扬俊这些学术思想我们都要思考思考，究竟方、喻的好？还是周扬俊更符合临床事实？学术思想是可以争鸣的，在这个问题上，我是同意周扬俊的看法的。

又如"病发于阳而反下之，热入，因作结胸"，这是讲陷胸汤证。方喻的解释是："病发于阳"就是发热、恶寒者发于阳。周扬俊不同意，他认为不一定，他说这个"阳"是阳热，是热证，热证误下，所以有"热入"问题。在方、喻的那个本子上把"热入"两个字勾掉了，《伤寒论》的原文是："病发于阳而反下之，热入，因作结胸。"

再如，少阴篇中"少阴病，始得之，反发热，脉沉者，麻黄附子细辛汤主之"一条，方、喻等认为是太、少两感，"病脉沉"是少阴，"反发热"是太阳，所以用"麻黄附子细辛汤"，"麻黄"治太阳，附子、细辛治少阴。周扬俊不同意这种看法，他认为这本来就是个"少阴病"，是少阴影响了太阳，因为太阳与少阴是表里关系，为什么一定要说成是两感呢？没有"头痛"，也没有"恶寒"，是少阴证而兼有发热，少阴影响了太阳可以有"发热"，不一定要解释成太阳病。"麻黄附子细辛汤"是不是只治"头痛、项强、发热、恶寒"这些症？不一定。这是事实。

周扬俊与方、喻的学术思想可以说是大同小异，他的《伤寒三注》就反映这个问题，所谓"三注"就是方有执的注、喻嘉言的注、周扬俊本人的注。周扬俊说："前有《条辨》，后有《尚论》，于二先生注中觉有未融处，不敢依样葫芦，则于二注之意之外，稍可以补其不及者，又若干条，合为三注焉。"《条辨》指方有执的《伤寒条辨》，《尚论》指喻嘉言的《伤寒尚论编》。

周扬俊也是重视"经脉"的人，在《伤寒三注》每篇文献的前面，总要将经络的循行叙述一遍，如太阳篇，就把太阳经脉的循行叙述一遍，三阴三阳都是这样。

（5）黄元御

黄元御，在前面"医经学派"里面提到过，是倡言错简重订很有经验的一位学者。他认为古代的书，不管《内经》也好，《伤寒论》也好，文献流传下来，一般错简都很严重，所以他著有《素问悬解》《灵枢悬解》《难经悬解》《伤寒悬解》《金匮悬解》，这几部经典著作都是从"错简"这个角度来研究的。黄元御认为《伤寒论》错简的程度大大超过方、喻的认识。

黄元御基本同意方、喻"三纲鼎立"的理论，在他的学术思想中除了"错简"而外，他还提倡"五运六气"，所以在他的《素问悬解》《灵枢悬解》《难经悬解》《伤寒悬解》中讨论"运气学说"的内容不少。所谓六经之为病，黄元御认为是由六气（风、寒、暑、湿、燥、火）引起，结合《伤寒论》中的脏腑、经络、营卫、表里、寒热、虚实等理论，来分析六淫的病变。黄元御的这一学术思想与前面的医家又不一样了，他讲六气、六淫的气化，六淫的辨脉，这是他比较突出的学术思想。

（6）小结

以方有执、喻嘉言为首的错简重订派，认为《伤寒论》前三篇不是张仲景本人的，应该去掉，在六经分病中用"风寒营卫"来归纳，在他们的影响下，张璐、吴仪洛、程应旄、章楠、周扬俊、黄元御等诸医家，在学术思想上尽管有些小不同，但大原则都是一致的。以上这些医家在研究《伤寒论》方面都是大家。

（二）维护旧论派

所谓维护"旧论"，其学术主张与方、喻等相反。倡言"错简"这一派主要矛头是对准王叔和，其次是对准成无己，认为王叔和搞乱了仲景的《伤寒论》，成无己又毫不分真伪地把《伤寒论》全注解下来。维护旧论者则相反，他们拥护和崇拜王叔和，也拥护成无己，认为王叔和不仅没有搞乱仲景的《伤寒论》，而且王叔和是把《伤寒论》保存下来的功臣，没有王叔和就没有这部《伤寒论》。成无己按照仲景的学术思想，撰用《素问》《九卷》《八十一难》，充分地运用这些经典中的理论对《伤寒论》进行分析，把仲景《伤寒论》的理论大大地提高了，成无己对《伤寒论》的研究也是个功臣。维护旧论者认为，现在我们看到的《伤寒论》，通过王叔和的整理被保存下来了，看不出错乱，所以要维护王叔和整理并保存下来的《伤寒论》，这就是"维护旧论派"。

"维护旧论派"中，有代表性的医家是：张遂辰、张志聪、张锡驹、陈念祖。因为张志聪、张锡驹都是张遂辰的学生，后来又补充了陈念祖，这四大家基本上是一个学术思想体系。

1. 张遂辰

张遂辰的学术思想可以提出两点。

第一点，张遂辰认为王叔和整理的《伤寒论》基本上保存了张仲景本来的面貌，只能在此基础上去理解、研究《伤寒论》，不能取舍增减，要维护王叔和整理后的《伤寒论》这个本子的原貌。他说："仲景之书，精入无伦，非善读，未免滞于语下。诸家论述，各有发明，而聊摄成氏引经析义，尤称详洽，虽抵牾附会，间或时有，然诸家莫能胜之，初学不能舍此索途也。悉依旧本，不敢去取。"意思是说，仲景著的《伤寒论》理论非常的精深，如不下功夫钻研，非善读者只是停顿在字面上而不能深入。例如，讲"太阳病"就停顿在字面上，不能深入分析是伤风？还是伤寒？是伤暑？还是伤湿？这些都可见于"太阳病"。不把论中每句话的意义进行深透的理解，就学不好《伤寒论》。

张遂辰认为：到清初止，治《伤寒论》学者已经很多了，虽然诸家各有发明，但在各家中成无己的注解比较高明，当然成无己的解释也有个别地方有些牵强附会，但从整个注解来看，后来的一些注家能超过成无己的还没有，因此学习《伤寒论》，不能丢开成无己注解的这个本子，不能舍此而另找门径。

张遂辰认为要把《伤寒论》研究深透，只能依照王叔和这个本子来，依照成无己注解这个本子。张遂辰学习《伤寒论》这么多年，一直按照这个旧本，不敢在这里妄谈取舍，哪些是仲景的，哪些是王叔和的，哪些又是后人的，也不妄加评论。他主张应该原封不动地，按照明朝赵开美的刻本和成无己的注本来学习和研究《伤寒论》，这是张遂辰研究《伤寒论》的重要的学术观点。尤其在他的那个时代，方、喻等倡言错简重订的主张流传非常广，影响很大，他力排方、喻的主张来维护旧论，实属不易。

第二点，张遂辰认为成无己的《注解伤寒论》基本是好的，但是从学术的发展来看，成无己还有些不到之处，于是他吸收了朱肱的《南阳活人书》，许叔微的《伤寒百证歌》《伤寒发微论》，庞安时的《伤寒总病论》，王安道的《医经溯洄集》，王肯堂的《伤寒准绳》等文献中最精彩之处，补充到成无己的《注解伤寒论》中，著成《伤寒论参注》一书。所谓"参注"，主要采用成无己的注解之外，把朱肱、许叔微、庞安时、王安道、王肯堂等宋元明三个时期（朱肱、许叔微、庞安时是宋代的，王安道是元代的，王肯堂是明代的）研究《伤寒论》诸家的注解之精髓，参透到《伤寒论参注》中。

张遂辰在钱塘地方讲学，他有两个得意门人，一个是张志聪，一个是张锡驹，这也是两位医学史上的大家，所以张遂辰的学术观点，针对着错简重订一派的学术主张，一天天地兴旺起来。

2. 张志聪

张志聪的名气比张遂辰还大，知道张遂辰的确实还不太多，知道张志聪的在中医学界非常普遍，尤其是张志聪的《伤寒集注》，影响是很大的。张志聪在张遂辰学术思想影响下，认为流传下来的《伤寒论》基本是仲景的学术思想和经验，而且《伤寒论》基本是部完整的文献。并在老师的影响下，采用清人治汉学的章句方法来研究《伤寒论》。

"章句"是研究古典著作的一种方法，是从汉朝开始的。如中国的《诗经》《书经》《易经》《礼经》《论语》《孟子》《大学》《中庸》等文献，这些经书与我们的《内经》一样，都是采用综合叙述的方法，为了便于阅读和查询，用篇、章、节、段、句的结构，对这些著作进行解析，如《论语》这部书分成若干篇，篇下分成若干章，一章里又分若干节，一节里有几个句，对每一句加以解释，这种方法叫作"章句"。读《四书》就可以看得出来，《论语》《孟子》等，就是分成章节来处理的，这是古人分析综合性文献的一种方法。比如一大篇文章，如何来分析才能把文章的全部精神看明白？首先要把这篇内容分成几章，把每章的内容搞清楚，然后一章里面又分成若干节（或叫作条目），必要时节下再分段、分句，这是一种解读文献的方法，这个方法在今天来看，对某些古典著作还是有意义的，包括《伤寒论》这样的文献。如太阳篇30条，包含了几个主题？张志聪就是采用这种方法来研究《伤寒论》的。例如，他把"太阳上篇"分成了若干章，章下含有相关的条文，这样对进行深一步分析是有帮助的，这种方法是比较科学的。下面举个例子来说明。

张志聪把《伤寒论》的第1条到第81条，归为一篇（太阳第一篇），这一篇里面再分作二十一章。第1条到第5条为第一章，从"太阳之为病，脉浮，头项强痛而恶寒"起，到"伤寒二三日，阳明少阳证不见者，为不传也"止，这章讲的是太阳经感受风寒邪气后的传变，或传于阴，或传于阳，因为人的体质不同，有传于阴经的，有传于阳经的。这就引导我们按照这章的基本精神去分析理解这5条文献，这样做可以减轻大家读书的负担。又，把第6条单作一章，原文是："太阳病，发热而渴，不恶寒者，为温病。若发汗已，身灼热者，名曰风温。"这是太阳篇第二章，讲病伤寒的另外一种情况，即伤寒邪后没有马上发病，随春季的阳气发动而变为温病、热病、风温。前面分析张璐的学术思想提了这种情况，白虎汤证不是寒证了，猪苓汤证、白虎加人参汤证、黄连阿胶汤证都不是寒证了，连病邪都变了，是热邪了，伤寒病热嘛，伤于寒而病为热，病的性质都转变了。又，把第7条到第10条，作为太阳篇的第三章，从"病有发热恶寒者，发于阳也"起，到"风家，表解而不了了者，十二日愈"止，这4条主要是讲太阳病的愈期，有三天好的，有十多天才好的，愈期有长有短。又，把第11条单独作一章，原文是："病人身大热，反欲得近衣者，热在皮肤，寒在骨髓也。"这是太阳篇第四章，这章主要是讲太阳和少阴的关系。太阳根于少阴，太阳经之里是少阴经嘛，太阳之根，根源于少阴，所以太阳病在皮肤、皮表的表现，是少阴之标，是少阴之表，相对来说，骨髓成为太阳之里，热在皮肤那是太阳，寒在骨髓那是少阴。这就是太阳和少阴的关系，是表里关系，实在太阳，虚在少阴。又，把第12条单独作一章，原文是："太阳中风，阳浮而阴弱。阳浮者，热自发；阴弱者，汗自出。啬啬恶寒，淅淅恶风，翕翕发热，鼻鸣干呕者。"这是太阳篇第五章，这章主要是讲风邪伤太阳的肌表而成桂枝汤证。又，把

第 13 条到第 19 条作为一章,从"太阳病,头痛发热,汗出恶风者,桂枝汤主之。"到"凡服桂枝汤吐者,其后必吐脓血也。"这是太阳篇第六章,这章主要是讲桂枝汤的作用,桂枝汤的主要作用是解肌,属轻度发汗剂。又,把第 20 条到第 30 条作为一章,从"太阳病,发汗,遂漏不止,其人恶风,小便难,四肢微急,难以屈伸者,桂枝加附子汤主之。"到"证象阳旦,按法治之而增剧……则止其谵语,故知病可愈。"这是太阳篇第七章,这章主要是讲太阳经经气的运行。太阳经经气从肤表、肌肤到肌腠、肌肉,通过肤表,通过肌腠,外行于三阳,内行于三阴。……他就是按这样方法分析下去的。

这是一种研究《伤寒论》的方法,把这 398 条,按主题归纳成章节进行分析,对学习和掌握《伤寒论》的全部内容来说,方便多了,不然一条条的文献是割裂的,联系不到一起。所以张志聪的《伤寒集注》影响面很宽,他的方法解决了理解《伤寒论》的问题,这是他研究《伤寒论》的方法。

张志聪说:"或合数节(条)为一章,或合十余节(条)为一章,拈其总纲,明其大旨,所以分章也。章义既明,然后节解句释,阐幽发微,并无晦滞不明之弊。"分章,可使章义既明,然后进行节解、句释,就能够阐幽发微,并无晦滞不明之弊,我是很欣赏他的这个方法的。

张志聪的另一个学术思想认为,六经与六气不能分开来谈。他不像黄元御那样,硬把六气按照五运六气的规律来搞,他强调伤寒六经离开六气基本性质就都不清楚了。如讲"太阳"不讲"寒水",讲"阳明"不讲"燥津",就摸不着病的性质了。他着重这一论点,讲"六经"不能丢开"六气",他的这种观点我们或同意,或不同意,就看临床上是否有应用的价值了。

张志聪的《伤寒集注》是他领导的集体创作,他有一批学生,我们在介绍《素问》的时候介绍过,那批学生的水平都是比较高的,在他的学术思想影响下,把《伤寒论》按照六大篇内容整理出来了,既反映了张志聪的学术思想,学生们也提出了一些不同看法,所以命名为《伤寒集注》。在《伤寒集注》以前,张志聪著有《伤寒论宗印》,这基本是他个人的著述。

3. 张锡驹

张锡驹,又叫张令韶,他的学术观点基本上有下面三点。

第一,与张志聪一样维护旧论,认为《伤寒论》是部很完整的文献,基本上反映了仲景的本来面貌。

第二，张锡驹认为《伤寒论》所记载的治疗方法，不限于治伤寒病。他说："夫此书之旨，非特论伤寒也，风寒暑湿燥火六淫之邪，无不悉具。岂特六淫之邪而已，内而脏腑，外而形身，以及气血之生始，经俞之会通，神机之出入，阴阳之变易，六气之循环，五运之生制，上下之交合，水火之相济，实者泻之，虚者补之，寒者温之，热者清之，详悉明备，至矣尽矣。"名为《伤寒论》，实际六淫之邪无不具悉，不仅如此，而且还内伤、外感无不包括，这些理论对临床有广泛的指导意义。张令韶的这一学术思想是很突出的，所以他强调，是以"伤寒"来概括百病。

第三，在《伤寒论》传经的问题上与众不同。张锡驹认为，人体在没病的时候，正气的运行是由"一"而"三"，顺序是一阴、二阴、三阴，一阳、二阳、三阳，即由"厥阴"而"少阴"而"太阴"，由"少阳"而"阳明"而"太阳"，这是人体正气运行的顺序。这个顺序是五运六气中六气的顺序，一厥阴风木，二少阴君火，三太阴湿土，四少阳相火，五阳明燥津，六太阳寒水。人的正气是按照六经六气的秩序来运行的，天有此六气，人体中也有这六气，这是正气的运行。人受病后，人体之气运行由"三"而"一"，即一太阳，二阳明，三少阳，四太阴，五少阴，六厥阴。这是人体受病以后，正气对于邪气的抵抗是按照这个秩序来进行的。未病之前由一而三，既病以后由三而一，这个概念张锡驹是很强调的，病与不病，正气在人体的运行轨迹是不一样的。所谓"传经"，一日太阳，二日阳明，三日少阳，这不是病变之传，这是受病以后正气之传行，是"气传"而非"病传"。意思就是，第一个是太阳病，第二个是阳明病，第三个是少阳病，这是人身正气之行的规律，不能当作病气来看待。至于病气之传是没有秩序的，没有这个规律，病气之传变，是随人的阴阳不同而不同，所以有太阳传阳明的，也有太阳传少阳的，还有太阳传三阴的，病邪之传是没的秩序的。这与有些"传经"的解释大不一样。《伤寒论》上讲"传经"，就是认为一太阳、二阳明、三少阳，就是病气之传。

张锡驹提出这个意见以后，张遂辰这一派，包括张志聪，他们都是这个概念。正气之行与病气之传是两回事，正气之行有规律有秩序，甚至可以计算；邪气之传，病气之传，没秩序没有规律，因人而异，因病而异。这一点我认为不能说是没有一点道理，当然从正气之传来理解，好像找不出根据，这也可以作为今后的科研项目，能否用动物试验的方法找出些依据来。但是病邪之传确实没有一太阳、二阳明、三少阳的规律。对外感病，临床的大夫们看得多了，外感病的传变是不是一定是太阳传阳明传少阳呢？确实不见得。如阳虚人外感，直接就是三阴直中，体质好的人外感，一上来就出现阳明病症状。所以我认为张锡驹之说，病气之传没有秩序，这个话是根据临床事实来讲的。如果硬要把《伤寒论》的一太阳、二阳明、三少阳强加在病传规律上，临床的实际情况恐怕大多都不能兑现。我基本同意病邪之传是无序的，为什么没有秩序呢？是由于人的体质不一样，所以病传就不一样。

张锡驹的学术论点基本就是这么三点：第一，就是维护旧论，《伤寒论》就是张仲景的本来面貌；第二，伤寒病的治法不限于治疗伤寒病，内伤、外感统统都可以概括；第三，人身正气之行是有秩序，病邪之传没有秩序，没有规律。

4. 陈念祖

陈念祖，又叫陈修园。陈修园研究《伤寒论》的观点在医学界影响也是很大的，特别是在南方。一般来说北方研究《伤寒论》受《医宗金鉴》的影响比较大，南方研究《伤寒论》受陈修园的影响比较大，这是很明显的。

现在流行的《伤寒论》本子第 1 条是："太阳之为病，脉浮，头项强痛而恶寒。"把前面的《辨脉法》《平脉法》《伤寒例》《痉湿暍》这四篇文献删掉了，又把后面"汗""吐""下"可不可等八篇文献删掉了，这种情况开始于陈修园，一般被称作"节本"，由于他著作流行很广，甚至于后来的注家只从"太阳篇"开始到"阴阳易差后劳复"为止，始作俑者就是陈修园。但其实陈修园并不排除《辨脉法》《平脉法》《伤寒例》等文献，但他认为一般地学习《伤寒论》，掌握六经的内容就够用了，所以他还是属于维护旧论一派的。至于说"从太阳之为病，脉浮，头项强痛而恶寒"起，所涉及的 298 条文献的顺序，他认为是丝毫不能改动的。在章节的划分方面，他完全赞同张志聪和张锡驹方法。所以《伤寒论》的节本虽然从他开始，但是他的学术思想与张遂辰的没有什么分别。陈修园在其所著的《医学三字经》中说："大作者，推钱塘。""钱塘"就是指是张志聪、张锡驹二人，认为学习《伤寒论》就要从这二张学起，由此可见他是崇奉二张的。

陈修园在推广、普及《伤寒论》方面是做得比较好的，所以他的影响也很大，他著述了《伤寒论浅注》，所谓"浅注"就是"衬注"。什么叫"衬注"呢？就是把《伤寒论》的条文，用易懂的语言贯通下来，这叫作"衬"，把"注"加在条文的字句中间。如《伤寒论》云："太阳之为病，脉浮，头项强痛而恶寒。"他在"太阳"下加衬注云："主人身最外一层。"在"之为病"下衬注云："有经之为病，有气之为病。"这一衬注的意思是："太阳"主人体最外一层，有在"经"之为病，有在"气"之为病的区别。他就是用这种方法，把他的理解衬注在条文文献中间，这样把条文文义贯通下来。那时学生学习《伤寒论》都喜欢用陈修园这个衬注本，因为这样念下来，就是没有老师，也可以懂得一多半了。今天看来陈修园的书好像还不够普及，在100多年前（陈修园是距现在快200年的人了），这种做衬注是科普性质的工作，比较接近读者的需求，所以他的书流行得很广泛。其合订本种类很多，流行得较广泛的是《陈修园医书六种》，包括《伤寒论浅注》《金匮要略浅注》《长沙方歌括》《金匮方歌括》《医学三字经》《景岳新方便砭》等。陈修园早年做官，不是大夫，是在做官之暇研究医学的，所以《修园六种》又叫《公余六种》，我开始学医时也是读《公余六种》，《公余六种》的重点在介绍《伤寒论》。陈修园的《医学三字经》在南方非常流行，所以我说他的医学普及工作做得非常好。

今天讨论陈修园对《伤寒论》的研究，我认为他研究的成就不在《伤寒论浅注》，最能代表他研究成就的是《伤寒医诀串解》。这是他晚年辞官还乡，当临床大夫时写的。这本书内容不多，也不过一万多字的一本小册子，但反映出了他研究《伤寒论》的学术观点，在《伤寒医诀串解》中，他确实把《伤寒论》的基本精神突出出来了，把《伤寒论》总的精神抓住了，我们今天学习《伤寒论》，他这本书很值得参考，可以收到提纲挈领的作用。例如《伤寒论》太阳篇的条文有178条，是三阴三阳六篇中最大的，因为太阳病的变证、坏证很多的缘故。陈修园把这178条概括为四个方面，即使在今天来看，他提出的这四个主题涵盖了太阳篇的所有内容，如果研究《伤寒论》没有心得，研究没有深入到一定的程度，是提炼不出来的。陈修园对《伤寒论》太阳篇提出的四个主题如下。

第一，太阳经证。陈修园认为"头痛、项强、发热、恶寒、脉浮缓"是太阳经证的主证，为什么呢？因为这反映了太阳经脉之为病的特点。如头痛、项强，那是太阳经脉所主的部位；太阳主人体最外一层，主表，所以发热、恶寒。同时他还指出，太阳经证要辨虚实。如头痛、项强、发热、恶寒、自汗而脉浮缓，这就是太阳经的虚证，即为表虚证，是太阳经卫气不足造成的，这就是所谓的"桂枝汤证"，用桂枝汤解肌；头痛、项强、发热、恶寒、无汗而脉浮紧，这就是太阳经的实证，即为表实证，就是"麻黄汤证"，用麻黄汤发汗。总之，太阳经证，病位在表。

第二，太阳腑证。太阳腑证包括"蓄水"和"蓄血"两病，陈修园认为，是表邪不去入里而为，太阳腑证病位在膀胱。膀胱腑之病为什么要分蓄水、蓄血呢？陈修园认为，太阳膀胱腑是寒水的来源，所以它可以有蓄水；膀胱有血室（这也是中医的一个概念），邪入血室，那就会发生蓄血。膀胱蓄水是"五苓散证"，太阳病，其人口渴、烦躁、不得眠、脉浮、小便不利、水入即吐，名曰水逆，即膀胱寒水不化，所以就用五苓散治疗，五苓散中有猪苓、茯苓利水，但是五苓散利水的关键在"桂枝"，因为桂枝才能化太阳的寒水，桂枝才能够扶太阳膀胱之阳气。膀胱蓄血是"桃仁承气汤证"，《伤寒论》第106条云："太阳病不解，热结膀胱，其人如狂……外解已，但少腹急结者，乃可攻之，宜桃核承气汤方。"膀胱蓄血像是里证，但陈修园强调这是表中之里证，与腑血证还不一样。

第三，太阳变证。太阳的变证看起来很多，实际可以归纳为两方面。第一是太阳的变证，一般都是由于或汗、下太过，伤了阳气，变化而为阴证。第二是汗下不适当，或者该汗而汗太多了，或不该汗而汗了，或不该下而下了，伤人之阴，伤了阴经，变化而为阳证。如《伤寒论》第91条，不应下而下，伤了脾胃之阳，于是下利清谷，还出现身痛表证不解的表现，用"四逆汤"以救里，用"桂枝汤"救表，这是变为阴证的例子。再如《伤寒论》第92条，发热、头痛，好像有表证，但是脉不浮，脉反沉，身体疼痛，这是阳虚了，这时急当救里，用四逆汤来扶阳，这多见于阳气素虚的外感。再如《伤寒论》第354条，汗出太多，或下太过，体温低落，手足冰凉，还是四逆汤证，"太阳篇"的四逆汤证基本上都属于这个范围，都属于汗、下不合适，伤了人之阳气而从阴化，这是太阳病伤阳辨证的主要方面。也有伤阴而变为阳证的。如《伤寒论》第56条"伤寒不大便六七日"，这是里证，头痛、发热这是表证还在，在临床上，表之所以不解，正是由于里之不通，表里积热，所以用承气汤治疗，承气汤把里气通了，表就和了，这种情况临床上是有的。还有《伤寒论》第240条，病人潮热，每到下午发烧，这属于阳明，还是属于承气汤证，仲景用大承气汤治疗。像这两个承气汤证那都是由于汗下不恰当，伤了阴分，阴愈伤，热愈高，这是病情从阳化的例子。太阳与阳明是紧接着的二经，一太阳二阳明嘛。所谓"从阴化"，总是从少阴化，所谓"从阳化"，总是从阳明化。从少阴化，那是太阳与少阴相表里；从阳明化，那是一太阳二阳明两个是相邻之经。《伤寒论》太阳篇的变证，不外乎这两方面：或者变为阳证，或者变为阴证；或者从阳明化而为燥热证，或者从少阴化而成为虚寒证。

第四，太阳治法。对太阳病的治法陈修园总结为发汗和利水，总不外乎这两个方法。太阳发汗，有不同的发汗方法，太阳病的发汗有五种方法。麻黄汤证，病邪在卫分，在皮肤，是发皮肤之汗，麻黄汤是解卫的，主卫强嘛；桂枝汤证，邪在营分，在经络，是发经络之汗，桂枝汤是调营的，主营弱嘛；葛根汤是发肌肉之汗，葛根汤证是阳明热邪，阳明主肌肉嘛；小青龙是发心下之汗，心下有水饮，寒水不化；大青龙是发胸中之阳气而为汗，大青龙汤证是外有寒内有热。这是太阳病发汗的五个方法，你要发某种汗，就用某种方法，发皮肤之汗用麻黄汤，发经络之汗用桂枝汤，发肌肉之汗用葛根汤，发心下之汗用小青龙汤，发胸中之阳气而为汗用大青龙汤。

太阳利水不外有三个方面：利上焦之水，利中焦之水，利下焦之水。如五苓散证，症见发热而渴，渴欲饮水，水入则吐者，名曰水逆，这是上焦之水。生姜泻心汤证，症见心下有水气、干噫、食臭，陈修园认为这也是上焦之水，我看生姜泻心汤证应该是中焦之水，"胁下有水气，腹中雷鸣下利者"，难道这不是中焦的问题？小青龙汤证的水可以说上焦之水。《伤寒论》的"心下"出现在多处，《伤寒论》所有的泻心汤证，所有的心下痞证，结合临床来看，基本都是中焦的问题，不是上焦的问题，只有小青龙汤证的"心下"是上焦的问题，不是中焦的问题。陈修园在这里可能是把泻心汤证的"胁下"，与小青龙汤证的"心下"混为一谈了，"胁下有水气"和"心下有水气"是有区别的。《伤寒论》的"心下"有这两个概念，除了小青龙汤证的"心下"，其余都是中焦的问题。那么这里小青龙汤和五苓散，可以说是利上焦之水，只有上焦之水可以从汗而解，所以五苓散还是要用桂枝。至于大陷胸汤证（心下至少腹，硬满而痛，不可近，脉迟，名大结胸，与大陷胸汤），这个"心下"也是中焦问题。虽然生姜泻心汤证的水与大陷胸汤证的水都属中焦的水，但是有虚、实之别。生姜泻心汤的水属于虚证，大陷胸汤的水属于实证，这个虚、实还是要区分的。陈修园在《伤寒医诀串解》里认为中焦的水就是一个大陷胸汤，我认为生姜泻心汤的水同样属中焦，不能从上焦来认识。至于下焦的水，就是桂枝去桂加茯苓白术汤证，症见翕翕发热、无汗、心下满、微痛、小便不利，这是下焦的水。以上就是太阳利水的三种方法。

陈修园归纳的"太阳篇"有四个要点：太阳经证、太阳腑证、太阳变证、太阳治法。这一归纳把《伤寒论》太阳篇的178条都概括进去了，从病变到治法，归纳得十分恰当，没有深入学习的体会和认识，是不可能有如此高度的概括的。所以要想把《伤寒论》的398条，像这样精练地概括起来，读一读陈修园的《伤寒医诀串解》是一条捷径，在他总结的基础上，再深入地去理解体会。

总之，陈修园研究《伤寒论》主要的学术思想与钱塘二张保持一致，他在《伤寒论》的研究方面做两个方面的具体工作：一方面对《伤寒论》的普及工作做得比较好，第二他对《伤寒论》知识的总结也做得比较成功，主要体现在《伤寒医诀串解》中。《伤寒论》的"太阳篇"是最不好总结的了，内容多，变化大，能把太阳篇总结好，其他篇就好总结了，而他对"太阳篇"的总结完全抓住了要领。

以上张遂辰、张志聪、张锡驹三师徒，再加上陈修园，这都是伤寒学派中维护旧论的代表人物，在学术观点上都是和错简重订一派相对立，维护旧论学派在医学界范围也很广泛，影响面也很宽。

（三）辨证论治派

这一流派的态度是，《伤寒论》有没有错简，是不是张仲景的原著，这些都不是最关键的，只要对辨证论治有利，只要是符合辨证论治的思想，即使是王叔和的笔墨也都要进行研究和学习。从实际运用来看，这派人还是很有特点的。总是争论不休没有意义，当然从文献考证的角度来讲，也不能说是毫无意义，但是从医学应用角度来看，只要有科学价值，尽管有错简，但是"错"得很有道理，都值得很好地学习和研究。因为这一派着重《伤寒论》辨证论治的临床实际意义，是不是张仲景本人写的意义就不大了，所以称他们为辨证论治一派。

这一流派的学术观点也不是完全一致，有三种不同的情况。一是以方类证，柯韵柏、徐大椿是其代表人物；二是按法类证，钱潢、尤在泾是其代表人物；三是分经审证，包兴言、陈念祖是其代表人物。

1. 以方类证

（1）柯琴

柯琴，又叫柯韵伯，浙江人。他认为《伤寒论》主要的学术思想就是辨证论治，有一证必有一方。所谓"方"有两个概念，一是"方药"，如桂枝汤、麻黄汤等；二是"法"，某种法，法立方出嘛。有一"证"必有一"方"或者必有一"法"，所以他采用"以方来类证"的方法，如桂枝汤就是桂枝汤证，麻黄汤就是麻黄汤证，柴胡汤就是柴胡汤证。

柯琴在对《伤寒论》的研究有两个论点。

第一，张仲景在《伤寒论·序》中提到"《伤寒杂病论》合十六卷"，柯琴根据这句话认为，仲景的伤寒、杂病原没有分成两部分。因此他体会，在《伤寒论》中凡是文献中没有惯以"伤寒"二字的，一般都属于杂病，即看作是"伤寒"也好，看作是"杂病"也未尝不可，这是他提出的一个论点。如太阳篇的头痛、项强，并没有说是"伤寒"，阳明病的胃家实，没有说是"伤寒"，少阳病的口苦、咽干、目眩，也没有说是"伤寒"，甚至于太阴病的"腹满"，少阴病的"欲寐"，厥阴病的"消渴，气上撞心"等，仲景都没有说是"伤寒"。这可以说是六经之为病，不是六经之"伤寒"，这是柯琴的结论。

如太阳篇云："太阳之为病，脉浮，头项强痛而恶寒。"柯韵伯认为一定要把这条说成是"伤寒"没有必要，"伤风"也可以称"太阳之为病，脉浮，头项强痛而恶寒"，甚至伤暑、伤湿也可能出现"头痛""项强"，不一定只有"伤寒"才会出现头痛、项强。又如《伤寒论》云："太阴之为病，腹满而吐，食不下，自利益甚，时腹自痛。"只有"伤寒"才能害这种太阴病吗？其他的"杂病"可不可以出现腹满、吐利的表现？也可以嘛。《伤寒论》讨论太阳经、阳明经、少阳经、太阴经、少阴经、厥阴经，特点是以"经"分"病"，究竟是寒、是风、是热、是暑、是湿要具体分析，所以柯琴认为仲景是讨论"六经之为病"不是"六经之伤寒"。《伤寒论》用"六经"来分述诸病，不仅仅是对"伤寒病"，不管什么病，都可以用"六经"来规范之。除了"太阳之为病，脉浮，头项强痛而恶寒"这一条，如"阳明之为病，胃家实也""少阳之为病，口苦、咽干、目眩也""太阴之为病，腹满而吐""少阴之为病，脉微细，但欲寐也""厥阴之为病，消渴，气上撞心"，这五条都是"内证"不是"外证"。只有"太阳篇"所谓"提纲"那一条，属于外邪伤表，太阳主表嘛。即使是太阳篇的提纲，那也是为"外感"立法，也不是为"伤寒"立法呀，外感有风、寒、暑、湿、燥、火等诸多的区别。不管外感、内伤都不离"六经"，用"六经"来分述诸病，这是仲景对临床的一种总结方法，因此《伤寒论》中杂病很多，总之《伤寒论》里面有内病、外病，有虚证、有实证。过去我们学习《伤寒论》一定要将伤寒、杂病合而参之，这是正确的学习方法。现在都爱说《伤寒论》是讲治外感病的，甚至还加上是治外感热病的，柯韵伯很反对这种说法的。柯韵伯基本上与张锡驹用"伤寒"概括"百病"的论点一致，不过他谈得更具体了。六经提纲不只是伤寒病的提纲，是伤寒及杂病的提纲，当然不排除伤寒病。但是不能说六经提纲只是给外感病的立法，只是给伤寒病的立法，不能这样谈。所以他提出将伤寒病及杂病合而参之，这是他突出的学术论点。

现在一般认为《金匮要略》是治杂病的，而《伤寒论》是治外感病的，实际《金匮要略》的条文中，不少于47条是《伤寒论》中的条文。究竟张仲景当时著述的时候是否写有《伤寒杂病》和《金匮要略》两个本子，目前还无从考证。宋朝林亿等校订《伤寒论》的时候就有这两个本子了，一个本子是《金匮玉函经》，这本书现在还见得到，从内容上看，基本上就是《伤寒论》。柯韵伯认为，这本文献说明仲景没有要把"伤寒"和"杂病"分开的意思，所以认为"六经"是伤寒和杂病共同的提纲。

第二，柯韵伯认为仲景辨证，都是用"六经"的方法来概括和归纳的，认为"经"不是指"经络",而是指"经界",犹如把病划分为六个区域。《伤寒论》六经之病包括得十分广泛,内伤、外感、表里、寒热、虚实无不囊括,所以不要用"经络"这个狭义的概念来理解《伤寒论》。

"六经"犹如说六种类型。如"太阳之为病,脉浮,头项强痛而恶寒",这属于外感类型,外感风邪可以有这些表现,外感寒邪也可以出现这些表现;"阳明之为病,胃家实也",这属于中焦里证类型……等等。出于这种学术认识,柯韵伯对方有执的"风伤卫,寒伤营,风寒两伤营卫"的三纲鼎立之说是反对的。他说:"三百九十七法之言,既不见于仲景之序文,又不见于叔和之序例,林氏倡于前,成氏、程氏和于后,其不足取信,王安道已辨之矣。独怪大青龙汤,仲景为伤寒中风,无汗而兼烦躁者设,即加味麻黄汤耳。而谓其伤寒见风,又谓之伤风见寒,因以麻黄汤证主寒伤营,治营病而卫不病。桂枝汤主风伤卫,治卫病而营不病。大青龙主风寒两伤营卫,治营卫俱病。三方割据,瓜分太阳之主寒多风少,风多寒少,种种蛇足,羽翼青龙,曲成三纲鼎立之说,巧言簧簧,洋洋盈耳,此郑声所为乱雅乐也。"(《伤寒论注》)意思是说,《伤寒论》397 法之言,既不见于仲景的序文,也不见王叔和的序例,这是从宋朝林亿开始的提法,林亿校《伤寒论·序文》说:"今先校定张仲景《伤寒论》十卷,总二十二篇,证外合三百九十七法,除复重,定有一百一十二方。"成无己、程应旄等倡和于后,这些都不足信。王履在《医经溯洄解》里面专门有一篇讨论《伤寒论》397 法的文章,是否定"397 法"之说的。怎样统计也统计不出这 397 法,若除去重复的就少于 397 法,不去重复的又不止 397 法,王履得出结论是,《伤寒论》300 多条,有方治或者有治法而不重复的,总计 238 条,可以叫作 238 治,即仲景确立了 238 种治法。这符合《伤寒论》的实际,谁都可以重复出来。要是讲"法",仲景这 390 多条没有一条不是法,说这 238 条立有方治的恐怕更贴切一些。柯韵伯批驳方、喻三纲鼎立的论点是:"巧言簧簧,洋洋盈耳,此郑声所为乱雅乐也。"尤其不理解是,"大青龙汤证"实际是个外寒内热证,怎么能说大青龙汤证是风寒两伤营卫呢?"大青龙"就是加味麻黄汤,是麻黄汤加姜、枣、石膏,加"石膏"就是两伤营卫了?不好理解。所以柯韵伯是最反对"三纲鼎立"之说,认为是邪门歪道,不是仲景的学术思想。

柯韵伯把《伤寒论》太阳篇分成十一类方证,即桂枝汤证、麻黄汤证、葛根汤证、大青龙汤证、五苓散证、十枣汤证、陷胸汤证、泻心汤证、抵当汤证、火逆、痉湿暑等，每一类方证里面包括若干脉证条文。如桂枝汤证中就汇集了有关桂枝汤证的脉证16条、坏证18条、疑似证1条，有关桂枝汤证的18方是由"桂枝汤"来加减的，即桂枝加桂汤、桂枝去芍药汤、桂枝加芍药汤、桂枝加附子汤……等。《伤寒论》中由桂枝汤加减的方子大概是20几方，包括"小建中汤"之类在内。其他如阳明篇、少阳篇，柯韵伯都是用的这种方法来研究的，这就是"以方来类证"的方法。这样做的意义何在呢？柯韵伯认为，"方"之所在即"法"之所在，"法"之所在即"证"之所在。特别是习用经方的人，多有这种认识。柯韵伯不谈阴阳、表里、寒热、虚实，只谈"方证"，这一派的学术主张比较适合于临床运用，所以柯韵伯的《伤寒来苏集》在医学界是很受欢迎的。

综上所述，柯韵伯的学术主张在于两方面，一个方面认为《伤寒论》包括了"伤寒病"和"杂病"两部分，仲景原名就是《伤寒杂病论》嘛；另一方面认为"六经"不是经络的概念，而是经界的概念，是把疾病划分成六种类型的一种方法。

（2）徐大椿

徐大椿，又叫徐灵胎，在南方他是很有代表性的医家，当时他的临床威望很高，上到皇帝下到普通百姓，都很信任他。徐大椿对《伤寒论》的研究也是主张"以方类证"，与柯韵伯的学术思想一脉相承。

第一，徐大椿认为仲景的《伤寒论》也是随证立方的，在临床见到什么证就用什么方，仲景的《伤寒论》是根据临床所见"证"所用之"方"记述整理而成的，因此徐大椿认为《伤寒论》的条文不一定有什么秩序，"三阳"里有"三阴"证，"三阴"里也有"三阳"证，错综复杂。徐大椿认为，研究《伤寒论》总在条文的秩序上争论不休，总在内容的真伪上各持己见，最后还是得不到统一，下不了定论，结果是文献越改越乱。他说："不知此书非仲景依经立方之书，乃救误之书也。"什么是"救误"呢？简单地说就是救治坏证，仲景序文上说："伤夭横之莫救。"是说张仲景在临床上遇到的往往是人家治坏了的、不好治的疑难病证，这就是"救误"的意思。"盖因误治之后，变证错杂，必无循经现证之理"，所以三阳经病中有三阴证，三阴经病中有三阳证，"救误"之病是错综复杂的，有的是阳证治坏了变成阴证，有的是阴证治坏了变成阳证，这不可能有一太阳、二阳明、三少阳、四太阴、五少阴、六厥阴的顺序规律。徐大椿的看法是，仲景的《伤寒论》就是临床记录而已，先见到什么病就先记录什么病。

第二，徐大椿主张，关键在掌握方治，即要掌握《伤寒论》的 113 方用法，每方主治的是什么证？为什么能够治这些证？他认为"方之治病有定，而病之变迁无定"，但是"知其一定之治"这是关键，才能够"随其病之千变万化，而应用不爽"。的确，《伤寒论》的每一方都是有适应证的，有针对的对象，虽然病的变化是无定的，只要掌握每一个方子的主要作用，就能够随着病的千变万化来灵活运用方药。所以徐大椿研究《伤寒论》的基本观点是要掌握方子，仍然采用以方类证的办法。徐大椿把《伤寒论》一百多个方分成 12 大证类。如桂枝汤证、麻黄汤证、葛根汤证、柴胡汤证、栀子汤证、承气汤证、泻心汤证、白虎汤证、五苓散证、四逆散证、理中汤证，其余还有些归纳不了的杂方证，能够归纳的是十一类。他的具体办法是，如桂枝汤证，首先就把与桂枝汤主证相关的条文安排在前面，然后是把桂枝汤的变方安排在其后，这个方法可以引导深入地体会《伤寒论》的方证。下面是具体的例子，看看这种方法的几个意义所在。

首先，列出桂枝汤的主证、主方，涉及的条文基本上就是两条："太阳病，头痛发热，汗出恶风者，桂枝汤主之。""太阳中风，阳浮而阴弱。阳浮者，热自发；阴弱者，汗自出。啬啬恶寒，淅淅恶风，翕翕发热，鼻鸣干呕者，桂枝汤主之。"从这两条可以知道桂枝汤证的主证是什么，即"汗出""恶风"等是桂枝汤证的主证，因为这两条都谈到"汗出""恶风"，正因为"汗出"所以"阴弱"。至于说鼻鸣、干呕、头痛、发热等，都不能说是桂枝汤证的主证。"鼻鸣"是阳明证的表现，"干呕"是少阳证的表现，是因为"三阳"为联系之经，所以太阳病也可以影响阳明而现鼻鸣，影响少阳而出现干呕，但是病证毕竟是属太阳，而不属阳明，不属少阳。所以临床处方要抓"主证"，桂枝汤证要抓发热、汗出、恶风，不抓鼻鸣、干呕、头痛。这就教我们如何去鉴别，徐大椿的这个方法是有道理的。

其次，把桂枝汤证不同的脉象集合到一起，这也值得我们深思。如："太阳病，外证未解，脉浮弱者，当以汗解，宜桂枝汤。""伤寒发汗，解半日许，复烦，脉浮数者，可更发汗，宜桂枝汤。""阳明病脉迟，汗出多，微恶寒者，表未解也，可发汗，宜桂枝汤。"这三条桂枝汤证，脉象分别是：脉浮弱、脉浮数、脉迟。为什么同样是桂枝汤证而有不同的脉象呢？"脉浮弱"，是太阳病的外证未解，这个"浮弱"就是卫强营弱、阳浮阴弱的表现，这个脉象解释了汗出、恶风的病机，所以病当以汗解，宜桂枝汤，"浮弱"之脉就是"浮缓"之脉，如果"脉浮紧"，那不是桂枝汤证脉象，那是麻黄汤证脉象了。"脉浮数"，是表邪未尽的脉象，正因表邪未尽，还是可更发汗的，这不能当作"里证"来看待，"浮"是代表病邪在表，"数"是代表余邪未尽，可更发汗，用桂枝汤。"脉迟"，这理应见于阳明病，不是太阳病的脉象，但是汗出、恶寒等表证还在，"脉迟"反映的不是阳明，是脉迟缓的表现。这三个脉象不同，但是对应了一个共同的症，即"汗出、恶风"，脉症相较，病情是一致的，还是从"症"。

再其次，把桂枝汤证的三条病机集合到一起。"病常自汗出，此为营气和，营气和者外不谐，以卫气不共荣气谐和故尔，以荣行脉中，卫行脉外，复发其汗，荣卫和则愈，宜桂枝汤。""病人脏无它病，时发热自汗出而不愈者，此卫气不和也，先其时发汗则愈，宜桂枝汤。""太阳病，发热汗出者，此为荣弱卫强，故使汗出，欲救邪风者，宜桂枝汤。"这三条都在阐明"发热、汗出"的病机。第一条病常自汗出，此为营气和，这个"营气和"是指营气弱，不是说营气调和，因为下面有解释："以卫气不共荣气谐和故尔"，病人"自汗出"是营气弱，营气为什么弱呢？就是卫气不共荣气谐和故尔。第二条是卫气与营气不能配合，因为表邪在卫分。第三条是说营弱卫强，风邪在卫分所以"卫强"，伤于营分汗自出所以"营弱"。"自汗"与"发汗"是不同的。"自汗"是营卫相利，是营卫不配合的结果；"发汗"是用桂枝汤去发汗，是促使营卫相合，性质大不一样。"自汗"可伤正气，"发汗"是驱除邪气。所以"自汗不止"正气就越伤，"发汗"反而汗止了，是邪气去了，"卫强""营弱"的问题解决了。把这三条病机放在一起，一目了然，桂枝汤是通过调和营卫，通过泄卫和营的作用来治疗"恶风，汗自出"的。我们要掌握桂枝汤的主要功用，古人很多医案是关于"桂枝汤"的，"桂枝汤"不见得就是治表证，就是治外感伤风，"杂证"也可用"桂枝汤"，只要有营弱的"自汗"，即使没有任何表证，就是出汗多，甚至没有头痛、发热这些表现，但是"脉浮缓"或者"脉缓弱"，自汗不止，就可以用"桂枝汤"，就

任启林 医学全集

可以达到止汗的作用，也不用"浮小麦"来收汗，也不用"稻草根"来止汗，只要是符合"营气弱"的病机，都可以用"桂枝汤"。如临床上桂枝汤加防风，治血管病的"发麻"症，这没有任何太阳病的表现，道理就在解决"和营"问题。

所以我认为，徐灵胎这个"类方"的方法很可取，研究桂枝汤证，把桂枝汤的主证条文聚在一起，把桂枝汤证的脉证相较条文聚在一起，把桂枝汤证的病机条文聚在一起等，这样对于深入理解和学习桂枝汤方证是很有启发性的。

至于桂枝汤加减方，在《伤寒论》上有21条之多，为什么一个桂枝汤可以有这么多加减？其意图是要掌握桂枝汤证的共性，也要认识它的个性，有共性才会出现加减用法，没有共性怎样加减呢？且看下面的桂枝汤的加减用法。

桂枝加附子汤，《伤寒论》云："太阳病，发汗，遂漏不止，其人恶风，小便难，四肢微急，难以屈伸者，桂枝加附子汤主之。"这就是伤阴亡阳，脱液亡阳，阴阳两虚证。"大汗，遂漏不止"是伤阴的原因；小便为什么会难？水分少了嘛。为什么会"四肢微急"？为什么会"恶风"？阳弱了，阳气随水分而脱失了。此证是太阳病过汗造成的，所以还要从太阳营分来解决问题，和其营而救其阳，和营用"桂枝汤"，扶阳加"附子"。

桂枝去芍药汤，《伤寒论》云："太阳病，下之后，脉促胸满者，桂枝去芍药汤主之。"上面那条是"过汗"，这条是"过下"，"下"后阳虚，邪气渐入于里，即邪气内陷，于是出现"胸满"；阳虚了，于是"脉促"，这是伤阳的脉象。桂枝汤证虽在，但不用"芍药"，只用"桂枝"和营就行了，不用"芍药"是避免不利于解除"胸满"。此证是伤了表阳，且营气不和，但没有到"亡阳"的程度，所以不用"附子"，仍然用"桂枝"来解除表邪。

桂枝加厚朴杏仁汤，《伤寒论》云："太阳病，下之微喘者，表未解故也，桂枝加杏子厚朴汤主之。"这也是伤了太阳之正气，邪气传里，里气上逆，但是表证仍在，所以仍然用"桂枝汤"解表，用厚朴、杏仁降逆气。

以上三个桂枝汤加减方证的共性是：表阳伤，营气不和，即营弱，表现为自汗、恶风。不同之处即：一去芍药、一加附子、一加厚朴杏仁等。徐灵胎对20几个桂枝汤加减方的个性特别强调，在桂枝汤的共性（营弱）的基础上，会有多种不同的个性表现。

柯韵伯是以方类证，徐大椿也是以方类证，他们在学术上也不完全一样。柯韵伯是"证"从"经"分，以"方"名"证"，这是柯韵伯的分法。徐大椿是据"方"分"证"，"方"不分"经"，直截了当，桂枝汤就是桂枝证，麻黄汤就是麻黄证，这里有属于太阳病范围的，也有属于阳明病范围的，也有属于少阳病范围的，这就是据方分证、方不分经的方法。这两种学术见解，对临床来说，都有现实意义。

2. 按法类证

这种研究《伤寒论》的方法，强调仲景的立法，以法分证。

（1）钱潢

钱潢地学术论点有二。

第一，钱潢认为《伤寒论》的六经证治，共计 300 多条文献，都没有脱离其"法"，有方的条文有"法"，无方的条文也有"法"，但他反对"397法"的说法，因为统计不出"397 法"来，总之是方中有法，法中有方，要深入地理解和充分地运用《伤寒论》的"法"。

第二，钱潢提出《伤寒论》的"方"可以按"法"来分类。如太阳上篇是以"中风"证治为主要内容，这其中分若干法，如可分为：中风正治法、太阳坏病治法、中风失治法、中风火劫法、中风误吐法、中风误汗法、中风误下法等，这些都是从"中风"这个主题来研究治法的。太阳中篇是以"伤寒"为主要内容，其中也有种种不同的治法。太阳下篇是以"风寒两伤"为主要内容，其中也有治疗风寒两伤的种种方法。阳明上篇以太阳阳明证治为主要内容，阳明中篇以正阳阳明的证治为主要内容，阳明下篇以少阳阳明的证治为主要内容。少阳篇可分正治法、传阴法、禁例法等。太阴篇分伤寒、中风、误下等法。少阴篇分风寒、误下、急下、禁例、热证、厥证等法。厥阴篇分伤寒、中风、寒证等法。钱潢强调"法"，其中贯穿了一个学术思想，即认为方有执、喻嘉言的三纲鼎立说，没有超越出"法"这个范围，因此对六经病证都可以从风、寒来分析，即使是"三阴证"也从风、寒来分析，如"厥阴"有厥阴中风、厥阴伤寒，"少阴"有少阴中风、少阴伤寒，"三阳证"就更不用说了。

钱潢的基本学术论点就是以上这么两点。一是强调"法"，有方是法，无方也是法；二是六经病证都按着伤风、伤寒、伤营的辨证来立法施治。由此可见钱潢主要的学术思想吸收了方、喻的学术见解。钱潢对《伤寒论》强调法，把仲景三阴三阳病证不同的治法掌握住了，有法就有方。

（2）尤在泾

尤在泾也强调"法"，他提出仲景在临床上经常用的不外有几种方法：一是"正治法"，二是"权变法"，三是"斡旋法"，四是"救逆法"，五是"类病法"，六是"明辨法"，七是"杂治法"。这些是尤在泾研究《伤寒论》体会出来的。

正治法，三阳三阴病证都有正治法。如太阳篇计有 178 条记录，属于太阳经本病的正治法，也不过 20 条左右，如头痛、项强、发热、恶寒，这是太阳本病的一些表现，抓住了本病，审其脉之或缓、或急（中风证脉浮缓，伤寒证脉浮紧），分辨其有汗、无汗（有汗是中风证，无汗是伤寒证），从而用不同的汗法，中风证用桂枝汤发汗，伤寒证用麻黄汤发汗。太阳病是不是就是这样单纯呢？当然不是，有的合并阳明，有的合并少阳，有的是三阳并病。于是就有了葛根汤、黄芩汤、白虎汤等治法，不同的解表法，不同的清解法。尤在泾说：中风用桂枝汤发汗，伤寒用麻黄汤发汗，合并阳明用葛根汤发汗，在阳明经用白虎汤发汗，这都是属于太阳病证的正治法范畴。

阳明的正治法，主要分为经证、腑证。"经证"又有"传经"和"自受"的不同。所谓"传经"，是从"太阳"传给"阳明"的；所谓"自受"，是外邪直中阳明本身的。哪种情况是"传经"的呢？《伤寒论》云："太阳初得病时，发其汗，汗先出不彻，因转属阳明，续自微汗出，不恶寒。"这就是传变来的。哪种又是阳明"自受"的呢？《伤寒论》云："伤寒三日，阳明脉大。"这就是阳明本经自受的。不管是"传经"的阳明病，还是"自受"的阳明病，只要是阳明腑证总是宜下、宜清、宜温，"下"用三承气汤，"清"用白虎汤，阳明病还有宜温的，如吴茱萸汤证，《伤寒论》云："食谷欲呕者，属阳明也，吴茱萸汤主之。"这是阳明伤寒，所以阳明腑证有宜温的证。尤在泾说：这就是阳明的正治法。

少阳的正治法就简单了，半表里嘛，用小柴胡汤。

总之，所谓的"正治法"，就是六经本证的治法，如太阳本证、阳明本证、少阳本证等。

权变法，什么叫"权变法"？人的体质有虚、有实，人的脏腑有阴、有阳，有的是热性体质，有的是寒性体质。风寒为病，在太阳、在阳明，不管在哪一经，每个人表现出的病变都是不一样的。还有的人有宿疾，如素有痰饮，有的人容易出汗，有的人容易出血（如流鼻血），不同的体质对伤风、伤寒的反应是不一样的。在这种情况下，是太阳病就用"麻黄汤"，或者用"桂枝汤"，不能这样简单化。《伤寒论》云："疮家虽身疼痛，不可发汗。"就是说平素容易生疮的人，其营血不足，虽然有"身痛"这样有表证表现，但不要发汗，也不能发汗，这就要用"权变法"。因此《伤寒论》太阳篇里有小建中汤证："伤寒二三日，心中悸而烦者，小建中汤主之。"有炙甘草汤证："伤寒脉结代，心动悸，炙甘草汤之。"有大小青龙证：大青龙汤证表有寒内有热，小青龙汤证是表有寒内有饮。以及桂枝麻黄各半汤证等。这都是权变法。只知道"正治"而不知道"权变"，那就不能治伤寒病。比如少阳病。少阳病用"和解法"，汗、吐、下法等，都在禁用之列，所以用"小柴胡汤"。但是少阳证兼太阳证有表邪时，要用小柴胡兼汗的办法，如柴胡桂枝汤。少阳病有兼阳明之里证时，也可以用下法，如柴胡加芒硝证、大柴胡汤证。对少阳病，从正治法来说，汗、吐、下都在禁用之列，只能用和解法，但是有了"兼证"的时候，就要权变。所以尤在泾认为：学习《伤寒论》首先要学习"正治法"，各经的主证、主方要首先掌握，其次要掌握"权变法"。

斡旋法，什么叫作斡旋法？如用桂枝汤法或者用麻黄汤法，如果都用得恰到好处，那就不会有"斡旋"的问题了。但若药力用过了或者药力不够，太过和不及，会引发"变证"。《伤寒论》里讲了很多变证，由伤寒而发黄，由伤寒而出血，出汗太过伤了阳（如真武汤证），如太阳篇里记述的四逆汤证，等等，这就要随着病的变化灵活用方了。徐灵胎也提到这个问题，方的治疗是有一定的，但病的变化是无穷的。所谓"斡旋"，就是要随病的变化，采用加减出入法用方，这叫作斡旋法。

救逆法，由于错误的治疗，造成临床上的逆证、坏证，就要用救逆法。如《伤寒论》中的结胸、痞满、协热下痢、大小陷胸，以及甘草泻心汤证、生姜泻心汤证、文蛤散证等，这些都属于救逆的范围。古人还有一种水渍法，我们现在不大用了，《伤寒论》上记载：用凉水来刺激病人，比如内有热，用大量的凉水来刺激，凉水一激，皮肤收缩，内部的热更发不出来，热积于里。如文蛤散证，热与水互结，这就要救逆。因此要搞清楚是过汗？还是误下？还是下早了？救逆法要求要知道误治的原因，才能够有效地救逆。

类病法，《伤寒论》中包括许多病种，其中有风温病、温病、风湿病、中湿病、湿温病、中暍病、霍乱病等等，而这些病开始都与伤寒病有类似的地方，都可见发热、恶寒、身痛，但是毕竟与伤寒还不同，要善于鉴别。如《伤寒论》的桂枝附子汤证："伤寒八九日，风湿相搏，身体疼烦，不能自转侧，不呕不渴，脉浮虚而涩者，桂枝附子汤主之。"这就不是寒邪问题，这是风湿问题，用桂枝汤祛风，用附子胜湿。如果不能辨别"类证"，就不知道"桂枝加附子汤"的运用。在《伤寒论》中的非伤寒证很多，有伤湿，有霍乱，有湿温，有风温，还有三篇内容放到《金匮要略》中去了，如"痓湿暍"那篇，原是《伤寒论》的第四篇，王叔和的原文是这样的。这就是"类病法"，即病的表现像伤寒病，但实际不是伤寒病。

明辨法，什么叫作"明辨法"？如阳明胃家实，属阳明本病，用"承气汤"攻下，但不是每个阳明病都这么单纯。如胃家实是"腑证"，但常兼有"经证"的表现，形成经腑相兼之证，有时还有虚实交错之证。因此，阳明病虽然宜用下法，但也会有"可下"和"不可下"的情况，即使"可下"，也还有个时机问题，还有"缓下"和"急下"的不同。总之，疾病的情况是很复杂的，所以要明辨，不辨清楚，简单从事，就会出问题。如《伤寒论》云："病人烦热，汗出则解，又如疟状，日晡所发热者，属阳明也。脉实者宜下之；脉浮虚者，宜发汗。下之与大承气汤，发汗宜桂枝汤。""烦热"有虚实之不同病机，要从脉上来辨识，脉实有力，或洪大有力，属实证，可下之。又如《伤寒论》云："阳明病脉迟，虽汗出，不恶寒者，其身必重，短气腹满而喘，有潮热者，此外欲解，可攻里也。""潮热"是里证的一种表现。《伤寒论》又云："其热不潮，未可与承气汤。"就是说"潮热"是辨别是否可下的鉴别症。实际在临床上，"潮热"不这么简单，有阳明实证的潮热，更有虚证的潮热。临床有很多低烧患者，都是潮热类型的低烧，每天下午两三点钟，或者晚上，定时来潮，实证、虚证都可见"潮热"。阳明病可以出现潮热，阴虚、阳虚的病也会出现潮热。如气虚发热，常常早晨五六点钟时低烧，有的是下午发热，有的是晚上发热，表现不一，但都是潮热的特点，这就要依据脉象来辨别虚实，靠其他的伴有症来辨别虚实，这是"明辨"的意义所在。

尤在泾认为：仲景对用药是很谨慎的。如"转矢气"的问题，《伤寒论》云："若不大便六七日，恐有燥屎，欲知之法，少与小承气汤，汤入腹中，转矢气者，此有燥屎，乃可攻之。若不转矢气者，此但初头硬，后必溏，不可攻之，攻之，必胀满不能食也。"不大便六七日，是不是阳明里急证呢？仲景用少量的承气汤来度探：若有肠鸣、矢气的表现，说明内有燥屎，那么可以攻下；若承气汤吃下去后，没有转矢气，没有这种转机，则不可攻之。不明辨"不大便"的病机，就用大承气汤，这样鲁莽地处理，在临床是会要出事故的。

阳明证，还可以从"小便"的变化来观察。《伤寒论》云："若不大便六七日，小便少者，虽不能食，但初头硬，后必溏，未定成硬，攻之必溏，须小便利，屎定硬，乃可攻之，宜大承气汤。"意思是说：若小便少，不要用下法；若小便多，才可以攻下。从小便"利"与"不利"，也可以看出大便燥结的程度。《伤寒论》中还有蜜煎导法、猪胆汁导法等。有时明明知道大便秘结了，连"调胃承气汤"都不能用，可用蜜煎导、猪胆汁等外治法。尤在泾的这个"明辨法"，特别是对"阳明证"，是有临床意义的。

杂治法，"杂治法"包括了《伤寒论》中对黄疸、蓄血症等病的治法。黄疸病，有的是余热造成的，如茵陈蒿汤证；有的是水湿引起的，如五苓散证。蓄血症，主要是诊断问题，《伤寒论》云："阳明证，其人喜忘者，必有蓄血。所以然者，本有久瘀血，故令喜忘，屎虽硬，大便反易，其色必黑，宜抵当汤下之。"喜忘、大便色黑，是蓄血症的表现。治疗蓄血症也有不同的方法，有的可"清"，有的可"下"，有的可"散"。

尤在泾在他的《伤寒贯珠集》中，突出地反映了以上这些学术思想。《伤寒贯珠集》中主要是以上几方面的内容，而且还不限于提到的这些"法"，特别是在少阴、厥阴两篇中，他总结了更多的治法。当然这只是尤在泾的理解和体会，在对仲景条文的理解方面，还是很有启发性的，所以后人也欣赏他的这种方法。唐大烈（笠三）在《吴医汇讲》中，对尤在泾有这样的评价："喻氏之书，脍炙人口，然以尤在泾先生《贯珠集》较之，则又迳庭矣。"意思是说喻嘉言先生的理论很高，文章也写得不错，他的《尚论篇》

任启林 医学全集

脍炙人口，都认为这个书很好，但读过尤在泾的《贯珠集》后，又觉得《贯珠集》不比《尚论篇》差，而且大相径庭。的确，《贯珠集》与《尚论篇》在学术思想的某些方面几乎是对立的。例如，喻嘉言提倡风伤卫、寒伤营，尤在泾认为不是那样绝对。尤在泾则认为：寒之浅者何尝不伤于卫，风之甚者也可并及于营，卫之实者风亦难泄，卫之虚者寒亦不固。他认为，《伤寒论》讲辨证关键，不在区别"风伤卫"，还是"寒伤营"，"但当分病证之有汗无汗，以严麻黄桂枝之辨，不必执营卫之孰虚孰实，以证伤寒中风之殊。"（《伤寒贯珠集》）意思是说，只从空洞的理论去辨伤营、伤卫，其意义不大，要依据病人实际的表现来辨虚实，指导用药才有意义。

综上所述，钱潢强调"法"，尤在泾也是强调"法"，钱潢对治法的总结不如尤在泾的详细，钱潢还没有打破"风伤卫、寒伤营"的框框，两相比较，尤在泾的"法"要系统得多，他完全突破了"风伤卫、寒伤营"的框框。

3. 分经审证

（1）陈修园

关于陈修园，前面已经讲过了，这里就不重复了，主要是他的《伤寒医诀串解》，也在前面介绍过了，在那里举了一个例子，即陈修园把《伤寒论》太阳篇分成太阳经证、太阳腑证、太阳变证、太阳治法，几个方面的归纳，讲义中详细地介绍了他对三阴经、三阳经都是这样总结的，也属分经审证者。

（2）包诚

包诚，又叫包兴言，采用"分经审证"的方法来研究《伤寒论》。如"太阳篇"分成太阳本病、太阳兼病、太阳阳盛入腑、太阳阴盛入脏、太阳坏病、太阳不治证等，与陈修园的分析方法略有不同。如太阳中风证（桂枝汤证）、太阳伤寒证（麻黄汤证），这都是太阳本病。太阳兼病，有桂枝麻黄各半汤证、柴胡桂枝汤证、桂枝二麻黄一汤证等。如大青龙汤证，外有寒内有热，这是阳热盛而入腑的表现，属太阳阳盛入腑证。如阳虚而阴盛入脏，是太阳阴盛入脏证。对太阳坏病，即如仲景提出"知犯何逆，随证治之"。太阳不治证，如"结胸证，其脉浮大者，不可下，下之则死"。太阳篇的"不治证"不是太多，三阴经里少阴、厥阴的"不治证"比较多。包兴言的方法实际是分本病、兼病、变证。"变证"中有阳盛入腑证、阴盛入脏证、坏证、不治证等。

包兴言所著《伤寒审证表》，在研究《伤寒论》的著作中，是仅有的用表格形式表达的文献，没有任何注解，只有一卷。

四、伤寒学派小结

伤寒学派基本就是这样三大派，倡言错简一派、维护旧论一派、辨证论治一派。辨证论治流派中，有以方类证、按法类证、分经审证的不同，基本就是这些内容。现在能够有文献可考的伤寒诸家，总计有460多人，辨证论治流派的学者较多。

在明代以前，有不少研究《伤寒论》而很有成就的大家，但是没有形成学派，还没有彼此之间交锋的现象。自明代以后，开始形成学派，有了不同的看法，而且彼此之间在学术思想上有了交锋。在辨证论治流派中，学术观点也还不完全一样。再明确一点，即在宋代以前，只是研究伤寒病，不是研究《伤寒论》，包括张仲景本人也是研究伤寒病的，一直到唐以后，才逐渐出现研究《伤寒论》的医家。

五、伤寒学派诸家医案

（一）许叔微医案

这几个病案都是从许叔微的《普济本事方》中选出来的。

1. 桂枝麻黄各半汤证医案

【原文】尝记一亲戚病伤寒，身热、头疼、无汗，大便不通已四五日。予讯问之，见医者治大黄、朴硝等欲下之。予曰：子姑少待，予为视之。脉浮缓，卧密室中，自称甚恶风。予曰：表证如此，虽大便不通数日，腹又不胀，别无所苦，何遽便下？大抵仲景法，须表证罢方可下，不尔，邪乘虚入，不为结胸，必为热利也。予作桂枝麻黄各半汤与之，继以小柴胡，漐漐汗出，大便亦通而解。仲景云：凡伤寒之病，多从风寒得之，始表中风寒，入里则不消矣。拟欲攻之，当先解表，乃可下之。若表已解而内不消，大满大实坚，有燥屎自可徐下之，虽四五日不能为祸也。若不宜下而便攻之，内虚邪入，协热遂利，烦躁诸变，不可胜数，轻者困笃，重者必死矣。大抵风寒入里不消，必有燥屎，或大便坚秘。须是脉不浮，不恶风，表证罢，乃可下。故大便不通，虽四五日不能为害。若不顾表而便下之，遂为协热利也。（《普济本事方》）

许叔微的一亲戚病伤寒，临床表现为身热、头痛、无汗，大便不通已四五天了。许叔微看到有医生处方，大概是"承气汤"一类的方子，因为大便不通已经四五天了，想用"承气汤"来下之。于是他告诉病家稍等，暂时不忙着抓药，再仔细地看一看病人的情况。诊得脉搏浮缓，病人还有一个突出的表现，即卧室门窗紧闭，但病人还自称"怕风"。脉浮缓、恶风，这在《伤寒论》中应该是什么证？他认为：表证如此。"浮缓脉"是桂枝汤证的脉，身热、头痛、恶风，这是表证的表现，而且这个"恶风"还很明显，不是见风则恶，而是在密室之中还"恶风"，这是很典型的、很明显的表证。虽大便不通有四五天了，但腹并不胀，病人没有这个感觉，又没有其他表现，诸如"谵语"等，只是个"大便不通"，他认为如真是里实已成，应该有脉洪大、口渴、腹胀满，甚者还有"谵语"等表现。这个病人仅仅是个不大便四五日，别无所苦，为什么就凭这一点就用大黄、朴硝来"下"呢？

许叔微认为，大抵仲景治伤寒病的方法，须表证罢方可下，这是治外感病的基本原则。有表里同病者，一定要表证解除了，里证还在的情况下，那才可下。假使不按照这个原则进行治疗，就会造成邪乘虚而入的局面。只要表证还存在，尽管不是"十分"的表证，或者有"八分""六分"的表证，只要有表证存在，如果用下法治疗，表邪就会随着泻下药由表入里，这就是"误下"。误下的结果不成"结胸"，就成"热利"。正如《伤寒论》云："太阳病，外证未除而数下之，遂协热而利。利下不止，心下痞硬，表里不解者，桂枝人参汤主之。"所谓"陷胸汤证"往往是由于"下"早了，热邪陷于胸而造成的。热邪陷于上则为"结胸"，热邪陷于下则为"协热利"。如果"协热利"而见"心下痞硬"者，那就是"桂枝人参汤证"。桂枝人参汤是表里两救的方子，桂枝汤救表，人参汤救里。这些议论，说明表里同病，肯定要先解表，后攻里，这是《伤寒论》制定的一个治疗原则。

这个病人的表证还在，因此不能用下法，于是许叔微用"桂枝麻黄各半汤"，再服"小柴胡汤"。服药后，病人持续地、轻微地出了点汗，大便也通了。这里我们就要考虑了，这个病是"桂枝麻黄各半汤证"吗？我看不是。《伤寒论》太阳篇第 23 条云："太阳病，得之八九日，如疟状，发热恶寒，热多寒少，其人不呕，清便欲自可，一日二三度发，脉微缓者，为欲愈也。脉微而恶寒者，此阴阳俱虚，不可更发汗、更下、更吐也。面色反有热色者，未欲解也，以其不能得小汗出，身必痒，宜桂枝麻黄各半汤。"这是桂枝麻黄各半汤证，就是说大小便是正常的，发热恶寒、热多寒少、不呕。但是这个病人并非有这些表现，那么为什么还要用"桂枝麻黄各半汤"呢？怎样解释？这里告诉我们，学习《伤寒论》，要从基本精神上来掌握方子的用法。"身必痒"一般认为这是"桂枝麻黄各半汤证"的主要症状，而这个病人没有"身必痒"的表现，而"脉微而恶寒"是关键。"脉微"就是"脉微缓"，这里说的"阴阳俱虚"是指表里两虚，而"脉微"是里虚的脉象，在密室之中还"恶风"（无风自恶是虚证的现象），是"表虚"的现象，这就是"阴阳俱虚"，符合"桂枝麻黄各半汤证"表里俱虚的病机。表里两虚即不能"汗"，也不能"下"，更不能"吐"，汗、吐、下均为禁例，所以就用"各半汤"小发汗以除表邪。依据《伤寒论》条文，从这个病人的临床表现来看，没有"桂枝麻黄各半汤证"的典型表现，但是从病机来看，符合"桂枝麻黄各半汤证"表里俱虚的病机，所以先用"桂枝麻黄各半汤"来解表，继而再用"小柴胡汤"和解表里，表里疏通了，不仅漐漐汗出，大便也通畅了。

一般临床上的经验，服用"小柴胡汤"并不发汗，而这个病人却出汗了；"小柴胡汤"也无泻下作用，而这个病人服用了"小柴胡汤"后大便也通畅了；如果病邪居于高位，在胸膈、中焦以上，服用"小柴胡汤"还可能有"吐"的表现。我们把这种现象叫作"潜然而解"，小柴胡汤和解表里，表里之气通了，人身的营卫之气通畅运行了，该汗就汗，该下就下，该吐则吐，无可吐的，无可下的，无可汗的就潜然而解了。这就是小柴汤和解表里的妙处所在，大家多用一段时间就可以有这样的体会了。

仲景说："凡伤寒之病，多从风寒得之，始表中风寒，入里则不消矣。

……拟欲攻之，当先解表，乃可下之。……若表已解，而内不消，大满大坚，实有燥屎，自可徐下之。"许叔微认为，根据仲景提出的这个治疗原则，即使是大满、大坚，"有燥屎"的实证，下法也要慎重，只可"徐下"，攻之不当，正气一伤，外邪随之而入，就要成"协热利"。凡是外感病，从表而入的病，总是要先解表后攻里，这是原则。《伤寒论》有关"缓下"的论述，如先用"小承气"，假如腹中"转矢气"了，又可以第二次服用"小承气"。仲景这里的用意，就是主张不要猛攻，下法要谨慎，这个精神在《伤寒例》中有所体现。总之要先解表后攻里，攻里也还要有步骤的攻，不能一上来就用"大承气汤"，否则，轻者转重，重者转危。

学习了这个病案，体会有三点。

第一，本案例的要点表现在病人"不大便四五日"，这是很容易误导医生的紧要之处。这个病人虽"不大便四五日"，但没有"燥屎"的表现，腹不胀、不满，也不痛，脉象浮缓。如是里证，脉就不会浮，更不会出现"恶风"。在这种情况下，尽管有点里邪（不大便四五日），但是表证还在，不慎重而用下法，表邪会随下药而入里，变成协热利。

第二，凡是治伤寒病，或治外感六淫的病，只要有一分表证，对这分表证就要认真对待，不能因表证轻就忽略了，有几分表证就要先解几分表证，这是原则问题，治伤寒如此，治伤风如此，治伤燥等证都如此，只要是有外感邪气存在，先解表，后攻里，或者表里两解。

第三，这个病人没有"桂枝麻黄各半汤证"的典型表现，但是确有"桂枝汤证"的脉（"浮缓脉"是桂枝汤的主脉），也有"麻黄汤证"的症（身热、恶风、无汗，是麻黄汤的主症），所以用了"桂枝麻黄各半汤"。这个案例启发我们要灵活应用经方的关键在于用"法"，桂枝麻黄各半汤证是阴阳俱虚，不可更发汗、更吐、更下，是表里两虚证，"桂枝麻黄各半汤"是轻度发汗剂，风寒两解。至于说用这个方子来治"身痒"，也是表里两虚的身痒，表邪还残留卫分的表现。痛症与痒症的分别，"痛"症多见于实证，"痒"症基本属于虚证。

2. 抵当丸证医案

【原文】有人病伤寒七八日，脉微而沉，身黄，发狂，小腹胀满，脐下冷，小便利。予曰：仲景云：太阳病，身黄，脉沉结，小腹硬，小便不利者，为无血也；小便自利，其人如狂者，血证谛也。遂投以抵当丸，下黑血数升，狂止，得汗解。经云：血在上则忘，在下则狂。太阳膀胱，随经而蓄于膀胱，故脐下膨胀；由阑门渗入大肠，若大便黑者，此其症也。（《普济本事方》）

有人病伤寒七八日，脉微而沉、身黄、发狂、小腹胀满、脐下冷、小便利，这些症状是什么证呢？《伤寒论》第125条云："太阳病，身黄脉沉结，少腹硬，小便不利者，为无血也；小便自利，其人如狂者，血证谛也，抵当汤主之。"许叔微遂投以"抵当丸"（抵当汤、抵当丸只是剂型不同），服药后下血便，发狂终止，出了点汗病就好了。这是瘀血证，瘀血在上表现为"健忘"，瘀血在下表现为"发狂"。许叔微认为，血随经而蓄于膀胱，故脐下膨胀，瘀血渗入大肠，所以大便黑。这是他的诊断和病机分析。

我们讨论一下《伤寒论》第125条抵当汤证。有个问题要搞清楚，"水积"与"血积"该如何区别？水积症、血积症，都是膀胱的病，"水积症"属膀胱病容易理解，"血积症"为什么说也是膀胱的病呢？这要从太阳经脉说起，太阳经是少气多血之经，阳明经是多血多气之经，少阳经是多气少血之经。《伤寒论》太阳篇有几个蓄血症，就是血积于血室之故，不要把这个"血室"理解为是"胞宫"，这里所说的"血室"男女都有。依据《伤寒论》中，太阳腑证包括蓄血症、蓄水症来看，古人有"血室"存在于膀胱之中的概念，所以太阳证中的积水、积血，都是属于膀胱经的病。水积、血积，都可以出现"小腹胀满"的症状，如何分辨呢？要从小便利与不利来分辨，"小便利"是血积，"小便不利"是水积。"太阳病，身黄，脉沉结，小腹硬，小便不利者，为无血也"，这个"无血"就是说不是蓄血症，不是血瘀证，病不在血分，而是在水分。对这种脉沉结、小腹硬、小便不利，又是"无血"之证，应该用"茵陈五苓散"来治疗。如果身黄、小便利、发狂，说明这个热与气分无关，这是蓄血症的发黄。蓄血引起的发狂，是"抵当汤证"，要用水蛭、虻虫、大黄、桃仁等去破瘀血、攻血。抵当汤何意？"抵"就是抵御，"当"就是当住，抵拒当御的意思，直白地说就是攻瘀血。这就是太阳蓄水、太阳蓄血，所谓抵当汤证，就是太阳膀胱经的蓄血症。

3. 小柴胡汤证医案

【原文】记有人患伤寒五六日，头汗出，自颈以下无汗，手足冷，心下

4104

痞闷，大便秘结，或者见四肢冷，又汗出满闷，以为阴证。予诊其脉，沉而紧。予曰：此证诚可疑，然大便秘结，非虚结也，安得为阴？虽脉沉紧为少阴证，然多是自利，未有秘结者。予谓此证半在里半在表也，投以小柴胡汤得愈。（《普济本事方》）

有人患伤寒五六天了，临床表现是：但头汗出（自颈下就无汗了，要考虑这是什么问题）、手足冷、心下痞闷、大便秘结，或见四肢冷。有的大夫见四肢冷，手脚冷，头上出汗，心下满闷，认为是阴证。许叔微诊得病人脉象沉紧，认为这不是阴证，大便秘结，但不是虚秘（大便秘结，有实秘、虚秘、寒秘、热秘的区别），怎么能说是"阴证"呢？虽然脉沉紧多见于少阴证，然少阴证多有"自利"，未有"秘结"者。许叔微分析说，如果是少阴阴寒证，那么少阴阳虚可多见自利，而这个病人心下痞闷、大便秘结，因此他诊断是"半里半表证"，投以小柴胡汤。许叔微的这个诊断是根据《伤寒论》第148条来判断的，《伤寒论》148条主要是讲少阳病有很像少阴病的时候，对二证进行了比较，要辨清究竟是"少阳证"还是"少阴证"，这是《伤寒论》第148条文献的精神。

有一点要注意，"脉沉紧为少阴证"，在《伤寒论》上找不出根据，只能这样理解：脉沉主里，脉紧为寒，里寒、阴寒，三阴之证可因阴寒邪气盛。脉沉紧可能是少阴的阴寒盛，但不能说"脉沉紧为少阴证"，《伤寒论》云："少阴之为病，脉微细，但欲寐。""脉微细"才是少阴证的主脉。

"伤寒五六日"这是一种提示，伤寒病的传变规律是：一太阳，二阳明，三少阳，四太阴，五少阴，六厥阴。因此"伤寒五六日"是病邪传里的提示。但是在这个阶段还有"头汗出""恶寒"的表现，说明五六日后邪并没有入里，表邪还在。"头汗出"为什么是表邪尚在的表现呢？这是因为，从三阴、三阳经脉循行来看，三阳经脉都上头，三阴经脉都不上头，只有厥阴有个分支的支脉入于巅顶。所以临床上辨"头痛"，病位多在三阳经，很少辨少阴头痛症，少阴头痛症、厥阴头痛症，临床上是绝少见的。

手足冷、心下满、口不欲食、大便硬、脉细者，是邪气结于里的表现，许叔微诊断为"此为阳微结"，"微结"就是邪虽然入里了，但是邪气轻微结于里。所谓"必有表"，就是指伤寒五六日、头汗出、微恶寒来讲的；所谓"复有里"，就是指心下满、口不欲食、大便硬、脉细来讲的。假使病邪完全入于里，那叫纯阴结，那就不应该还有外症，未必还会"头汗出"。这个证是有表有里证，虽然病人脉象沉紧，但是不能按照少阴证看待。为什么？《伤寒论》云："脉虽沉紧，不得为少阴病，所以然者，阴不得有汗，今头汗出，故知非少阴也，可与小柴胡汤。设不了了者，得屎而解。"这就是半表半里证，所以用"小柴胡汤"，如果用"小柴胡汤"后，病人病情不缓解，就要考虑用"大柴胡汤"，大便通了，病基本就可以好了。也就是说这个病有两个转归：病轻者，小柴胡汤完全可以解决问题；病重者，需得屎而解，可以考虑用大柴胡。

"脉沉紧"用小柴胡汤，在《伤寒论》中是可以找到根据的，第266条云："本太阳病不解，转入少阳者，胁下硬满，干呕不能食，往来寒热，尚未吐下，脉沉紧者，与小柴胡汤。"许叔微根据半表半里的辨证，使用的"小柴胡汤"来达表和里，取得药到病除的效果。

还是要强调，根据《伤寒论》第266条，不能说"脉沉紧为少阴证"，"脉沉紧"是小柴胡汤证，所以许叔微的这种提法不太合适，但他的用法是正确的，他辨出这个病人是少阳证，不是少阴证。像这种表里两病者，一个是用和解法用"小柴胡汤"，还可以先解表，后清里，但不能先攻里后解表，不能这样做。这是治疗表里两病的基本精神，这是要求大家要掌握的。

许叔微的这几个病案，对于我们复习《伤寒论》很有帮助，讲义中我对《伤寒论》第148条文献做了分析，大家要找时间看一看。

（二）喻嘉言医案

《寓意草》是喻嘉言的医案专著，在中医医案中算是较好的文献。

1. 误药治验

【原文】吉长乃室，新秋病洒淅恶寒，寒已发热，渐生咳嗽，然病未甚，服表散药不愈。休日瘦羸，延至初冬，饮以参术补剂，转觉厌厌欲绝，食饮不思，有咳无声，泻利不止，危在旦暮。医者议以人参五钱，附子三钱，加入姜、桂、白术之属，作一剂服，以止泻补虚，而收背水之捷。吉长彷徨无措，延仆诊毕。……谓曰：是病总系误药所致。始先皮毛间洒淅恶寒发热，肺金为时令之燥所伤也，用表散已为非法。至用参术补之，则肺气闭锢，而咳嗽之声不扬，胸腹饱胀，不思食饮，肺中之热无处可宣，急奔大肠，食入则不待运化而直出，食不入，则肠中之垢污亦随气奔而出，是以泻利无休也。今以润肺之药兼润其肠，则源流俱清，寒热、咳嗽、泄泻，一齐俱止矣。但取药四剂，服之必安，不足虑也。方用黄芩、地骨皮、甘草、杏仁、阿胶。初进一剂，泻即少止，四剂毕，而寒热俱除，再数剂，而咳嗽俱全愈矣。（《寓意草》）

"乃室"就是"妻子"，吉长的妻子，在初秋天气（农历七月间），病洒淅恶寒，后发热，逐渐有点咳嗽，与一般的表证差不多。但是服解表药毫无效果，而且病情还一天天地加重了，一天天地消瘦，病情延至初冬（农历九月间）。于是吃了些参术类的补剂，越补病情越重，直到奄奄一息了，精神极度萎靡，讲话都觉得很费力了，声哑，咳无声，泻利不止，又一派内伤的样子，朝不保夕了。医生还商量着用更大剂量参附汤，配合姜桂白术之类温中的药，想通过峻补的办法最后一搏。吴吉长彷徨无措，从七月到九月，吃了不少的参术补剂，并没有解决问题。在此情况下他请来喻嘉言诊治。喻嘉言诊察病情后认为，"是病总由误药所致"，意思是此属"坏证"，错在什么地方呢？始先皮毛间洒淅恶寒发热，这不是一般的外感，这是肺金为时令之燥所伤，并非外感风寒，这是秋燥证。肺主皮毛嘛，肺上的燥气盛，燥气伤于皮毛，所以会恶寒、发热；燥气入于肺，肺气失去清肃，所以要咳嗽，这是伤于燥的咳嗽。伤寒咳嗽、伤风咳嗽、伤燥咳嗽，表现是不一样的，脉象、舌苔都不同。燥气多伤津，或者咳嗽痰少，或者痰不易排出，或痰黏稠，与"小青龙汤证"是不一样的。秋燥证，"恶寒"是比较轻的。燥证的"发热"，与伤寒的"发热"又不一样，伤寒的"发热"，身上好像有汗又像无汗，燥气的"发热"就不是这样了，干烧，温度不是太高，皮肤感觉非常干燥，舌苔津少，甚至鼻腔也感觉干燥，脉象细数。以上这些是燥气伤人的特征。《温病条辨》云："秋感燥气，右脉数大，伤手太阴气分者，桑杏汤主之。"像这种初秋伤燥的外感，一般常用两个方子，"桑杏汤"或者"桑菊饮"，用辛凉甘润、凉润微降的办法治疗。这个病例开始用发表药不愈，看得出不是当燥证治的，而是当一般风寒外感治了，所以越是发表越是伤津，燥气就要化热。对这个病例来说，不仅麻、桂不能用，甚至于"杏苏散"都不能用，因为"杏苏散"也是辛温剂，看来医生一上手就出现了辨证错误。

这个病人一天天瘦下去，又用参术来补，这就一错再错了。为什么呢？本有燥邪在肺，又用参术补剂，燥热不散而闭锢于肺中。"闭锢"是邪无出路的意思，以至于咳嗽之声不扬，肺以清虚为用，肺越是清虚，人的声音越是清亮，燥气实于肺，失掉了清虚环境，肺气逆而燥热之邪实于肺，所以就咳不出声了。由于燥热之邪气犯肺，肺不肃降，影响了中焦，于是胸腹饱胀、饮食不下。肺中之热无处可宣，拖了三四个月，燥邪找不到一条出路，影响到大肠（肺与大肠相表里），所以又出现腹泻，关键是外来之燥邪没有找到出路。该病是在得病初期，没有认清病邪性质，没有及时使用辛凉甘润法，这是一错；病邪实于内而影响到中焦，又误认为是虚证，又错误地使用补法，这是错上加错。

这个病属秋燥伤肺气分热实证，燥热滞于气分，肺气不清肃，影响到胃，影响到大肠。喻嘉言用润肺兼润肠之药治疗，于是"源流俱清"，"肺"是源，"肠"是流。只要肺清肃了，燥邪就有出路了，恶寒、发热、咳嗽、腹泻随之而愈，关键在于"润燥"。不要看这个病人的病情表现严重，如食欲差、人消瘦、咳嗽声哑，但是查明原因，对证用方，问题就解决了。所用方药，黄芩、地骨皮、甘草、杏仁、阿胶等，这是润燥泻热的方子，杏仁、阿胶润燥，黄芩、地骨皮、甘草这是清热药。燥气的特点是伤津，所以不能用大量的苦寒药，这里只有"黄芩"一味药是苦味，而大量是润剂，因为燥已经化热，有燥、有热，所以还是要用点"黄芩"。这个方子是药到病除，"再数剂，而咳嗽俱全愈矣。"

解释一下"咳嗽无声"。久咳，或慢性咳嗽，才会见到咳无声，这是虚劳病中预后很不好的表现，老百姓叫"鸭青劳"，咳嗽的声音像鸭子的声音，是脾肺之气厥的现象，但是喻嘉言没有把这个"咳嗽无声"判断成为劳证，前面医生用参术补剂就是将此病当作虚劳来治了。

这个误治案，提示在入秋后治外感病，要考虑到"燥气"的可能性。这个案例还告诉我们，尽管是外感这样看似很简单的病，也可以造成严重的后果，不要忽视外感问题。秋燥外感，桑杏汤、桑菊饮都可以用。如果"恶寒"不那么十分严重，只是咳嗽，那就用吴鞠通的"沙参麦冬汤"。这三个方子，都是治秋燥初期的好方子。

治燥病是喻嘉言的一个特长，如"清燥救肺汤"就是他创制的方子，他有篇《秋燥论》，主要论点是，"燥"有凉燥、热燥的区分。

2. 痞块危证治验

【原文】袁聚东，年二十岁，生痞块，卧床数月，无医不投。日进化坚削痞之药，渐至枯瘁肉脱，面黧发卷，殆无生理。买舟载往郡中就医，因虑不能生还而止。然尚医巫日费，余至则家计已罄，姑请一诊，以决生死远近耳，无他望也。余诊时，先视其块，自少腹至脐旁，分为三歧，皆坚硬如石，以手扪之，痛不可忍，其脉止两尺洪盛，余微细。谓曰：是病由见块医块，不究其源而误治也。初起时，块必不坚，以峻猛药攻之，至真气内乱，转护邪气为害，如人厮打，扭结一团，旁无解散，故逆紧不放，其实全是空气聚成，非如女子冲任血海之地，其月经凝而不行，结成血块之比。观两尺脉洪盛，明明是少阴肾经之气传于膀胱，膀胱之气本可传于前后二便而出，误以破血之药兼破其气，其气遂不能转运，而结为石块，以手摩触则愈痛，情况大露，若是血块，得手则何痛之有？此病本一剂可瘳，但数月误治，从上至下，无病之地，亦先受伤。始用补中药一剂，以通中下之气，然后用大剂药内收肾气，外散膀胱之气，以解其相厮相结。约计三剂，可瘁愈也。于是先以理中汤，少加附子五分，服一剂，块已减十之三。再用桂附药一剂，腹中气响甚喧，顷之，三块一时顿没，咸友共骇为神。再服一剂，果然全愈。调摄月余，肌肉复生，面转明润。堆云之发，才剩数茎而已，每遇天气阴寒，必用重裀厚被盖覆，不敢起身。余谓病根尚在，盖以肾气之收藏未固，膀胱之气化未旺，兼之年少新婚，倘犯忌房室，其块复作，仍为后日之累，更用补肾药加入桂附，而多用河车为丸，取其以胞补胞，而助膀胱之化源也。服之竟不畏寒，腰围亦大，而体加充盛。（《寓意草》）

这是个20岁的年轻人，患生痞块，卧床数月，相继请了不少的大夫来治疗。"痞块"与"痞满"这是两个概念。"痞满"是泻心汤证，是无形之邪入于里，陷于胸中，陷于心下；"痞块"是有形之邪。古人把"痞块"看作一种病，而"痞满"是个症状。"痞块"属于积聚病的范围，《金匮要略方论·五脏风寒积聚》有此病的记载。"气积"可以成痞块，"血积"可以成痞块，"饮食积"可以成痞块，特别是"痰"，也可以成痞块。"痞块"摸得着，坚硬，或大，或小，或痛，气、血、痰、湿都可以是其病因。

　　这个病人自得病以来都服用了些什么药呢？总不离化坚、削痞之药，都是攻法，以至枯瘁肉脱，人越是虚弱、憔悴、消瘦、面黧、发卷，这是少阴阳气大伤的表现，病情危重。家人想把病人送到大地方去治疗，又怕死在路上，认为已经是医不好了，于是请到喻嘉言，看看病人还能活几天。喻嘉言先看了病人痞块，少腹中间能摸得到，脐两旁也摸得着，痞块坚硬如石，疼痛拒按，脉搏两尺洪盛有力，其余部脉微细。把脉、症联系起分析，他说："是病由见块医块，不究其源而误治也。"诊断为"误治"，认为前面的医生看到是个痞块，就用化坚、消痞之药，没有究其根源，没有细辨虚实？痞块在哪一经？在气分还是在血分？不是所有的痞块都应该用攻下之法。

　　喻嘉言认为这个痞块初起时必不坚，由于峻猛药的一再攻坚，痞块没攻动，正气受损，真气内乱，于是正气与邪气纠结不清，于是痞块坚硬如石，这是攻下药造成的后果。从痞块的部位来看，位于脐旁，在少腹，如果是女人，可以考虑是"血海"问题，在男人，这只是个"气分"的病变，所以他判断这个痞块是在气分，而不是在血分，两尺脉洪盛，也支持病在气分不在血分的判断。这个"气"指的什么气呢？他认为是肾气、膀胱之气，两尺脉洪盛嘛，伤了少阴肾气。但是他说："以手摩触则愈痛，情况大露，若是血块，得手则何痛之有？"这个说法未免有些偏面了，认为"气块"痛，"血块"不痛，在临床上血块同样会痛，而且"血块"的疼痛带有刺痛的特点。

　　分析这个案例，从两手尺脉洪盛，结合痞块的部位，判断病位在少阴肾，这个诊断基本是对的，究竟是在血分？在气分？还要参考其他的症状来考虑。如果在气分，坚硬程度没有血块或者痰湿块那样坚硬；气分的痞块还有真癥、假癥的区别，真癥的块不移动，假癥的块是可移动的，只是移动的程度或大、或小而已；气分的痞块疼痛，有时痛，有时不痛。临床上辨别痞块，还不止辨在气分、在血分，痰的痞块也很多见。如果是痰积疼痛，用暖水袋去敷不会有反应，如果是虚寒积聚的疼痛，用暖水袋去敷，就会感觉缓解。因此痞块在气、在血，还是在痰？要从客观表现才能断定，他这里交代得不够细致。

　　喻嘉言判断这个病人的痞块在气分，此病本一剂可瘳，但数月误治，邪气还在，而正气大伤，治疗就困难了。开始用"补中汤"，因为"补中汤"有升散作用，把清气升上去，以通中下之气，痞结总是有不通的问题。这种用药的方法是值得学习的，"通"而不是"攻"，使中下之间正气能够上下畅通，可以逐渐驱逐邪气。然后用大量温肾的药，补少阴肾气，内收肾气，固肾气，使肾的阳气崛起，能够通于膀胱，邪气就有出路了。这是从"少阴"到"太阳"的思路，把少阴的阳气恢复起来，使它能够通于太阳膀胱。这样三剂药下去，痞块缩小了，再用桂附药一剂，腹中有肠鸣音了，最终少腹脐旁三个痞块消散了。证明这个痞块是在气分，是气积，不是其他有形的东西，喻嘉言的判断是正确的。

亲戚朋友惊诧不已，真神药也！四付药，痞块就消了，再服一剂全愈，调摄月余，肌肉慢慢长起来了，脸色也转明润，只是大病以后，头发稀得都快掉光了。这个病看来是阳气虚的气积证，攻伐后阳气越虚，阴邪越盛，用扶阳的方法，把这个病治愈了。

此病人还有一个情况，天一变凉，就感觉特别的冷，重袵厚被也不敢起身。喻嘉言认为病根尚在，这个病根就是"阳虚"，肾阳虚太阳膀胱之气不能固于体表，所以天气一变凉，就感觉特别冷。病人20岁，还要注意节制性生活，肾阳固不起来的话，痞块还有复发的可能。"更用补肾药加入桂附"，应该是张景岳的右归丸、金匮肾气丸之类，用"紫河车"为丸，这是温肾阳嘛。为什么要用"紫河车"为丸呢？膀胱太阳之气弱，膀胱是"胞"，紫河车也是"胞"，即以血肉之品来滋补肾阳，滋补膀胱的阳气。服后，竟不畏寒，一天天的身体也壮实起来了。

这个痞块症，除了尺部的脉洪盛而外，其他的脉都是微细的，很明显这是个虚实夹杂证，"虚"是主要方面，肾阳虚是这个病的基础。但有的大夫不辨证，不考虑病人的体质，看到痞块就去攻，就像现在动不动都用活血化瘀法，都是"血瘀证"吗？还是要辨证嘛。所以这个案例告诉我们，看上去是个实证病，其本质是个虚证，治病求本嘛。这个案例有几个地方，要很好地去体会。

3. 两腰偻废治验

【原文】张令施乃弟，伤寒坏证，两腰偻废，卧床彻夜痛叫，百治不效。求诊于余，其脉亦平顺无恙，其痛则比前大减。余曰：病非死证，但恐成废人矣。此证之可以转移处，全在痛如刀刺，尚有邪正互争之象；若全然不痛，则邪正混为一家，相安于无事矣。今痛觉大减，实有可虑，宜速治之。病者曰：此身既废，命安从活，不如速死。余戄额欲为救全，而无治法，谛思良久，谓热邪深入两腰，血脉久痹，不能复出，只有攻散一法。而邪入既久，正气全虚，攻之必不应，乃以桃仁承气汤多加肉桂附子二大剂与服。服后即能强起，再仿前意为丸，服至旬余全安。此非昔人之已试，乃一时之权宜也，然有自来矣。仲景于结胸证，有附子泻心汤一法，则是附子与大黄同用，但在上之证气多，故以此法泻心；然则，在下之证血多，独不可仿其意，而合桃仁、肉桂，以散腰间之血结乎？（《寓意草》）

张令施的弟弟，患伤寒坏证，两腰偻废，"偻"是弯而不直，"废"是不能转动，即腰部活动受限了，而且伴有疼痛，痛得彻夜睡不好觉。百治不效，找到喻嘉言，诊其脉，脉象正常，痛了一段时间以后就不怎么痛了。喻嘉言判断这个病不简单，而且预后不好，恐怕会残废。他认为疼痛越厉害，越可能有转机，如果不太痛了，倒可怕了。为什么呢？他认为这种疼痛是邪正相争的表现，反映这个人有抵抗力。这与发烧一样，发烧也是人抵抗外邪的反应，有些阳虚、气虚的人，感冒就是不发烧，如一些老年人感冒就不容易发热，说明抵抗力太弱。疼痛也是这样，若全然不痛，则邪正纠缠在一起而相安无事，这就可怕了。所以疼痛大减，实有可虑，要抓紧治疗。

病人说，要是残废了，还不如死了痛快，这是病人求喻嘉言，不要让自己残废。喻嘉言反复地思考着治疗的方法，最后的结论是，只有"攻散"一法。为什么呢？病人腰痛不能活动，这是太阳的热邪、表邪陷入于里，热邪深入两腰，因为太阳与少阴相表里，腰为肾之府嘛。太阳之邪没有从太阳经解，这多是误治的结果，太阳的热邪直入少阴，热邪痹结于少阴经脉之中出不来。如何攻呢？阳邪入于阴分，正气大伤，攻邪会伤正气，需要掌握攻的火候。他用"桃仁承气汤"来攻，用肉桂、附子来扶少阴之阳，是攻补兼施之法，以攻邪不伤正。病人服用两剂后，勉强能够起得来了，腰能够动一动了，再仿前意为丸。看来这个办法还行得通，攻补兼施，既扶少阴之阳的正气，又用桃仁承气攻陷入于里的热邪。桃仁承气加桂附做成丸药，吃了10多天。古人对急病都是用汤药、散药，如果一个方子需要持续用，或者是慢性病，就要用丸药，丸药的持续性强，可以缓缓地、不断地发挥作用。这样，把这个病治好了。

喻嘉言分析认为，仲景于结胸证，有"附子泻心汤"一法（他这话不完全对，《伤寒论》云："心下痞而复恶寒，汗出者，附子泻心汤主之。""泻心汤"都不是治疗"结胸"的，是治疗"心下痞"的，结胸与痞证有虚实之分，痞证基本是虚证，结胸基本是实证，结胸证是陷胸汤证，痞证才是泻心汤证），"附子泻心汤"是邪热痞积于心下，症见恶寒、汗出，这是阳虚，所以才用"附子"。"附子泻心汤"有黄连、黄芩、大黄加附子，仲景可以把"附子"与"泻心汤"同用，即攻补兼施，"三黄泻心汤"是攻去邪气，而"附子"是补阳气。在上之证多为气分，所以仲景可以用"泻心法"。而在下之证多血分、阴分，两腰偻废，是下焦的问题，喻氏按照仲景"泻心汤"的方法，用肉桂、附子配合"桃仁承气"，以散腰间之血积。

这个案例看来是由于太阳阳气受伤，热积于肾之府的证候。因为热邪积于肾之府，所以两腰偻废。《素问·脉要精微论》云："腰者肾之府，转摇不能，肾将惫矣。"这里用"桃仁承气"治标，用肉桂、附子治本，扶肾中之阳，这是攻补兼施的方法，也可以说是标本两治的方法。

以上三个案例都是坏证，都是误治证。吴吉长的是"秋燥证"，被当作"风寒证"误治，出现了坏证；袁聚东的虚实夹杂证之"痞块"，被当作实证误治，出现了坏证；张令施的"伤寒表证"被误治，出现了坏证。这三个证都不简单，有虚有实，有表有里，有寒有热。第一医案本来是秋燥伤肺，后变为热至气分；第二个病案是脾肾阳虚，阴寒痞结，即阳虚阴盛证；第三个是太阳气伤，热结肾府的腰痛。

对"病案"的学习，大家要多分析，事前自己先分析分析看，然后再听教师对案例的解析，你们的看法与我们的看法可以对照分析。另外，在临床上，治疗不当是常见的事情，但是作为一个大夫，在接收别人看过的病人时，不要轻易向病人说："你这是坏证。"这一定要特别注意。

（三）张璐医案

1. 寒中少阴

【原文】文学范铉甫孙振麟，于大暑中，患厥冷自利，六脉弦细芤迟，而按之欲绝，舌色淡白，中心黑润无苔，口鼻气息微冷，阴缩入腹，而精滑如冰。问其所起之由，因卧地昼寝受寒，是夜连走精二度，忽觉颅胀如山，坐起晕倒，便四肢厥逆，腹痛自利，胸中兀兀欲吐，口中喃喃妄言，与湿温之证不殊。医者误为停食感冒，而与发散消导药一剂，服后胸前、头项汗出如漉，背上愈加畏寒，而下体如冰，一日昏愦数次。此阴寒挟暑，入中手足少阴之候，缘肾中真阳虚极，所以不能发热，遂拟四逆加人参汤。方用人参一两，熟附三钱，炮姜二钱，炙甘草二钱，昼夜兼进，三日中进六剂，厥定，第四日寅刻回阳。是日悉屏姜附，改用保元。方用人参五钱，黄芪三钱，炙甘草二钱，加麦门冬二钱，五味子一钱，清肃膈上之虚阳。四剂，食进，改用生料六味加麦冬、五味，每服用熟地八钱，以救下焦将竭之水，使阴平阳秘，精神乃治。（《张氏医通》卷二）

"文学"是个学衔，文学范铉甫的孙子范振麟，适逢大暑，患手脚厥冷，腹泻。诊其六脉弦细芤迟，这个脉象伴随厥冷、自利，要考虑这反映了怎样的病变？芤、细是虚，弦、迟是寒，而且芤细按之欲绝。舌色淡白，惟中心黑润无苔，这是少阴阳虚的舌象，如果是少阴阴虚，舌就不润了，舌质反应的是正气，舌苔反应的是邪气，舌象诊断基本是这样的。所以看舌象，要把舌质、舌苔分开来分析。其他表现是，口鼻出气是凉的，且气息微弱，外阴内缩，缩入腹中，还伴有遗精。询问其发病过程，是因为天热，贪凉，在地上睡觉而受寒，当天晚上就两次滑精，这以后忽然感觉颅顶发胀如山压，又胀又沉，一起坐就要晕倒。所有这些都是寒气直中少阴的表现。人坐起是要靠阳气支持的，阳气衰，故坐起即晕；阳气不能达巅顶，所以头顶重如山，头是清阳之府，清清的阳气汇聚于颅顶，头才清爽；四肢厥逆、腹痛自利、胸中还兀兀欲吐，"兀兀"是胃烦想吐的意思，这些也是阳衰的表现；口中喃喃妄言，"喃喃"是指有气无力、自言自语，清楚后不记得自己说过什么，这也是虚象，与阳明证的"谵语"有区别，这是阳衰心志不明的表现。

张璐分析认为，从临床表现上看，好像是湿温证，他主要是讲病人兀兀欲吐、喃喃妄言、头胀这些表现，但仔细看与湿温证大不一样，比如口鼻气息微冷、手脚厥冷，湿温证不会有这种表现。湿温证主要的身重、头痛、舌干、苔白、不渴、耳聋、懒言等，这个脉象弦细而软，有点像湿温的脉象，湿温证也会喃喃妄言。前面医生看到"胸中兀兀欲吐"之症，又适逢暑天，认为是停食感冒，用发散、消导药一剂，针对外感、停食，服药后出了大量的汗，这是热天过服发散药的结果。于是，病人手脚冰冷，且背恶寒，下体如冰，经药物发散后，阳气更伤了。这个病人的"恶寒"，不是一般的外感"恶寒"，是阳伤后的"恶寒"，所以会"下体如冰，一日昏愦数次"。

张璐诊断为"阴寒挟暑，入中手足少阴之候。"其实是否"挟暑"，从临床记载来看，并不明显，暑证毕竟属于"表证"，这里没有"表证"的表现，是邪"入中手足少阴"，这是正确的，是寒邪直中少阴心肾，所以是一派心肾阳虚的表现，如遗精、精滑如冰、脉象芤细、背上恶寒等。直中手足少阴，这种人肯定是素来阳虚体质，才能有这种情况，不仅是小孩，大人也是一样，大人也有三阴直中的，多见于素体阳虚的人，"无热恶寒者发于阴也"嘛。由于肾中真阳衰极，素来又是阳虚体质，再加发散的治疗，于是下利、腹泻，又伤津、伤阴，于是阴阳两虚。

张璐用"四逆加人参汤"治疗，"人参"用到一两，"熟附"用到三钱，炮姜二钱，炙甘草二钱，还昼夜兼进，即一天吃两剂。张璐判断服药到第四天的寅刻可以"回阳"，手脚慢慢地变暖。"寅刻回阳"，我们对病情的预后判断，倒不一定要准确到这种程度，只要手脚温暖过来，寅刻、午刻是次要的，但他这里是有含意的，"寅刻"是阳气升发的时候。第四天病人的阳气回苏，把前方的附片三钱、炮姜二钱除去，改用"保元汤"，即参、芪、草，或者参、芪、桂、草。保元汤中，"人参"用到五钱，"黄芪"用到三钱，"炙甘草"用到二钱，还加麦冬、五味子，相当于并用了"生脉散"。四逆汤加人参，是阴阳两救，保元合生脉散，也是阴阳两救，但有区别。"四逆汤加人参"的阴阳两救，基本上着眼在先天肾；"保元汤加生脉散"的阴阳两救，基本上是着眼在后天。"四逆汤加人参"的阴阳两救，是补火，补肾阳，在补命门真火的基础上益阴；"保元汤合生脉散"的阴阳两救，是从脾肺，是从气血方面着手。后者是甘温补法，前者是甘热补法，所以不一样。

病案里没有叙述出，病人服用了"四逆加人参汤"以后有种虚阳燥热的现象出现，但从口干、想喝水等表现来看，是有这个现象的。用姜附、桂附以后，病人阳气回来了，出现口干、想喝水，这种情况下如果不细致观察，会认为热药太过了，其实这是浮阳、虚阳现象。所以清膈上之虚阳，只能用"麦冬""五味子"这类甘润之剂，绝不能用苦寒，"生脉散"就是这个用意。"阳"回来了，"阴"还没有恢复，阴阳还没有达到平衡，所谓"虚阳"就是指这种情况。在临床上用温热药往往有遇到这种情况，病人会有点"口干"，这不是热象，不是邪热，一定不能用苦寒，只能用甘润。

这个方子服用了四剂，病人就能够吃东西了，又改用"生料六味丸"（相当于"都气丸"）加麦冬、五味子。所谓"生料"就是药不加"炮制"，如山药、泽泻、茯苓都不用炮制。每服还加用"熟地黄"八钱，以救下焦将竭之水，"阳"回来了，所以又着重养"阴"，若不及时把"阴"养起来，挽回来的这点"阳"也安静不下来，"阳"要靠"阴"来涵养嘛，这样才能阴平阳秘。

归纳一下这治法，开始阴阳两补、阴阳两救，着重在扶阳。不管"四逆加人参汤"还是"保元汤加味"，都是在扶阳，扶阳为主同时救阴。当病人的阳气恢复后，出现虚阳表现，再用"生料六味丸"救阴，这个案例就是这样一个思路。从这个案例还应该知道，夏天是阳在外阴在内，知道保养身体的人，夏天不能吃大量的生冷，或贪凉，阳盛于外阴盛于内，特别某些阳虚的人，本来就阴盛，贪凉脾胃之阳首先受损，寒湿来犯，于是出现腹泻。所以春夏要养阳，夏天如何养阳？要保持在里之阳不能受伤，这样就能少生病。

这个病案是少阴直中的阳虚证。这里有个问题，李东垣等认为暑证有阴暑、阳暑。什么叫阳暑？所谓阳暑，基本上是指一般的中暑，如高温作业、暑天长途旅行的中暑，这是阳暑；阴暑证，就像这个病例，因贪凉，静而得之者。动而得是阳暑伤，静而得是阴暑伤。阴暑也就是夏天感寒，张璐这里叫作"阴寒挟暑"，实际这个病人没有挟暑问题，他的治疗、处方丝毫没有考虑暑的问题，所以所谓阴暑，实际是夏季伤寒，不是伤暑，要用温热药来治疗。

2. 类中风 I

【原文】赵明远，平时六脉微弱。己酉九月，患类中风，经岁不瘥，邀石顽诊之。其左手三部弦大而坚，知为肾脏阴伤，壮火食气之候。且人迎斜内向寸，又为三阳经满溢入阳维之脉，是不能无颠扑不仁之虞。右手三部浮缓，而气口以上微滑，乃顽痰壅塞于膈之象。以清阳之位而为痰气占据，未免侵渍心主，是以神识不清，语言错乱也。或者以其神识不清，语言错乱，口角常有微涎，目睛恒不易转，以为邪滞经络，而用祛风导痰之药。殊不知此本肾气不能上通于心，心脏虚热生风之证，良非风燥药所宜。或者以其小便清利倍常，以为肾虚，而用八味壮火之剂。殊不知此证虽虚，而虚阳伏于肝脏，所以阳事易举，饮食易饥，又非益火消阴药所宜。或者以其向患休息久痢，大便后常有淡红渍沫，而用补中益气。殊不知脾气陷于下焦者，可用升举之法，此阴虚久利之余疾，有何清气在下可升发乎？若用升、柴，升动肝肾虚阳，鼓激膈上痰饮，能保其不为喘胀逆满之患乎？是升举药不宜轻服也。今举河间地黄饮子，助其肾，通其心，一举而两得之。但不能薄滋味、远房室，则药虽应病，终无益于治疗也，惟智者善为调摄，为第一义。（《张氏医通》卷一）

所谓"类中风"，就是现代医学诊断的"中风"，为什么加个"类"字呢？是为区别一般外感病的中风。表现有点像一般外感中风，也有恶寒、发热、头痛这些表现，实际不是中风，故曰"类中风"。

病人叫赵明远，平素六脉微弱，即体质虚弱。己酉年的九月患类中风，一年多都没有治好，请来张璐诊治。诊得左手三部脉弦大而坚，这是虚象？还是实象？这要考虑。弦大而坚不是虚象，"弦大"属阳脉，是有热象之脉，起码是风热盛。为什么会出现这种脉象？他认为是肾脏阴伤火热的反映，左手三部脉主心肝肾，这是阴虚阳亢的脉象。"壮火"就是亢阳，壮火亢就要消耗气。他说："且人迎斜内向寸，又为三阳经满溢入阳维之脉。"意思是说，左为人迎，右为气口，这是王叔和在《脉经》中提出的概念，所以这个"人迎"指的就是左寸，意思是左三部脉弦大而坚，尤其是左寸脉，脉气一直透入寸，叫"斜内入寸"，这种脉象反映的是"三阳经满溢入阳维之脉"。《灵枢·终始》篇说："人迎一盛，病在少阳，人迎二盛，病在阳明，人迎三盛，病在太阳。"一盛、二盛、三盛，是一倍、二倍、三倍的意思，人迎脉比平时大一倍，是少阳病，大两倍是阳明病，大三倍是太阳病。阳热亢盛到这种程度，难怪病人一下子摔倒，意识失常，即中风，或者语言不清楚了，或者手脚瘫痪。这些都是在解释左手三部的脉象。

右手的三部脉是浮缓，与左手大不一样，气口以上微微带滑象，这个"气口"指的是右手的寸口。滑脉主痰，这个病人中风不仅是阴虚阳亢的问题，还有痰湿的问题，从右手的寸口脉来看，脉微而滑，脉微主气虚，脉滑主痰湿，顽痰壅塞于膈上，寸脉主膈上嘛。胸膈上是清阳之位，清阳之位要保持清阳之气，阳气虚了，痰湿盛了，痰湿占据了清阳的部位，不免要侵犯心包络，所以神识不清、语言错乱。

这个中风究竟是属于什么性质的中风？应该如何治疗呢？张璐有三点分析。第一，中风常见神识不清、语言错乱、口角微涎、目睛恒不易转等临床表现，表面上看这些是风痰滞于经脉造成的，实际这个病人是由于肾气不能上通于心，心肾不交，肾中之水不能上交于心，心阳亢，壮火食气，为心脏虚风之证。这个虚热还不是一般的虚热，是心肾阴虚，水不济火造成的亢阳。上面这两个意见是很对立的，如果是水不济火，而火亢于上，就不能用祛风导痰的药，祛风药有"散"性，若用辛温剂去散，那个"火"就更大了。如果认为是痰湿，风痰滞于经脉，那就要用祛风导痰法。这个病人是水不济火而造成的，不宜于祛风痰的药，这个火散不得。第二，这个病人中风后，小便还特别清，既利又清，说明是阳虚，清利嘛，肾阳不固的表现，从这个角度看应用"桂附八味丸"。这个病虽然虚，但是不仅是心阳动了，从"阳事易举""饮食易饥"来看，肝阳也动了，从这个角度想又不能用"桂附"来益火消阴。第三，这个病人有慢性痢疾的病史，大便后常有淡红的清沫，认为这个病人是气虚体质，脾不统血脉，因此可用"补中益气"法。但是这个病是阴虚不是阳虚人，是阴虚久利之余疾。肝火、心火一动，肝肾都阴虚，还有什么陷于下的清气要用升麻、柴胡来升举呢？如果用升、柴再来升动肝肾的虚阳，就会鼓动膈上的痰饮，可能会出现喘、胀等逆满的表现。看来升举药不益轻服。

以上这三条路都行不通。第一条路，完全当风痰实证来治，用祛风痰之法是不适合；第二条路，认为是阳虚证，用桂附八味丸，也不适合；第三条路，认为是中气虚，用补中益气，看来也不适合。这就要开动脑筋了，根据病人口角流口水、神识不清，认为是风痰滞于经脉；根据小便清利，认为是阳虚；根据病人有慢性痢疾史，认为是中气下陷证。这些思路看来都不对证。这个病的关键有三点：一个阴虚阳亢；二是痰盛于上，蒙蔽清窍；三是下焦的精气虚了，不能固涩。究竟该用什么具体办法呢？张璐考虑来考虑去，认为还是应该把全面顾及，于是采用河间的"地黄饮子"，以"助其肾，通其心，一举而两得之"。"地黄饮子"这个方子，在治疗中风方面路子是比较宽

任应秋 医学全集

的。这个方子能开、能通、能清、能泻、能补。所以只要是三阴中风，只要是病在三阴经，特别是在少阴、太阴，只要见失语、瘫痪，就可以考虑用这个方子。

上述的三方面都需谨慎用药，地黄饮子对这三方面都顾及到了，妙就妙在这个地方了。如说"桂附"不能用，"地黄饮子"首先就是附片、肉桂，附片、肉桂在地黄饮子里起到消除浊阴、开窍扶阳、温补少阴的作用；菖蒲、远志交通心肾，又可以除痰浊，解决病人肾水不交于心的神识不清问题；用大量的川石斛，去清虚热，解决阳亢问题；又有茯苓等药，渗化痰饮；山茱萸和熟地黄，补肝肾之阴；巴戟天、肉苁蓉既能驱风，又能温养少阴；麦冬、五味是养阴的。所以个方子有开窍的、有通利的、有补火的、有补水的，有清的、有润的，这个方子是治中风之中脏证的常用方。

这个案例告诉我们两点：一是准确辨证，二是"地黄饮子"该如何用。

3. 类中风Ⅱ

【原文】金汉光如夫人，中风，四肢不能举动，喘鸣肩息，声如拽锯，不能着枕，寝食俱废者半月余，方邀治于石顽。诊其脉，右手寸关数大，按之无力，尺内愈虚，左手关尺弦数，按之渐小，惟寸口数洪，或时昏眩，或时烦乱。询其先前所用诸药，皆二陈、导痰，杂以秦艽、天麻之类，不应，又与牛黄丸，痰涎愈逆，危殆益甚。因疏六君子，或加胆星、竹沥，或加黄连、当归。甫四剂而喘息顿除，再三剂而饮食渐进，稍堪就枕，再四剂而手足运动，十余剂后，屏帷之内自可徐行矣。因思从前所用之药，未尝不合于治，但以痰涎壅盛，不能担当峻用参术，开提胃气，徒与豁痰，中气转伤，是以不能奏勋耳。(《张氏医通》卷一)

金汉光的夫人中风，四肢不举、喘鸣、呼吸困难，痰鸣音很重，声如拽锯，坐不能睡，不能着枕。这样寝食俱废已经十多天了，请来张璐诊治。诊其脉，右寸关脉轻取之数大，重取按之无力，右尺部更虚了（因为这是个女病人，因此先看右手脉）。左手脉，关尺脉均弦数，重按还是无力。脉虽然不同，但是有一个共同点，都是轻取现实象，重取现虚象。阵阵昏眩，阵阵烦乱，临床表现就是这样。

先前所用的药，总不外二陈汤、导痰汤之类，还有一些秦艽、天麻类祛风的药。但是没有效果，后又用了"牛黄丸"，服药后痰涎更多了，气更逆了，祛风、祛痰、降火，都未能奏效，病情越来越严重。张石顽与前面那些医生的思路不一样，他认为不能按实证来治疗，二陈汤、导痰汤、秦艽天麻汤、牛黄丸等，祛风也好，导痰也好，泻火也好，这些都是治疗实证的，而他用"六君子汤"加胆南星、竹沥来治疗。前面医生以驱邪为主，他是以扶正为主，用"六君子汤"扶正，用胆南星、竹沥祛痰，有时也加黄连、当归这类药。服四剂后，病人不喘了；又服三剂，饮食能进了，睡得下了；再服四剂，手脚也能够动了；十余剂后，病人在家里就可以走动了。效果显著。

因此可以说，前所用药是不对证的，分析来看，这个病人有痰、有风、有热，那些方子也不是完全没有道理，但只看到了病情实的一面，没有看到虚的一面，不敢峻用六君子参术这类的药来开提胃气，是前者不足之处。中医有"脾胃为生痰之源"的概念，中焦脾胃的气虚，不能化水谷精微，湿浊凝聚而成痰，只看到痰涎壅盛的表现，没有考虑痰涎是如何生成的，没有从病源上解决问题，一味去豁痰，豁痰的同时也伤正气，起码无益于脾胃，中气反而受损，所以不能取得疗效。

这个病人的中风是由于脾胃先虚，痰湿壅盛而造成的，与前面那个中风不一样。前面那个是虚在下焦，是阴虚引起亢阳；这个是虚在中焦，中气不振，湿浊停困，痰饮聚肺，肺之清肃之气不降。所以张璐用"六君子"来扶中焦脾胃之气，从根本上来解决痰喘的问题。前面医生的方法是治标，张璐的方法是治本，关键还是辨证要准。如辨出是痰，但还要辨是"虚痰"还是"实痰"，看来这个案例的痰是虚痰，不是实痰。张璐效不更方，十多付药，都是用"六君子汤"治本，加减出入治标。

（四） 张志聪医案

【原文】 予在苕溪治一水肿者，腹大肤肿，久服八正散、琥珀散、五子、五皮之类，小便仍淋沥，痛苦万状。予曰：此虽虚证，然水不行则肿不消，肿不消则正气焉能平复。时值夏月，予不敢用麻黄，恐阳脱而汗漏不止。以苏叶、防风、杏子三味各等分，令煎汤温服，复取微汗，而水即利矣。次日至病者之室，床之上下，若倾数桶水者，被褥帏薄，无不湿透。病者云：

"昨服药后，不待取汗而小水如注，不及至溺桶而坐于床上行之，是以床下如此也。至天明，不意小便复来，不及下床，是以被褥又如是也。今腹满肿胀俱消，痛楚尽解，深感神功之救我。予曰：未也，此急则治其标耳！子之病因，火土伤败，以致水泛，乃久虚之证也。火即人之元气，必待脾气元气复，而后可保其万全。予即解维，写一六君子汤方去甘草，加苍术、厚朴、炮姜、熟附子。每日令浓煎温服。即以此方令合丸药一料，每日巳未时服之，即止其汤药。半载后，病者之兄备土物来谢曰：吾弟已全愈矣。予曰：如此之证，水虽行而正气不复，后仍肿胀而死者比比。邪之所凑，其气必虚，若初肿之时，行去其水，正气易于平复，医者不知发汗行水之法，惟以疏利之药利之，肿或减而无尾闾之泄，犹以邻国为壑耳。如久服疏利之药，则正气日消；水留日久，则火土渐灭，然后以此法行之，无济于事矣。（《侣山堂类辨》卷上）

在苕溪这个地方，张志聪治了一个水肿病人。病人主要表现为腹大、肤肿，服用八正散、琥珀散、五子（这个方子我也没查到是个什么方子，淋证里面到有几个五子丸，但看起来不像）、五皮饮等很长时间，这些都是利水的药，但小便仍淋沥不尽。所谓"淋沥"是总有便意，便又不通，所以痛苦万状。张志聪认为这个水肿是虚证，但还是要消水。时值夏月，不敢用"麻黄"（夏天忌不忌"麻黄"，不能绝对，夏天容易出汗，慎用麻黄是应该的，如果夏天的无汗证，我看还是照样要用"麻黄"），怕造成汗过阳脱，而汗漏不止。于是就用苏叶、防风、杏子三味药各等分，煎汤温服，复取微汗，而水即利矣。

这么严重的病，用这么简单的三味药，这是"大病轻取"的方法。第二天病人说，昨天服了这三味药，不待取汗，小便就多起来了，便都来不急，就坐于床上尿了，床之上下若倾数桶水，被褥帏薄无不湿透，腹满、肿胀俱消，痛楚尽解。张志聪说，这个方子是治标的，病根是火土伤败，即脾肾阳虚，阳衰阴盛，水泛滥于周身，"火"即人之元气，必待脾气元气复，才可以万全。走时留了个方子"六君子汤"去甘草，加苍术、厚朴、炮姜、熟附子，每日令浓煎温服，再将此方子配一料丸药，每天在上午巳时，下午未时，各服一次。半年后，病人的哥哥带了些土特产品来感谢张璐，说弟弟的病全好了，病后没有再犯。

张志聪分析说，不要认为水肿消了病就好了，还要把脾肾之阳气恢复起来，如果此病复发，会很严重的，甚至可以死人，这在临床上是常见的。他说："邪之所凑，其气必虚，若初肿之时，行去其水，正气易于平复，医者不知发汗、行水之法，惟以疏利之药利之，肿或减而无尾闾之泄。""海眼"曰"尾闾"，古人传说，海水之所以总是不满，是因为海里面有个"尾闾"，它是排水的地方。意思是说，水要自主地排泄，肿才能够消，小便能够完全正常了，肿才可以不复发，不从根本上解决问题，犹如孟子说的"以邻为壑"。脾肾阳虚的水肿，可以先治标，先消水，但是不能长期利水，水消了，要补脾补肾，就要把火土补起来，阳火能够化阴水，阳土可以克治阴水，这是根本之途。而一般的大夫只看到病去了，不去补脾，不去补肾，而脾肾不恢复，隔不了多长时间，水肿又复发了。

这个病案告诉我们，治病一定要求本。具体到这个病例，要认识到水是如何来的？水之来源不外脾肾，主要是在脾肾，肾能消水，脾能治水。不管是哪种水肿，总是脾肾的问题，水消了以后，要善其后，不要满足于这个表面现象，不仅是补脾肾，而且还要告诉病人要注意生活起居。

张志聪这个治疗水肿的案例，属于脾虚肺郁的水肿，肺气不能宣发，肺气郁滞，所以水邪内停而发生水肿。用苏叶、防风、杏仁去开肺、宣肺。一般来说，周身肿，或者还有自汗，甚至还有身痛，带表象的，恶风、脉浮、自汗、舌苔白，是水在皮下，在表。在表有化热现象的，如《金匮要略》的越婢汤证。像这个病人，肺气郁滞并不严重，还有自汗嘛，所以张志聪不敢用麻黄，轻轻的三味药就把表气通了，水就下了。但是一般的水肿病不一定都是这样的轻松。水肿是常见病，有的是小青龙汤证，有的是越婢汤证。一般临床惯用的方法是，在表总是解三阳，用发表剂，如荆防败毒散，即败毒散加荆芥、防风，为什么这样用药呢？那就是开三阳经，在表总是开三阳的问题。

（五）徐大椿医案

1. 暑病Ⅰ

【原文】芦墟迮耕石，暑热坏证，脉微欲绝，遗尿谵语，寻衣摸床。此阳越之证，将大汗出而脱，急以参附加童便饮之，少苏而未识人也。余以事往郡，戒其家人曰："如醒而能言，则来载我。"越三日来请，亟往，果生矣。医者谓前药已效，仍用前方，煎成未饮。余至曰："阳已回，火复炽，阴欲竭矣，附子入咽即危。"命以西瓜啖之，病者大喜，连日啖数枚，更饮以清暑养胃而愈。（《洄溪医案》）

"芦墟"是个地名，"连"这个姓比较少见，病人叫连耕石。病暑热坏证，脉微欲绝，可以体会出病人是阳虚，阳气不足。遗尿、谵语、寻衣摸床，意识全不清楚了（"寻衣摸床"比"谵语"的情况要严重得多），徐大椿认为是"阳越"之症，说明头上、外表有热象，所以他判断"将大汗出而脱"。脉微欲绝、神识昏迷，而有热象，这就不是一般的发热了。所以他用人参、附子、干姜来回阳，即用"四逆汤"来回阳，还要用"葱白"来通阳，并加"童便"（人尿）。"人尿"可引阳气下交，是针对外脱之阳的，引阳气归回原脏，这是《伤寒论》"白通加猪胆汁方"的用意，无"猪胆汁"可以，但是"人尿"一定要用。"白通加猪胆汁证"是少阴下利，"猪胆汁"是滋少阴而济阳，严重的下利，精伤阴不足，阴少了不能涵阳，阳就要外脱，所以要滋少阴之精去济阳。这是个暑病，暑病肯定汗多，大汗、多汗亡阳，阳越之证将大汗出而脱，急以"参附"加"童便"饮之，其意就是"白通加猪胆汁汤"的用法。

服用这个方子后，病人清醒了一点，但还未识人。徐大椿说当时因为有事要去办，向病人家属交代，如果病人清醒了，能说话了，马上通知他。过了三天来请，病人已经好了，当时在身边的大夫主张，服用"参附汤"加"童便"有效，仍用前方。徐大椿来一看，认为阳已回，怎么还能吃"附子"呀？此时病人阳已回，火复炽，出现了燥热的表现。阳脱的人，阴无有不虚的，这是肯定的，阴不涵阳嘛；要赶快救阴才对。所以让病人大量地吃西瓜，连日啖了几个，西瓜是天然的"白虎汤"嘛，更饮以"清暑养胃"而愈。

这个病人是个脱阳证。脱阳证的实质是阴阳两虚，而且主要还在阴虚方面，阴不能涵阳。既然如此，为什么不直接用养阴法，而要用四逆汤、参、附子等药来回阳呢？是因为阳气即将脱失，属于急证嘛，只有挽回来了阳气，才有滋阴的余地。所以看一个人的病，不同的阶段要用不同的处理方法。

2. 暑病 Ⅱ

【原文】毛履和之子介堂，暑病热极，大汗不止，脉微肢冷，面赤气短，医者仍作热证治。余曰：此即刻亡阳矣，急进参附以回其阳。其祖有难色。余曰：辱在相好，故不忍坐视，亦岂有不自信而尝试之理，死则愿甘偿命。方勉饮之。一剂而汗止，身温得寐，更易以方，不十日而起。同时，东山许心一之孙伦五，病形无异，余亦以参附进，举室皆疑骇，其外舅席际飞笃信余，力主用之，亦一剂而复。但此证乃热病所变，因热甚汗出而阳亡，苟非脉微足冷，汗出舌润，则仍是热证，误用即死。（《洄溪医案》）

毛履和之子介堂，患暑病热极，大汗不止、脉微、肢冷、面赤、气短。有热、大汗，但脉微、肢冷，这是相互矛盾的表现。有热、自汗，是阳证表现；脉微、肢冷是阴证表现；面赤是阳证表现；气短是阴证表现。像这种情况，就要分析了，不能只看面赤、高热、大汗，而不辨脉微、肢冷、气短。徐大椿认为，病人很快就有亡阳的危险。依据是脉微、肢冷、气短，与"白虎汤证"的脉洪大、大渴、大汗相比较，这个热极的"大汗不止"是完全不同的性质了。徐大椿认为面赤、热极是现象，脉微、肢冷是病机的实质，所以他判断病人即刻会亡阳，急进"参附"以回其阳。"参附汤"回阳有优势，是阴阳两顾的方子，"四逆汤"是专门的阳药，所以一般临床上用这种回阳的方法较多，"人参"救阴，"附子"回阳嘛，临床上若需"回阳"可以采用徐灵胎的这一方法。

毛介堂的祖父，看到孙子高热、面赤、大汗，对用热药有疑问。徐灵胎解释说：平时我们都比较相好，你的孙子病到这种情况，我不能坐视不救，我怎能随便开个方子给你的孙子，岂有我自己都不信拿你孙子来做试验品？你不要怀疑，我可以负责任。服药一剂而汗止，身温得寐。阳气恢复了，另外换个方子，当然是救阴的方。十天后病人全好了。

就在治这个病的同时，东山许心一之孙许伦五，也病伤暑，病情与毛介堂没有什么不同，徐灵胎还是主张用参附汤，一家人都惊骇，大热证还用大热药？病人的舅舅对徐灵胎很相信，说服家人相信徐先生，力主用之，也是一剂参附汤，病就好了。

徐灵胎分析认为，暑伤阳气，伤暑的人一般脉象都是细弱的。他说：

"苟非脉微足冷，汗出舌润，则仍是热证，误用即死。"如果不是脉微、肢冷、汗出而色润，而是高烧、舌苔厚、大渴的这种情况，那是热证，不能当作阴证治，误用必死。暑证看起来是个实证，但是暑证有特点，往往会大汗，但是也不能认为凡是暑证大汗就都会亡阳，还要从脉象、舌苔来分析，身体弱的人是可以大汗亡阳，身体强壮的人，出现白虎汤证也是常见的。

以上二病都属于暑伤阳气证，不是暑证的本证。第一个是误治形成的，第二个是体质造成的（小孩）。暑邪属外邪，是六淫邪气之一，暑病还是该解表，但是暑与风寒邪气不一样，应该如何解表呢？李东垣用"清暑益气汤"，暑邪的特点是伤人之阳气，换句话说，阳气不虚的人不容易中暑，也不容易伤暑，夏天也不容易受外邪的侵袭，要知道这个的特点，暑病的病机就抓住了，就知道如何去治暑病了。

3. 肠痈 I

【原文】长兴朱季舫少子啸虎官，性极聪敏，年九岁，腹痛脚缩，抱膝而卧，脊背突出一疖，昼夜哀号，遍延内外科视诊，或云损证，或云宿食，或云发毒，当刺突出之骨，以出脓血。其西席茅岂宿力荐余治。余曰：此缩脚肠痈也，幸未成脓，四日可消。余先饮以养血通气之方，并护心丸，痛遂大减。明日，进消瘀逐毒丸散。谓曰：服此又当微痛，无恐。其夜痛果稍加。明早，又进和营顺气之剂，痛止八九，而脚伸脊平，果四日而能步。余谓：杂药乱投，气血伤矣，先和其气血，自得稍安；继则攻其所聚之邪，安能无痛？既乃滋养而通利之，则脏腑俱安矣。（《洄溪医案》）

"长兴"是个地名，朱季舫的小儿子，小名叫啸虎官。这孩子性极聪敏，才9岁，病腹痛，肚子痛得直不起腰，两条腿要蜷起来抵住肚子才舒服一点，所以"抱膝而卧"。脊背上还长出个疖子，疼得昼夜哀号。内科医生、外科大夫来看，有的说是内伤虚损证，有的说是小孩宿食，消化不良，有的说背上得疖子可能是内部发出的疮毒。医生的看法不一，有说是内损，有说是宿食，有说是内毒。"西席"是家庭老师，过去家境比较好的，都请老师到家里来教孩子读书，称为"西席"或者称"西宾"。他家的这个西席叫茅岂宿，力荐请徐灵胎来治疗。徐大椿认为是"肠痈"，又叫"缩脚肠痈"。他诊断认为，此病因看得及时，痈还没有成脓，正因为没成脓，还可以服药把痈消下去。

徐灵胎的根据是什么呢？《金匮要略·疮痈肠痈浸淫病》中云："诸浮数脉，应当发热，而反洒淅恶寒，若有痛处，当发其痈。"即"恶寒"的同时，伴有固定的痛点，是有"内痈"的征兆。换句话说，"内痈"是"恶寒"盛而"发热"轻，或者"不发热"，这是脓未成的现象。如果反复恶寒、发热，且热重，往往是脓已成的现象。《金匮要略·疮痈肠痈浸淫病》又云："诸痈肿，欲知有脓无脓，以手掩肿上，热者为有脓，不热者无脓。"对外痈，手摸红肿的疮面，热者为有脓，不热者为无脓，疮很热烫，已经快要化脓了，摸着疮不怎么热或者还很硬，脓还没有成。

这个病例交代得不够详细，徐大椿诊断为缩脚肠痈的初期，用消法治疗，用什么方法去消呢？他的方法是养血通气。

我们学古人的医案，有脉、有症、有方，那我们要去分析，像这种有脉、有症，只有法，没有方，我们可以尝试着去处方。如《外科全生集》里面经常用养血通气的"五通丸"，有广木香、五灵脂、麻黄、乳香、没药等五味药。"五通丸"要用四物汤（当归、川芎、赤芍、连翘、甘草）来送服，这是外科常用的方子。木香、五灵脂、麻黄这是通气的，四物汤是养血的。这个思路是，血养起来了，气也通了，痈就可以消散了。用"护心丸"也是中医外科的一个重要手段，意图是不要使内痈疮毒侵犯人的心脏，以免发生其他的变化，所以一般治疗内部疮痈都要服用"护心丸"。护心丸就是三味药，绿豆粉、乳香、灯心草，用"生甘草"水来做成丸。

徐大椿的这个治疗方案效果明显，病人痛遂大减，第二天，又进"消瘀逐毒丸散"。"消瘀逐毒方"也是中医外科常用的方子，就是"三黄丸"，其中有大黄、雄黄、犀牛黄、乳香、没药、麝香等药。乳香、没药消瘀，牛黄、犀黄、大黄逐毒。徐灵胎告诉病人家属，这个方子吃了可能会有些疼痛，但是不要怕，这是逐毒的反应。又明日，进和营顺气之剂。先去消瘀逐毒，毒素排除以后，再和营、养营血（用八珍汤加减，气血双补，加些消散祛毒的药，如"千金苇茎汤"），痛止了十之八九，脚也伸得直了，背上的疖子也消了，果然在第四天，孩子能走动了。

徐灵胎分析认为，前医药杂，伤了气血，疮是气血不和的问题，有的攻，有的补，有的散，杂药乱投，所以气血伤矣。因此就先服和气血之剂，气血调和了，疼痛减轻了，自得稍安；第二步是攻其所聚之邪，用"三黄丸"之类来消瘀逐毒；第三步是滋养通利，疮平息以后，滋养气血，则脏腑俱安。

治疗内痈还是要分虚、实。未成脓以前，循其方向，养血通气，能散就散；第二步还是要消瘀，要化瘀消毒；第三步是疮消以后，伤了气血，就要去养气血。一般治痈疮都有这么三个阶段，中医的外科不能离开内科来谈，历史上像王鸿骥、薛立斋，他们都主张搞外科的都要有内科的基础。

4. 肠痈Ⅱ

【原文】南濠徐氏女，经停数月，寒热减食，肌肉消烁，小腹之右，下达环跳，隐痛微肿，医者或作怯弱，或作血痹，俱云不治。余诊其脉，洪数而滑，寒热无次。谓其父曰："此瘀血为痛，已成脓矣，必自破，破后必有变证，宜急治。"与以外科托毒方并丸散，即返山中。越二日，天未明，叩门甚急，启视，则徐之戚也。云脓已大溃，而人将脱矣，即登其身往视，脓出升余，脉微肢冷，阳随阴脱。余不及处方，急以参附二味，煎汤灌之，气渐续而身渐温。然后以补血养气之品，兼托脓长肉之药，内外兼治，两月而漏口方满，精神渐复，月事以时。大凡瘀血内留，必致成痈，产后留瘀，及室女停经，外证极多，而医者均不能知，至脓成之后，方觅外科施治，而外科又不得其法，以致枉死者，比比然也。（《洄溪医案》）

"南濠"是个地名，一姓徐的妇人，病经停数月，伴有恶寒、发热，饮食也少了，日渐消瘦，从小腹右侧一直到环跳隐痛微肿。医者有的认为是虚弱证，有的认为是血痹，但都认为均不好治。徐灵胎诊察病人，脉象洪数而滑，经闭、恶寒、发热、消瘦、饮食减退，便告诉病人的父亲说："此瘀血为痛，已成脓矣。"上一病案是"未作脓"，没有热象，而这个病案寒热无次。《金匮要略·疮痈肠痈浸淫病》云："诸浮数脉，应当发热，而反洒淅恶寒，若有痛处，当发其痈。"病人的表现与此符合，所以徐灵胎认为是瘀血成脓，必自破，破后会出现有变证，宜急治，用"三黄丸"托毒。过了两天，天未明，徐家的亲戚来叩门，说病人脓已大溃，而人将脱，徐灵胎马上去看，辨证为阳随阴脱证。因为"化脓"即是精血已伤的表现，所以《伤寒论》有云："疮家，虽身疼痛，不可发汗。""亡血家，不可发汗。""衄家不可发汗。"就是这个道理。于是急用"参附汤"，煎汤灌之，阴阳两救。服药后气渐续而身渐温，然后以补血养气之品，兼托脓长肉之药，内外兼治。对内部而言，用托脓长肉之药，即"十全大补汤"类的药，特别要重用"黄芪"，"生黄芪"是托脓长肉的药，生黄芪、生甘草都是疮家圣药，"生甘草"解毒，"黄芪"排脓生津。对外部而言，也要用排脓生津的药，外科里有个合适的方子即"五保散"。两个月后，漏口方满，病人精神渐渐恢复，月经也恢复了。看来这个病人是相当虚弱的，脓一出就有阳脱的现象，而疮口的愈合也相当困难。徐大椿分析认为，妇人产后瘀血不清，造成外证的现象很普遍，妇女生痈、生疮往往与瘀血有关。

以上这两个肠痈证，前一个偏实，后一个是虚证，"疮"要分虚、实，辨"疮"要辨阴证、阳证。

5. 痰喘亡阴 I

【原文】苏州沈母，患寒热痰喘。浼其婿毛君延余诊视，脉洪大，手足不冷，喘汗淋漓。余顾毛君曰：急买浮麦半合，大枣七枚，煮汤饮之可也。如法服而汗顿止。乃为立消痰降火之方，二剂而安。盖亡阳亡阴相似，而实不同，一则脉微，汗冷如膏，手足厥逆而色润；一则脉洪，汗热不黏，手足温而舌干。但亡阴不止，阳从汗出，元气散脱，即为亡阳。然当亡阴之时，阳气方炽，不可即用阳药，宜收敛其阳气，不可不知也。亡阴之药宜凉，亡阳之药宜热，一或相反，无不立毙，标本先后之间辨在毫发。（《洄溪医案》）

苏州一姓沈的夫人，病寒热痰喘。托（以事托人叫作"浼"）其婿毛君请徐大椿诊治。诊得病人脉洪大、手足不冷、喘、汗淋漓，徐大椿对她的女婿讲，赶快用浮麦半合、大枣七枚，煎汤饮之。这是因为病人汗出得太多了，急则治标，不把汗止住会引发亡阳，要把汗止住。服药后，果然没有那么多汗了，再行消痰降火，二剂而愈。

徐大椿分析认为，亡阳、亡阴两证很相似，但有本质的不同。"一则脉微，汗冷如羔，手足厥逆而色润"，这是亡阳；"一则脉洪，汗热不粘，手足温而舌干"，这是亡阴。他这个话有些小毛病，亡阳的汗"如膏"不大确切，亡阳出汗是冷汗，但又不像一般人的出汗如水，有点带黏性，但绝不会"如羔"，伴有手足厥逆、脉微而色润，这是亡阳的现象。亡阴的汗是热汗，阴虚是由于有热嘛，亡阴的汗是黏的，伴有脉洪、手足温而舌干，往往没有舌苔，这是亡阴的现象。总之，亡阳的汗是冷汗，亡阴的汗是热汗；亡阴的汗比亡阳的汗黏，亡阳的汗当然也黏，黏的程度没有那么大。徐大椿分辨这个病人是痰热亡阴证，这是对的。

徐大椿认为，还要把握好"亡阴"与"亡阳"的关系，亡阴、亡阳虽有区别，但是二者不能绝对分开，亡阴不止跟着就会亡阳，即不要认为"亡阴"与"亡阳"没有关系，"亡阳"是"亡阴"发展的后果。从徐大椿的议论看，他是很有经验的，值得我们反复地思考。盖亡阳、亡阴相似，而时有不同。亡阳，脉微、汗冷、手脚厥逆而色润；亡阴，脉洪、汗热黏、手足温而舌干。二者是有联系的，亡阴不止，阳从汗出，元气散脱，便成亡阳。正因为这样，所以要准确地区别它们。亡阴之时，阳气方炽，不可即用阳药，只宜收敛其阳气，可用"生脉散"这类的药。治亡阴之药宜凉，"生脉散"性凉；治亡阳之药宜热，四逆汤、参附汤性热。"一或相反，无不立毙，标本先后之间辨在毫发"，这段议论很有临床意义。

6. 痰喘亡阴 Ⅱ

【原文】观察毛公裕，年届八旬，素有痰喘病，因劳大发，俯几不能卧者七日，举家惊惶，延余视之。余曰：此上实下虚之证。用清肺消痰饮送下人参小块一钱，二剂而愈。毛翁曰：徐君学问之深，固不必言，但人参切块之法，此则聪明人以此玄奇耳。后岁余，病复用，照前方加人参煎入，而喘逆愈甚。后延余视，述用去年方而病有加。余曰：莫非以人参和药中耶？曰：然。余曰：宜其增病也。仍以人参块服之，亦二剂而愈。盖下虚固当补，但痰火在上，补必增盛，惟作块则参性未发，而清肺之药已得力，过腹中而人参性始发，病自获痊。此等法，古人亦有用者，人自不知耳。（《洄溪医案》）

"观察"是个官衔，"毛公裕"是病人的名字。毛公裕80岁，素有痰喘病（慢性支气管炎一类的病），因为劳累病发，不能卧，只能靠在椅子上，已经一周了。找徐大椿来诊治，认为是上实下虚证。所谓"上实"，是指肺部痰饮多，所谓"下虚"往往是脾肾阳虚。老年人的慢性气管炎基本是这样一个问题。所以用"清肺消痰饮"治上实，把痰排出，让呼吸好一点；送服"人参"一钱，即"人参"不放在药里面煎，"人参"主治下虚。服用两付药基本就好了。毛翁批评徐大椿，"人参"不放药中煎是故弄玄虚。一年多后，老者的病又犯了，于是照前方加人参煎服，没有按徐大椿那个方法服"人参"，是把"人参"放在"清肺消痰饮"里面一起同煎了，药服下后不但没有效，而且喘更重了，只好再去请徐大椿来诊治。徐大椿说，把"人参"放在药里同煎是病情加重的原因，"人参"不能与他药同煎，要直接吞服，又是两剂，病情又控制住了。

这其中的道理是什么呢？"下虚"是指中气不足，固当用"人参"去补，这是解决中焦问题的，不是下焦问题，这个"下虚"是相对"肺"而言的。气壅痰火在上，再用"人参"去升提，会越吃越严重，惟待"清肺消痰饮"起作用后，人参的药性再发挥出来，自然有利于病情。这是中医的一种服药方法，古人也有用这种方法的，如服"理中丸"（温热药），用"紫血丹"做丸衣，让"紫血丹"清热作用发挥后，"理中丸"的温中作用再发挥，这适用于上热下寒证。热因寒用，寒因热用，热药凉服，凉药热服，都属于不同的服药方法，临床上确实有不少这样的验案。

（六）尤怡医案

1. 肝木克脾土证

【原文】肝阳化风，逆行脾胃之分，液聚成痰，流走肝胆之络，左体麻痹，心膈痞闷所由来也。而风火性皆上行，故又有火升气逆鼻衄等症，此得之饥饱劳郁，积久而成，非一朝一夕之故矣。治法，清肝之火，健脾之气，亦非旦夕可图也。羚羊角、橘红、白术、枳实、天麻、半夏、茯苓、甘草、麦冬。（《静香楼医案》）

这是个肝木侮脾土证，肝阳化风，逆行脾胃之分，肝在下，脾胃在上，所以称"逆行"。肝阳煎熬脾胃中的水谷精微而为痰，痰饮流注于肝胆经络，病人出现左半身麻痹；痰饮阻滞胸膈，于是心膈痞闷；火性上炎，这个病还有气逆流鼻血的表现。病根是肝阳上亢，不是一般的伤风感冒，属于内伤之阴虚阳亢证。不是一两付药就可以吃好的，要多吃几付药。尤怡用羚羊角、橘红、白术、枳实、天麻、半夏、茯苓、甘草、麦冬等来清肝健脾。其中羚羊角、枳实、天麻、甘草，熄风平肝亢，白术、茯苓、半夏，温中焦和脾胃。

这个方子基本上是"温胆汤"的加减，"温胆汤"中含有"二陈汤"的内容，既可以燥湿健脾，又加平肝熄风。

2. 木火刑金证

【原文】阴不足而阳有余，肝善逆而肺多郁，脉数气喘，咳逆见血，胁痛，治宜滋降，更宜静养。不尔，恐其血逆不已也。小生地、荆芥炭、白芍、童便、郁金、小蓟、藕汁。(《静香楼医案》)

尤怡认为这个病人的病机是：阴不足而阳有余，肝善逆而肺多郁。脉数、气喘、咳嗽、吐痰中见血、胁痛等，这都是阴不养阳，肝气上逆伤肺的结果。宜用滋阴降火法，降肝火，滋肺阴，更宜静养。如果不如此，光靠吃药而不在生活上检点些，现在是痰中带血，恐怕将来还会大量的咯血。他用小生地、荆芥炭、白芍、童便、郁金、小蓟、藕汁等药治疗。

3. 心肾不交证

【原文】心者，藏神之脏，心太劳则神散而心虚，心虚则肾气乘之，故恐。经所谓厥气上则恐也。是病始因心而及肾，继因肾而心益困矣。经云：心欲软，肾欲坚。心软则善下，故软之必咸；肾坚则不浮，坚之者必以苦。又云：高者抑之，散者收之。治心肾神志不收者，法必本乎此。以心为血脏，肾为精脏，欲神之守，必养其血；欲志之坚，必益其精。则甘润生阴质重味厚之品，又足为收神志之地也。人参、川连、怀山药、天冬、熟地、茯神、五味子、牡蛎、萸肉、柏子仁、桂心。(《静香楼医案》)

尤怡认为这个病的病机是：心太劳则神散而心虚，心虚则肾气乘之。所谓"神散"是指心神不安，心神散乱，是心阳不足的表现，于是肾阴肾水上泛心火，即心阳虚，肾气乘之，所以出现"恐"的表现。中医理论认为，阴寒厥逆之气，上逆于心，加之于心，心神虚不能自持，故虚则恐。尤怡认为这个病是"始因心而及肾，继因肾而心益困矣"。"因心而及肾"是先损伤心气，心阳弱了，不能下交于肾，反过来肾之阴水上乘，心阳就更困了。"经云：心欲软，肾欲坚"，"心欲软"指心火不能上炎，只能下交，这叫作"软"，反之即心不软而欲"刚"。总之心为阳中之阳脏，阳要下降，心火能下交是"心软"的表现。"肾欲坚"指肾藏精，肾不坚就不能藏，肾坚才能藏精，阴气就能上行了。

怎样治疗呢？"软之必咸""坚之者必以苦""高者抑之""散者收之"。凡是治心肾，心阳不足而肾精不藏，神不收敛者，一定要掌握这些理论。心为血之脏，肾为精之脏。要想心神之守，必养心之血；欲肾志之坚，必定要益肾之精。具体怎么办呢？就用"甘润生阴质重味厚之品，又足为收神志之地也"。这些话要很好地去体会。

这个病是心肾不交证，症见失眠、多梦、恍惚等神志的表现。尤怡这个方子是什么方子呢？人参、天冬、熟地是"三才汤"，山药、熟地、茯神、萸肉是"地黄丸"，桂心、川黄连是"交泰丸"，五味子、天冬、人参是"生脉散"。这是个复方，生脉散养心，以适应心欲软，使心火不亢；地黄丸益肾，坚肾；三才汤、交泰丸在这里起到上下沟通的作用。

我这里引录《静香楼医案》的这几个案例，看上去治疗方案不那么具体详尽，但是这几个方确实开得好，药不多，干净利落，我们要学习这些遣药组方的方法。临床处方应该如何开？上面这些医案都没有用成方，都是加减用方，但是这些加减法都是有明确的指导思想的，方子是很灵活的，就看用什么思路来指导开方。

第八章　温热学派

一、温热学派概说

（一）温热病的产生

首先要明确"温热病"是什么时候产生的？温热病的最早记载还是见于《素问》。《素问·生气通天论》中云："冬伤于寒，春必温病。"《素问·金匮真言论》中云："夫精者身之本也，故藏于精者春不病温。"《素问·热论》中云："凡病伤寒而成温者，先夏至日者为病温，后夏至日者为病暑。"特别是《素问·评热病论》中云："有病温者，汗出辄复热，而脉躁，疾不为汗衰，狂言不能食，病名为何？……病名阴阳交，交者死也。"这个文献记载把温热病一些典型的临床表现，都确切地记载下来了。如汗出热不退脉搏平息不下去，或汗出体温下降后复反弹，这是温热病在临床上很有特点的表现。还提出这种温热病，名曰"阴阳交"，而且"阴阳交"最后的结论是"交者死也"，说明预后不好。这种温热邪气是阴阳两伤，既消耗人的阴津，也损害人之阳气，阴阳交病。温热病到了阴阳交病的程度，后果是很严重的。如果只是个表热，或里热，那是不会死人的。白虎汤证就是表里热俱热证，高烧、烦渴、脉洪大，没有说得白虎证就死人呀！所以结合一千多年临床实际来看，古人说的"阴阳交"是邪热太盛，阴阳两伤，阳气衰竭，阴津耗散，这种温热病是很严重的。温热病治疗起来很棘手，如果扶阳吧，会再伤阴，要是滋阴呢，又有碍清解邪热。

从文献上看，温热病在我国很早就流行了，《素问》中对温热病的记载，已经有了较全面的轮廓。从病因、病机、发病到对临床表现的描述，对热性病的认识已经有了相当的水平。除了《素问》对温热病的记载之外，仲景在《伤寒论》里面也有所描述。在《伤寒论》的"太阳篇"中有好几条对风温病的记载。不过从《素问》到《伤寒论》这个阶段，是不是就形成了温热学说、温热学派呢？看来还没有，但是文献记载确实很明确了，说明当时温热病已经是客观存在了。

（二）温热学说的源流

温热病的文献记载得这样早，通过长时期的临床实践，不断地上升而成为温热学说，还是应该从刘河间说起。刘河间提出"火热论"以后，河间学派的一些医家，如马宗素著《刘河间伤寒医鉴》，镏洪著《伤寒心要》，葛雍著《伤寒直格》，常德著《伤寒心镜》，都是在发挥刘河间的"火热论"。从病因、病机到辨证，都是在发挥河间的理论。尽管他们各有著述，但其主要内容都是对热病的辨证治疗，在这一点上基本是一致的，大家可以在《河间六书》中看到这样一点。所以才有"外感宗仲景，热病用河间"的说法。

河间热病的理论前面已经讲过了，他们与《伤寒论》最大的不同在于，无论在"表"在"里"，无论在"三阴"还是在"三阳"，都是讨论"热邪"

为病的。这与仲景的《伤寒论》大不一样了，仲景的三阴证基本是虚寒证。从马宗素到常德，他们都反对朱肱，都反对《南洋活人书》，为什么呢？因为《南阳活人书》中说：三阳是热证，三阴是寒证，而他们认为三阳是热证，三阴也是热证。特别是马宗素的《伤寒医鉴》，主要目标就是攻击《南洋活人书》。其实朱肱讲的是伤寒病不是热病，他们的问题在于把《素问》的"热论"与仲景的"热论"没有区别开，他们不好反对仲景，就来反对朱肱，这在学术上是立不住脚的。但是他们一直在传承刘河间的火热论，这样给温热病学说打下了基础，这可以说是温热病形成学说的第一个阶段。

自河间学派奠定了温热学说的基础以后，从明代的吴有性开始，又把"温热学说"延伸而为"温疫学说"。明代末年，我国许多省份，特别是北方，曾经有两三次热性病的大流行，这种热性病，按照《伤寒论》的治法，效果都不好，而按照《素问·热论》学术思想，取得了临床效果。特别是吴有性，他抓住热性病有流行性这一特点，大加发挥。所以热性病有流行性不是吴有性自己想出来的，而是当时客观流行的现状反映出来的。所谓"疫"，《说文》不称"温热"而称"温疫"，"疫"是"皆""极"之意，就是大家害的是一样的病。在马宗素、镏洪、葛雍他们著书中，已经提到伤寒传染的问题了。马宗素的《伤寒医鉴》专门有一篇，叫作《论伤寒传染》。而且他们认为这种传染性的疾病，不是一般的寒邪，也不在六淫范畴之内，是自然界存在的一种"疫气"引起的。吴有性的《温疫论》里面提出了"戾气"的概念，"疫气"与"戾气"没有多大分别。所谓"疫"，就是对人体危害性极大，同时又带流行性的邪气。所以吴又可所谓的"戾气"，是在河间学派"疫气"说的基础上发挥出来的。他认为"戾气"不为六淫之气，即不是风、寒、暑、湿、燥、火，六淫邪气伤人都是从"表"而入，从"皮毛"而入，而戾气伤人，都是从"口鼻"而入，致病渠道不一样。这就是明代吴有性把河间的"温热论"发展成为"温疫论"的主要论点，由于当时流行性温热病的客观存在，所以就产生了吴有性的这一理论。

戴天章又在吴有性《温疫论》的基础上，在临床上狠下功夫，著有《广温疫论》，基本是按照吴有性的理论来发挥的。比戴天章稍晚一点，北方又出了个"师愚"，也发挥热病的流行性之说，重用"石膏"进行治疗。所以由"温热病"引申而为"温疫病"，由"温热学说"而为"温疫学说"，这可以说是温热病的扩展阶段，研究的范围扩大了，不仅研究一般的热性病，不只是讨论六淫致病，还认识到"戾气"的存在，"疫气"的存在，而且流行性很强，这是温热学说发展的第二阶段。

到了清朝的中叶，即乾隆年间，大概是1700多年，南方的叶天士写了《温热论治》，他是从临床方面，又把温热学说提高了一大步。叶天士的温热学说最早出现是在《吴医汇讲》里面。《吴医汇讲》当时不是一部书，用现在的视角来看，那是一本不定期的刊物，可以说是中医学最早的一种杂志，主办人叫唐大烈，叶天士的《温热论治》出现在《吴医汇讲》的第一期中。《温热论治》共有21条文献，第1条云："温邪上受，首先犯肺，逆传心包。肺主气属卫，心主血属营。辨营卫气血，虽与伤寒同，若论治法则与伤寒大异也。"叶天士的《温热论治》是怎样来的呢？据《吴医汇讲》唐大烈的记载，这个文献是由叶天士的学生顾景文提供的，顾景文陪叶天士游洞庭，在游洞庭的船上，师徒交谈，由叶天士口述，顾景文笔记。唐大烈看这20多条文献前前后后不大整齐，于是做了一定的整理，叶天士的《温热论治》就是这样出来的。有人怀疑这不是叶天士的，且不论是不是叶天士的，但是《温热论治》这21条，确实成为以后两三百年中温热学家治学的依据。这以后言温热病，都以这个文献为根据，特别是吴鞠通的《温病条辨》，完全是以《温热论治》为根据写的，《温热论治》是极有现实意义的文献。

从河间学派奠定温热论基础，一直到吴有性、戴天章、余师愚引申而为温疫论理论，一直到叶天士《温热论治》的出现，温热学说的理论不断提高，系统性更强了。除了叶天士《温热论治》以外，还有薛生白的《湿热条辨》，但《湿热条辨》是不是薛生白的，就更不可靠了。因为薛生白的孙子也在《吴医汇讲》里面写过一篇文章，他说他的祖父（薛生白）文学修养较高，愿意做文人不愿做医生，他说祖父平生没有著作，没有写过任何东西。如果是这样，《湿热条辨》肯定不是薛生白的著作了。但是我们和对《温热论治》的态度一样，就算不是薛生白的，《湿热条辨》的内容还是很有实用意义，因为《温热论治》只强调温热方面，而对于湿热方面基本没有提到，《湿热条辨》的出现使温热学说的内容就更丰富了。

《湿热条辨》出现以后，又有吴鞠通的《温病条辨》，吴鞠通的《温病条辨》既汲取叶天士的《温热论治》，又取了薛生白的《湿热条辨》，兼而有之，是在他们的学术思想基础上写成的《温病条辨》。他把卫气营血的理论与三焦辨证的理论综合起来，今天学习温病学说，很多人并没有学习薛生白的《湿热条辨》，也没有学习叶天士的《温热论治》，都是以《温病条辨》为蓝本了进行学习的。说明温热学派发展到清代，可以说温热病理论基本到了成熟阶段了。

比吴鞠通稍晚一点，还有个王孟英，著有《温热经纬》，他在这本著作中从《内经》对热病的理论，一直到吴鞠通《温病条辨》的学术论点进行了整理研究，包括《伤寒论》中对温热病的记载，以及叶天士、薛生白、陈平白、余师愚、戴天章等诸多医家的温热病理论，都归纳在《温热经纬》中。所谓的"经纬"是说《素问》的"热论"和仲景的"温热论"是"经"，戴天章、叶天士、陈平白、薛生白、吴鞠通等各家的学说是"纬"。《温热经纬》从现在的视角来看属资料性质的文献，是对温热病资料的总汇，这是本好书，除此之外，还没有出现第二部这么全面的文献汇总了。王孟英是个温病学家，他治疗温病的临床经验很丰富，因此《温热经纬》不仅是单纯的资料汇集，在每一条文献资料中都有他自己的见解，要想分析王孟英温热学说的学术思想，只有这个参考资料。

归纳一下温热学派概说主要有两点：第一，中医温热学说的理论源头源于《素问》，特别是《素问》中的《评热病论》；第二，温热学说的形成，可以分为三个阶段。温热学说形成的三个阶段是：第一阶段，马宗素、镏洪、葛雍、常德等，发挥了河间的学说，认为无论在三阴、三阳，都是在讨论热证，与寒证有别。第二阶段，吴有性、戴天章、余师愚等，把河间温热论的理论，结合到当时流行温热病的医疗实践来进行发挥，而成为温疫学说。解释"疫"的概念是流行性、传染性，认为有流行性的病，多数都有热性病特点，当然中医所谓的"疫"有"寒疫""热疫"之分，但是"寒疫"毕竟是少数，所以这个认识是正确的。他们把温热论的范畴扩展开来了，而且特别提出了流行性的病因不是六淫可以包括的，提出疫气、戾气的认识。第三阶段，以叶天士、薛生白、吴鞠通、王孟英为代表，把前人的理论与临床结合起来，形成温热病的理论体系，把卫气营血理论和三焦辨证理论结合起来，成为治疗温热病的理论体系，这是中医温热学说的成熟阶段。

下面就温热学说的形成的三个阶段的具体情况、具体内容来进行讲解，主要分析后两个阶段，即吴有性等由温热扩展为温疫，以及叶天士温热理论的提高等。河间学派虽然是温热学说的奠基人，但是在前面已经做了专题分析了，所以这里简略一些。

二、河间绪论为温热学派的先导

所谓的"河间绪论"，不仅局限于河间的火热论，主要还是马宗素、镏洪、葛雍、常德等对河间学说的发扬，关于河间绪论我想谈以下几点。

（一）对于温热病病因病机的研究

对温热病的病因、病机，主要还是根据《素问》的记载来阐发的。如《素问》谈到冬天伤了寒邪，寒邪藏于肌肤之中，到了春天就变为"温病"，到了夏天就变为"暑病"。但是河间学派认为，不仅是春温、夏暑，甚至于秋凉、冬寒，这些邪气都可以成为发生温热病的病因，意思是温热病的病因不仅仅限于春温、夏热，这个思想符合刘河间六气化火的理论。病因虽然有风、寒、暑、湿、燥、火的不同，但是病因发生质的变化，均变为热邪了。

那么为什么这些风、寒、湿、燥能够化热呢？他们主要有三个论点。首先是运用河间六气化火学说，风、寒、暑、湿、燥、火经过"郁"的病变（所谓藏于肌肤就有"郁"的问题）皆可化火，湿郁可以化火，寒郁也可以化火，温、暑就更不用说了，这是他们的一个论点。其次是发挥了《内经》春变为温病、夏变为暑病的理论，认为如果体内寄存有温热病的因子（伏邪），在四季又新感时邪（新感），如春伤了温，夏伤了暑，秋伤了燥，冬伤了寒，于是温热病被引发了，这个理论把新感论和伏邪论结合在一起。再其次是提出"疫""戾"病因之说，他们认为某些温热病传染性就是由于这个病因引发的，体内有伏邪，又感受这种疫戾之气，就会引发温病，如马宗素在《刘河间伤寒医鉴》中提出的疫气，感受这种疫气不是一个人病温热，而是一群人都可以同时病温热。

（二）对温热证病变的研究

如何辨温热证，这是马宗素在《刘河间伤寒医鉴》中提出来的，他认为温热辨证依据是《素问·热论》的理论。《素问·热论》云："伤寒一日，巨阳受之，故头项痛、腰脊强；二日，阳明受之，阳明主肉，其脉夹鼻络于目，故身热、目疼而鼻干，不得卧也；三日，少阳受之，少阳主胆，其脉循胁络于耳，故胸胁痛而耳聋，三阳经络皆受其病，而未入于脏者，故可汗而已；四日，太阴受之，太阴脉布胃中络于嗌，故腹满而嗌干；五日，少阴受之，少阴脉贯肾络于肺，系舌本，故口燥、舌干而渴；六日，厥阴受之，厥阴脉循阴器而络于肝，故烦满而囊缩；三阴三阳，五脏六腑皆受病，营卫不行，五脏不通，则死矣。"这些三阴三阳的临床表现说明，太阳、阳明、少阳，这是热邪在表的，太阴、少阴、厥阴，这是热邪在里。所以他们坚持认为，三阴三阳说的是表里而不是寒热，这就是他们温热辨证的中心思想。所以他们反对朱肱《南阳活人书》三阴三阳是分寒热的学术观点，他们认为热病没有寒证，下面举例说明。

"守真云：或下后热不退，或蓄热内甚，阳厥极深，以至阳气怫郁，不能营运于身表四肢，以致遍身清凉，痛甚不堪，项背拘急，目睛赤痛，昏眩恍惚，咽干或痛，燥渴虚汗，呕吐下利，腹满实痛，烦冤闷乱，喘急郑声，以其蓄热极深，而脉道不利，以脉沉细欲绝者。俗未明其造化之理……若急下之，则残阴暴绝，阳气复竭而立死，不下亦死。病人至此，命悬顷刻。……此当凉膈散或黄连解毒汤，养阴退阳，但欲蓄热渐渐宣散，则心胸复暖，脉渐以生。至于脉复有力，可以三一承气汤微下之，或解毒加大承气汤尤良。俗未明此，故认作阴证，是以失其治也。"（《刘河间伤寒医鉴》）

"守真"就是刘河间。刘河间认为，这个手脚发凉，实际是热极证的表现，不是寒证，即使是出现了脉沉细欲绝、四肢发凉，这都是"热厥"不是"寒厥"，属热深厥深的病机。这是由于蓄热极深故脉道不利，热气郁积于内不能通达于表，不能通达于四肢，经脉也不流行，所以脉沉细欲绝、四肢厥逆。假使不认识到这一点，"急下之"，"则残阴暴绝"，是说伏了这么深的热，一定会消耗阴津，若再用下法，不仅残阴暴绝，而且阳气复竭，这种情况下，只有用清法，或者用散法，当用"凉膈散"或"黄连解毒汤"之类。

（三）对温热病治法的研究

对温热病的治疗方法，在刘河间时还不系统，在常德、葛雍等人的著作中基本形成了系统。在"表"用散法，即在三阳可用散法；在"里"用下法，下其热。进一步是提出了养阴清热、清热解毒的方法，尤其是养阴退阳，这就更接近于后世温热学说了。其最具代表性的方剂是"黄连解毒汤"（大黄、黄芩、黄连、栀子），至于养阴清热的方法，还没有成熟的经验，远远不如后世医家，有一个养阴的方即"五味子汤"，是《千金要方》的生脉散加杏仁、陈皮，与《温病条辨》中的养阴清热方相差得多。

总而言之，"河间绪论"为"温热学说"打下了奠基，这个基础就反映在上述的三个方面。

三、温疫与瘟疫的衍变

（一）吴有性的《温疫论》

1. 同是热病"温""瘟"无别

吴有性的"温"和"热"是不大区分的，温即是热，热即是温。要有点区别的话，那就是温是热之始，热是温之极。称"温病"，热无非浅一点，称"热病"，热无非就是深一点。在他的概念中"温"与"热"没有多大分别。

吴有性的"温"与"瘟"也不大区分的，后来有不少的人反对，认为"温热"与"瘟疫"是有区别的，"温热"是没有流行性特征的热性病，"瘟疫"是具备有流行性特征的温热病。我们可以结合临床来讨论这个问题。热性病有两种情况，有的热性病有流行性，即有传染性，有的热性病没有流行性。吴有性认为区别这二者没有意义，他认为中国医学"瘟""疠""症"这三个字都是后起字，这个倒是事实，古代没有瘟、疠、症这三个字。"瘟"

字，古代没有这个字；"疬"字，《伤寒论》中也没有，有的是"利"字；"症"字，古人也没有这个字，古人"症"的含意都是用"证"字表达。这三个字的由来，是否意味着疾病也变化了呢？他认为没有。如"疬"字，即古人说的"痢疾"，《伤寒论》中的"下利"，有的是指腹泻，有的是指痢疾，如白头翁汤证、桃花汤证，这些"下利"中包括了现在的痢疾，太阴的"理中汤证"就不是了，那是"腹泻"。再如古人的"证"字和现在的"症"字是一个含意。因此"温"与"瘟"，他认为没有分别，今天讲的"瘟"与古人的"温"有时是一个意思。总之，他认为是"字"变了，但客观的"病"没有变。这有些像我们今天简体字与繁体字的关系，字形变了，字意没有变。因此吴又可的《温疫论》，有些后人（陆九芝）改成《瘟疫论》，陆九芝为什么改"温"为"瘟"呢？他的意思是"瘟"是一种"疫"，有流行性特征，"温"没有流行性特征，所以他把字改了。吴有性认为"温""瘟"无别，字不同，表现还是一样的，"瘟热"与"温热"，从脉、从证、从治疗、从方药都无法截然分开。所以他在《温疫论》中特别阐述了这个问题，他说"温"与"瘟"没有区别，"温"与"热"也没有什么区别，"有热""无热"那是有区别的，"成疫""未成疫"也是有区别的，温热不成疫者，属于六淫之邪，温热成疫者，是属于戾气，这是要区别的。

吴有性的这些认识，是有道理的，所以基本上我还是同意的。不过他也有个大缺陷，即把有流行性的疫病归属在"热性病"中，这是个缺陷，因为有流行的病中确实有寒性的。比如"霍乱"，霍乱是流行性病，霍乱有热性的，有无热性的；再如"痢疾"，有热性的，也有无热性的。

吴有性在《温疫论》中说："伤寒阴阳二证，方书皆以对待言之，凡论阳证，即继之以阴位，读者以为阴阳二证世间均有之病，所以临诊之际，先将阴阳二证在于胸次，往来踌躇，最易牵入误揣。……夫温疫热病也，从无感寒，阴自何来？一也；治温疫数百人，才遇二三真伤寒，二也；及治正伤寒数百人，才遇二三真阴证，三也。……又何必才见伤寒，便疑阴证，况多温疫，又非伤寒者乎。"他这话的意思是说，一般的阴阳概念是不能用来解释温热病的，一般方书有阴就有阳，有热就有寒，有虚就有实，是对待言之，这个概念用到温热病上最易致误。他认为温疫热病，从无感寒，阴自何来？这是第一；第二，治温疫数百人，才遇二三真伤寒，这也可能是他当时的事实，当时流行的是热病，没有流行伤寒；第三，即使是伤寒病，几百人才有一二个真正是三阴阳虚证，伤寒病也有发热阶段嘛。这话是有道理的，起码他是从实际出发的，他当时遇到的情况就是这样。

2. 温疫不同于一般外感

这个"外感"包括一般的风寒暑湿证，温疫不同于外感，他提出了几点认识。

第一，温疫的病因不属于六淫之邪，是由戾气或疫气引起，"戾""疫"这个两个字他都在用，戾气与疫气在他来说是一个概念。

第二，戾气伤人，与六淫邪气伤人不一样，六淫邪气都从皮毛而入，而这个戾气是经口鼻而入。正因为致病途径不同，所以戾气伤人，邪先到膜原。所谓"膜原"是人体半表半里的部位（古人的概念是，膜原踞于五脏六腑所有空隙的部位，既不在脏，也不在腑，在脏腑之间，六腑为表，五脏为里，所以膜原是半表半里）。这种邪气既可以从膜原而出于表，也可以通过膜原而入于里，把"膜原"解释得这样具体，吴有性是第一人。

第三，在温疫病的治疗上，他主张关键要看病邪在表里的传变来确定治疗方法，或者是引导邪从半表半里出表而解，或者是引导邪从半表半里从里而解，总之目的是使温疫邪气迅速地离开膜原，这是治疗的目标。他的一个方子叫"达原饮"，"原"就是指"膜原"，"达原"是或从表解或从里而解的意思；另一个方叫"三消饮"，也可以从表而消，也可以从里而消。

所谓温疫病不同于外感，吴有性从病因、致病途径、治疗等几个方面，阐述了自己的心得体会，在此以前没有谁能像他这样阐述得这样具体、清晰。

3. 伤寒与温疫的鉴别

吴有性对"温疫"与"伤寒"的鉴别进行了研究，他认为可以从以下三个方面来鉴别。

（1）鉴别发病

温疫与伤寒的发病机理不一样。吴又可认为温疫与伤寒病因不同，伤寒顾名思义伤的是"寒邪"，如今天衣服穿少了，或者气候变凉了，或是遭遇了风，或者是淋了雨，总有受寒的原因，只是或轻或重而已，表现有恶寒，或者恶风，接着是发热、身痛、头痛，或有汗、或无汗，一般的伤寒发病基本都有这样的规律。温疫基本上没有像伤寒那些感冒的因素，发病突然，表现为凛凛作寒，而且还很严重，随即就是发热而不恶寒，不像伤寒那样发热、恶寒同时存在。

温疫虽然没有像伤寒那些感冒的因素，但也有两种情况，有的是有所触动，有的根本就没有什么触动。所谓"触动"是什么情况呢？比如说在某段时间有忍耐饥饿的经历，以后就感觉身上不舒服了；或者某个时期有种劳累的感觉；或者有精神因素等。这些即可谓种种触动的原因。这种情况是有的，但只是少数，多数根本就没有什么触动，突然间就发作了。这一点温疫与伤寒是绝对不一样。

吴又可认为伤寒是不传染的，温疫有强烈的传染性。这一点是有争议的，因为仲景在《伤寒论·序文》上说："建安纪年以来，犹未十年，其死亡者，三分有二，伤寒十居其七。"一家人中死了那么多人，没有传染性为什么会一下子死了那么多人呢？按照刘河间的说法，伤寒中的传染病指的也是热病，不是仲景的伤寒。马宗素也提到这个问题，有传染性的伤寒实际就是热病。所以吴又可提出伤寒是不传染的，温疫肯定是传染的，所以称为疫，不叫"温热"而叫"温疫"。

伤寒之邪气，不管风也好寒也好，是从皮毛而入；温疫的邪气是从口鼻而入。这点认识从吴又可到叶天士都是这种看法，温邪上受首先犯肺嘛。

伤寒感而即发，从现在的观点来说是没有潜伏期的，温疫是感久而后发；有一定的潜伏期。所以温疫感邪之后没有任何感觉，实际致病因素已经存在于体内了，是感久而后发，不像伤寒那样初感即发。

总之温疫与伤寒从发病机理来看有这么几点不一样：一个有感冒之因，一个无感冒之因；一个不传染，一个传染；一个自皮毛而入，一个自口鼻而入；一个是感而即发，一个是感久而后发；一个是暴发性的，一个是延缠性的。

（2）鉴别病变

伤寒病自表传里有进无退，只是传得深浅而已。有的是由太阳到阳明就结束了，有些在太阳、阳明、少阳，有的是三阳过后还传三阴，都是有进无退，只是深浅程度有不同。有的只在一经，有的传两经、三经，但是不管深浅怎样，总是从表入里的趋势。

温疫就不一样了，温疫是从膜原溃散，吴又可强调"溃散"不是"传"，伤寒是"传变"，温疫是"溃散"。温疫从口鼻而入，进入到膜原，在一定的条件下，就要溃散，没有溃散之前邪气在膜原根深蒂固，可以两三天而后发，甚至于五六天、六七天而后发。只要没有溃散，人没有什么知觉，一旦溃散，总是与营气、卫气纠缠，叫作"营卫交病"，或伤营气，或伤卫气，或营卫两伤。

吴又可认为温疫的病邪可以或出表、或入里，与伤寒邪从表入里有进无退不同。温疫的发展传变是表里分传，所以温疫的表证与伤寒的表证性质又不一样。伤寒的表与里基本上是绝对分开的，表证是表证，里证是里证；温疫的表里很难分，甚至于温疫有时里证通了，表证才通。所以温疫病用"达原饮"或"三消饮"，把里气通了，把腑气通了，或者战汗，或发斑疹，病就逐渐缓解了。总之，伤寒是从表入里有进无退，温疫是存于膜原表里分传，病变的机势不一样。

正因为有这样一个不同，所以伤寒病的分解，总是汗解在前，桂枝汤、麻黄汤都是不同形式的发汗，解肌也好，发汗也好，总是不同形式地使邪气从表而解，所以张仲景强调只要有一分表证存在，那就要先解表后攻里。温疫是汗解在后，为什么呢？因为温疫是表里都有邪，里邪通了表邪才能够通。所以伤寒下法与温病下法的运用是有区别的，温病下法用早了没有关系，伤寒下法用早了就大有关系了。

伤寒出现"斑疹"是病变恶化的表现。伤寒病在阳明阶段，热度高了才可以出现斑疹，伤寒出现斑疹反映的是邪气深入了，所以伤寒发斑那是病情严重的表现。而温疫发斑是病情缓解的征兆，温疫出斑疹是好现象。这是什么道理呢？发斑疹不管怎样说，邪气总是在血分、在营分，温疫的邪气本来就是深在的，所以温疫发斑那是好现象，伤寒发斑那是不好的现象，这个区别是很大的。

伤寒病只要是在表，或者麻黄汤，或者桂枝汤，只要汗一出病就轻松了。温疫就是发了汗，病也不会缓解，因为病邪表里都有。因此，在病理变化方面，伤寒病邪退，可以见到出汗的现象，而温疫邪退往往是战汗，这两个病变机势也不一样。

发斑与战汗的关系还要深入地理解。凡是温疫邪气在气分，解病的方法往往是通过战汗，若温疫邪气在血分，退病的方法往往是通过发斑疹。因为气是清清之体，气属阳，所以邪在气分，通过战汗来疏达、疏通；血属阴，血是黏滞的。斑疹和战汗的性质体现的是气血的关系，病位不一样，病在气分往往通过战汗，病在血分往往通过发斑。战汗是正气与邪气相互斗争的结果，是正气战胜邪气的表现，所以得温疫的病人，出汗是要通过一段挣扎阶段的，身上会感觉极不舒服，汗似出未出，这正是正邪斗争的阶段。能战而汗，那是好现象，假使战而不汗，那是坏现象，病人甚至出现手脚厥冷的现象，这就更不好了，说明正气一败涂地，汗也出不了，阳气更衰了。所以吴有性的临床经验说，病人感觉极度的烦躁不安，这时候千万不要去动这个病人，要想方设法地使病人能够安静下来，假如你去干扰他的话，正气更不能战胜邪气，这叫作"战汗"，就是通过正邪斗争而后出的汗。

（3）鉴别治疗

吴又可认为伤寒和温疫的治疗绝对不一样。伤寒的治疗总是先表后里，《伤寒论》很多条文都提到这个问题，总是先表后里，先汗后下。温疫总是先里而后表，里一通表才和，里不通表气不能和。总之，治疗伤寒总是先表而后里，先汗而后下，待表邪解了，假使还有里证存在，那才可以下，这是治疗伤寒的基本原则。温疫是先里而后表，因为它不是从表而入的，需要里气通了表气才能和，是治温疫病的基本原则。

4. 温疫的传变与治法

吴又可对温疫传变的认识，和治疗方法的总结，更是接近临床实际，他认为温疫的传变有九传。

（1）**但表不里**

即只有表证没有里证，温疫邪气从膜原往外传，从表而出，其典型的表现，或是战汗，或是发斑，没有表现出什么里证。这叫作"但表不里"。

（2）**表而再表**

温疫邪气从膜原传之于表，或是通过战汗而解，或是通过发斑而解，解后表证又来，病情反复发作，还是但表不里，这叫作"表而再表"。

（3）**但里不表**

温疫邪气从膜原而向里传，往腑里溃散，出现胸膈痞闷，欲吐不吐，甚至于腹泻，而表现出种种里证，不见表证，这就叫作"但里不表"。

（4）里而再里

温疫邪气从膜原而向里传，或吐，或下，病解后又来，又出现胸膈痞闷、欲吐，病复作，这叫作"里而再里"。

（5）表里分传

温疫邪气从膜原向表里分传，既有表证又有里证，既有发热、恶寒、口干、头痛表证表现，又有胸满、温温欲吐等里证表现，这叫作"表里分传"。凡是表里分传，其治法要先通里后达表。

（6）表里分传再分传

温疫邪气从膜原向表里分传，用先通里后达表的方法，病解后又作，这叫作"表里分传再分传"。

（7）表胜于里，里胜于表

温疫邪气从膜原向表里分传，但表证多里证少，或是里证多表证少，表现出轻重、主次，这叫作"表胜于里，里胜于表"。

（8）先表后里

温疫邪气从膜原先传之于表，后又从膜原而向里传，于是开始有表证，表证过后，又出现里证，这叫作"先表后里"。

（9）先里后表

温疫邪气从膜原先向里传，后又从膜原传之于表，于是开始是里证，里证过后，又出现表证，这叫作"先里后表"。

以上就是温疫的九传，与伤寒病的传变很不相同，但是综合起来看就是表里问题。是不是每一个温疫病人都会有这九种情况呢？不一定，不是每个温疫病人都要经过这九传。会出现什么样的情况，这取决于病人的体质，取决于病人内在的因素。出现这九传的原因，主要是因为邪踞于半表里的位置，温邪溃散就有了起码的这两种可能性。所以吴又可辨识温疫证，总从表证和里证两方面来分析，根据临证表现来诊断，并区分其多寡先后的具体情况进行治疗。

吴又可关于温疫的治疗，概括起来就是五个方子的用法。一是达原饮，二是三消饮，三是白虎汤，四是瓜蒂散，五是承气汤。他运用这五个方子的精神我们来分析一下。

达原饮，用于温疫病的初期。主要表现是先凛凛恶寒，以后就是发烧，不管这时有汗、无汗，体温都不会降下来，昼夜发热，特别是下午三四点钟以后，体温显著增高，且发烧不恶寒，伴身痛、头痛。温疫的头痛跟伤寒的头痛也绝不一样，温疫的头痛是头痛如劈，伤寒的头痛一般没有这种情况。温疫典型的脉象是不浮不沉而数，脉数是温热，邪气存于半表里的膜原所以不浮不沉。这是半表里证，这个时候宜用达原饮。这时候发汗行不行？不能发汗，用发汗药只能是徒伤胃气，丝毫退不了热，所以发汗不起作用。"下"也不行，"下"只能徒伤胃气，只能用达原饮。达原饮的主药是"槟榔"，"槟榔"能够消磨毒邪瘴气，很多热带地区，我国两广地区时发"瘴气"（就是所谓的"戾气"），包括南洋这一带，人们习惯经常吃槟榔，这是一种疏利药，它不发汗，也不泄下，有疏利作用，疏利温疫的毒邪，所以"达原饮"是以"槟榔"来做君药的。达原饮的臣药是厚朴、草果，这二味药能够驱散温疫邪气在膜原的威胁，厚朴、草果是气分药，性辛利气雄，特别是"草果"，辛利气厚，能够使其盘踞在膜原的邪热溃散，使温疫邪气离开膜原，使其通达于外，从表里分消，所以叫"达原"。达原饮的其他几味药，知母、芍药是清热滋阴，因为毕竟是温热邪气伤津、伤血，所以就用知母、芍药，一面来清热，一面来滋养阴液；如黄芩、甘草是清热解毒，达原饮的甘草是生甘草，清热解毒。达原饮方子很简洁，就是这么几味药，但它的配合很清楚，成为治温疫的第一方，凡是温疫初期，用达原饮可以收到出汗、下泻的疗效，尽管它本身并无"汗""下"的作用。吴有性的这个思路是从仲景的"柴胡汤"受到的启发。"柴胡汤"解少阳，以"柴胡"为君药，用扶正祛邪两方面的药来配合"柴胡"用。达原饮以"槟榔"为君药，用扶正祛邪两方面的药来配伍。"达原饮"可以疏解半表半里，"小柴胡汤"是和解半表半里。因为邪气的性质不一样，所以两个方子性质也不一样，从作用的力度讲，"达原饮"比"小柴胡汤"大得多，但是可以对照来理解，两个方子在立意上有共同之处，这对指导临床处方是有益的。

三消饮，用于温疫表里分传的情况，是温疫邪气已经溃散的阶段。"达原饮证"见白苔、苔厚腻，"三消饮证"的舌苔有较大的变化，舌苔或黄，或黄黑，颜色比达原饮证深得多了。温疫初期舌苔白厚那是肯定的，舌苔由白转黄，或者转深黄、黄黑，说明邪气溃散了，里证程度增加了。"三消饮"

是在"达原饮"的基础上变化来的，槟榔、厚朴、草果等主药不变，知母、芍药、黄芩、甘草也不变，然后加大黄（舌苔由白变黄）。一般达原饮里面还有柴胡、羌活、葛根等三味药，但这三味药在达原饮中不是固定的，为什么呢？达原饮的用法是，如果温疫邪气溃散的阶段（也可以说是第二个阶段），温疫邪气分传，舌苔变厚偏于里了，用达原饮加大黄；如果传表，或者说还有太阳证可以用羌活，或者有少阳证可以用柴胡，或者有阳明证可以用葛根，是这样加减应用的，这个精神吴又可叫作"三阳加法"。"三消饮"主要是在达原饮的基础上加了大黄，没有大黄就不是三消饮。所谓"三消"就是消里、消表、消半表里，就是要去分散温邪。所以三消饮是用于温疫的第二个阶段，根据里证、表证轻重偏向，以及偏于哪一经（太阳？少阳？阳明？）来斟酌加减。"大黄"在这个时候为什么必须用呢？前面已经讲过温疫病变的机势，要解温疫之表首先要通温疫之里，这是温疫治疗的主要精神，所以要加大黄，里气通了，腑气通了，表气才能够和，这叫"通里和表"，这与《伤寒论》的精神不一样。三消饮的治疗方法是因势利导，邪在腑可以通过"大黄"而泄，邪在表可以通过其他药从表而解。药物的剂量要根据病变的机势来定，偏于里证，治里证药的分量就要加重；偏于表证，治表证药的分量要加重，还有热的轻重，也要指导寒凉药的剂量。

白虎汤，用于温疫的第三阶段。此阶段主要表现是脉洪大而数，大渴、大汗。这说明内部的毒热邪气已经溃散，邪气已经离开膜原，但是还没有出表，由于内外之气，表里之气是通的，所以会大汗，表里之气不通是不会有大汗表现的。这个时候要用辛凉发散的方法来治疗，辛凉可驱除温热邪气，发散和清肃在肌表、在气分的邪热，白虎汤是清气分热嘛。服用白虎汤以后，或者自汗而解，或战汗而解。吴又可提出用白虎汤的要点。第一，如果温疫初起，脉虽然快，但是还没到洪大的程度，说明毒气还没有离开膜原，应该用达原饮，不能用白虎汤，因为这个时候用白虎汤，那仅仅是扬汤止沸，解决不了问题，要想汤不沸，那就要釜底抽薪，应该用达原饮使邪溃散，溃散后用白虎汤去清热，这才能解决问题，即白虎汤不能用早了。第二，如果邪气已经入于胃，出现腹满、胸闷、便秘、腹泻等症状，虽然邪热已经入胃了，也不是用白虎汤的时候，非用承气汤不可了，这个时候用白虎汤，只能肃杀胃气，清不了邪热。总之白虎汤要用得恰到好处，恰到邪气离开膜原，而热邪分散在气分，脉洪大、大热、大汗、大渴的情况下，那是用白虎汤的时候。不要以为温疫是热病，用白虎汤不会有大错。

瓜蒂散。瓜蒂散用在什么时候呢？吴又可认为温热邪气在胸膈的时候，出现满闷、心烦、喜呕等症状，食欲大减，但无腹满，虽属里证但病位偏于在胸膈之上，可以用瓜蒂散。《素问·阴阳应象大论》中云："其高者，因而越之。"瓜蒂散中只有三味药，甜瓜蒂、赤小豆、栀子。瓜蒂散中的"瓜蒂"是不能重用的，吴又可也只用了"一钱"，用"一钱"已经够凉的了，不能量大，尤其是"甜瓜蒂"，其毒性很大，不能多用，一般就掌握在"一钱"这个程度。这是吐法，邪结于胸膈的时候使用。

承气汤，用于温热邪毒深入于胃，深入于腑的阶段。症见发热、烦躁，舌上生芒刺、苔黄，甚至苔黑而生芒刺，更甚者鼻头都焦干发黑，所谓"鼻如烟煤"就是指这种情况，这个时候就要及时用承气汤，使热邪从胃肠排泻出来。"三承气汤"也还要区别来应用的，吴又可认为三承气汤功效总的来说是"泻下"，但在具体运用上还是有差别的。如温热邪气在上焦，出现胸膈痞闷这种情况，可以考虑用"小承气汤"来泻下；若中焦有坚结，腹诊可以触到坚结的情况，相当于《伤寒论》中说的胃中有燥屎，那就可以用"大承气汤"来攻下。三个承气汤主要作用都是"大黄"，小承气汤不配"芒硝"，认为只是无形之邪就用"小承气"；如邪热已经到了坚结的程度了，"大黄"应该配"芒硝"来软坚而泄热，才能起到荡涤的作用，才能够荡涤邪热，荡涤有形之邪，这个时候才可以考虑用"大承气"；如没有痞满，邪热内结没有到痞满的程度，不管在胸膈也好，在胸腹也好，没有痞满症，只是有余热的时候，就用"调胃承气汤"。"大黄"对于温疫的治疗是不可或缺的药，温疫用"大黄"的临床指征是"苔黄"，舌根部、中部的舌苔黄了，或者胸部、腹部有痞满表现的时候，就可以用"大黄"了，即是用"三消饮"的时候。治疗温疫，只要温疫邪气在膜原溃散，只要有这种机势，便可以用"大黄"，这是"开门逐寇"的办法。温疫用"大黄"的机会特别多，只有腑气通了表气才好通，所以温疫有"下不厌早"之说。伤寒病用"大黄"，只能是"有燥屎"的时候才能用，温疫用大黄的目的不是为下燥屎，不是因为大便秘结，温疫用大黄不是这个目的，主要是为热邪开条出路。温疫如果真到大便秘结的时候，热邪高了，大黄也不行了，那就是养虎遗患了，所以"下不厌早"。这与伤寒病也不一样，伤寒可以说是"下不厌迟"，与之是对立的，迟了也没关系，要待表证没有了才可以下，下早了表邪内陷，病情就复杂了。伤寒、温疫两个病机不一样，所以在治疗方法上迥异。况且温疫在临床上常见"腹泻"，大便极臭，这也是热邪的表现，不是说只有"大便秘结"才是热象。温疫出现大便秘结了，已经是严重的伤阴了，那就治之晚矣。吴又可把"大黄"与"黄连"进行了比较，他说治疗温疫不能姑息，用"黄连"就是姑息热邪。"黄连"是清热的，要把热邪清到哪里去呀？热邪没有去路呀。温疫是火热性极大的一种热毒，不用"大黄"开门逐寇是不行的。所以温疫邪气在胸膈以下，就要果断地用泻下的方法。《素问·阴阳应象大论》云："其下者，引而竭之。""竭"就是除恶勿尽，要排除干净。

我的体会，吴又可对于温热病的治疗方法，总不外以上五种方法，基本可以概括他对温疫治疗的学术思想。用"达原饮"疏理半表半里；用"三消饮"因势利导；用"白虎汤"清肃肌表；用"瓜蒂散"因而越之；用"承气汤"引而竭之。这些经验和认识对某些热性病的治疗，至今仍是很有临床参考意义的。

5. 小结

综上所述，吴又可的学术思想归纳如下：第一是认为，温、瘟可不分，温、热可不分；第二是两个鉴别，温疫与六淫外感的区别，特别是温疫与伤寒的区别；第三是温疫病的辨证，主要是从表、里关系来辨，关键在辨别温疫的"九传"，温疫九传的原因是由病邪的性质和致病的途径，以及病位所决定的；第四是治疗温疫的五种方法。我的归纳概括也许还不全面，但总可以给你们一些思路，有助于你们去读《温疫论》这本书。

（二）戴天章的论瘟疫

有关温热病的病因、病机方面前面讲得不少了，下面主要对热性病的症状鉴别和治疗方面进行介绍。戴天章的学术思想主要从两方面来谈，一个是他对瘟疫的辨证方法，二是他对瘟疫的治疗方法。他对瘟疫病研究的学术思想与吴又可基本是一致的，但是他把吴又可的"温疫"改成"瘟疫"，他强调这个"瘟"字，强调这种热性病的疫性、传染性。吴鞠通对这两个字是不区分的，但戴天章特别强调这一点，认为只有"瘟"字能体现与一般热性病的不同。

1. 瘟疫的辨证方法

(1) 辨气、色、舌、神、脉

戴天章对瘟疫辨证注重五个方面：辨气、辨色、辨舌、辨神、辨脉。

所谓的"辨气"主要就是辨"尸气"，即尸体的臭气。他认为瘟疫的尸臭与一般的尸臭不一样，这是因为温热毒邪把人体脏腑、津液、气血腐坏后所发出的特殊气味的缘故，只要是闻到这种臭气就要从瘟疫来考虑，由此来排除其他热病的可能。另外瘟疫病人的嘴很臭，秽浊气味很大，一进房间就可以闻到这种气味。

瘟疫病人的脸有种特别的气色，有像烟熏一样的油彩，这种气色是很可怕的，这是一种疫热的气色，是郁热的表现，人脸好像很多天没有洗过一样的，晦浊得很。不要说瘟疫，就是一般湿温证，气色也都带秽腻，不过要比瘟疫的气色浅得多。凡是带这种秽腻气色的，总是邪热伤津的表现。

瘟疫的舌苔很厚，像米粉、豆粉堆在舌头上一样，这叫"积粉"。虽然厚，但并不滑腻，说明胃中津液大伤。如湿热证的舌苔，可以现滑腻，有痰的舌苔也可以现滑腻，但瘟疫的舌苔像积粉。

神昏，是瘟疫主要表现之一。发病仅两天，就会出现神昏、烦躁、惊悸、呆傻，甚至昏迷，但不发狂（不像阳明证高热、谵语、发狂）。这种病人眼睛一闭就会说胡话，眼睛一睁开就又好了，这就是邪热伤了神志，神志异常表现出现得比较早。

瘟疫的脉象模糊不清，不管是数、是大、是弦，指下总有一种模糊不清的感觉。只是觉得脉很有力，不像伤寒或其他病脉象可以切得清清楚楚，大就是大，洪就是洪，虚就是虚，弱就是弱，瘟疫的脉象模糊不清。

抓住以上五点，基本上就可以诊断为瘟疫，而不是一般的热证。这五种表现基本病机是五脏津气大伤。

(2) 辨兼夹证

戴天章辨瘟疫除以上五个方面外，还提出兼证、夹证问题。"夹证"比较具体，如瘟疫夹下痢，瘟疫夹疟疾等。"兼证"比较抽象，不容易分辨，瘟疫往往有兼寒、兼风、兼暑、兼疟、兼痢等问题，我们重点讨论兼证问题。

瘟疫兼寒证。瘟疫是热证，但是有兼寒的时候。如何分别呢？伤了寒邪，一般无烦躁、无口苦、无口臭，无非是身痛、发热、恶寒等表现。瘟疫兼寒，往往是既有寒证的表现，又见烦躁、口苦、口臭等内热的表现，起码热邪在半表半里之分的瘟疫，这些表现是很明显的。如果有感寒的现象，又有瘟疫热盛的表现，这肯定是瘟疫兼寒证。瘟疫病人往往多汗，热证嘛，但是兼寒证者，尽管发热、不恶寒，但也无汗，因为寒主收引，这也是临床上常见到的现象。从脉象上来看呢，也有很多不同。瘟疫的脉象往往是软散而不浮不沉，而兼寒证的脉象可现浮脉，或者浮弦，或者浮紧，或者浮数等，都可能出现。从脉象和临床表现两方面可以判断是否是瘟疫兼寒证。

瘟疫兼风证。瘟疫可见发热、不恶寒、头痛，但是上呼吸道的病变表现不一定有，如流清鼻涕、鼻塞、鼻鸣、咳嗽，瘟疫初期这种情况不多见，因为邪在膜原。如果瘟疫兼风证，就有可能出现这些表现，咳嗽、流清鼻涕、鼻塞，这种情况要考虑兼风邪的问题。从脉象来看，瘟疫脉不浮不沉，兼风证的脉象可见脉浮。

这里还要注意一点，瘟疫兼寒、兼风，对瘟疫来说会有两种结果，兼寒会增加瘟疫的病势，兼风会减轻瘟疫的病势。为什么呢？因为瘟疫是个热证，若兼感寒邪，寒在外面收引，瘟热邪气往往更会郁于内，就会增加瘟疫的病势；若兼风，风性清扬，风主宣散，兼风对瘟疫热邪的外散有些帮助，病势会减轻。

瘟疫兼暑证。瘟疫病兼暑，往往病初起就会有胸满、呕吐，或者腹泻，脉象不是不浮不沉而数，往往会出现脉弦细芤迟。

瘟疫兼疟疾。疟疾应该属于病症，戴天章在这里当病因来处理了。兼疟有三种情况，似疟、转疟、兼疟。所谓"似疟"，如患瘟疫出现的寒热往来，且没有时间规律，或者一天两三次，或者一天一两次，往往是出现在瘟疫的初期，这叫"似疟"。所谓"转疟"，往往是出现在高烧、烦渴的时候，大汗大下以后，余邪不退，有一点发热、恶寒，又不是十分明显，这是余邪问题，往往出现在瘟疫病的后期，这是"转疟"。所谓"兼疟"，是瘟疫病的同时又得了疟疾，寒热发作有明显的时间规律，以热多寒少为特征，在夏秋之交出现的瘟疫兼疟的情况多见。瘟疫病为什么会有似疟、转疟、兼疟这种情况呢？因为瘟疫病本身就是半表里的病，膜原属于半表半里的性质，而疟疾也是邪在半表半里，病属少阳，有病位相同的内在因素。

瘟疫兼痢疾。瘟疫病往往会有腹泻，便稀水，气味奇臭。瘟疫兼痢疾就不仅仅稀便了，大便中有红白脓血，瘟疫病本身有湿有热，痢疾也是有湿有热，从病因看两个性质有相同的地方，所以戴天章特别把痢疾与瘟疫兼夹证放在一起来认识。

以上就是戴天章对于瘟疫的辨证，首先抓临床表现的五个要点，其次从病因方面总结了五个兼证，再其次又归纳出十个夹杂证。

2. 瘟疫的治疗方法

戴天章对瘟疫病的治疗提倡用五法：汗法、下法、清法、和法、补法。

（1）汗法

戴天章认为，瘟疫到了邪已经透于肌表阶段，就要引导邪气从表而解，这时要用发汗的方法，给邪一条出路。但是外感风寒病的汗证，或者伤寒病的汗证，与瘟疫病的汗证不一样。外感寒邪的汗证发汗不嫌其早，发汗越及时越好，以免邪传里；而瘟疫的汗证，汗不嫌迟，因为发汗早了邪气不尽只是伤正，所以瘟疫邪气没有完全溃散在表，这时候发汗是不恰当的。

外感风寒的发汗，是用辛温、辛热剂来宣通阳气，宣通卫阳，这是治疗风寒外感证的基本方法，而瘟热证的发汗一定要用辛凉、辛寒来救阴，因为瘟疫证是热邪，汗多是临床常见的表现，所以一定要用辛凉、辛寒来救阴，既要发汗，又不能让汗过伤津。温热证的发汗一定要通里，治表必定要通里，这与伤寒、外感治法大不一样。风寒的发汗往往是一汗即解，温疫病的发汗往往一次汗解决不了，需要一而再，再而三，要反复地发汗。

"发汗"与"自汗"是两个概念。瘟热病本身多汗，这种汗是由热邪引起的，是温热邪气蒸发人体的水分，称为"邪汗"，不能说看到温热病有汗，就不用"发汗"法来治疗了，发汗是通过药物的作用，鼓励正气驱除邪气，这叫"正汗"。这两个概念不能混同起来，所以瘟疫病往往是通过战汗、狂汗才能彻底好。"战汗"前面讲过了，"狂汗"是什么情况呢？病人高热，汗没有出之前像发狂一样的极度烦躁，汗一出，病人马上就安静下来了。瘟疫病的发汗往往是通过战汗，或者是狂汗，病情才得缓解，一般外感很少有这种情况。

戴天章用的辛凉发汗法用的是"人参败毒散"，有时用"大青龙汤"（重用"石膏"），如果发表还要兼通里，就考虑用"三消饮"，或者是"防风通圣散"。

（2）下法

下法也与治疗伤寒不一样。伤寒病下不嫌迟，即伤寒病不能下早了。而瘟疫病下不嫌早，与发汗恰恰相反，这是什么道理呢？因为瘟疫病发汗要通里，并且是在半表半里的，这两个一早一迟是绝对不一样的。

再一点，伤寒之"下"，是下燥结，承气汤的用法是针对燥结证来用的。瘟疫之"下"，不是针对燥结，而是针对郁热的，瘟热邪气郁积于膜原嘛。

另外，伤寒的里实证用下法有个条件，一定要表证全解了才能够下，《伤寒论》中很多条文都强调这一点。瘟疫就不管表邪罢与不罢，有表证也得下，因为通里才可以解表，只要是有里证存在，就是有表证也得下。

还有，伤寒邪在上焦不能下，一定要是邪气在中下焦，才可以考虑用下法。瘟疫病邪在上焦也要下，也可以下，不能等热邪已经结于中焦，或者结于下焦了才下，那时就来不及了，如果邪热深到那个程度，下也起不到作用了，这还是"下不嫌早"的观点。

伤寒的下法，中病即止。瘟疫病的下法，不嫌多，可一而再，再而三，都还可以下，甚至于在临床上下一二十次的时候也有，只要体内排除的粪便还是热证的表现，就要继续用下法。这一点也与伤寒大不一样。由此可以看出一个问题，伤寒病、外感风寒等，毕竟感受的是清邪，瘟疫邪气毕竟是浊邪，浊邪性黏滞。

戴天章提出了治疗瘟疫病的六种下法。第一，邪在胸者，即病位在上焦胸膈之上，要重用"贝母"，贝母本不是下药，但是贝母有个很大的特点，它可以"解积"，贝母是解积药，贝母之所以能够化痰、消痰，就是"解积"的作用。第二，邪在胸膈心下，即病位在心下，可以考虑"小陷胸汤"，用黄连、半夏、瓜蒌，不用大黄、芒硝，瓜蒌是指"瓜蒌皮"，现在用"全瓜蒌"，瓜蒌也是"解积"的药。第三，邪气结于胸胁，应该考虑用"大柴胡汤"，少阳的部位嘛，用"柴胡"疏转少阳，柴胡这个药既可以发汗，又可以泄下，也可以消积，是通经的药，例如月经闭滞，临床有用大剂量柴胡者。第四，邪气结于脐上，用"小承气汤"。第五，邪气结于脐下，可以考虑用"调胃承气"。第六，瘟疫出现痞满燥实，就要用"大承气汤"。戴天章的六种下法，主要都是在解积、解郁，不是在下燥屎。

总结这六种解积的方法：邪在胸上，用贝母，川贝母、浙贝母都可以，现在川贝母不大好使了，因为药价也贵，物资又缺，浙贝母一样地可以用；邪在心下可用小陷胸；邪在胸胁的用大柴胡；在脐上小承气；在脐下的调胃承气；痞满燥实俱全者，用大承气汤。

（3）清法

瘟疫是热证，就要用清法。戴天章认为：如邪气已经传表，就该发汗，用辛寒、辛凉来发汗，使邪从表而解，这也叫作"清"，从表而清解，即"汗法"也是清法。若邪气传里了，就该下，或者用承气下，或者用小陷胸汤下，或用其他方法来下，使热邪从下而出，这也是"清"，即"下法"也是清法。若瘟疫邪气在表，发汗后，或者下了，热仍不退，这种情况是瘟疫病常见的，那就要用苦寒、寒凉的药来直折其内积之邪热，这是大量用"石膏"的时候，这就是清法。汗、下、清，这三种治疗方法，在临床上是可合可分的，有时候用汗法清，有时用下法清，汗、下都不能解决问题就只能用清法，这是戴天章的对清法的理解。

清法运用的关键在什么地方呢？关键要看邪热之深浅。如何来分辨邪热的深浅呢？热之浅，一般在营分、卫分，清营分、卫分的热用石膏、黄芩作主药。戴天章是重用"石膏"的人之一，后来的余师愚比他用的量还大。石膏走卫分，黄芩走营分，热邪在营分、卫分可以用石膏、黄芩为主，柴胡、葛根是辅佐药不是主药。戴天章认为，热邪始终结于胸膈，这是热深之一，说明瘟疫邪气没有离开膜原，这种热邪顽固地结于胸膈，那就要考虑用天花粉、知母、瓜蒌仁、栀子、枳实这些药。热邪深结于肠胃，这是热深之二，那就要用下法，不用清法了，或者下而兼清，用各种承气类药（《温病条辨》里面的承气汤用法比戴天章的还要全面，又进了一步了）。热入心包，是热深之三，这是热证最严重的阶段，热邪深入于心包络，那就要用黄连、犀角、羚羊角作主药，如果热邪侵犯心脏，就很难清了，疗效就很难说了。

热邪入于心脏，如何救治呢？这就要用"牛黄"，而且还要用大量的牛黄，少了不行，少于"一钱"是没有用的，几分牛黄不能解决问题，但是这也不能保证有疗效。因此瘟疫邪气最好是在营分、气分就解决，不要让它在胸膈、在肠胃、在心包，尤其是在心脏，热邪深在到这个程度了，预后就很差了。这些都是经验之谈。

（4）和法

寒药、热药并用，这叫作"和"，补药、泄药合用也叫"和"，表药、里药并用，表里双解也叫作"和"，这是和法的一般概念。

瘟疫应用寒药治疗，如果瘟疫兼寒、兼风的时候，即瘟疫有兼夹证问题时，在用清热药为主的同时，也用散寒的药，寒热并用，这属于和法。如"泻心汤"之类，即用干姜、生姜的同时，还用黄连、黄芩；如苍术白虎汤，石膏是甘寒药，石膏与苍术同时用，苍术是温燥药、辛温药；治疗瘟疫热病中，知母与草果同时用，草果是温热药，知母是寒凉药等。这些都属于"和法"。总之在瘟疫病的治疗中，寒热并用的情况很多，像生姜、黄连并用，黄芩、半夏并用，石膏、苍术并用，知母、草果并用等。

瘟疫病中还有补泄和剂，即补药、泄药并用。瘟疫邪气是实邪，是热邪，但是瘟疫病受到人体体质的影响而病变各异，对素体虚弱的人，泄瘟疫热邪的同时还要固其正气，可以用"人参"这类的药来固人之正气，这就是补泄同用，如白虎加人参汤，补泄同用，也属于和法。

治疗瘟疫病，麻黄、葛根、羌活、柴胡与大黄、芒硝、枳实、厚朴同时用的方子很多，这是表里双解的方法。前面提到的防风通圣散、凉膈散、三消饮等都是表里双解的方子，这些也属于和法范畴。

还有一种叫"平其亢厉之气"的方法，如瘟疫病邪气已去，而余邪未解，还是要平其亢厉之气，要根除它，这种平其亢厉之气也叫作和法。因为瘟疫邪气解除了，而亢厉之气还在，不能再用大苦、大寒的药，就要用轻剂，或者用丸剂，待药性缓慢地去发散，这也属于和法。

所以在治疗瘟疫病中，寒热并用、补泄并用、表里并用、平亢厉之气等，都叫作"和法"。和法实际包括有汗、下、清、补的因素，换句话说，不是单纯地用某一种方法基本上就是"和法"。和法适用于瘟疫有兼夹证的情况，或者病邪大势已去而余邪不衰等情况。对和法，临床上还是常用的，要很好地掌握，戴天章对和法的体会比较深刻。

（5）补法

瘟疫病是热证本不应该补，但是经过发汗、泻下、清解之后，邪气固然退了，正气一点不受到伤害是不可能的，往往邪气退了而正气也衰败了，这时还必然要"补"。不管是被邪所伤，还是被药所伤，在瘟疫病的后期考虑"补"是很有必要的，但是必须要好好地观察和分辨，看虚到什么程度，是虚在阳分还是虚在阴分。结合瘟疫病来讲，热邪伤阴，所以首先就要考虑"补阴"的问题。但是不等于说瘟疫病的后期都是阴虚而没有阳虚，大汗可以伤阳，大下可伤阳，攻邪也可伤阳，所以补阴、补阳要根据具体情况来定夺。

凡是临床上屡次经过汗、下、清种种方法，而烦热仍不解者，要考虑"阴虚"的问题。王冰在注《素问·至真要大论》说："寒之不寒则其无水。"有热，用寒凉药热不退，这是伤阴的"热"了，要去补水。在临床看到很多低烧，清热是清不下去的，用养阴法，如六味丸、生脉散、养荣汤等来养精血。在瘟疫病中，一般多见是伤阴，或者是阴阳两伤，而"伤阴"是主要的一面。如果瘟疫病屡经汗、下、清、和以后，热退了，病人却昏昏沉沉，甚至还出现痞满、腹泻、口味不开、精神不振、四肢极度疲乏，这就要考虑是"阳气虚"的问题了，这要用四君子汤、异功散、六君子、理中汤等。在温热病中，这种伤阳气的情况虽然不像伤阴那样多，但也是能见到的。总之补法基本上是用于瘟疫病的晚期，中期也有用的，如白虎加人参汤证，但不是多数。

3. 小结

以上内容在教材中都有，我结合临床实际运用做了一些分析，使你们在临床上能够具体地应用这些前人的经验。有这样一种看法，认为中医治慢性病还可以，治热性病就不行，我看中医治热性病也可以，而且热性病见效最快，比慢性病效果显著得多。

戴天章的汗、下、清、和、补这套方法，所用的方不如《温病条辨》的全面，但他这五种方法的总结，很有临床意义。

戴天章的主要学术是两方面：一是他对瘟疫的辨证，二是对瘟疫的论治。这两方面都很有现实意义。

（三）余霖的论疫疹

余霖对瘟疫病中的斑疹症进行了研究，在这方面下了功夫，有他独到之处。关于余霖对疫病学源流的总结，你们看一看讲义就行了，他提到的那些医家，你们都可以看一看，我这里就不细细分析了。疫疹与伤寒的鉴别，讲义中也提出来了，大家自己看一看。我想着重从临床方面谈两个问题。一个是余霖对疫疹、斑疹的鉴别，其次是他对斑疹的治疗方法。

1. 对疫疹的鉴别诊断

首先是对疫疹的辨证。"疹"总是营分的问题，这一点没有争议，"汗"总是在卫分的问题，关于出疹的病机我不重复了，主要分析余霖对疫疹的辨证。余霖对疫疹的辨证有两个要点：一是疹子的形状，从形状来辨；二是疹子的色泽，从色泽来辨。

根据疹子的形状分为轻证、重证两种情况。疹子形疏松，不是很结实、很坚硬，而且根浅不深，这叫"松而趋浮"。如风疹与湿疹比较，风疹浅在，湿疹深在，临床上找两个病人分辨分辨就可以理解这句话了。红点子就像是撒在皮肤面上一样，这是疏松而浅在，只要是疏松而浅在的，不管是什么颜色，发红也好，发紫也好，发赤也好，发黑也好，这都反映毒气外发、毒气外现的病机，可以用"清瘟败毒饮"，基本上可以说没有什么后遗症。这是轻证，关键就是"松而趋浮"。

什么形状的"疹"是重证呢？首先就是紧束有根，疹子的颗粒看得出来很紧实，而且深在有根的样子，好像是从肌肉深处长出来的一样，这叫"有根"，这种疹子就不那么简单了。如果同时疹子色青紫，就像跌打伤的瘀血那种颜色，反映热毒较深。如果疹子在胸部或者背部较多，这是胃热，而且这个热相当严重，热邪深结于胃。这些都是疫疹重证的表现，应该清胃热，清胃凉血。如果经治疗后，疹子能够由紧束有根，变为松活，气色由青紫变为红火，这说明有了转机；假如说紧束有根的形状不改变，这预后多不良。为什么疹子出现在胸背部意味病情严重呢？胸部、背部是人体的阳位，胸为阳，背为阳，说明阳气伤败了，自然预后也不好。以上就是从疹子的形状来辨轻重，要点是"松而趋浮"的是轻证，"紧束有根"的是重证。

从疹子的色泽来诊断，主要有七个方面。一是看疹色是否红活，色红带润叫"红活"，这反映尽管血分有热，但是营血是流畅的，不管疹子是多还是少，疹色红活还是好的；二是淡红色，不是深红，色淡而润，这是最好的，如果是色淡而不润（干而枯），或者色淡而娇艳，也都不好，所谓"娇艳"者是津液大伤的现象，反映热邪比较深，血热比较重；三是深红色，反映血热比较重；四是艳红色，这是不好的颜色，即红得发亮，就像涂的胭脂，这是血热极深的现象，这种鲜艳的颜色越是红，预后越是不好，这种时候必定要用大凉药，让颜色慢慢变浅，才会有转机；五是紫赤颜色，像鸡冠花的颜色，比鸡冠花还艳，那就是赤而发紫，这往往是色变黑的前奏，变黑是热极伤阴的现象；六是红砂或者白砂，所谓"砂"是疹子细而碎，颗粒不大，像小米的颗粒一样，很细碎，如果颜色比较红那就是"红砂"，颜色比较淡就是"白砂"，这种疹子往往出现在温疫病的后期，反映余毒没有退尽，余毒、余热没有透发完，这种疹砂消失后会脱皮，会有皮屑，这种疹子问题不大；七是坏证，刚发烧就出现皮疹，脉来细数沉，甚至于脉沉到伏摸不着，即伏脉，这是阴阳两败的现象，出现这种脉象，要注意了，这时病人的脸色发青，枯而不润，就像极度营养不良的那种样子，神识昏愦，手脚发凉，头汗多，头痛如劈，欲吐不吐，烦躁不安，欲泄不泄，这叫"闷郁"，是温疫邪气闷结于里，是闷结于脏不得发散的缘故，结于腑好办，可以出表，可以入里，可以从汗解，可以从下解，入脏了那就没有那么多出路了。所以《金匮要略》第一篇就讲，从脏入腑是好转，从腑入脏是恶化。这是最危险的状态，是疫疹中是最不好的现象，纵然是用清温败毒的办法，疗效也不好了。

以上疹形的两点，疹色的七点，对出疹性的热病是非常有实际意义的。

2. 治疗疫疹的方法

对疫疹的治疗方法，余霖习惯用三个方子：一个是《南洋活人书》的"败毒散"，败毒散有多种，都是《南洋活人书》中的方子，如"人参败毒散""荆防败毒散"等，都是"败毒散"的加减方；第二个是刘河间的"凉膈散"；第三个是他自己的方子"清瘟败毒饮"。败毒散用于疫疹的初期；邪如入里了，相当后世温热家说的气分，即邪在中、上二焦，就用河间的凉膈散；如果疫疹的温热邪气遍传于十二经，疫疹病情达到高峰，用清瘟败毒饮。

首先是"败毒散"的运用。败毒散用于疫疹初期，症见头痛、恶寒、发烧、鼻塞、身重，甚至于有口疮，两眼发赤发红，包括现在所谓的腮腺肿，身上有轻度的疹子出现。余霖认为，这个时候病邪主要是在三阳经，基本是在表。败毒散中"薄荷"是君药，因为该药辛凉气轻清，味薄，能够疏通经络，特别是能疏通三阳经，疏利风热毒邪。其他还有羌活、独活、柴胡、前胡、川芎等，特别是前胡、柴胡、羌活、独活，这四味药是走三阳经的，消散风热在上的邪气，所以称为"败毒"，主要就是败三阳毒气。这个方子后人重用薄荷、栀、夏，有人除去里面的"枳壳"，换上"白薇"，用之来治风疹的报道不少。为什么换掉"枳壳"？因为枳壳有降敛性，所以换上白薇的清润性。这个方子治疗一般的风疹，那是绰绰有余，但是用来解决疫疹，还只是个轻剂，如果稍有里证，这个方子就不行了。凡是温毒邪气而发疹，是毒热邪气往外散的表现，前面提到过伤寒病见到发疹是病加重，瘟疫发疹是病邪外解的一种表现，败毒散的作用是抑制瘟疫病的发展病势，让邪从表而解。

其次是凉膈散。所谓"膈"是指胸膈，因此这个方子是治邪在中、上二焦的，主要是些咸寒、苦寒的药。方歌云："凉膈硝黄栀子翘，黄芩甘草薄荷饶，再加竹叶调蜂蜜，中焦燥实服之消。"刘河间的凉膈散是表里两解之方，它既有解表的黄芩、薄荷、竹叶这些解表的药，更有大黄、芒硝等清里的药。余师愚用凉膈散不用大黄、芒硝，他把清里的两味药去掉了，他认为瘟疫的热邪是无形之邪，假如用硝、黄这种猛药去攻，怕引无形之邪热反而内陷，反而内溃，所以他不用大黄、芒硝而加上石膏，余师愚最喜欢用石膏，用石膏去肌肉之热邪，用栀子、黄芩、薄荷、竹叶来解在经之热邪，用连翘、石膏、黄芩这类的药来清其在里之热邪，特别是在胸膈的热邪。凉膈散主治表里均有邪而偏于在里者，败毒散偏于在表。

再其次是清瘟败毒饮。清瘟败毒饮主治十二经的热邪、十二经的邪火，疫疹发作到高峰阶段。清瘟败毒饮中的石膏、生地、黄连等是主药，要掌握这个方子就要理解这三味药的用意。这三味药，每味药都分成大剂、中剂、小剂三种不同的剂量。大剂的分量，生石膏是六两到半斤，生地是六钱到一两，黄连是四钱到六钱；中剂量，生石膏用二两到四两，生地用三钱到五钱，黄连用二钱到四钱；小剂量，生石膏用八钱到一两二钱，生地用二钱到四钱，黄连用一钱到一钱半。其余的药，如栀子、桔梗、黄芩、知母、连翘等，随证配合使用。为什么要分大、中、小等三种剂量呢？余霖提出了用药的指标：如六脉沉细而数，要用大剂量，说明邪热到了高峰，而正气大大地受到损伤了；如脉沉而数，说明邪热虽高，正气还没的伤得那样厉害，脉沉而细，可以用中剂量；如脉伏大而数，说明病邪还不深，故用小剂量。余霖还认为，不管用什么剂量，只要疹子完全出透了，可以用大量的大青叶，加小量的升麻，大青叶可以用二三两，升麻就用几分，四五分左右，这样来清除疫疹的余毒，来降浊升清。这就是余霖对"清瘟败毒饮"的基本用法。

　　"清瘟败毒饮"主要立意是什么呢？为什么要重用"石膏"？余霖认为，疫疹是由于胃热引起，胃热熏蒸邪气出于肌肉而造成的，所以他重用主入胃经的石膏，通过胃而散布到十二经中去，这就是他的立意，石膏能够清胃热，间接地能够清十二经之邪火，这是他重用石膏的理由。黄芩、犀角清上焦的热，清心肺的火；丹皮、栀子、赤芍是清肝肾的火；还有连翘、元参，那是去滋水济火，用了前面那些大量的清火热的药，火热在阳明胃经损伤水谷精微之气，单清热还不行，一面还要救阴。这些概念都在石膏、生地、黄连这三味君药中体现了，石膏主宰六腑，黄连主宰五脏，生地是救阴救水。

　　余师愚用于治疗疫疹基本就是这么三个方子，特别是"清瘟败毒饮"，用之来解决了许多临床上疫疹重证。后面附有余霖的两个医案，大家可以看一看，这是他治疗疫疹主要的三个手法。温热毒邪在表的初期用败毒散；温热毒邪偏于里，特别是在中上焦，用河间的凉膈散去硝、黄加石膏；温热毒邪在阳明胃，热遍及于十二经，疫疹到高峰的时期就用清瘟败毒饮。

（四）小　　结

　　以上介绍了吴有性、戴天章、余师愚的学术思想，他们学术思想理论基本是一致的，但治疗的方法、手段各有特点。吴有性强调用大黄，他认为治疗温疫病，不给邪气找出路是不行的，除恶务尽，要彻底地"下"；并把"黄连"与"大黄"进行比较，一般人习惯用黄连，不习惯用大黄，而黄连不能从根本上解决病毒问题，只有把大黄用好了，病邪才能彻底排除。戴天章、余师愚与吴有性不一样，两个人都不强调用大黄，强调用"清法"，特别是能够从表解最好。其实他们各自所站的角度不同，如吴有性是从整个温疫病来考虑的，特别是关于五脏神志方面的病变；余霖是从温疫发斑、发疹角度来说的，发斑、发疹当然最好是能够从表解。

四、温热病医家医案

（一）吴有性医案

【原文】朱海畴者，年四十五岁，患疫得下证，四肢不举，身体如塑，目闭口张，舌上苔刺，问其所苦，不能答。因问其子两三日所服何药？云进承气汤三剂，每剂投大黄两许不效，更无他策，惟待日而已，但不忍坐视，更祈一诊。余诊得脉尚有神，下证悉具，药浅病深也。先投大黄一两五钱，目有时而小动；再投，舌刺无芒，口渐开能言；三剂，舌苔少去，神思稍爽；四日服柴胡清燥汤；五日复生芒刺，烦热有加，再下之；七日，又投承气养荣汤，热少退；八日，仍用大承气，肢体自能少动。计半月，共服大黄十二两而愈。又数日，始进糜粥，调理两月才平复。凡治千人，所遇此等，不过三四人而已，姑存案以备参酌耳。(《温疫论·叠下医案》)

朱海畴，年45岁，患疫得下证，所谓"得下证"即可下之证。临床表现为，四肢不举，身体像塑雕的人一样僵直，目闭口张，舌上有刺。问其所苦，病人不能回答。家人说曾服过三剂承气汤，每剂药的"大黄"有一两左右，吃了没有什么效果，所以找到吴有性给看一看。看病人的脉尚有神，胃气还在，下证悉具，是可下之证，证属阳明实证，吴有性认为用"承气汤"没有错，没有效果的关键，是药轻病重的缘故，"大黄"只用了一两左右，热邪这样盛，药的分量太轻了。先投大黄一两五钱，服过后，病人眼睛睁开而且可以转动了；再投大黄一两半，舌苔退了一些，芒刺减少，能讲话了；这样连续用大剂量"大黄"三剂，舌苔又退了一些，神志稍清；于是不再用下法，改用"柴胡"清燥；改方后，舌上复生芒刺，烦热又加，病情有所反复，看来邪气尚未下尽，又投承气养营汤，再下；热又稍退，看来效果不十分显著，仍用大承气，再下，病人肢体能稍微活动了，即身体比较柔软了，手脚能动了。前后一共半个月，共吃了"大黄"十二两，期间换过柴胡清燥汤，但病情立刻有反复，还是要用下法。数日后，病人开始能吃点稀粥了，调理两个月才平复。吴有性说，这样的病人临床不多见，所以把这个病案记录下来，供日后参考。

（二）余师愚医案

1. 紫黑相间治验

【原文】正阳门外，蒋家胡同口内祥泰布铺，祁某，晋人也。长郎病疫，原诊谢以不治，又延一医，亦不治，及至邀予，已七日矣。诊其脉，六部全伏；察其形，目红面赤，满口如霜，头汗如雨，四肢如冰；稽其症，时昏时躁，谵妄无伦，呕泄兼作，小水癃闭，周身斑疹，紫黑相间，幸而松活，浮于皮面，毒虽盛而犹隐跃，此生机也。查看前方，亦用犀、连，大剂不过钱许，乃杯水之救耳。予曰：令郎之证最险，不畏余药过峻，死中求活，不然，变在十四日。祁恳甚切。予用大剂石膏八两，犀角六钱，黄连五钱，余佐以方中之味，加伏龙肝一两，滑石五钱，木通三钱，猪苓、泽泻二钱，更加生地一两，紫草三钱，归尾三钱，大青叶二钱，以色紫黑也，连投二服。至九日，脉起细数，手足回温，呕虽止而泻如旧，仍用本方去伏龙肝，又二服。至十一日，脉转洪数，头汗遂止，黑斑变紫，小水亦利，大便亦实，但谵妄如前，身忽大热，烦躁更甚，大渴不已，以火外透也，仍用本方去滑石、木通、猪苓、泽泻，加花粉、山豆根，以喉微痛也。更以冰水与服，以济其渴。又二帖，色转深红，热势稍杀，谵妄间有，犹渴思冰，按本方减生地五钱，去归尾、紫草、豆根、花粉。又二服，诸症已退十分之三，药减四分之一，但饮水而不思食。祁疑而叩曰：病虽减，而十数日不食，尚能生乎？予曰：生矣，按法治之，二十一日方可全愈。又二服，斑化多半，胃气渐开，热亦大减。照本方药减四分之二，去大青叶。又二服，斑点全清，饮食旋食旋饿，方能起坐。诊其脉，尚有六至，犹有余热，不即清之，其势复张，更难为力。犹用石膏二两四钱，犀角三钱，黄连三钱，余亦类减。十九日用石膏一两二钱，犀角二钱，黄连一钱，加乌梅三个，酸以收之也。予曰：前言二十一日方能成功，今已十九日矣，令郎如此，可见前言之不谬也。祁某喜曰：若非立定主意，几为众口所误。初立此方，体全堂不肯卖药，叩其所以，言误开分两，以八钱写八两，六分写六钱耳，予历指同乡服此得痊者颇多，虽卖，犹嘱以再三斟酌。二十日犹用石膏八钱，犀角钱半，黄连八分，加洋参二钱，麦冬三钱，归身二钱，川芎一钱，以调气血。二十一日用八珍汤加麦冬、五味。立方需大纸一张，昨言初方药店不肯发药，今令郎已愈，录一治法于方前，计服石膏、黄连、犀角若干，使彼知予用药之奇，即药铺亦未之见也。录曰：瘟毒发斑，疫症之最重者，然有必活之方。无如医家不敢用，病家不敢服，甚至铺家不敢卖，有此三不敢，疫疹之死于误者，不知凡几，可胜叹哉！令郎之症，蒙相信之深，邀予延医，予用大剂投十五帖，今已安全，计用石膏六斤有零，犀角七两有另，黄连六两有另。此前人之所未有，后人之所示见，故笔之于书，以征奇效。（《疫疹一得》）

北京正阳门外，蒋家胡同口，内祥泰布店的祁老板，是山西人，他的长子害瘟疫。请来的大夫疗效不好，认为这个病难办，没有好办法了，另外又请了个大夫，病情还是不见好转，也推辞了，于是请余霖去诊治，诊病时病发已经是第7天了。诊其脉，六部全伏，伏脉有虚证也有实证，热极了脉可以伏，虚极了脉也可以伏。病人目红、面赤、口舌布满像霜一样的白膜、头汗如雨、四肢如冰、时昏时躁、谵妄无伦、呕泄兼作、小便癃闭、周身斑疹紫黑相兼，好在斑疹还不紧密，色泽还很红活，浮于皮面。余霖首先关注斑疹的情况，不管病毒多重，只要斑疹是这种情况，毒虽盛，但还是有生机。这个病，满口如霜、四肢如冰、六脉全伏，应该如何理解？这是个大热证，热邪内郁，气道不通，经脉不通，就是《伤寒论》所谓的"热深厥深"的现象。病人遍身疹子，为什么说还有生机？尽管热毒这么深，但是病的机势还在向外解，斑疹红活，并没有像一颗颗小米一样的坚紧，因此还有生机。

看前面大夫开的方子，用了犀角、黄连，剂量最大不过"一钱"左右，看来还是杯水难以救车薪之火（这是孟子的话，即"杯水车薪"）。余霖说，这种病很凶险，不要怕我的药量大，要积极抢救，病程已经有一周了，再拖一个星期就可能很不好了。他用了石膏八两，犀角六钱，川连五钱，还另外加了伏龙肝一两，滑石五钱，木通三钱，猪苓、泽泻各二钱，加生地一两，紫草三钱，归身三钱，大青叶二钱等，这是在"清瘟败毒饮"的基础上再加用一些清透的药。

这样大的剂量连服用了两剂，到第9日，脉起细数，脉数是热象，脉细是正伤，脉象有了点生机，手足回温，呕虽止而泻如旧，仍用本方去伏龙肝，前方用伏龙肝是针对腹泻的，看来这个"泻"止是止不住的，热毒清了"泻"就止了，所以去了伏龙肝。又服用了两剂，到第11天，脉转洪数，没有细象了，头汗也没有了，这说明温毒邪气熏蒸的机势缓和下来了，黑斑变为紫色，有点红的现象了，说明营分的毒在溃散，小水也利了，说明伤阴的情况也逐渐地有所好转，小便利大便就实了，腹泻减轻了。这些转机都说明邪热逐渐在消退，正气在逐渐恢复。但是，还一阵阵的有谵妄，身忽大热，烦躁更甚，大渴不已，这是病情减轻的表现，伏于里的热毒之邪全部发出来了。仍用清瘟败毒饮，去滑石、木通、猪苓、泽泻，因为温毒邪气已经发散出来了，因此从小便而去的下行药减一些，再加花粉、山豆根，因为火热一冲出来，喉咙会有点疼痛，用此来清火热上焰之势，更以冰水与服，以济其渴。这样又服用了两剂，疹子全部转为深红，由紫而转深红，这是热邪往外散的机势，"谵妄"不是那样严重了，但还是口渴、思水。按本方减生地五钱，去归尾、紫草、豆根、花粉，因为上热之势已经衰减下来了，这些药可以不用了。又服了二剂，症减退了十分之三，而药的分量减了四分之一，但还是口渴、不想吃东西，这说明十多天的高烧津气大伤，阳气还没有振奋起来，所以只想喝水，不想吃饭。祁老板请问余师愚说：热是退下去了，但是十多天不吃东西，这还能活吗？余霖说：不用担心，已经活过来了，还是照原法治之，第21日方可全愈。又把减了药的方子服用了两剂，疹子化去多半，胃气渐升，热大减，照本方药减去四分之二的剂量，去大青叶。这样又服用了二剂，斑点全下去了，但是饮食还没有完全恢复，诊其脉，胃中还有余热，还要清除余热，用石膏二两四钱（开始用的是八两），犀角三钱，黄连三钱。到了第19天，石膏用一两二钱，犀角用二钱，黄连用一钱，加乌梅三个，其中用乌梅是"酸以收之也"以成津液的意思，酸收的药在温热病中可不要用早了，要用得十分适时和稳妥，舌苔基本干净了，乌梅才可用，如果舌苔稍有点不干净，都不能用。

这个病用清瘟败毒饮治疗成功，石膏用到半斤，犀角、黄连用到六钱，药店都不肯卖，怀疑开错了分量，认为是把"八钱"写成"八两"，"六分"写成六钱了。到了第20日，用石膏八钱、犀角一钱半、黄连八分，加洋参二钱、麦冬二钱、归尾二钱、川芎一钱，来调气血。第21日用八珍汤加麦冬、五味子，善后而已。余霖说：今令郎已愈，录一治法于方前，一共用了石膏多少斤，黄连用了多少两，犀角用了多少两，这样写出来，使这些大夫看一看我用药之奇，药铺都没有见过用这么大剂量的方子。余霖分析认为，这个病不是不治之证，只是医家不敢用药，病家不敢服药，药铺不敢卖药，有此"三不敢"，使疫疹猖獗，死了那么多人，祁老板很明智，深信于我，邀予诊治。共计用大剂"清瘟败毒饮"十五付，用石膏六斤有零，犀角七两有零，黄连六两有零，此前人之所未有，后人之所示见，故笔之于书，以征奇效。

余霖在北京治疫疹用"石膏"，在纪晓岚著的《阅微草堂》小说里面记载了这个故事，说明当时他确实用了这个方子，取得了很好的疗效。后来北京的孔伯华先生，也是用"石膏"，孔老的"石膏"也是用得很好的。

2. 昏愦呃逆治验

【原文】右营守府，费公名存孝者，近七旬，癸丑四月病疫，已八日矣。诊其脉，细数无至；观其形色，如蒙垢，头汗如蒸，昏愦如痴，谵语无伦，身不大热，四肢振摇且冷，斑疹隐于皮内，紫而且赤，幸不紧束；此疫毒内伏，证亦危矣。如斑不透，毒无所泄，终成闷证，毙在十四日。查看前方，不外荆、防、升、葛，不知毒火壅遏之证不清，内热不降，斑终不出，徒肆发表，愈增其势，燔灼火焰，斑愈遏矣。予用大剂，石膏八两，犀角六钱，黄连五钱，加大青叶三钱，升麻五分，使毒火下降，令斑外透，此内化外解，浊降清升之法。次日，周身斑现，紫赤如锦，精神若明若昧，身亦大热，手足遂温，间有逆气上冲，仍照本方加生地一两，紫草三钱，调服四磨饮。其侄惧逆气上冲，予曰：无防，服此即止。进门时，见又贴有堂号，因问曰：又延医乎？其侄曰：相好请来，但诊其脉，不服药耳。予曰：予治此证，前人未有，昨日敢服此方，令叔活矣，然见者必以为怪，君其志之。后医者至，果见予方，大叱其非，曰：一身斑疹，不按古方，用如许寒凉冰住斑疹，如何能透？急宜提表，似或可救。即用荆、防、升、葛，更以麻黄，连服二煎，及至半夜，呃逆连声，四肢逆冷，足凉过膝，举家惊惶，追悔无及，守城而进，叩门求见，问其所以，曰：变矣。问服何方？曰：他方。予曰：既服他方，仍请他治之。其侄见予不往，权将四磨饮原方连灌二煎，呃逆顿止，手足遂温。转恳予素契者登门叩恳，予怜其以官为家，又系异乡人，仍按本方大剂调治，二十一日全愈。计用石膏五斤四两，犀角五两二钱，黄连四两八

钱。此癸丑四月间事也。(《疫疹一得》)

　　"右营守府"是个衙门，患者费存孝，年近 70，癸丑年四月病疫疹，已经有 8 天了。诊其脉，细数无至，快得数不清了，这是热极的现象；观其形色，就像多少天没有洗脸一样，蒙一层垢腻；头上不断地出汗，像蒸笼一样；人整天都是昏沉沉的，像痴呆一样；随时都在说胡话，语无伦次；但是身不大热，四肢还振摇发凉；斑疹隐于皮肉之间，疹色紫赤，好在不紧束，这是疫毒内伏的表现。此属危证，若疹发不出来，热邪又伏在里面，那就很危险了，毒邪没有去路，就要损伤人的正气，况且病人 70 岁了，高热伤正不难理解，热闭于内发不出来，会出现闭证。

　　看前面大夫开的方子不外荆芥、防风、升麻、葛根类的药，不用清法，毒热火邪壅遏于内，内热不降下去，斑疹就出不来。若只用荆芥、防风这些药去发散，只能助长毒热的火焰，斑疹就越是发不出来，因为这些发散的药，达不到邪所在之地。于是余霖用石膏八两、犀角六钱、黄连五钱、大青叶三钱、升麻五分，使毒火下降，斑疹外透，此为内化外解，浊降清升之法。前面的医生只用宣发的药，而没有用能把郁积的热透出来的药，在升散的同时还要清透，所以用要"石膏"。用石膏、犀角、黄连，主要使药力达到火热郁积的地方，把热邪透出来；再用大青叶、升麻发散，此即不入虎穴焉得虎子之策；这就是内化外解、浊降清升之法。

　　服药后周身的疹子发出来了，就像锦缎一样周身红斑一片一片的，有的颜色比较鲜活，有的颜色比较深暗，身亦大热，手脚已温，只是有逆气上冲的现象。仍照本方加生地一两、紫草三钱，调服四磨饮。为什么用"四磨饮"？这是为除逆气，担心老年人逆气上冲，胃气厥逆。

　　再诊时，一进门看到家里还贴有个堂号。所谓"堂号"是大夫坐堂，请大夫看病，药房会给你一个号牌，相当于现在"挂号"。余霖问既请了大夫，又请我来干什么呢？家人解释说，是朋友关心请来的大夫，就请他看看脉，不准备服用他的药。看来是对昨天服用的方子不够放心，余霖说：我先给打个招呼，你请的这个大夫不会同意我的处方。果然请来的这个大夫看用这样多的石膏、犀角、黄连，认为病邪发散不出来，还用凉药去控制，这怎么行呢？应该用升麻、葛根这类的药，向外面发散邪气才对，于是他开了荆、防、升、葛类的方子，更以麻黄。连服二煎，半夜，病人呃逆连声（老年人尤其是患有慢性病的老年人出现"呃逆"，预后很不好，这是胃气衰败的征象），同时伴有四肢厥冷，而且还不是一般的凉，已经冷过膝了。举家惊惶，追悔莫及，病已危，于是来叩门求见，又来请余霖，余霖谢绝，家人无奈，将余霖前面开的"四磨饮"连灌二服，呃逆顿止，胃气逆的情况控制住了，手足遂温。又请来余霖诊治，还是用大剂量清瘟败毒饮，共21天，病人全愈，共用石膏五斤四两，犀角五两二钱，黄连四两八钱。

用"石膏"，现在临床不一定要用这么重的剂量，确实属于阳明胃腑实热证是可以用到三四两的，石膏不易溶解，所以现在用的石膏都是粉剂（纱布袋包煎），块状石膏与粉状石膏煎出的效果是不一样的，所以该用半斤时，只用四两即可，这样可以减轻石膏的使用量。

五、温热学派的鼎盛时期

自叶天士的《温热论治》出现之后，温热学说进入成熟的时期。叶天士、薛生白、吴鞠通、王孟英等医家，是这一时期的几个代表人物，特别是叶天士。薛生白是从湿热的角度，对温热学说进行补充和完善的。王孟英和吴鞠通，既接收了叶天士的学术思想，也接收了薛生白的学术思想，他们在此基础上完善了温热学说的理论。在这个时期，温热学说的理论体系基本就完成了，下面分别介绍这几位医家的学术思想。

（一）叶桂的《温热论》

叶天士的《温热论治》（又叫《温热论》）是怎样来的，前面已提到过了。叶天士是温热学派的中心人物，能把叶天士的学术思想领悟透了，可以说对温病学说的精神就基本掌握了。吴鞠通的《温病条辨》是以叶天士的学术思想来发挥的。

1. 对温热病机的阐发

温热病病机的中心内容，可以从叶天士的几句话中反映出来，他说："温邪上受，首先犯肺，逆传心包。肺主气属卫，心主血属营。辨卫气营血，虽与伤寒同，若论治法则与伤寒大异也。"（《温热论》）这几句话也是从刘河间到叶天士整个温热学说的中心思想。怎样理解呢？可以分成四个方面来深入地讨论。第一，温热邪气感受的途径；第二，温热邪气的发病是伏邪还是新感，这是一个有争论的问题，但是需要明确的问题；第三，温热邪气的传变，怎样是顺传，怎样叫逆传；第四，温热病的治疗为什么会与伤寒大异？

（1）温邪的感受途径

伤寒、温病，都是外因致病，总不外是两条路，用现在的话说，一个是接触性感受，一个由消化道、呼吸道感受。叶天士说："温邪上受，首先犯肺。"这话是说温邪从口鼻而入，"经鼻"是呼吸道传染，"经口"是消化道传染。结合今天的临床现实来看，呼吸道确实是很多病原体的一条通路，这是事实，如流行性感冒、麻疹、猩红热、急性支气管炎、大叶性肺炎、小叶性肺炎等这些热性病，主要还是由呼吸道感染的，因此叶天士发挥的这个理论是有临床根据的。温热学说从吴有性起，发现了感邪的两条途径，一条从皮毛而入，一条从口鼻而入，而叶天士还偏重在后一个途径方面。

（2）伏邪和新感

从《内经》到《伤寒论》，对温病的发病基本都认为是"伏邪"。《素问·阴阳应象大论》中云："冬伤于寒，春必温病。"冬天伤的寒，春天才得温病，经过了一段时间的潜伏期。王叔和在《伤寒例》中也说："不即病者，寒毒藏于肌肤，至春变为温病，至夏变为暑病。"叶天士虽然没有直接讨论这个问题，但是他说："温邪上受，首先犯肺。"从这个提法体会不出是"伏邪"。所以王孟英等称《温热论治》为"外感温病篇"，说明叶天士认为是"外感"，不是"伏邪"。而"外感"与"伏邪"在病变上那是有很大差别的，伏邪总是要从里达表，新感（外感）一定是自表入里，一般说来伏邪发病要重得多，新感发病要轻得多，治疗方法也绝对不一样。

我认为叶天士是持两论者，从他的"温邪上受，首先犯肺"来理解，是说"外感"，但是在《温热论》里有伏邪的记载，里面好几条提到"少阴伏邪""厥阴伏邪"，特别是"伏暑"的问题，在《临证指南》中有好几个"伏暑"的医案。所以我认为，关于温病的发病，叶天士是外感、伏邪兼论者，所以叶天士即认为有外感温病，也认识到有伏邪温病。现在对温病发病的认识，即有新感论，也有伏邪论，我认为单强调一个方面都有一定的偏面性。

（3）逆传和顺传

温邪从口鼻而入到了肺，肺主气属卫，邪就由卫分而气分，而营分，而血分，这是所谓的"顺传"，顺传反映的是病势由轻变重。善治者病邪在卫分，就要及时解决问题，或者在气分解决问题，叶天士甚至提倡由"营"转"气"而解之。什么是"逆传"呢？温邪犯肺，由卫分直接传到营分，从上焦就转入营分，病势凶猛，这是"逆传"。这些认识是符合临床实际的，如有的热性病，才开始发高烧，立刻就出现神志异常的表现，或者神识昏迷，或者胡言乱语，这种情况一般是很严重的，叶天士称之为"逆传心包"，"心包"代表营血。在临床上只要是热性病，在很早的阶段就出现神昏、谵语等神志表现时，一般要从"逆传"来考虑。

（4）温病与伤寒治法大异

叶天士提出：辨卫气营血虽与伤寒同，若论治法、治则，与伤寒大异。他所讲的不是"营卫气血"，而是"卫气营血"，因此这话是有些问题的。"卫气营血"是温病学家治法中的一种方法论，而"营卫气血"是中医学基础理论的概念，两者不能混为一谈。从"治法"而论，温病讲"卫气营血"，伤寒基本就没有这个提法，所以说治法"大异"，可以从几个方面来分析认识。

伤寒初期和温病初期的治法就不一样，前者是辛温解表，后者是辛凉解表。伤寒用桂枝汤、麻黄汤，温病用银翘散、桑菊饮，辛温解表与辛凉解表就是"大异"嘛。伤寒是寒邪，所以用辛温方法来解决，温热是热邪，所以用辛凉的方法来解决。

伤寒不断发展，热度也要增高，一旦变而为阳明证（温热病也有阳明证），二者从表现上看有些相似之处，但实际病因不同。伤寒阳明证的高热，仲景用白虎汤、承气汤，在阳明之经用"白虎"，在阳明之腑用"承气"，温热家在经时也用"白虎"，在腑也用"承气"。但是阳明温病与阳明伤寒是大不一样的。就拿"承气汤"来比较。伤寒到了阳明高热这个阶段，仲景的承气汤是三个方子，大承气汤、小承气汤、调胃承气汤。伤寒承气汤的配伍精神是在厚朴、枳实，不在大黄、芒硝，所谓"承气"，是"气"不能"承"，气不能顺，热邪滞于肠胃，胃气不顺，燥屎不下，加减出入的关键在厚朴、枳实，从三承气汤的组成就看得出这一点。而温病的"承气汤"，关键不在厚朴、枳实，往往是"大黄"与"地黄"同用，就是说温热家用"承气"都是从"正气"方面着手的，伤寒用"承气"都是从"邪气"方面着手的。温热病有六七个承气汤的用法，多半都是"大黄"与"地黄"的配合应用。

"新加黄龙汤"是温热病"承气法"之一，"应下失下，正虚不能用药者，新加黄龙汤主之。"这里是大黄、芒硝配合人参、玄参、地黄来应用，其中不考虑用厚朴、枳实，而是用生姜与人参配合来用药，来宣胃气，用大量的生姜汁，靠这个来用药，从正气方面着手。

"宣白承气汤"也是治阳明温病的，临床表现为喘促不宁、痰涎壅滞，温热邪气与痰涎交织在一起滞于肺，肺气不降，所以用"杏仁"来宣肺（宣白），用"瓜蒌皮"代替厚朴、枳实来"承气"。宣白承气汤没有用"地黄"，为什么不用地黄呢？因为痰涎壅盛，右寸实大嘛，痰涎壅盛谁敢用地黄呀？

"导赤承气汤"也治阳明温病的，这是用"导赤散"的立意来与承气汤配合用药，用于心火壅滞证。临床表现为：脉象左尺劳坚，小便黄少，尿道疼痛，阵阵的烦躁、口渴，小便不利等。所以要借用导赤散的"生地"来与"大黄"配合用药。

"牛黄承气汤"，是用大黄粉二三钱，配合安宫牛黄丸来下，这就是牛黄承气，适用于邪闭心包证。阳明温病，邪闭心包，主要临床表现为：神昏、舌短缩。这是邪犯心包，内窍不通，所以要用"安宫牛黄"来透心包之邪热，"大黄"再把邪热排泄出去，这是牛黄承气的方法。

阳明温病里面还有"增液承气汤"，这也是"地黄"与"大黄"配合用药的。阳明温病津液不足，无水舟停，要给热邪以出路，不用承气不行，于是就增水行舟，这是增液承气法。

总之，温热家的承气汤是用大黄、芒硝来泄实邪，泄火热，除了宣白承气这种特殊情况而外，基本上都是属于伤了津液的情况，所以都是大黄与生地配合用。还不能说宣白承气没有伤津，只是因为痰涎太多，生地不好用，有碍排痰涎，急则治其标嘛，不见得有痰涎的人津就不伤，这是种权变之法。以上这些"承气"的用法，与《伤寒论》的用法是大不一样的。《伤寒论》上的"承气"顾名思义就是从"气"方面来考虑的，所以用厚朴、枳实作为主药；温热家用"承气"是从"津液"方面来考虑的，所以要急下存阴。

至于温热家的清热解毒、芳香开窍法等方法，《伤寒论》中没有这些方法。特别是芳香开窍这种方法，如安宫牛黄丸、紫雪丹、至宝丹等，用于因高热心神不能自主（包括现在所谓心力衰竭）。在《伤寒论》中要想找出这种清热，又兼固心阳的方子，找不出来。如三阴证中的"阳气脱"，仲景都是用四逆法（附子汤、四逆汤等），总离不开姜、附。而温热家有清宫牛黄、至宝、紫雪这些方，在大量的辛凉药中挽救心阳，这种方法《伤寒论》中没有，这是温热家们的一大发明。就拿清热来讲，《伤寒论》也有清热方，如白虎汤、黄芩汤，甚至小柴胡汤也能清热，但是与温热家治气血两燔，如清宫汤的清营，药物组合的思路大不一样。再如养阴，《伤寒论》中也有养阴的方，如黄连阿胶汤、猪肤汤等，但是这与温热家的养阴方差别是很大的。

所以叶天士说"治法则与伤寒大异"是值得我们思考的。从两个病的初期和末期来看，基本是两个不同的思路，所以这其中的学术思想我们要体会到位。《温热论》说："温邪上受，首先犯肺，逆传心包。肺主气属卫，心主血属营。虽与伤寒同，若论治法则与伤寒大异。"这是温热学说的核心理论，要从上述几个方面把它的精神吃透，对温邪的感受途径、温热病的发病方式、温热邪气的传导方式，以及温热病的治疗方法等方面，大家都要深刻领悟，不能停顿在字面上的理解。

2. 对温病病程的描述

邪侵入卫、邪传气分、温热入营、邪入血分、邪留三焦，这是温热病的全过程。把这些病理领悟了，配合前面讲的温病病机的内容，对温热病的认识基本就打下了比较扎实的基础了。

（1）邪侵入卫

邪侵入卫，是温热病的第一个阶段。所谓"邪侵入卫"，是温邪上受的初期，按照叶天士"十二字"精神来体会就是这样。卫气是肺所主，卫气充于人体之皮毛，虽然邪是从口鼻而受，从上而受，由于肺气通于皮毛，上受之邪就可以通过肺气而反映在皮毛方面，所以临床中可见到发热、微恶寒，也有头痛、身疼、咳嗽、恶心这些表现。关于"恶寒"，温病基本是恶热不恶寒，但是在初期还是有恶寒，只是程度和时间都不如伤寒的严重。温病初期病位是不是在卫分，发热、微恶寒是关键的表现。其他肺卫的表现或轻、或重。如头痛，温病的头痛与伤寒的头痛不一样；如身痛，温病开始也有身痛，但绝不呈伤寒病的酸疼；极度地困乏，头天新感，第二天就好像已经病了八九天了一样。但这些毕竟不是主要的鉴别点，温热病病位是否在卫分，主要还是发热、微恶寒、热多寒少、舌苔薄白这些表现。

　　这个阶段的治法用"清法"，一般用吴鞠通的银翘散、桑菊饮，或者麻杏石甘汤、枳实汤等，总要从卫分去解。在这个阶段，叶天士认为温病的初期，病在卫分也不是那样单纯的，在卫分阶段有两个问题要很好地解决。一是温热邪气在卫分这个阶段是否有兼"风"的问题，是不是风温？若兼有风，温是阳邪，风也是阳邪，阳邪与阳邪相加，临床会有所反应，如发热、出汗、头痛等表现就有所不同；二是温热邪气在卫分这个阶段是否有兼"湿"的问题，是不是湿温？湿是阴邪，湿性黏腻，湿与热相加，湿热郁蒸，其"发热"又是一种表现，往往是尽管温度不高，但病人感觉极为难受，风温的发热可能伴有汗多，湿温的发热，汗时有时无，极不舒服，身上发沉，神昏的表现比风温出现得早，这都是湿温的特点。温热邪在卫分的阶段，叶天士提出要考虑是风温？还是湿温？所以他提出这个阶段的治法，"或透风于热外，或渗湿于热下"，这两句话要怎样理解呢？如果兼风，是风温、风热，就要"透风于热外"，要用"辛凉"来散风，用薄荷、牛蒡子这类的药来透，"透"就要用"清轻"之药，不要用厚味的药，像银花、连翘等就都属于这类的药，味不厚，气不是太大，清透中带有散性，所以能透而外，使邪从表而出，因为风是阳邪，是轻邪。如果兼湿，是湿温，湿是阴邪，是重浊之邪，那就不能用治风温的方法来治疗了，那就要用"淡渗"的方法了，叶天士习用芦根、滑石等来渗下，使湿浊邪气慢慢从热中分离下去，这就是"渗湿于热下"。他后面还说："不与相搏，势必孤矣。"把"风"和"热"分离开，把"湿"和"温"分离开，不要让它们结合起来，让它们一个个孤立起来。所谓"渗"，所谓"透"，对被孤立起来的邪气就有效得多，如果邪气结合起来的话，那就难办得多了，邪一旦相互结合，逆传之势必定很快出现，如果将其分离开了，就不大容易出现逆传的情况。当然这只是一种体会，究竟如何把握用法，那全在自己在临床上摸索，要结合病人的具体情况来用药了，但是要有这种意识，要领会"或透风于热外，或渗湿于热下"的精神。

总之在温病之初，要把握好用药，这关系到整个治疗过程，叶天士的经验和学术认识很值得我们细细地去揣摩。

（2）邪传气分

邪传气分的典型症状是：但恶热，不恶寒。温邪在气分，舌苔发黄，或者黄白相兼，或者白而干燥；小便黄、口渴等症状都很明显；若兼湿，还会出现渴不欲饮，或者渴而思热饮的表现；脉搏洪大带数。在气分这个阶段，病位不仅局限在上焦，中焦也有所表现，而且临床常见憋闷、胀满、恶心、胁下疼痛等症，甚至由于在胃、在中焦热邪盛，出现阵发性的、轻度的谵妄也是有的。这些情况都要从"在气分"来考虑，是温邪由卫进一步发展引起的，这属于"顺传"。临床上吴鞠通用小陷胸加枳实汤、麻杏石甘汤等。

在气分这个阶段，叶天士提出一个很重要的思想："若其邪始终在气分流连者，可冀其战汗透邪，法宜益胃，令邪与汗并，热达腠开，邪从汗出。""可冀其战汗透邪"，这句话很关键，邪从卫分到了气分，在气分停顿下来，在这个阶段会持续较长的时间，甚至有一周之长，这么多天发烧，会有中焦的种种表现，有的人会考虑用下法，叶天士不主张这样，他和《温疫论》的思想不一样，他说要想方设法让病人"战汗透邪"，即便是体质再虚弱的人，这也是最好的办法。

吴鞠通《温病条辨·下焦篇》说：

"邪气久羁，肌肤甲错，或因下后邪欲溃，或因存阴得液蒸汗，正气已虚，不能即出，阴阳互争而战者，欲作战汗也，复脉汤热饮之。虚甚者加人参，肌肉尚盛者，但令静，勿妄动也。"

他用复脉汤（炙甘草、干地黄、麦冬、生白芍、阿胶、麻仁）来使其战汗。大家想想看，"复脉汤"为什么能使其战汗呢？炙甘草、干地黄、麦冬、阿胶、麻仁这些药的应用是要增加病人的津、气，阳加于阴为之汗，要有气才能"汗"，汗为阴之液，要有津液才能"汗"，所以吴鞠通在这里用加减复脉汤，使邪以汗而解。虽是战汗法，但没有用发表药，依照仲景的方法，汗就要用桂枝汤，而这里是"法宜益胃"，就是去养胃的津液，邪通过人体的汗排出体外。所谓"战汗法"，是由于人体正气虚弱，不能鼓动出汗，要用药物去协助，或助其气，或益其津，使正气能够战胜病邪，以汗出而解。

在这个阶段还不能用"清里"的办法，或者用"承气"的办法，这和温疫病不一样，温疫病在这个阶段，吴又可、戴天章他们是通里来解表，这里不一样，叶天士认为无论如何在这个阶段要想方设法地从气分而透出卫分去，不能内引。是不是用"战汗"法那倒不一定，总之这个时候不能用攻里的药，更不能用下药，我们要掌握这个原则，能透到卫分就透到卫分，不能透到卫分，就要立即在气分解决问题。

温热邪在气分，用战汗法，"战汗"不是"发汗"，治疗温热病始终是禁止发汗的，发汗属禁忌法。所谓"战汗"是把阴津、阳气扶起来，通过出汗把温热邪气驱除体内，不是发汗，也不能发汗。

（3）温热入营

温热邪气入于营分的典型临床表现：脉数，且脉特别快，有的快到数都数不清；其次是舌质不仅红，而且是绛，即深红色；再其次是心烦，烦得不能睡觉。在这阶段一般来说就有斑疹出现，皮疹初发，或是稀稀疏疏的，或是隐隐约约的。随着神志表现也会出现，神昏、谵语，还可见肢厥等。如果是伏邪温病，是从里出表，从营分、血分而达到气分，所以伏邪温病的初期，舌润、少苔，这个时候的脉象总是数而软，或者数而带弦，或者微数，口渴也还不很严重，但是心烦热特别严重。这时就要用"清营"法，清解营阴，最好是能够从"营"而透"气"，从营分透出气分，是由脏而出腑，给温热邪气找条出路，或者从大便而出，或者从小便而去。若邪气从营分透出气分了，那舌苔一下子就要增加了，就要变厚了，会出现满舌的苔，再从气分清邪。这是伏邪温病，或温热邪气在营阶段，叶天士的治疗原则。如果温热伏邪比较严重，开始就见舌绛、咽干，甚至于脉伏，热郁积于内，这种"伏脉"是热深在里的现象，不要误认为是虚证的脉伏，这就要大清阴分的伏邪，用清营法，一直要清到舌苔转厚，说明邪气从营气而出了，要认识这种舌苔的病机。

清营用清营汤，犀角、地黄、玄参这类的药，既要清热，又要养阴。如犀角或羚羊角，是清热的药，但它还有生津液的作用，其贵重就贵重在这里。与黄芩、黄连、大黄这些药不一样，这些苦寒的药清热有余，但燥津也是很厉害的，所以被称为苦燥药，黄芩、黄连、黄柏都是苦燥药。如化斑汤，犀角、玄参、石膏、知母、粳米、甘草，这些是清热药，又是能够养脏阴，养阴津的力量比较强。如邪热入营,吴鞠通在《温病条辨》里用"银翘散"去豆豉加生地、牡丹皮、大青叶、玄参,去"豆豉"就是因为它有表散作用(表散伤营),用"大青叶"把邪转到气分。

总之,温热入营,最好是能够把邪从营分转到气分,这是最理想的治疗方法。是否已转到气分,舌苔是很好的一个标志。

(4)邪入血分

邪入血分典型的临床表现是舌色深绛,不是一般的绛,而且可能出现紫暗的舌,即青紫而晦暗的舌象。其次是可能有些出血现象,或出鼻血,或咳血,或吐血,或便血,甚至大便发黑。在这个阶段的斑疹也是很突出的,烦躁、谵语、发热,特别在晚上加重。这个阶段容易引动肝风,因为肝为藏血的器官,血分大热,肝风易动,就要出现痉厥。甚至于伤及肾精,牙齿会变黑、变枯,齿是骨之余嘛。

这个时候的主要用方就是大定风珠、三甲复脉汤等,其中要用些血肉之品,这是大定风珠、三甲复脉汤的特点。用血肉之品入于至阴之位,入肝、入肾,去养精、养血,定风清热。如果病情能够缓和下来,肝血、肾精能够补充起来,热能够清得下去,病情就会一天天的好转。如果这样不行,这个病的后果就很难说了,治温热病,无论如何不能让病情发展到这个程度,到营分已经就是了不得的事了,到血分那就很难办了。叶天士为什么在气分那个阶段,特别强调要把邪透到气分去,就是阻止温热邪气步步深入,从腑入脏那是很严重的,从脏走腑那是好迹象。

(5)邪留三焦

叶天士讲卫气营血,不能于说他排除了三焦的问题,所以吴鞠通把这个精神体会到了,他在《温病条辨》中就用"三焦"来概括叶天士的"卫气营血说"。

叶天士说:"气病有不传血分,而邪留三焦,犹之伤寒中少阳病也。彼则和解表里之半,此则分消上下之势,随证变法,如近时杏朴苓等类,或如温胆汤之走泄,因其仍在气分,犹有战汗之门户,转疟之机括也。"叶天士说邪留三焦,犹如伤寒中的少阳病,这里既有对病机也有对病位的认识,但不是一个性质,正因为性质不一样,所以他说在伤寒要"和解表里之半",在这里只能"分消上下之势"。

凡是表里之气都要通过三焦而升降出入，从上、中、下（纵向）来讲是升降问题，从表、里、半表里（横向）来讲是出入问题，"三焦"就是这样一个系统。不管从纵的方面还是从横的方面来看，三焦都是升降出入的枢纽，不管气也好，水也好，都要通过三焦来运行于全身。这是从生理层面上对三焦的理解。

温热邪气入于三焦，就要出现胸满、胁闷、或小便不利等症状，这时就要去疏通三焦的气机，照叶天士的话即"疏展其气机"。所谓"气机"，就是升降出入。叶天士说："此则分消上下之势。"如何分消呢？就是要疏展三焦气机，对温热病来说，还不能尽用大寒的药去抑制、遏制热邪。所谓"疏展三焦气机"，如用"杏仁"疏通上焦，"厚朴"宣其中而疏展中焦，"茯苓"渗利下焦，这就是"分消法"。这些药都不是寒性的药，"厚朴"还偏温呢，甚至于叶天士还用"温胆汤"来泄，来疏利，我的体会他这是针对湿温这类温热病的治疗，或者某些温热病兼有痰饮者，所以用温胆汤，但如果是风温，我看厚朴、杏仁还是不很适合的。总之要把叶天士治疗经验的精神体会到，寒凉药不适于三焦之疏利，用什么方法既适合于清温热，又适合于疏利三焦，要在这里面去下功夫。是不是非用厚朴、杏仁，这倒不一定，我认为针对中焦的时候，"陈皮"也可以用，药物太温或偏温，还是要慎重的，特别是对风温。

"走泄"是疏利的意思，不要理解为"泄下"。他所说的"因其仍在气分，犹有战汗之门户，转疟之机括也"，这个"疟"不是"疟疾"的意思，意思是三焦通利了，或者还可以发点热、出点汗，从半表半里而分解，"疟"意指半表半里少阳寒热。

总之，叶天士的卫气营血说注重的是"气分"，在三焦的问题上，要疏利三焦，要用清剂，用清轻的药物。如叶天士用"栀子"惯用"山栀子"，因为"栀子心"味厚，"栀子皮"味薄。又如"黄芩"要用"枯芩"，用苇根、瓜蒌皮这类的药去清，这些药味不厚，既能清热，又能渗利。千万不能用寒滞厚腻的药，这在三焦的治疗上都是忌讳的。学习温热家的临床经验，就要理解和掌握他们惯用"轻药"的这种方法，要领悟这种学术思想。现在有人对温热家的用药提出异议，我的看法，可能还是对温热病的临床了解不深，在温热病治疗上有经验者就能理解温热家用这种"清轻之药"的精神，这种治疗方法是从临床经验中摸索出来的，总结出来的，不能抹煞，而且要很好地领悟才能学到手，像伤寒学派的一些方子是不适合这种热性病的。

以上讲的五个方面要很好的体会，邪侵入卫，邪传气分，温邪入营，邪入血分，邪留三焦。"邪留三焦"主要是靠疏利气机，要在"疏利"上下功夫，既要清解温热，又要使气机不滞，该表要走表，该里要走里，这就是叶天士所谓的"分消上下之势"，"上"不是用吐法，"下"不是用泻法，这就是疏利气机。

3. 齿舌辨证要点

我就相关的基础理论介绍如下，其他的教材都有就不多讲了。

（1）验舌苔

中医诊病都要看舌苔，不仅是温病。为什么要验舌苔？舌苔来自胃中生气，所谓"生气"即是脾胃的生发之气，是胃气机能的一种表现，所以正常人也是有舌苔的。正常的舌苔是薄薄的一层，反映生发之气的正常运行。舌苔出现异常，说明脾胃的生理机能发生了改变。因此舌苔（包括舌质）主要反映的是后天水谷之气的问题，因此要验舌苔，验舌苔在中医的诊断中是必要的手段。由于胃通于十二经，因此所有的病都可以在舌苔上有所反映，但是舌苔首先是水谷精气的反映。《素问·五藏别论》云："胃者，水谷之海，六腑之大源也。五味入口，藏于胃，以养五脏气。"因为五脏皆秉气于胃，所以"验舌苔"是协助临床辨证的手段。

（2）验齿

"验齿"是观察肾的情况。温热家讲究验齿，基本是从肾的角度来考虑的，因为齿为骨之余，肾主骨，骨是由肾的精水来滋养的。温热邪气容易伤津，津伤了，齿就有相应的变化，临床上齿燥、齿垢、齿血、齿色、龋齿等，主要反映的是肾精伤损的程度。因此验舌苔和验齿结合起来，就是辨"先、后天"的重要方法。叶天士，在《温热论》中，对于验齿、验苔的内容非常丰富，教材上只是重点地介绍了一些，具体的内容建议你们要细细地去阅读、体会。

（3）斑疹与白痦的分辨

"斑疹"总是与肺胃相关，主要是肺胃有邪热，通过皮肤肌肉表现出来。

一般来讲，出现大片的皮疹为"斑"，如《金匮要略》中的"斑斑如锦文"，看上去大片大片的，摸着实际跟肌肉一个样平，那叫"斑"。"疹"主要是与血络有关，其形呈小颗粒状，高出皮肤，摸上去碍手。斑与疹在临床上是有诊断意义的，发斑是偏于胃而近于里，发疹是偏于肺而近于表，基本上有这样一点区别。

在治疗方面，"斑"只宜清血不宜升透，不能用升麻、桔梗一类具有升提作用的药；"疹"宜透发，不宜补气。有时候临床上对斑疹一般不分，实际它与气血的关系，还是有轻重、表里的区别的，可以指导处方用药。凡是斑疹要想透的时候，不管再严重的情况都不要用太过"寒凉"的药，过用凉血，会抑制斑疹的发生，只能用清透的方法，不能去抑制它，不能逼迫它往里走。如果斑疹出不来，病情会随之出现很多变化，如昏厥、发狂、出血等现象都会出现，这是很要紧的。"升提"也不行，抑制也不行，因为这种斑疹与出麻疹不一样，是两个概念。既不能去抑制，也不能去升提，更不能去温补，这都是大忌讳的，不能用治水痘、麻疹的方法来治疗温热病的斑疹，这是叶天士在《温热论》中特别强调的问题。

还有个白痦，这个病就像是出水痘一样一颗颗的，主要是湿热引起，也是湿温外透的一种表现，是湿热邪气在气分的表现，应该说得了湿热病，能出白痦是好现象，反映湿热邪气通过气分而往外传了。如汗出不透，邪气排不出来，出白痦能把病毒完全发泄出来。如果湿郁热蒸而造成的白痦，那就要因势利导，"芦根汤"就是专门解决这个问题的，用苏梗、佩兰、鲜荷叶、冬瓜仁、芦根等来渗湿清热，苏梗、配兰、荷叶都是透邪的药，冬瓜仁、芦根渗利湿热，芦根汤是治白痦最稳妥的方子。白痦还有一个情况，如果白痦出现了一两天就枯竭了，颜色越是发白了，没有了透亮的润色，这是阳气大伤，无力鼓动湿热外出的表现，是不好的现象，这种现象虽比较少见，但临床上还是有。

4. 叶天士《温热论》小结

叶天士《温热论》的核心内容已经分析完了。"温邪上受，首先犯肺，逆传心包。卫气营血与伤寒同，若论治法则与伤寒大异"，这就是叶天士的核心学术思想，所以我做了重点的分析，其中包括了温热病的感受途径、发病、病因、辨证论治等问题。后世不管是谁，学习叶天士的学术思想，主要就学习以上这些内容。有关叶天士的《温热论》建议大家把原著找来看一看。

（二）薛雪的《湿热条辨》

薛雪《湿热条辨》的主要内容分为两方面：一个方面是讨论湿热病的病机问题，另一个方面是讨论湿热病的辨证问题。主要是在辨证方面，他把湿热病分成了40多个证，这对临床有好处，实际这其中包括了暑温、湿热、湿温这些内容，包括现在临床上急性的或者非急性的热病，其辨证的主要特点是脉症结合，其文献比叶天士的要详细得多。

1. 湿热病的病因病机

首先简要地介绍薛雪对湿热病病因、病机的研究，主要包括四个内容。

第一，所谓湿热、湿温、暑温、暑湿，从病因的概念来讲，本质上没有区分，都是既有湿又有热，没有第三个因素，就是湿热火邪。但如果从病证来分析，湿温证、暑温证、湿热证、暑湿证各有不同。举个例子，吴鞠通《温病条辨》中第35条说：

"暑兼湿热，偏于暑之热者为暑温，多手太阴证而宜清；偏于暑之湿者为湿温，多足太阴证而宜温；湿热平等者两解之。各宜分晓，不可混也。"

暑兼湿热，如果暑之偏于热多于湿的，是暑温，多见于手太阴肺证，总以清为主；如果暑之偏于湿多于热的，是湿温，多见于足太阴脾证，用药时就要偏于温。有湿有热，是湿热证，那就要两解之。所以，从病因来看，湿热证、暑温证、湿温证、暑湿证就是"湿"与"热"之多寡问题。正因"多寡"性质就不一样了，暑多于湿的暑温与湿多于热的湿温，性质是不同的。但是我觉得他的这个界定，并没有完全从"证"来分析。湿温、暑温、湿热、暑热这几个证，湿热证基本上没有多大的季节性，或者说季节性不明显，一年四季都可以有湿热，只是有地区性，如南方的湿热就比北方的湿热多。而湿温、暑温、暑湿这些病证就有明显的季节性了。如暑温、暑湿肯定是在暑天发生，湿温是在深秋、初冬这段时间发生。湿温病在南方俗称"秋呆子"，因为湿温病多有神昏、耳聋、不爱睁眼、不爱讲话、胸闷不饥等"呆"的表现，即《温病条辨》的"三仁汤证"。

第二，湿热的病机正如《湿热条辨》所说："热得湿而愈炽，湿得热愈横。"即热加上湿，热就愈是利害，湿加上热，湿愈利害。这是什么道理？这要从阴邪、阳邪两个不同的性质来考虑。"热"是阳邪，热邪焰上向外宣散而热势渐退，一旦遇到"湿"就不能宣散了，或者宣散的力量不够了，于是热势愈来愈增加，这就"热得湿而愈炽"，"炽"是燃烧的意思。"湿"是阴邪，湿遇热，热邪就要熏蒸湿气，湿得热就要蒸腾而上熏，单是湿不会蒸腾，湿邪受到热邪的蒸腾就要上熏，这叫"湿得热而愈横"，"横"是"大"的意思。由此古人讨论湿热病机有个认识，认为"湿"与"热"总是宜分不宜合，因为湿与热合起来，会造成湿热互助之势，难分难解，而使病情严重、复杂，若把两者分开，热势孤了，湿势孤了，这就好办了。

第三，感受湿热的途径有轻、重之别。如果湿热邪气之轻者，可以从表而入，所谓的"轻"除有"轻重"之意外，还有与"轻邪"相合之意。如"风"是轻邪，湿热与风相合，或者湿与风相合，或者热与风相合，或者湿热都与风相合，风湿、风热等，就可以从表而入，从皮毛而入。湿热之重者，所谓"重"除有"轻重"之意外，还有"重浊"之意，十之八九都是从口鼻而入的。薛雪的这个认识，与前面的温热家基本是一致的。究竟哪些湿热邪气从皮毛而入？哪些从口鼻而入？那就看邪之轻重，及其兼邪了。

第四，从病位来分析，湿热病邪总是太阴、阳明的问题，即总是脾胃问题。因为"胃"为阳土，"脾"为阴土，在太阴就多从湿化，在阳明就多从热化。湿热病有阴证、阳证的区别，但是在湿热病的初期，其邪十分之八九都从口鼻而入的，这个邪气首先还是在"膜原"，膜原的生理概念，是外通肌肉内连胃腑，这个概念联系到"三焦"，也联系到"半表半里"的概念。"邪传"，正如吴又可所谓的可以分开来传，或传于阳，或传于阴，或传于表，或传于里。传于阴（脾）或传于阳（胃），是与人的体质有关的，即中气实则病阳明，中气虚则病太阴。所谓"中气实"就是偏于阳热的体质，湿热就从热化，即"病阳明"；所谓"中气虚"是虚寒体质，湿热就从阴化，即"病太阴"。至于湿热病在太阴、阳明的演变规律，如果偏于太阴、阳明之表，往往兼少阳三焦证；如果湿热在太阴、阳明两经之里，往往兼厥阴风木证。为什么呢？因为少阳三焦、厥阴风木同司相火，少阳是相火，厥阴也是相火，少阳升发之气总是从肝胆而起，少阳是胆，厥阴是肝，它们有内在的联系，所以湿热病从阳经传可兼见少阳三焦证，从阴经传可兼见厥阴风木证。

薛雪关于湿温的病因、病机学说概括起来就是上述的四个方面。所谓的湿热、温热、暑温、暑湿，若从病因来理解没有分别，都是湿热，但是从病证来理解，是有区别的，湿热与湿温不一样，暑温与暑湿也不一样，这些概念不能混淆。湿热病的病机是湿与热结，热得湿而愈炽，湿得热而愈横，只是多寡轻重的区别，临床治疗是用分离的方法，使湿与热不能结合。湿热病的传染途径，十之八九是经口鼻传染，十之一二从表而入。湿热病的病位，主要在太阴、阳明，由于传染途径是经口鼻而入，所以还是先在膜原，由膜原分传给太阴、阳明，在病变发展过程中，如果伤太阴、阳明经之表，可以出现三焦少阳证，如果伤太阴、阳明经之里，可以出现厥阴证，因为两个都是相火。

2. 湿热病的证治

薛雪结合临床把湿温病分为几十个证，我把它们归纳成十大类，这样归纳以后更系统了，理解起来也容易一些，便于掌握。

（1）湿热本证

湿热本证典型的临床表现是：始恶寒，后但热不寒，汗出，胸痞，苔白或黄，口渴不欲引饮。为什么呢？因为湿是阴邪，易抑遏阳气，阳气还没有发散出来，所以病初起必然会有点恶寒现象。随后，湿得热则蒸腾而上熏，或者说湿化热了，阳热蒸发了湿浊之气，于是就但热不寒，还伴有汗出。人体开始感受湿热，邪在膜原，在上焦，胸部是阳位，清阳之位，湿热弥漫于胸部，所以胸痞；舌苔白、黄，或者白中带黄，或者为浅黄色，是有湿热可见到的舌苔；因为有热故口渴，湿热邪气阻滞了津液，津液不升也会口渴，但是毕竟有湿邪在体内，尽管口渴、口干，还不想喝水，这是热夹湿邪的典型表现。以上是湿热本证的病变表现，薛雪的《湿热条辨》中是作为"提纲"来安排的，就像《伤寒论》"太阳之为病，脉浮，头项强痛而恶寒"是太阳病的提纲一样。在这个提纲中，一般的湿热都会见到这些表现，每个表现都是湿热的问题。

对湿热本证，王孟英是用"甘露消毒丹"来治疗，他认为这些是甘露消毒丹最典型的表现。甘露消毒丹有滑石、茵陈、枯芩、连翘、薄荷、石菖蒲、川贝母、木通、藿香、射干、白豆蔻等药。这些药除了祛湿清热而外，为什么要用石菖蒲、藿香、白豆蔻？因为湿热总还是属于重浊之邪，所以除了祛湿清热外，还要用点芳香的药去化除浊邪之气。王孟英的甘露消毒丹是针对湿温证、湿热证的，甚至于食郁，他也用这个方子，在他的《霍乱论》中是常用的方子，所谓"消毒"就是用芳香来化郁浊之毒邪。王孟英的经验是，只要看到病人舌苔厚腻、色淡黄，或者苔干黄，只要湿热邪气还在气分，就可以考虑用甘露消毒丹。

（2）湿热表证

湿热表证，薛雪分为两个类型：一是阴湿伤表，一是阳湿伤表。阴湿伤表，湿遏制卫阳，发热不显，只见恶寒、无汗、身重、头痛、胸痞、腰痛等，故用藿香、香薷、羌活、苍术皮、薄荷、牛蒡子等以散湿。阳湿伤表，湿加热犯阳明之肌表，症见恶寒、发热、汗出，湿热郁蒸所以关节疼痛，甚至于酸痛、周身发沉。要用淡渗的药来引邪下走，给邪找条出路，因为是邪在表而不在里，所以虽然是"淡渗"还要用"轻清"的药，如"苍术"只用皮，"鲜荷"用叶，"藿香"也用叶，"茯苓"用皮，不能用滑石、车前子这些重剂，不能深引之，淡渗而导之使它下走，要体会这种用药的精神。

（3）湿邪偏盛

湿邪偏盛在这一类中共分七个证。

第一是湿滞阳明。典型表现是"舌苔白厚"，这个阶段的舌苔可能厚，还不会太腻，但是舌体遍体发白，因为液不上升而口渴，所以这种情况不会出现腻、滑苔。"口渴"不是由于热，是因为湿邪阻滞经脉，而津液不能上承，所以薛雪用厚朴、草果、半夏、干菖蒲等，以味辛开之，使其上焦得通，津液得下。这里面有个关键问题，像这种湿滞阳明证，临床上是不是就凭舌苔白、口渴来诊断呢？不是这样，主要还要看小便情况，要问小便热不热？如果舌苔白厚、口渴，小便也不热，这可以从"湿"来考虑，用药可以偏温一点；如果舌苔虽然白，口渴不思饮，而小便热或小便黄，这可不能随便用太温的药，特别是厚朴、草果、半夏等，所以关键是要看小便的情况。厚朴、草果、半夏、干菖蒲是温而开的药，因为湿易化热，用温药把湿化开，热象出来了，马上停止用药，如开个二三付都不一定要把药服完，出现热的迹象就停药，特别是湿滞阳明，最容易化热，开始没有热象，但是厚朴、草果用下去就化热了，这种情况也是有的，这就看临床把握尺度的能力了。

第二是湿邪伤阳。临床表现是身冷、脉细、汗出、胸痞、口渴、舌苔白。这是由于湿邪伤阳气，阳气不能施化的缘故。所以薛雪用人参、白术、附子、茯苓、益智仁来温化湿邪，帮助阳气施化。怎样来理解这些临床表现和他的用药呢？津液出于舌下少阴的廉泉穴，凡是少阴受邪，津液不能上升，就会口渴，所以不一定是有热才口渴，少阴经受了湿邪阻滞，津液上不去，廉泉里面就没有津液出来，这种口渴是无热而渴。至于说胸痞、舌苔白，可以加点温燥的药，如厚朴、半夏、淡干姜，但是他这里用的是人参、白术，为什么呢？因为毕竟是湿邪，胸痞、舌苔白，是湿邪郁遏阳气的表现。参、术这种药在我治湿热病的体会来看，还是嫌它太壅滞了，一壅滞湿邪就更不好分离了，所以还不如用厚朴、半夏偏温一点的药去燥湿。身冷、脉细、舌苔白、汗出，看起来是阴证表现，是阳不足，但这也要看大小便的情况。如果虽见身冷、脉细，但小便色深黄、小便短少，甚至于小便的气味很大，这是内有伏热，人参、白术不能用，而身冷、脉细是阳热伏于里，郁积于里而出现的假象。所以湿热病用温补药要千万慎重，像人参、白术等，一般的病是无所谓的药，一到了"有舌苔"这个程度，即使是白苔，人参、白术这些药要慎用。当然薛雪这里是有前提的，即湿邪伤了阳气，还是可以用人参、白术的。总之湿邪伤阳证，要防内有郁热、伏热，湿热证内有伏热，往往也会出现身冷、脉细、出汗的假象，所以要特别注意用温热药，如果是假象的话，附子、益智仁这些药用下去是会很糟糕的。

第三是湿困太阴。此证每见于暑月，临床上的表现是但恶寒、面黄、口不渴、神倦、四肢懒、脉沉弱、腹痛、下利等，这是脾阳不足湿浊弥漫于中焦的现象。所以薛雪用"仿缩脾饮"，或者用"大顺散"，或者用"来复丹"，这些都是温法。暑月的特点是阳在外，阳气容易从外发泄，暑月人都多汗，是阳气外散、阴气内耗的时候，阳之耗是由于阴之散，阳气耗散总是通过汗出来耗散的。《伤寒论》云："自利不渴者，属太阴，以其脏有寒故也。"这个"太阴"就是指脾阳虚。湿困太阴也是湿重，症见恶寒、不发热、神倦、四肢懒、脉沉弱，这就是太阴的寒湿现象，所以必须要温脾不足之阳，甚至于"理中"这些方法都可以用，总是把太阴脾的阳气温起来。

第四是外感寒湿。临床表现是皮肤蒸热、凛凛畏寒、头重（重也是有湿病的特点，身重、头重都是湿病的特点）、自汗、烦渴，或腹痛、吐泄等，每见于暑月乘凉饮冷之后。形寒饮冷是外感寒湿的表现，有人体的阳气被外来的阴寒邪气遏制住了的现象。所以薛雪主张用香薷、厚朴、扁豆来温散阴邪，发越阳气。"香薷"这个药在临床上有些人当作是夏季的当令药在用，其实香薷是个辛温药，不是辛凉药，夏季受寒香薷确实是当令药，如果是夏季伤暑，就不合适了，有些大夫把"香薷"作为伤暑的药用是不适合的，薛雪这里用香薷是合适的，因为感受的是寒湿之邪。他用"香薷"的辛温来散阴邪，发越阳气；用"厚朴"的苦温来除湿邪，通行滞气；用"扁豆"的甘淡来渗湿和中。如果说，虽然是暑月，而不是伤寒，特别不是伤寒湿，而是伤暑，这些药就不好用了，这也是要慎重的。

第五是湿浊内阻。此证临床表现是腹痛、吐利、胸痞、脉缓，这是暑湿的浊邪伤太阴之气，伤脾之气，以至于土用不宣，所以出现吐泄。薛雪用"缩脾饮"的芳香涤除秽浊，用辛燥化湿。湿浊内阻太阴，实际是暑热轻湿邪重，所以他用缩砂仁、草果这些药来快脾燥湿。

第六是寒湿内留。此证临床表现是上吐下泻、肢冷、脉伏等，其主要病机是由于暑月饮冷过多，脾胃之阳为寒湿所蒙不得升越之故。薛雪用"大顺散"温热之剂，来利气散寒，调理脾胃。大顺散有甘草、干姜、杏仁、肉桂等四味药，其中甘草是主药，这不是一般方子中的甘草，大顺散的甘草分量是其他几味药的七倍，如肉桂、干姜、杏仁用一钱，甘草要用七钱，基本上是这样一个比例。大顺散一般常用于水土不服，如从南方到北方，或北方到南方，出现水土不服的上吐下泻，可以考虑用这个方子，而且是个好方子。这个方子的制法有些特殊，甘草要用砂子同炒，炒成深黄色，把姜炒裂开，杏仁炒时会有暴声，一直炒到杏仁没有声音为止，再把肉桂放进去，共碾成粉。这个方法主要是用甘草、干姜、肉桂去温中，用干姜、肉桂量太大了对湿热证不适合，所以用很小的量，如甘草用七钱，干姜只用一钱，肉桂也只用一钱。把甘草炒成温性去和中，因为中气不和，上吐下泻嘛；杏仁只是降气而已，不是主要的。实际大顺散是个大和散，主要作用是在"和中"。

第七是湿伤脾肾。此证临床表现是腹痛、下利、胸痞、烦躁、口渴、脉数大按之空等，此不仅湿邪伤脾，且寒邪伤肾，所以才出现烦躁、口渴、脉虚大的虚阳外越的现象，而不是邪热内扰，所以薛雪用"冷香饮子"这种温方来凉服。他认为这是寒湿伤脾肾，又有虚阳外扰。在临床是不是有虚阳外越的表现，这要大大地下功夫去辨别。如果真是虚阳外扰，那么一定会有腹泻、大便溏泄、小便是清利等，没有热象。对湿热证来说，大小便和舌苔这是诊断中两个重要的体征，是不是虚阳上扰、虚阳外越，这两方面的表现是重要的参考。如果大小便无热象，"冷香饮"可服，大小便有热象，就要考虑了，不然被一种假象所蒙蔽，病情就会发生变化。

以上七证都是湿邪偏盛的证候，除了湿邪外，在每个证都要考虑有没有兼夹证，有没有真假现象，是不是表里一致等，这些都要很好地考虑。对湿热病辨证不细，误治而使湿热陷里，用药就难了。

（4）湿热俱盛

对湿热俱盛，薛雪分辨出三种证。

第一种是湿热参半。此证临床表现是舌根苔白、舌尖红，舌根苔白是"湿"，舌尖红是"热"。湿渐化热，余湿犹滞，宜蔻仁、半夏、干菖蒲、大豆黄卷、连翘、绿豆衣、六一散等，于辛泄之中佐以清热，即所以存阳明之液。湿热参半，湿滞于下，易化热熏蒸于上，就会出现舌根苔白、舌尖红的舌象。所以薛雪在燥湿药里面佐一些清热药，前面用的是蔻仁、半夏等燥湿药，用点绿豆衣、六一散、连翘，在燥湿的同时清热。

第二种是湿热俱盛。此证临床表现是初病就胸闷、不知人，或瞀乱、大叫疼痛（或身痛、或腹痛、或头痛），此为湿热俱盛，阻闭上中二焦之候。宜用草果、槟榔、鲜菖蒲、芫荽、六一散各重用，或加"皂角"用"地浆"来煎，祛湿清热，其祛湿药多于清热药者，是因为初期就见到闭证，不得不以"辛通"来开闭，这是薛雪用药的理由。湿热俱盛的临床表现，很像所谓"痧症"，即"发痧"。发痧是由于暑、湿、热各种邪气阻碍了经络的通道，又遇某种诱因，或情志伤，或饮食伤，或有接触传染等，影响人体正常的宣发而发病，风、寒、暑、湿种种邪气都可以引起发痧（发痧还是偏于热的多，寒痧也有）。此病夏秋季多发，发作呈暴发性，剧烈疼痛、昏迷不醒是其主症。薛雪治疗此病，清热药用得少，为什么呢？发痧是邪气凝滞经脉，寒凉药用多了，不能解除经脉邪气的郁滞，所以要用宣、通、开的方法，草果、槟榔、菖蒲、芫荽、皂角等都有通开的作用，适宜这种有闭证现象的病。"发痧"相当于现在的什么病很难说，中医认为经络不通是主要病机，临床上要根据具体的舌象、大小便等表现，来区别是热滞经脉，还是寒滞经脉，还是湿滞经脉，或者是湿热留滞经脉。

第三种湿热滞于阳明。此证临床表现是壮热、口渴、自汗、身重、胸痞、脉洪大而长，此太阴之湿与阳明之热合而为病，宜白虎苍术汤，以清热散湿。发热、口渴、自汗这是阳明热的表现，胸痞、身重是太阴之湿的表现，脉洪大而长是阳明脉，是湿热滞于阳明之经的表现，这些表现是不难分辨的。薛雪用"白虎汤"来清阳明之热，用"苍术"来散太阴之湿，处方立意也是很清楚的。如果没有壮热、大渴、大汗、脉洪大的表现，白虎汤不要随便用，因为毕竟是湿热证，若"热"不重而"湿"重者，不好用白虎汤，但这里毕竟是热多于湿，所以用了白虎汤。临床上见到壮热、口渴、大汗而脉虚者，也不是白虎汤证，也不能用白虎汤，这种情况要用甘咸去养肺胃之津，因为大热、大渴、脉虚这是津伤，是生脉散证。徐灵胎在临床上讨论亡阴亡阳时说："阳未亡，则以凉药止汗，阳已亡，则以热药止汗。"大汗，可见于亡阴也可见于亡阳，阳未亡要用凉药止汗，就像白虎苍术汤证，阳已亡，四肢厥冷、出冷汗，要用热药来止汗，就用四逆汤，或者参附汤。止汗用浮小麦、稻草根、麻黄根，那是一般的止汗，是从标而治的办法。止汗要分亡阴、亡阳的病机，决定该用"凉药"还是"热药"。

（5）湿热邪滞三焦

湿热之邪滞于三焦，从四个方面来讨论。

第一，湿热邪气多由口鼻而入，故能径趋膜原，弥漫于三焦，湿热遍布三焦。临床表现有壮热、烦渴、舌焦红、或舌缩、斑疹、胸痞、自利、神昏、痉厥等。这要用大剂的犀角、羚羊角、生地、元参、银花露、紫草、方诸水、金汁、鲜菖蒲等，以清阳明之热，救阳明之液为急务，既要清热又要救液，恐其胃液不存而亡阴，火热越燃越炽，终将自焚。这是痉厥重证，上见胸痞，下见热利，又见斑疹、痉厥，是阴阳交困之证，所以用大剂量的犀角、羚羊角、生地、元参，清热救液。此证单用苦寒药不行，温热家最善于用这类的药，清热同时救液。"方诸水"是救液的，现在用得很少，一般药房也没有，在南方用大量的鲜竹沥来代替。在南方用新砍的竹子，一头用火加热，另一边就有水滴出来，这是最理想的竹沥，是新鲜的竹沥水。北方的竹沥我看不好用，竹沥颜色像酱油，是旧竹子用水泡出来的，我不敢用这种竹沥。"方诸水"又叫作"明水"，原始做法是用活的大蚌，从蚌壳外面加热，或者用热布，或者用手摸擦加热，加热后蚌自己就吐水出来，最好是月亮最明亮的时候取水，哪有那么多好的月亮，于是用一二分冰片滴到新鲜的大蚌里，一会水就吐出来了，这就是"方诸水"。"方诸水"是甘咸养阴的药，特别是治疗反复发作的眼结膜炎效果很好，治疗小儿惊证能镇惊除烦热，对局部汤火伤、烧伤，也都好用。

　　第二，湿热邪气滞于上焦，在临床上可以出现两种表现：即湿热病初期和湿热病末期会出现不同的表现。如前面谈的其在上焦者，或湿热蒙蔽清阳、脘中微闷、知饥不食等临床表现，往往是湿热解后出现的，是中气不舒，湿热余邪未尽，邪滞于阳明，这时可以考虑用藿香叶、薄荷叶、鲜荷叶、枇杷叶、佩兰叶、芦根、冬瓜仁等，宣上焦阳气，则肺胃自能清降。为什么薛雪选用这些极具轻清之气的药味呢？吴鞠通在《温病条辨》中说"上焦如羽"，"羽"者轻浮也，治上焦要用轻浮的药，这种轻浮的药才能够宣发上焦之阳。所谓湿热蒙蔽清阳，"清阳"者即胸中之阳，在中脘之上，如果用味厚重的药下走，就起不到什么作用了。湿热病初期壮热、口渴、脘闷、懊侬（"懊侬"即烦而极度不安，眼欲闭不想睁）、时而还有点谵语，这是湿热邪气郁闭于心包，肺气不舒之候。宜枳壳、桔梗、淡豆豉、生山栀等，无汗者还可以加"葛根"这些涌泄之剂，来引胃脘之阳而开心胸之表。同样在上焦，但不能用藿香叶、薄荷叶、鲜荷叶、枇杷叶、佩兰叶等轻清之剂，因为邪气才开始正在发展，所以薛雪不用这些轻清的药，要用栀豉汤这类涌泄的方法了。《素问·至真要大论》"其高者，因而越之"，即指涌泄法，用此法来舒展胃脘之阳，来开心胸之表。因此，同样是湿热在上焦，一个是邪气始盛，一个是邪气残留，用药的气味、轻重、厚薄就不一样了。这应该有所体会，开心胸之表，还可用"栀豉汤"这类涌吐法，折其上升之势。但是湿热病在临床上用吐法，一定要注意舌苔，如果舌苔薄，湿热的色质特性鲜明，一眼看出来就是湿热的舌苔，不混杂其他，说明邪气还没有达到胶结的程度，那么就可以用吐法。如舌苔已经很厚了，而且厚而有根（像是从舌内长出来的，很紧密，不易剥脱，若无根舌苔稍微一动就可以掉），这说明湿热邪气已经达到胶结的程度，在临床上只能用辛开苦降的办法，去分散湿热的病势，用吐法反而还会引起其他的变化。凡是在中上焦要想用吐法，不管哪种病邪，已经达到胶结程度，吐法是没有用的，要用辛开苦降的方法，逐渐分散邪气的病势。这是两种在上焦的前后不同病期、不同情况。

第三，邪在中焦，多见发热、汗出、胸痞、口渴、苔白，这时可以考虑用藿梗、蔻仁、杏仁、枳壳、桔梗、郁金、苍术、厚朴、草果、半夏、干菖蒲、佩兰叶、六一散等，开泄中焦气分，化其湿郁。中焦的湿热上扰，所以出现胸闷，这是病在中焦气分，薛雪用这些药来开中焦气分。结合病人的具体情况，是偏于湿盛，还是偏于热盛，是不是有痰浊，或有饮邪，是不是有伤津的情况等，从中选择一两味就可以了。湿热在中焦还是要用偏于散的药，毕竟在气分嘛。

第四，邪在下焦，症见自利腹泻、小便黄、口渴等，这是湿浊太盛，郁而化热之候，可以考虑用滑石、猪苓、茯苓、泽泻、萆薢、通草这类的药，分利为治。所谓"分利"是给邪找条出路，从小便排泄而除邪。

以上是邪滞三焦的四种情况，邪弥漫三焦、邪滞于上焦、邪滞于中焦、邪滞于下焦，其中有共同点，就是"湿重于热"，所以薛雪用的药，清热、泄热的药少于化湿的药。临床的这些经验、知识，越是领会得详细、深入，应用起来就越灵活。

（6）湿热犯少厥二阴

这是指湿热邪气或犯于少阴或犯于厥阴的情况。

邪犯少阴证，前面谈的是湿热邪气直犯少阴，临床表现为下利、便脓血，这是湿热动了少阴之火，咽痛、口渴、心烦、小便短少（下泉不足）、尺脉数，这种情况可以仿"猪肤汤"的凉润法。依据什么呢？王孟英有一句话对"猪肤汤"的解释比较扼要，他说"肾应彘而肺主肤"。注《伤寒论》的诸家，我看还没有一个注家对"猪肤汤"的认识有如此的概括性。"彘"就是猪，在十二属性中，猪属水，其性质走肾。少阴病的"热"是"水"少引起的，肾水少了，肾中之火就要上陷，用猪肤可以养肾之水，补肾之阴，使肾阴能够上承于肺。少阴病的咽痛，主要还是阴虚了，是少阴的火伤了少阴的经络，"咽"是少阴经脉所踞之地，阴水上升于肺，肺气通于皮毛（肌肤），由此缓解在肺、在少阴经脉的燥热，猪肤汤证就是津伤燥热证，所以我说王孟英解释得很有概括性。换句话说，猪肤汤的主要作用就是润肺肾之燥，所以它能够解烦热、解咽痛，是凉润之法。同理，肾水燥，所以小便短少，尺脉数，这是湿热邪气直犯少阴，伤津而燥热盛。不过还是要反复地强调，治湿热证跟治其他证不一样，还是要看"舌苔"，如果舌苔干干净净，或者有点舌苔也不厚腻，猪肤汤可以用，如果舌苔厚腻，猪肤汤不能用。我还是强调，治湿病，舌苔、大小二便肯定是要认真观察的。

邪入厥阴，临床表现是口不渴、声不出，给饮食就接受，但不索要，默默不语，神识昏迷，发痉、发呆，这是湿热凝瘀脉络，心主阻遏、神识不用、灵气不通之候。薛雪仿吴又可的"三甲散"，用酒炙地鳖虫、醋炒鳖甲、土炒穿山甲、生僵蚕、柴胡、桃仁泥等以破滞通瘀。因为厥阴是藏血的器官，血分之邪尽泄而下，络中之邪亦可从风化而散。为什么会发呆、口不渴、声不出、饮食不却、默默不语、神识昏迷？这是厥阴生发之气有降无升的表现，由足厥阴而影响手厥阴心包经，所以心主阻遏，心主也得不到生发之气。用这些破滞通瘀的药来宣通厥阴的脉络，破滞、通瘀而窍开，生发之气能升上去，神识、发呆的情况就缓解了。

（7）湿热伤脏腑

湿热邪气内入脏腑，临床上的变化就多了，从虚实两个方面举例分析。

①湿热伤脏腑之实证

先谈实证，共总结了七个证候。

第一，阳明实热，上下闭结证。阳明实热，上蕴结于胸膈，下闭结于肠胃，临床见发痉、神昏、笑妄、脉洪数有力，宜凉膈散，或仿承气汤法。如果单是清热泄邪，只能散络中流走之热，而不除肠中蕴结之邪，所以仍假阳明为出路。这个实热证是热胜于湿，他这里没有提到舌苔的情况，但是从用凉膈散、承气汤来看，可以理解到病人是老黄苔，或兼燥的苔，缺少津液，很粗糙，这种情况下可以考虑用凉膈散，或者用承气来下。如果舌苔白滑，那就不是热重于湿，肯定是湿重于热，凉膈散就不合适了，承气汤更不合适。所以要看邪是不是在阳明胃，是热盛于湿，还是湿盛于热。湿盛于热的情况下也可以出现发痉、笑妄，但是湿盛于热的脉象不会出现洪数，或是弦紧有力，或是弦滑有力，还是要从舌苔来判断。

第二，热结胃腑，扰乱神明证。这种情况临床可见发痉、撮空、神昏、笑妄、舌苔干黄起刺或转黑色（干燥无津）、大便不通，宜用承气汤以通地道，泄其结邪，即泄热胜于湿的结邪。这里有"撮空"，在临床上，实证、虚证都可以出现这种表现，虚证是神识涣散，是阴阳两虚，特别是在脱阳前，神识不能自主；实证是热邪扰乱神明，神明被迫。总之临床上要结合其他的情况来分辨虚实。这里是实证"撮空"，伴有舌苔黄刺干涩、大便闭结不通，这是由阳明的热邪引起的，要泄阳明腑蕴结之邪热，所以要用"承气汤"来通地道。如果是虚证的"撮空"，肯定不会出现这种"干黄起刺"的舌苔。

第三，邪热内踞，胃津劫夺证。临床表现为口渴、苔黄起刺、脉弦缓、囊缩、舌硬、谵语、昏不识人、两手搐搦，为邪滞津枯之候。宜用鲜生地、芦根、生首乌、鲜稻根等，以甘凉润下以泄邪，并复其胃津。由于热邪伤了津液，即要润，又要下，不用润下的方法，就达不到泄热生津的目的。所以薛雪是仿承气汤来泄热邪，但用甘寒药来易苦寒药，如鲜生地、芦根、生首乌、稻草根等。甘寒的药是要达到润下的目的，如果用苦寒药，泄热的同时必然要再伤津，如大黄、芒硝等，泄热有余伤津也很厉害，所以薛雪这里是只用承气法，不用承气汤。这些都是值得我们很好地学习的，热邪伤津的实热证，要用润下法。

第四，肺胃不和，胃热移肺证。湿热在里，往由中焦、上焦，而还归于胃，所以症见呕恶不止昼夜不差，甚则烦躁欲死。胃中之热犯肺，总是往上逆，这种情况宜用川连三四分、苏叶二三分，二药煎汤呷下（是把药噙在嘴里缓缓地吞下去），用此来清湿热通肺胃。这个方子是用"川连"清湿热，清中上焦的湿热，清火去湿；用苏叶通肺胃，肺气胃气都受到严重的干扰，肺胃不和，正常人之气贵在流通嘛。薛雪用这种轻清之法，也是因为邪在气分，以此帮助肺胃之正气宣通、宣布，邪气自然就消退了，这是用轻药治重病的经验。轻药之所以能治重病，就是把人的气机拨动起来了，依靠气机自身的功能来解决"不和"的问题。临床上有句话叫"四两拨千斤"，就是说用极轻的药，能够治严重的病。当然这是有前提的，需人的正气尚存，如果是正气已伤，这种方法就不灵了。邪在气分的情况下，人体的机能还能够活动，只要轻轻一拨就会起作用，但是不拨也不行。

第五，暑邪入肺证。临床上的表现为咳嗽，昼夜不安，甚至喘，不得眠。

可以考虑用葶苈、枇杷叶、六一散等，直泻肺邪。暑热邪气伤肺，也要分虚、实。暑热伤人容易使人气虚，如果暑热带着湿气来，湿热邪气滞于肺络，也可以使人肺气实，所以不能说凡是暑热都用清暑益气汤，况李东垣有清暑益气汤，王孟英也有清暑益气汤。这里是暑热伤于肺络，湿热邪滞于肺气的实证，特别是对于一些素有饮邪的人，临床上更容易出现这种情况。用"葶苈"直泻肺邪，"葶苈"是泄上焦胸部水湿的专药，用"六一散"来引"葶苈"入于肺，这种暑邪入肺的实证，主要是水饮气盛，肺失清肃。

第六，胆火上冲，胃液受劫证。临床表现为大渴、胸闷欲绝、干呕不止、脉细数、舌光如镜，多见于营阴素亏、木火素旺的人。营阴不足，肝火易动，宜西瓜汁、金汁、鲜生地汁、甘蔗汁，磨服郁金、木香、香附、乌药等。这些药不要煎都用磨的方法，用鲜生地汁、西瓜汁、金汁冲服。阴虚火旺，胃阴虚，胆火旺，舌光无苔是由于津枯。既然不是湿，为什么会胸闷欲绝呢？那是肝胆之气上逆，肝火上冲，肝胆之气上逆滞于胸中的表现，所以薛雪用西瓜汁、金汁、鲜生地汁来养胃液救胃阴，又用了槟榔、木香、香附、乌药这些辛散降逆的药，木香可升可降，主要还是用来降逆气，降肝胆之逆。阴虚气滞的可以考虑用这种方法。

第七，湿热内留，木火上逆证。临床表现是呕吐清水，或痰多，这种人往往是素有痰饮，又湿热内留而木火上逆，会出现吐清水、痰多。薛雪用"温胆汤"加瓜蒌、碧玉散，意在一面涤饮，一面降逆。"碧玉散"就是"六一散"加"青黛"，加青黛是清肝胆的热，木火上逆嘛；"温胆汤"加"瓜蒌"，是除痰饮，有呕吐清水嘛，清水是痰饮问题。

②湿热伤脏腑之虚证

上面这七种证候都属于实证的范围，湿热病的实证，下面是湿热结于脏腑的几个虚证。

第一，肺胃气液两虚证。湿热病过多地用辛开药，或过于泄利，或过清，或者体质等原因，到后期往往就会出现气津两虚，胃气不输，肺气不布的情况。临床表现为神思不清、倦语、不思食、尿数、唇齿干，这是肺胃气液两虚之候。湿热除得差不多了，但是正气也伤了，宜用人参、麦冬、石斛、木瓜、生甘草、生谷芽、鲜莲子等来清补元气。究竟是湿热病基础上的气液两虚，这种气液两虚与一般的气液两虚不一样，用大温大补之法不行，所以要清补元气，这个"清"字是针对湿和热的。清补也还要看舌苔，看舌苔腻不腻？滑不滑？如果舌苔有这种情况，像麦冬、莲子都不好用。肺气、胃气、中焦气虚，在临床上都用温运的办法，脾肺之气两虚，或者脾胃之气两虚，正常情况下都用温运是不会错的，但是在这种情况下，在实热病后期就不合适了，理中汤就不合适。这种气液两虚要采用清补的办法，补不能偏于温热，不能动热，补还不能太腻，太腻涩也不适合。

第二，暑伤元气肺虚证。临床表现有咳嗽、气短、倦怠、口渴、多汗、脉虚欲绝等，宜用人参、麦冬、五味子来益气存津，这是《千金要方》的生脉散，孙思邈的"生脉散"本来是伤暑后存其津液的方子，但是这里是肺虚而咳，只是肺虚咳而无痰，这个方子是可以用的。徐灵胎在《医学源流论》里面没提生脉散，他说麦冬、五味子是咳嗽之大忌。我觉得徐灵胎说这个话还是过头了些，有商榷的余地。如果咳嗽痰多，甚至于排痰还不太畅快，舌苔厚腻，那肯定不能用，我的经验不是说凡是咳嗽都不能用麦冬、五味子，小青龙汤中就有五味子，为什么不能用？不过小青龙汤中用的五味子的分量不能大过细辛、麻黄。这里用麦冬、五味子是针对肺虚而咳的，用于津气两虚证还是合适的。徐灵胎这个话的意思，是说湿热证要看舌苔干不干净，咳嗽有没有肺虚，痰多还是痰少，排痰的情况怎么样等等，都需要考虑，特别是五味子，舌苔厚腻、排痰困难，要慎用，甚至干脆不用。

第三，中气亏损，升降悖逆证。临床出现吐、下一时并至，上吐下泻，这是太阴惫甚之证，"惫"是衰败的意思，中气不支。用生谷芽、莲心、扁豆、苡仁、半夏、甘草、茯苓，甚至可以考虑用"理中汤"。临床上看到此种证也要很好地审查脉象，首先要考虑到有没有"重感邪气"的可能，因为毕竟是突然发病。重感邪气那就表里都要考虑，是受了外邪？还是饮食所伤？还是情志受到了什么刺激？假使有这些原因，那就不能单靠"理中"来解决问题，如果说没有其他新的因素，不可能"一时并至"，这些情况临床上都需要考虑。

第四，中气伤损证。临床表现为四肢困倦、精神减少、身热、气高（气上逆而喘）、心烦、尿黄、口渴、自汗、脉虚，这可以用李东垣的清暑益气汤，清解与补益兼施。这个"清暑益气汤"补气有余，清暑实在谈不到。方歌云：东垣清暑益气汤，参芪归术加草苍；升葛泽曲麦味合，青陈黄柏共成方。这里面没有一味清暑的药，李东垣的清暑益气汤解决的是暑邪损伤元气的问题，他的重点在补中气。王孟英对这种情况是用"西洋参"，配合鲜石斛、麦冬、竹叶、鲜荷杆、知母、甘草、粳米、西瓜翠衣，这是他的用法，加些清暑除湿的药。如果正气伤了，还有暑之余邪存在，是可以考虑用王孟英这个方法，可以在用人参补元气的基础上，还用些轻清之药。

第五，卫外之阳暂亡，湿热之邪仍结的证候。阳亡而湿热还在，虚证出现了，湿热邪气还没有消除，若忽然出大汗，这是阳气要亡的征象。大汗出、手足冷、脉细如丝或绝，这是亡阳的现象，还可见口渴、茎痛等阴津不足之候。如何区别是不是亡阳呢？如起坐自如、精神尚好、神清语亮，这不是亡阳，只是汗出阳气伤了，表里之气一时不相顺接，所以脉细如丝，甚至于可以造成"脉伏"，总之是汗多伤阳，内外之气一时接不上来引起的，不是真正的亡阳。这种情况可以考虑用"五苓散"去白术，加滑石、酒炒川连、生地、黄芪来固卫救阴，并导湿热下行。之所以用"五苓散"是要导湿下行，加"黄芪"是要固卫救阴。实际这个方子是"四苓汤"加"滑石"来导湿下行，用川连、生地来清火救阴，用"黄芪"固表，就是这么个立意。此方可以说是防止阳气的亡失，实际没有亡阳的事实，只是一时出汗太多，气伤太甚，表里之气不接，所以出现脉细如丝或绝，和手足厥冷等现象。

以上五种是湿热病的虚证，一般都是在湿热病的后期出现，或者是由湿热病人的体质引发。

（8）热入营阴

关于"热入营阴"，薛雪这里归纳有以下三个证。

第一，血液内燥证。这是血分有了燥热，在利湿的过程中过用苦燥药，就往往会出现这种情况，湿去了而热动了。临床可见左关弦数、腹时痛、时圊血（就是便血）、肛门热痛等，可以仿"白头翁汤"法来凉血散邪。这种病变是属于湿热邪气偏于热的情况，热邪伤了厥阴，或热邪传入厥阴，引起便血、肛门热痛。如果不是痢疾，在热入厥阴的情况下，大便出血，可以考虑用《伤寒论》仲景治热利的方法，即用"黄芩汤"（黄芩、芍药、甘草）治疗。如果热邪逼入营阴，可以考虑用"白头翁汤"，一般就用仲景的"黄芩汤"来治热痢。左关脉弦数，这是厥阴的问题，是肝的问题，所以容易动血，肛门才这样热痛。

第二，经水适来，邪陷营分证。临床表现为壮热、口渴、谵语、神昏、胸腹痛、舌无苔、脉滑数等，可以考虑用大剂的犀角、紫草、茜根、贯众、连翘、鲜菖蒲、银花露来凉血解毒。至于"经水"来没来不是关键，因为这个病不仅限于女人才得，男人也一样有热入血室证。《伤寒论》云："阳明病，下血谵语者，此为热入血室。"并没有说一定和"经水"有关。前面提到过古人"血室"的概念在太阳膀胱，太阳腑证既有蓄血证，也有蓄水证，所以不要误解为只有女人有此证而男人没有。热入血室，热邪深入营分，不仅要清热，还要解毒，所以要用大剂的犀角、连翘、银花露来清热解毒。

第三，毒邪入营，走窜欲泄证。临床可见或上出血，或下出血，甚至于出血汗等，要用大剂犀角、生地、赤芍、丹皮、连翘、紫草、茜根、银花救阴而泄邪，邪解血自止。这个证还是热毒邪气深入营分引起的，邪热逼于上就上出血，逼于下就下出血，血汗是皮下出血，包括出现红疹等。此证看上去很严重，实际用凉血解毒的方法是很容易控制的，这种证对人威胁也不大。前面在解释温热病斑疹的时候就讲过，温热病斑疹是病好转的机势，伤寒病斑疹是病加重的征兆。"出血"是毒热邪气有了出路的表现，关键是把热控制住，热清了，血就不出了。对热毒证来说，如果不出血，那才是病情严重的征兆，热毒邪气在里，可以入于心包，以至于可以入心，病情就严重了，所以这种"出血"与"斑疹"的病机是一致的，只要清热解毒就可以治好。

（9）湿热兼病

湿热病变的过程中往往会有并发病，或并发痉病，或并发厥病，或并发疟病，或并发痢病，这是湿热病中最常见的。

①湿热并发痉病

薛雪提出湿热并发痉病常见的有二个证候：一个是湿热流经证，湿热留滞于经络，火动风生证；一个是营阴大亏风火上升证。湿热留滞于经络，热越来越深，火一发动则内风就作，火动风生，在临床上表现是口噤、四肢牵引或拘急，严重的还会出现角弓反张，这都是"风"的现象。从"口噤"一症来看，是由于风热邪气流窜于阳明之经络引起的，因为只有阳明的经脉才在口周左右相交，所以风热邪气流窜于阳明之络会出现"口噤"。如果风热邪气走窜于太阴之经、太阴之络，就出现"拘挛牵引"。薛雪认为湿热邪气流窜于太阴、阳明，可以考虑用鲜地龙、威灵仙、滑石、苍耳子、丝瓜藤、海风藤、酒炒黄连等，来熄风通络。这些药的主要作用首先是熄风，其次苍耳子、丝瓜藤、海风藤、威灵仙这些风家药都有胜湿的作用，风木之气可以克土湿嘛。这些药既能熄风，又能胜湿，还能柔肝药，柔肝是熄风之本，治风是治湿之源，所以他用地龙、瓜藤、海风藤之类的药，就是要通络。原则上这些药是合适的，但是这里面有威灵仙、苍耳子等药，据我看，湿热重，用这样辛窜的药还是应该谨慎，要顾及到"辛窜"的副作用，辛窜有助长风热的可能，所以临床上要具体看病人的体质。如果风热很重的时候，正是风乘火势、火借风威的时候，威灵仙、苍耳子最好少用，还不如用羚羊角、竹茹、桑枝这些更安全一些的药，甚至可用"钩藤"。钩藤虽然也散，但是它不像威灵仙、苍耳子那样辛窜，尤其是风热严重，出现角弓反张，最好不要用威灵仙、苍耳子，可以考虑用大量的竹茹、桑枝、羚羊角来熄风。"地龙"倒是个柔润熄风的好药，这个药在叶天士的经验里面用得很多，叶天士认为久病入络，病邪深入于络，最好是用地龙来透络。我在临床上也有体会，"地龙"是柔润熄风的药，它是血肉之品，熄风通络而又柔润，是比较理想的药，但是在临床上也不能用大剂量，有的人一开就是四五钱、五六钱，这个药腥味大，有人会有反应，所以不要用量太大，控制在一二钱就行了。

关于营阴大亏风火上升证，临床表现为汗出而热不除、头痛不止、发痉等。湿热邪气伤于营分，营分受伤不能养肝，肝火上逆，所谓的"风火"就是指"肝火"，营阴不能营养筋膜之气就会成"痉"，更何况肝风上逆更易出现这种情况。风火往外宣散，所以自汗不止；厥阴之脉通于巅顶，风火之气上冲所以头痛。宜用羚羊角、蔓荆子、钩藤、元参、生地、女贞子等来养阴熄风。养营阴，"蔓荆子"还是不太好，蔓荆子搜风利窍，是个辛窜药，既然用大量的羚羊角、钩藤、元参、生地、女贞等来养阴，就犯不着用"蔓荆子"的走窜来助风热，不如换用大量的菊花、霜桑叶，其熄风更为理想些。

湿热兼痉病的这两种情况，临床都见"发痉"，但是从证候的角度来看，还是有区别的，后者有阴虚的问题，所以薛雪就用元参、生地、女贞等去养营阴。

②湿热并发厥病

湿热并发厥病，是由于湿热邪气烧灼心包络，以至于心包络主的营血大量的损耗，即"邪灼心络营血耗损证"。其临床表现是壮热、口渴、舌黄、舌质焦红干燥、发痉、神昏、谵语、或妄笑等。一般来说"厥"主要是神志问题，"痉"主要是筋膜问题。心包络主神志，火热邪气太盛伤了心包之营，神不安便厥。中医基础理论认为，心藏脉，脉舍神。神的物质基础是脉，是营血，血脉充足神才能安，神属阳存于营阴之中，伤营则神不安，所以出现神昏、谵语、妄笑等一系列的神志异常表现。薛雪用犀角、羚羊角、连翘、生地、元参、钩藤、银花露、鲜菖蒲、至宝丹等，以清热救阴，泻邪平肝。心包络与肝经，一个是手厥阴，一个是足厥阴，都是藏营血的，所以要用这些药来一面清热，一面救阴，还要泻邪平肝，平足厥阴。

"银花露"在临床上应用要注意，如果是单纯的热盛问题不大，但是不要忘记现在讨论的前提是"湿热"。单纯热盛的厥，用清灵芳润的"银花露"还是很好的，治疗热性神志昏乱还是比较好用的。但是，若舌苔厚，病中有湿，就不太适合了，用"银花"可以，用"银花露"就不太适合了。

"至宝丹"这个药，主要还是用于热入心包，它有安镇心神的作用，至宝丹中的几味药都属于血肉之品，如乌犀角、生玳瑁、犀牛黄、麝香等，用于治疗心络受伤而神识不清，这是表里两透的一个方子，是温热家常用的三个方子之一。温热家常用安宫牛黄、紫雪丹、至宝丹，这三个方子在临床上具体运用也是有分寸的。从清热之寒凉性这个角度来讲，三者是有显著区别的，"安宫牛黄丸"寒凉性最大，其次是"紫雪丹"，最轻的是"至宝丹"。安宫牛黄，主要是用于心火上陷，病人出现热高而神昏，一面用牛黄、黄连来熄火，一面用大量的犀角、珍珠来引肾水济心火，熄火、引水济火、化浊通窍，安宫牛黄是首当其冲的药。如果热不太高，只须引火下行来醒神，那就用紫雪丹，紫雪主要的几味药是滑石、寒水石、生石膏、硝石等矿物类药，如果是高热神昏用紫雪，那就是病重药轻，效果不好，如果是一般高热，神志尚好，用安宫牛黄丸就太过了，所以还是有分寸需要把握的。至于至宝丹，寒凉之性较前两者更弱，它主要作用还是清热镇惊，主要在镇惊清神方面，清热的力量不是太强，如果像安宫牛黄丸那种高热用至宝丹就不灵了。这三个方子，要是从体温（适应证）的高低来比较，则牛黄第一，紫雪第二，至宝第三。

③湿热兼疟病

疟病是由于邪阻膜原，以至于邪气内蒸，营卫之气不调，临床出现寒热不已的表现，卫气盛就"发热"，营气盛就"恶寒"。温热家的"膜原"概念与伤寒家的"少阳"概念，其性质基本是一样的。膜原是半表里，少阳也是半表里，伤寒家治疟从少阳治，温热家治疟从膜原治。湿热病是从膜原而入的，很容易转成疟疾，或出现似疟非疟的表现。薛雪用柴胡、厚朴、槟榔、草果、藿香、苍术、半夏、干菖蒲、六一散来透达膜原，疏泻湿邪。槟榔、草果、厚朴，是"达原饮"的三味主药，用柴胡、藿香、苍术来配合，双解表里，分解表里之湿热，"六一散"清热，半夏、菖蒲燥湿，主要就是这样一个立意。因为疟疾多属于湿证类的病，不是"虚"的问题，所以通过槟榔、厚朴、草果尽量去泻邪。

④湿热兼痢病

薛雪这里举了三个证：湿热伤脾、传导失常证，久痢伤阳证，久痢伤阴证。

第一，湿热伤脾、传导失常证。湿热伤脾，阻遏气机而传导失常。"传导"是脾的主要功能，脾主运化嘛，传导失常临床表现为胸痞、腹痛、大肠下坠、窘迫、大便稠黏有脓血、里急后重、脉软而数等。有湿有热的脉就数而无力，脉"软"与湿有关，是因为湿滞的缘故；便脓血是热邪问题，湿热熏蒸腐败了营血，不仅出现便血，还会出现便脓；湿热邪气下注于广肠，下注于肛门，所以就有窘迫感，有后重感。薛雪用厚朴、黄芩、神曲、广皮、木香、槟榔、柴胡、煨葛根、银花炭、荆芥炭等，来清热渗湿，行气导滞。厚朴、槟榔行气导滞，改变湿热郁积的情况，里急后重这是气滞的表现，有的是热盛气滞，有的是湿盛气滞，有的是气虚下陷而气滞，总之是个"气滞"的表现。临床治里急后重，要分辨是何种气滞。这里薛雪选用"柴胡"还可以理解，还选了"葛根"，这类的升药在里急后重中应用要注意，老年人、气虚的人、中气下陷者可用，这是湿热证，湿热邪气滞于广肠而气滞，反而用升的药，浊邪上引，还会出现"恶心"等症状，这种情况下升提药是不好用的，所以要注意这个问题。

第二，久痢伤阳证。久痢伤阳临床表现为脉虚、滑脱，这是脾阳虚损的表现。"滑脱"是指大便不能收涩，这里不是指脉象。薛雪用"真人养脏汤"加甘草、当归、芍药来温涩固脱。脾阳伤了，久虚滑脱者用"真人养脏汤"是无可非议的，但是这里也有个问题，毕竟是湿热病的底子，这个问题必须考虑到。这里介绍一篇文献，在腹泻、痢疾方面分析得很深刻，对我们临床有帮助，这是尤在泾《医学读书记》里面的一篇文章。尤在泾说：

"痢与泄泻，其病不同，其治亦异。泄泻多由寒湿，寒则宜温，湿则宜燥也。痢病多成湿热，热则宜清，湿则宜利也。虽泄泻亦有热证，然毕竟寒多于热；痢疾亦有寒证，毕竟热多于寒。是以泄泻经久，必伤胃阳，而肿胀喘满之变生；痢病经久，必损其阴，而虚烦痿废之疾起。痢病兜涩太早，湿热流注多成痛痹；泄泻疏利过当，中虚不复，多作脾劳。此余所亲历，非臆说也。或曰：热则清而寒则温是矣。均是湿也，或从利，或从燥，何欤？曰：寒湿者，寒从湿生，故宜苦温燥其中；湿热者，湿从热化，故宜甘淡利其下。且燥性多热，利药多寒，便利则热亦自去，中温则寒与俱消。寒湿必本中虚，不可更行渗利；湿热郁多成毒，不宜益以温燥也。"

这段文献的意思是说，"痢疾"与"腹泻"是两个不同的病，治疗的方法也绝对不一样。一般的"腹泻"多是由于寒湿，宜用温燥，温宜散寒，燥宜胜湿；至于"痢疾"，多是由于湿热，宜清宜利。尤在泾的这个论点，把两个病的关键病因提出来了：腹泻是由于寒湿，痢疾是由于湿热。"腹泻"虽然也有热证，但毕竟是寒多于热；"痢疾"虽也有寒证，但是毕竟临床上还是热多于寒。这个分析还是正确的，符合临床的实际情况。从病变方面来看，腹泻久了往往会伤阳，长期腹泻，主要损伤的是中焦的阳气，损伤胃阳。胃阳伤了就要出现浮肿、胀满，甚至于喘促等病变，这是阳气少了不能温运的缘故，所以肿、胀、喘、满就发生了。痢疾病久了往往会伤阴，阴伤了，就要出现虚烦、痿废等的虚热之象。在治疗方面，如果痢疾兜涩太早了，即止痢过早，湿热之邪滞留下来往往要演变成"痛痹"，这是周身关节、肌肉痛疼的疾病。腹泻是寒湿，痢疾是湿热，同样有湿，为什么寒湿要用燥，湿热要用利呢？寒湿腹泻的"寒"是从湿而生的，就要用温的方法，用苦温来燥寒湿，这种"湿"就该用燥法；湿热痢疾的"热"是湿从热化来的，这种热化之湿就要用甘淡来渗利，不能用苦燥的药，一燥就会助其热。这是因为燥性药多"热"，利性药多"寒"的缘故，该利者热就消了，该温的寒就退了，这些是在临床上经过验证的结论，所以尤在泾说："此余所亲历，非臆说也。"所以一般治痢疾都是考虑"兜涩"的问题，除非个别的老年人，真是属于气虚的那种"休息痢"，用"真人养脏汤"是合适的，"真人养脏汤"

主治休息痢后期，否则一般不考虑用这个方法。我同意尤在泾的认识，腹泻与痢疾要区别对待，因此我认为，痢久伤阳，脉虚、滑脱，用"真人养脏汤"，前提是湿热已经完全没有了，而湿热病往往不容易退得一干二净，只要还有湿热余邪，用"真人养脏汤"可不是个小问题，兜涩早了，就会引发出很多问题来。

第三，久痢伤阴证。久痢伤阴，主要的临床表现是"虚坐努责"，就是总是要蹲在马桶上，但是便又便不出来，这叫"虚坐努责"，即"里急"的表现。凡是里急症总是有热的情况多见，火热、湿热之气滞于大肠，就要出现这种窘迫想便的表现。这是由于火性"速"而湿性"滞"引起的，火性速就总是有便意，湿性滞就便不出来，这是"里急"的基本病机。我们治疗"里急后重"惯用"黄芩"，用黄芩来清阳明燥金之火，黄芩归肺、大肠，肺与大肠相表里，所以黄芩是清阳明燥金之火的药。里急后重不仅用黄芩，还要用"大黄"，黄芩把阴经的火清了，大黄把阳经燥金（大肠也属金）之气驱除，这样才能够解决里急后重的问题。久痢，甚至是血痢，伤营阴、伤血，营血虚了也要化热，热滞于大肠同样会有"里急"，也会有"虚坐努责"，这种情况宜用熟地炭、炒当归、炒白芍来养营、补血，但要根据病人的情况选药，许多情况下不要用太滋腻的药。如"地黄"与"丹参"比较，丹参就不太滋腻，地黄就特别滋腻；如"玉竹"与"首乌"比较，玉竹比较滋腻，首乌就不太滋腻。病人的体质基础不一样，要用不同的养营方法。"里急"有虚火、实火之别，用黄芩、大黄，适用于实火，养营这是虚火。"后重"是肛门下坠引起的感觉，也是有虚有实，实证是实邪下壅，虚证是中气下陷。不管"里急"也好，"后重"也好，都要分虚实。如果说还有几分湿热邪存在，不能随便用"滋腻"的药，不能轻易用"升提"的药。

（10）湿热余邪

湿热病末期有两个证：一是余邪留滞经络；二是诸症皆退，惟目瞑则惊悸梦惕证。

第一，余邪留滞经络证。相对而言，邪留"脏腑"容易驱除，邪留"经络"就不那么容易了。余邪尚留滞经络，临床会出现口渴、微汗出、骨节疼等，这是湿邪未尽，津液已伤的表现。可以用"元米汤"泡白术，即用泡"糯米"的水来泡"白术"，泡一晚去术，服用，以养阴逐湿。薛雪用这个方子主要是一面补津液，救液，一面胜湿。"生津"和"祛湿"，治疗用药的一对矛盾，养阴大半都是滋腻的药，滋腻药不利于祛湿，利湿药往往要伤阴，所以这是对矛盾，是治疗湿热病中的难点。临床经验不丰富的人就不好解决这个问题，经验丰富的人很容易把这个矛盾统一起来，既要补津液又要能胜湿邪。薛雪用的方法是，用糯米水把白术泡一晚上，不用煎煮，这是什么意思？《伤寒论》中有这种方法，"大黄黄连泻心汤"除了附子需要煎之外，黄连、黄芩、大黄都不用煎，用麻沸汤（开水）泡这"三黄"，泡过的水冲到附子水中服用，这是仲景用"麻沸汤"的办法。这种办法在临床上有什么意义呢？这是用药取"气"不取"味"的方法，一泡，"气"出来了，而"味"没有出来。所以凡是"味厚"的药非煎不可，如大温大补的药总要微火多煎，取"气"的药就少煎或者不煎，"元米汤"的用意在此。为什么只取"气"呢？因为湿邪在里，湿滞经络，白术与糯米的味都取来的话，就不利于祛湿，这样，这两味药既有补充津液的作用，又不滋腻碍湿，这样养阴、逐湿两尽其能，矛盾统一起来了。这些方法是值得我们学习的，同样一个方子，在经验丰富的老先生那里具体应用的方法变化很多，这些是从临床经验中来的。当然对津伤湿滞证，这是不是唯一的办法呢？那倒不一定，但是这个方法启发了我们。如养阴胜湿的药有沙参、麦冬、石斛、丝瓜藤、枇杷叶等，配合用也能达到这个目的，在养阴液的同时也能胜湿。

第二，诸症皆退，惟目瞑则惊悸梦惕证。这是指湿热病基本好了，但睡眠成问题，眼睛一合上就出现惊悸、梦惕，这是因余邪留内，胆气未舒所致。少阳升发之气还没有完全恢复，实际这是肝胆的问题。肝气通于目，晚上睡觉闭上眼睛，神就要归于肝，要藏于肝，热邪在肝胆，眼睛闭了，神却无法安藏，这就是肝系上逆而不能下走，所以眼睛不能闭，这属于"肝系急"的表现。宜用酒浸郁李仁、姜汁炒枣仁、猪胆皮等，以去滞安神。"郁李仁"性滑脱，主要作用是降肝系之逆；毕竟有余热，不能用大苦大寒的药，所以只用"枣仁"安神，用姜汁炒是去枣仁的滋腻，让它具有宣的功能；用"猪胆皮"，也是取"气"不取其"味"的意思，用轻清之品去清余热。

以上这两种湿热证，一个是"湿邪"残留，一个是"热邪"残留，治疗这种余邪残留的方法，与《伤寒论》治食复、劳复的精神是一样的，食复、劳复也是有余热未清，以养胃为主，不过这里用药，比《伤寒论》的方子更轻灵得多。

薛雪论湿热证的内容就分析完了，我将其归纳了 10 个类型。叶天士、吴鞠通的温热论述比较多，对湿热的论述比较少，薛雪对此进行了补充。现在（夏秋）正是湿热病高发的季节，所以我花了不少时间来讲解这方面的内容，你们可以用我讲解的这些知识到临床上试试看，目的让大家可以具体掌握对湿热病的辨治方法。

（三） 吴瑭的三焦温病说

这里介绍吴瑭（鞠通）的《温病条辨》，目的是让大家对吴鞠通研究温热病的学术思想有个总体的概念，有这个总体概念再去阅读《温病条辨》，就有门径了。这里主要谈三个问题，重点是后面两个问题。这三个问题是：寒温水火阴阳辨；温病的三焦病机；清热养阴法的确立。后两个问题，尤其是第二个问题，这是吴鞠通学术思想的核心。

1. 寒温水火阴阳辨

这里主要体会这样一个精神，即伤寒、温病是绝对不同的两个病，不能混淆。从两个方面来理解：一个是病因、病机，另一个是病证治疗。有的医家认为《内经》有"伤于寒也，则为病热"，又有"热病者，皆伤寒之类也"的说法，好像不易区分"伤寒"和"温病"。吴瑭针对这一点，认为有区别的必要，认为从病因到病变，两者都是不能混淆的。吴瑭认为：伤寒的"寒"是水之气，从性质来讲属阴，阴在"下"，寒也在"下"，所以寒邪伤人伤于下焦膀胱，病太阳膀胱，通过太阳膀胱之经才入于肌表。温热是"火"之气，火性陷上，火是克金的，所以温热之邪伤人首伤太阴肺，从上窍而入，从口鼻而入。所以吴瑭认为，寒与温，一个上一个下，寒气在下，伤下焦膀胱，温热在上，伤上焦肺金，这是不能混淆的。

从治疗来看，寒邪是阴邪，伤人之阳气，首入人体就是太阳经，只能用辛温来散寒，甚至于还要用甘温、苦热来救阳，由此可以理解治伤寒的方为什么偏于辛温、甘温、苦热了。温邪是阳邪，阳热邪气伤人之阴，温热家注重人的津液，在病之初就考虑用辛凉，用辛凉来清解温邪，甚至还要用甘寒来救阴。

温热家的出现好像故意是要与伤寒家对立，实际不是对立的问题，这是两种不同性质的疾病，因此就用两种不同的治疗方法，这是吴瑭要做"寒温水火阴阳辨"的用意所在。

2. 温病的三焦病机

吴瑭把叶天士"温邪上受，首先犯肺，逆传心包。肺主气属卫，心主血属营。辨卫气营血，虽与伤寒同，若论治法则与伤寒大异"的精神贯穿在他的三焦病机说中，这是吴鞠通学术思想的核心，可以从三个方面来认识他的一学术思想。

（1）三焦传变的全过程

温热家都认为温热邪气侵入人体，首先是在膜原，吴鞠通认为膜原是半表里，是三焦的一部分。他认为温热邪气从口鼻而入，鼻通肺，口通胃，肺鼻的逆传，传之于心包，肺与心包都在上焦，即温邪上受，首先犯肺，逆传心包，这些基本上就是上焦的问题。为什么邪在卫分最容易逆传，就是因为肺与心包同处上焦的缘故。温热邪气在上焦没有得到控制，或者治疗不得法，那就要传中焦脾与胃。邪在中焦再没有很好地解决，那就要传给下焦肝与肾，因此吴鞠通说：温热病的传变，始于上焦终于下焦，其病的全过程如此。

由此看来，吴鞠通认为病在上焦者包括了卫分病变，病在中焦包括了气分病变，病在下焦包括了血分病变，而营分的病变三焦都可能波及，三焦病机说与卫气营血病机说的关系就是这样的。病在上焦可以逆传入营，所以温邪逆传在上焦就可以出现神昏、谵语的情况；病在中焦气分可以入营，所以阳明温证多见斑疹；病在下焦，血分邪是通过营分而来的。有了这些概念，读吴鞠通的《温病条辨》，就比较容易深入下了。

（2）三焦传变的特征

上焦、中焦、下焦病变的特征各不相同。

温热邪气在上焦，病位属心与肺，主要表现为温病在卫分的证候特征。温热邪气盛，肺与心包毗邻，所以邪可直接地逆传入营分，如平素阴虚有热体质的人，或平素湿热体质的人，就容易发生逆传心包的病变。临床表现为高烧之后随即出现神识昏迷、谵语等。所以紫雪丹、至宝丹、清宫丹等，都出现在上焦篇中。顺传、逆传，不能完全理解为好与坏，叶天士认为温病从口鼻而入后就有这两种可能性，是否发生逆传取决于人体内在的体质因素。

中焦温病，病位属脾与胃，有两种类型。一种是温邪从卫分传到气分而热积于肠胃，或者是一部分陷入营分，所以阳明温病多见发斑疹，因为气血都是来源于胃，是阳明温病之所以能够发斑疹的原因，这就是所谓的"阳明温病"。另一种是热与汗反复发作，长期不退，胸腹满闷，渴而不欲饮，或者不渴，大便不清爽或者溏，这是湿热交蒸、湿热蕴积的"太阴温病"。中焦温病总不外这两方面，一个热积于胃，而出现高热斑疹；一个热积于太阴，出现胸闷、大便不爽、热与汗反复发作。

下焦温病，病位属肝与肾，临床上有几种情况。首先是热邪深入下焦，高热损伤真阴、真精，热长期不退，出现口干、舌燥、牙齿发黑、嘴唇干裂、脉来虚大、手足心热。第二种情况是由于误用汗法，以至于出现心悸动、突然耳聋、舌强、神昏，这是温热伤津又误汗再伤营阴，所以出现神识方面的问题。第三种情况是热邪一天天深入，津液将涸，形成厥证，表现为昏厥、抽搐、发痉、脉结代、心极烦等。

吴鞠通论述的三焦温病特征大致如上所述，结合叶天士的学术思想，上焦温病基本是卫分阶段，中焦温病是气、营阶段，下焦温病是营、血阶段。

（3）三焦病机说的临床应用

吴鞠通关于温热病的三焦病机说，有上、中、下传变的规律，但具体到个病就不一定都是这样一个规律了。有的温病也可以从中焦开始，甚至于从下焦开始，有先中焦而出上焦的，当然也有由中焦而深入于下焦的。这与伤寒传经一样，也不都是太阳传阳明，阳明传少阳，也有三阴直中的情况。疾病总是复杂的，只能根据临床表现来判断病是在上焦、在中焦，还是在下焦。吴鞠通说："温病始于上焦，而终于下焦。"王孟英就认为这个话有局限，临床上不是每个病都是这个规律。我们主要是领会吴鞠通学说的精神，了解温病传变的全过程，了解温病在三焦的不同表现特征，三焦传变是随人的体质而不同，随病因而不同，在临床上要灵活把握，这样《温病条辨》的学术精神就掌握了。

3. 清热养阴法的确立

吴鞠通把叶天士的学术思想在临床上具体化了，确立了清热养阴法。

《温病条辨》里面很多方子都是吴鞠通自己创制的，但都是依据《临证指南》中来的。如叶天士处方中并没有桑菊饮、银翘散等，吴鞠通创制了桑菊饮、银翘散，但是这些方子在《临证指南》中都可以找到源头，因此吴鞠通在整理叶天士的经验上是有很大成就的。

清热养阴法，是温热学家治疗温病的重要方法。"清热养阴法的确立"这个提法并不在概括吴鞠通所有的清热养阴方法，是谈他如何把叶天士的清热养阴的学术思想进行提炼和归纳，而成为临床上治疗温热病的一种具体的方法。这里有三方面的内容：一是清表热，吴鞠通总结叶天士的临床经验，认为清表热有三种方法；二是清里热，也总结出有三种方法；三是养阴的三种方法。

（1）清表热

清表热的三种方法，其代表方是：银翘散、桑菊饮、白虎汤。

银翘散，辛凉平剂，主治手太阴风温病、手太阴湿热病，临床表现是不恶寒，但恶热，口渴等，统称手太阴温病。这个方子的立法有三个着眼点：第一是，既要不发散，又要能解表；第二是，既不用苦寒药，又要能够清热；第三是，温热邪气损伤阴精，既要不滋腻，又要保护精血。"银翘散"就是为解决这三对矛盾而创制的。用银花、牛蒡子来散热、解肌、润肺，不用发表药而把表邪解除了，这几个药都不发汗，但都可以解表邪；用生甘草、连翘这些不苦寒的药来泄热；用桔梗、生甘草（这是仲景的桔梗甘草汤，养少阴滋阴的方子）配合牛蒡子、淡豆豉来保护精液。所以吴鞠通说，银翘散是辛凉平剂，所谓"平剂"就是不发表的发表，不泄热的泄热，不补精的养精。有很多方解，把辛凉剂分为轻剂、重剂、平剂，认为"平剂"是介于轻重之间，实际不是这个意思，"平剂"有其特定的内涵。这里可以体会到温热家的立法也是很严谨的。

桑菊饮，辛凉轻剂，主治手太阴风温病。临床表现为咳嗽、身不甚热、微渴。与银翘散证比较，热比较轻，但是有个突出的表现是咳嗽。桑菊饮的立意是散风润肺降逆，风温病嘛要散风热，润肺使肺气能降，若风温不散，肺很容易化燥。用甘草、桔梗润肺，用桑叶、菊花、薄荷散风热，用杏仁、连翘降逆，病在上焦所以用的都是轻清之剂。

白虎汤，辛凉重剂，主治手太阴温病。临床表现为脉伏洪、舌苔黄、渴盛、大汗、面赤、恶热。这是清热保津的方法，白虎汤证比前面两证的热邪盛得多了，脉洪大主里热盛，舌苔黄是里热，汗大出必伤津，所以要积极地清热保津，于是重用生石膏。

比较以上三方，银翘散是侧重清气分之郁，桑菊饮是侧重降气分之逆，白虎汤是侧重润气分之燥。这是吴鞠通清表热的三种方法：辛凉平剂、辛凉轻剂、辛凉重剂。了解了他这三个方子的立意，临床上用这三个方子就有分寸了，什么时候用辛凉平剂，什么时候用辛凉轻剂，什么时候用辛凉重剂。

（2）清里热

清里热的三个方法，其代表方是：清宫汤、清营汤、清络饮。

清宫汤，主治太阴温病。主要临床表现是神昏、谵语。这个方子最突出的就是用六种性"辛"的药，元参带辛，莲子带辛，竹叶卷带辛，连翘带辛，麦冬也带辛，犀角虽无所谓"辛"但是用的是犀角尖。清宫汤治的神昏、谵语，属于水不足而火有余证，同时还有郁浊邪气。中医传统的概念认为，火（离）是以水（坎）为体，即人体中的火之所以不发病，是水火处在一个平衡的状态，如果水虚了、水少了，火就要燃烧，火就要发生病变。水不足、坎不足，阳火就有余，有余就要亢，所以心阴不足心火就有余。心主神明，心火旺就会出现神昏、谵语。清宫汤以元参、犀角为君药，它们能够补离中之虚，补坎水；用"麦冬"散郁浊之积为臣药，麦冬味辛，散郁解积；用连翘心、竹叶卷心来清火通窍，作为佐药；用"莲子心"交通心肾，交通上下，既能引心火下降于肾水，又能引肾水上交于心，所以它是方中的使药。这个方子，是用咸寒甘苦之气味清膻中之热，膻中之热就是心包络之热，然而又取药物的辛味，以辛散郁浊。

清营汤，主治手厥阴暑温病。暑温之邪入手厥阴，临床表现为脉虚、夜寐不安、烦渴、舌赤、谵语等。这个病还有个特殊的表现，眼睛要么就睁着不能闭，要么眼睛闭着不能开。这是什么问题？目为肝之窍，又为火之府，这个"火"是相火。如果下焦的热上冲于目，阳能升不能降，这种人眼睛就睁而不闭，试图以此来散热，甚至晚上睡觉眼睛也总是睁着，这就是肝热相火上逆的表现。同样的病证为什么会有的眼睛闭着不想睁开呢？这是亢阳伤阴的结果。阴津伤就恶热，怕阳光，所以眼闭而不想睁，这是亢阳伤阴的表现。两种不同表现原因都是"火亢"，吴鞠通用咸寒甘苦法来治疗，用犀角、生地、元参、竹叶心、麦冬、丹参、银花、连翘等，清营分之热，保离中之虚。其中丹参、麦冬、玄参、生地是保离中之虚的，都是引水救火的药。

从银翘散到清宫汤、清营汤，可以看出温热家清热与伤寒家清热是大不一样的，基本的思想是引水来救火，不犯苦寒伤津的错误，温热病之大忌就是伤津问题，所以用咸寒甘苦的气味来清营分之热而保离中之虚。

清络饮，主治太阴暑温余邪不解，临床表现为头胀、目不了了。所谓"目不了了"就是眼睛不舒服，似困非困，不清爽，视觉模糊，还是神志方面的问题。暑温余邪未退，就用辛凉芳香的办法来清余邪。用鲜荷叶边、鲜银花、西瓜翠衣、鲜扁豆花、丝瓜皮、鲜竹叶青等轻清之品，用轻清芳香之品来清在络的余邪，不能用石膏，或者黄连等苦寒重味药。

(3) 养阴

养阴也有三个方法，其代表方是：一甲复脉汤、二甲复脉汤、三甲复脉汤。主治热邪深入在少阴或厥阴，临床表现为身热、面赤、口干、舌燥、齿黑、脉虚大、手脚心热（从李东垣开始就认为手脚心热是内伤，手脚背热是外感，因为阴经行于掌，阳经行于背）等。这是三种加减复脉汤，主要是甘润存津的方法。吴鞠通把仲景的"炙甘草汤"中所有的阳药都去掉，如大枣、姜、桂全去掉了，剩下就是炙甘草、干地生、生白芍、阿胶、麻仁、麦冬等。这个方子是吴鞠通治疗邪热劫津的总方，为什么呢？因为少阴肾藏精，厥阴肝藏血，肾有相火，肝也有相火，肾的相火要靠精来养，肝的相火要靠血来养。所谓的肝肾同源，即乙癸同源，这个"源"指肝肾同位于下焦而同具相火而言（这不同于水生木的关系）。精不足"火"要动，血不足"火"也要动，所以吴鞠通用炙甘草汤，其中地黄、白芍、麦冬、阿胶、麻仁养精养血，所以他把这个方子作为治疗邪热劫津的总方。加减复脉汤中的"麻仁"有两种用法，原文是"麻仁"，从柯韵伯以后有的用"枣仁"不用"麻仁"，"枣仁"可以用，"麻仁"也可以用，要看是什么情况。有的津伤也可以用"麻仁"来润，如果没有津伤的情况当然用"枣仁"也不错。叶天士《临证指南医案》的方子中用的是"麻仁"，当然改"枣仁"者也有道理。下面介绍是吴鞠通治疗热邪入少阴、厥阴的这三个方子。

一甲复脉汤，主治下焦温病而大便溏泄者。临床表现还有身热、面赤、口干、舌燥，大便溏，又有伤津的情况。所以吴鞠通用"一甲复脉汤"，即

"复脉汤"把"麻仁"去掉，因大便溏泄嘛，加"生牡蛎"，这是咸寒兼涩的方法。"牡蛎"这个药，从临床上看，它既能复阴，又能涩便，还能清里热。牡蛎有这三个作用，其他的药都没有这么理想，一物而三用，所以吴鞠通首选"牡蛎"，取其复阴而不泻阴之用。全方意是，用复脉汤来恢复阴津，用咸寒兼涩的办法来止大便溏。这是一甲复脉汤，治疗伤津热不退而大便溏者。

二甲复脉汤，主治热邪深入下焦。临床表现为脉沉数、舌干、齿黑、手脚发颤（主要特征表现），特别是手发颤，或者说四肢不自主地发颤，或轻或重，这是要发痉厥的先兆，是要抽风的先兆。二甲复脉汤是从这个角度来组方的，所以用咸寒甘润法，甘润是养阴熄风的主要方法。复脉汤加生鳖甲、生牡蛎（二甲），而且都是润药，潜阳救阴，使阴阳交纽平衡，这样来控制痉厥的发生，控制风象，这是二甲复脉汤的立意。

三甲复脉汤，主治下焦温病热深厥深证。临床表现为脉细促（促脉是短促而数，其数有数不清的感觉，即急数）、心悸动，甚至于心痛，即较严重的心悸怔忡，认为是水不济火的缘故，如果出现"心痛"，是心阳要熄灭的征兆。吴鞠通在二甲复脉汤的基础上加"生龟板"，来震慑肾气，来补充任脉，还是用"水"去救"火"的思路。这个心悸怔忡，甚至心痛，是任脉不能维系了，特别是阴跷脉、任脉都是主血的，所以要特别用"龟板"来养肾水，来补任脉，来通阴维脉，心脏要靠阴跷脉、阴维脉来维系，这与伤寒的"救心"就不一样了。伤寒"乌头汤"救心阳，温热病用"三甲复脉汤"是救阴，虽然都是"心"的问题，但治法却大不相同。

上述的三个方面：清表热的三个方法，清里热的三个方法，养阴的三个方法，在叶天士《临证指南》里面没有这么具体，也没出现这样几个方，是吴鞠通把它们从《临证指南》总结出来，把叶天士的临床经验全部继承下来了，并在其的理论基础上创造了十多个清热养阴的处方。吴鞠通不仅把叶天士的临床经验提高到理论的高度，而且还大大地把叶天士的温热学术思想丰富起来了，具体化了，这些都是值得我们效仿的。学习吴鞠通是如何吸收前人的经验，怎样整理前人的经验，如何去整理提高，这些方法很值得我们学习。中医学中像这类的文献很多，如果我们每人都能像吴鞠通这样有效地工作，对中医学术的发展来说是很了不起的事情。

综上所述，吴瑭的主要学术思想：一是对伤寒与温病从病因的角度进行了严格的区别，二是用三焦病机说来概括卫气营血病机理论，三是整理叶天士养阴清热的学术思想和临床经验，并将其提炼升华。

（四）王士雄的温热观

王士雄的温热观主要表现在两个方面：一是对六气的属性辨，二是对霍乱的分析。把这两方面精神理解了，基本就掌握王士雄的温热观了。

1. 六气属性辨

所谓的"六气属性辨"，就是分析风、寒、暑、湿、燥、火的性质，王士雄提出了三点认识。第一，他认为在六气中，暑、风、火属阳邪，寒、燥、湿属阴邪。他的这个分法还是比较正确的，这是六气阴阳属性的基本分法。第二，从六气的变化来看，风、燥、湿这三种病邪，都要各分寒热，即风有风寒、风热，燥有寒燥、热燥，湿有寒湿、湿热。风、燥、湿各有寒热的兼化，如"风"遇到"热"可化为风热，遇到"寒"可化为风寒，这叫"兼化"。至于暑、火，二者都是热邪。第三，"暑"没有寒热可分，没有寒暑、热暑之分，也没有必要用阴阳来区分，不必分阴暑、阳暑。有人说暑分阴暑、阳暑，王士雄认为这是不对的，暑、火就是热，寒就是寒，它们有明确属性的，王孟英很强调这一点。他认为从病变来讲，如果说暑有阴暑、阳暑之分，那么寒是不是也要分阴寒、阳寒？而临床上没有阴寒、阳寒的情况。我也同意王士雄的这个看法。所谓的"阴暑"就是夏天感冒风寒。李东垣强调暑证分阴暑、阳暑，他认为夏天中暑是阳暑，夏天伤风、伤寒阴暑，这种说法实际不是"暑"的性质问题，所以我同意王孟英的这个看法。

总之，从六气的变化讲，风、燥、湿各有寒热之兼化，惟有暑、火就是热，寒就是寒。王士雄的这个六气辨学术思想重点在辨"暑"，因为从李东垣有阴暑、阳暑的分别，还有人说暑必兼湿，他也反对，他认为暑可以兼湿，但是暑不是"必兼湿"。王士雄的这三点认识，我认为是符合中医传统概念的。

2. 对霍乱的分析

王士雄把霍乱分成两种类型：热霍乱和寒霍乱。他认为热霍乱多半都成疫流行，寒霍乱一般不这样，即热霍乱有疫性，寒霍乱无疫性，这是热、寒霍乱的基本区别。至于霍乱的病因，他认为主要是由于"臭毒"的传染，臭毒是一种晦臭毒气，特别是在水里面。我年轻时在上海念书，那时上海的苏州河是很龌龊的。每逢夏秋之交，上海经常流行霍乱，王孟英在上海开业多年，所以他体会得出来，热霍乱成疫流行和环境有关，特别是与污水有关。污水中有臭毒之气，尽管王士雄没有微生物学的常识，但是他意识到了这个问题。寒霍乱不是这个性质，多是内伤饮食、外伤寒邪造成的，多见于脾阳虚，饮食不当，就容易发生寒霍乱。

限于历史条件，王士雄没有完全清楚霍乱的原因。今天知道霍乱病基本不腹痛，有上吐、下泄的表现，但没有腹痛，成疫流行的霍乱基本有这样的特点。如果上吐、下泄而腹痛，不见得是真性霍乱，一般临床经验鉴别就是这样。但王孟英的《霍乱论》中，这个问题没有区别得十分清楚，这是历史条件限制了他的认识。

王孟英治疗热霍乱的几个方子是很好的，一个是"燃照汤"，一个是"蚕矢汤"，一个是"黄芩定乱汤"。今天看这几方子，基本上是英雄无用武之地了，因为我国 60 年代霍乱基本被控制住了。"寒霍乱"实际不是现在说的霍乱，只是临床表现为上吐、下泄而已，包括现在的肠炎、胃炎等。在治疗寒霍乱方面王孟英的临床经验还是比较丰富的，他首先是把寒霍乱与热霍乱区别开。热霍乱是不是百分百没有了呢？从这两年的疫情报告看，个别地区还存在，但是没有引起大流行，因此王士雄的这三个方子还是有了解的必要，特别是"蚕矢汤"。他认为霍乱的病机是湿热轻浊不分，"蚕矢"是分清浊的要药，上吐、下泻的主要病机就是清气不升浊气不降，清浊之气混杂于中焦，大家有机会碰上热霍乱可以考虑用"蚕矢汤"。

王孟英在温热病方面没有多大的发挥，但是他对叶天士、吴鞠通、薛雪的学术有比较深刻的体会，他毕竟还是清末民初一个大温热家。下面分析他一个病案，这个病案是个好病案，我们可以学习一下他的临床经验。

3. 王士雄治暑热稽肺医案一则

【原文】石诵羲，夏杪患感，多医广药，病势日增，延逾一月，孟英诊焉。脉至右寸关滑数上溢，左手弦数，耳聋口苦，热甚于夜，胸次迷闷，频吐黏沫，啜饮咽喉阻塞，便溏溺赤，间有谵语。曰：此暑热始终在肺，并不传经，一剂白虎汤可愈者，何以久延？病家出前服方见示，孟英一一阅之，惟初诊顾听泉用清解肺卫法，为不谬耳，余则温散升提，滋阴凉血，各有来历，皆费心思，原是好方，惜未中病。而病家因其溏泄，见孟英君石膏以为治，不敢与服。次日复诊，自陈昨药未投，惟求另施妥法。孟英曰：我法最妥，而君以为未妥者，为石膏之性寒耳，第药以对证为妥，此病舍此法，别无再妥之方。若必以模棱迎合为妥，恐贤郎之病不妥矣。病家闻而感悟，颇有姑且服之之意，而病者偶索方一看，见首列石膏，即曰：我胸中但觉一团冷气，汤水皆须热呷，此药安可投乎？坚不肯服。然素仰孟英手眼，越日仍延过诊，且告之故。孟英曰：吾于是证，正欲发明。夫邪在肺经，清肃之令不行，津液凝滞，结成涎沫，盘踞胸中，升降之机亦窒，大气仅能旁趋而转旋，是一团涎沫之中，为气机所不能流行之地，其觉冷也，不亦宜乎？且予初诊时，即断为不传经之候，所以尚有今日，而能自觉胸中之冷，若传入心包，则舌黑神昏，方合吴古年之犀角地黄矣。然虽不传经，延之逾月，热愈久而液愈涸，药愈乱而病愈深。切勿以白虎汤为不妥，急急投之为妙。于是有敢服之心矣。而又有人云：曾目击所亲某，石膏甫下咽，而命亦随之，况月余之病，耳聋泄泻，正气已亏，尤宜慎用。病家闻之惶惑，仍不敢投。乃约异日广征名士，会商可否。迨孟英往诊，而群贤毕至，且见病家意乱心慌，情殊可悯。欲与众商榷，恐转生掣肘，以误其病，遂不遑谦让，援笔立案云：病既久延，药无小效，主人之方寸乱矣，予三疏白虎而不用。今仍赴召诊视者，欲求其病之愈也。夫有是病，则有是药，诸君不必各抒高见，希原自用之愚，古云鼻塞治心，耳聋治肺，肺移热于大肠则为肠澼，是皆白虎之专司，何必拘少阳而疑虚寒哉！放胆服之，勿再因循，致贻伊戚也。座中顾听泉见案，即谓病家曰：孟英肠热胆坚，极堪倚赖，如犹不信，我辈别无善法也。顾友梅、许芷卿、赵笛楼亦皆谓是。疏方以白虎加西洋参、贝母、花粉、黄芩、紫菀、杏仁、冬瓜仁、枇杷叶、竹叶、竹茹、竹黄，而一剂甫投，咽喉

即利。三服后，各恙皆去，糜粥渐安，乃改甘润生津，调理而愈。（《王氏医案》卷二）

患者石诵羲，夏末秋初（六七月间），外感（感冒），请了不少的大夫，服了不少的药，但病势一天严重一天，发热日增，延逾一月余，这才请来王士雄。诊其脉，右寸透关滑数有力，左弦数。想想这种脉是实是虚？表现为耳聋、口苦、发热，尤其是晚上（这种热是在表？在里？）伴有胸闷胀不舒，口渴虽不多但是很黏（这种渴是属于寒？属热？），喝水有阻塞感（要考虑是什么原因？），大便稀溏、尿赤、时有谵语等，大家想想这是寒证？热证？虚证？实证？王孟英诊断为："此暑热始终在肺，并不传经。"他认为尽管病了一个多月了，病变还是在肺，本来一剂"白虎汤"就可以好的。白虎汤证为脉洪大、大汗、大渴，这个证没有这个情况呀，王孟英为什么说应该用白虎汤？这要联系前面的脉诊来看。

王孟英请石诵羲的父亲把前面大夫的方子拿出来看看，顾听泉大夫用的是清解肺卫法，这个方子还是可以用的，清解肺卫没有错。其余的方子，有的是温散升提，有的是滋阴凉血，好像都能自成其说，这些方子开得都不错，但是与病证不对。王孟英开白虎汤重用石膏，即以石膏为君。病人便溏，其父怀疑所开方，不敢给儿子吃。第二天王孟英去复诊，其父说昨天开的方子没有吃，希望今天开个更妥当的方子。王孟英听后说：这个方子是最妥当的了，药妥与不妥要看对不对证，以对证为妥。他说：我看你儿子的病只用白虎汤，别无再妥之方了，如果应付了事，开个不寒不热的方子即可。父亲听到王孟英的解释，有所感悟，想吃一剂试试看，勉强接收了。患者自己看了看王大夫的方子，第一味药就是石膏，认为自己胸中但觉一团冷气，喝汤水皆须热呷才舒服，不能吃石膏，于是病人家属及病人自己均不肯服此药。但是景仰王孟英的名气，隔了一天，第三次去请王孟英来诊，并告诉王孟英，还是没有吃他开的药。孟英解释说：邪在肺经，清肃之令不行，津液凝滞，结成涎沫，盘踞胸中，升降之机亦窒，为气机所不能流行之地，所以觉得冷，白虎汤是非用不可。王孟英这个解释不完全能服人，依我看与前面服用了不少滋阴凉血的药有关，我认为关键还在这个地方，还是凉药吃得太多了。白虎汤清热，滋阴凉血也是清热，为什么前面的滋阴凉血就不妥呢？这是不一样的，这个病不在营分，而是在气分，徒用滋阴凉血的药，药没有达到病位，所以无效,还是要急投白虎汤。本来病人已经被王孟英说服了,敢吃白虎汤了,又有人说曾目击石膏下咽,而命亦随之,况月余之病,耳聋、泄泻,正气已亏,尤宜慎用。这样一来病人又不敢吃了。

又约了一天,请了一些大夫来会诊,王孟英也被请来了,他说:我开了三次白虎汤,结果都没有用,为这个病人着想我还是来了。王孟英认为:所谓"耳聋应治肺",耳聋虽然是少阳经的病,但也有肺气不通而致耳聋的;便溏病在肠,实际是肺移热于大肠;建议放胆吃白虎汤,不能再犹豫了,免得延误病情。王孟英的一番议论,得到了在座的顾友梅、许芷卿、赵笛楼几位大夫的认可。于是处方以白虎加西洋参、贝母、花粉、黄芩、紫菀、杏仁、冬瓜仁、枇杷叶、竹叶、竹茹、竹黄等,清肺热祛痰。一剂服用后,咽喉即利,三剂药后病完全好了。以后改用甘润生津之法,调理而愈。

这是个用白虎汤的案例,白虎汤证以大热、大渴、大汗、脉洪大为基本的表现,而这个案例一症没有。但是病人右脉滑数有力、左手脉弦数,这是实脉不是虚脉,是有热的脉象并非有寒,而且"右寸透关"这是上焦的问题,病在肺。耳聋、口苦、热甚于夜、胸次迷闷、频吐黏沫,这些都是热象而非寒象;啜饮咽喉阻塞,这是痰涎在胸膈阻滞不去的缘故;便溏、尿赤这是很明显的热象,这种"便溏"肯定气味比较大,很臭。吴鞠通的《温病条辨》里谈过这个问题,有热可以便秘,有热也可以便溏,便溏要辨气味,便溏无气味一般是寒证,便溏味大肯定是热证,所以大便干燥不干燥不是辨断热证的指标。病人有"谵语",细细分析来看这是上焦热证,因为邪没有入营分就犯不着去滋阴凉血,况且"谵语"一症不适宜用滋阴法。所用方不是单纯的白虎汤,在白虎汤的基础上再加了疏利肺、清痰涎的药。这个案例告诉我们,只要病情认准了就不要动摇。

六、温热学派小结

温热学派的形成和发展可分为三个阶段。刘完素以及门人对火热病从理、法、方、药方面进行了论述,成为温热学派的奠基者,这是温热学派的孕育阶段。以宋代庞安常的天行温病说为开端,至明代吴有性的《温疫论》问世,对温疫的传染性、病因、侵入途径、传变方式、治疗方法等的论述渐成体系；戴天章传吴氏之学，于温疫之辨证益加发挥，并立汗、下、清、和、补五种治疗方法；余霖论疫疹最有心得，特别是重用石膏的名方"清瘟败毒饮"，为人所称道；至此温热病有疫性之说日臻完善，这是温热学派的发展阶段。自叶天士首倡"温邪上受，首先犯肺，逆传心包"之病机说，和"卫之后方言气，营之后方言血"之辨证说，以及"在卫汗之可也，到气才可清气，入营犹可透热转气，入血则恐耗血散血"之治疗说以后，温热的辨证论治体系便已形成；薛雪又于湿热病之病因、病机、病证、治法等的论述更为系统，弥补了叶氏之不足；吴鞠通创立三焦分治的辨证方法，概括了叶氏之卫气营血理论，又将叶氏的临证经验继承并发扬之，创制银翘散、桑菊饮等方；王孟英复于暑、湿、火等三气之辨证尤有发挥；至此，这是温热学派的成熟阶段。

总之，温热学派诸家针对温热病的病因、病机的特殊性，于辨证治伤寒之外另成体系，丰富了中医学的内容，无论从理论到临床都做出了卓越的贡献。

第九章　中医汇通学派

一、汇通学派概说

"汇通学派"的产生，主要是因西方医学源源不断地传到中国，这是唯一的原因，假使没有西方医学到中国，就不可能有汇通学派。现在哲学上有个争论，把内因、外因搞得绝对化了，认为内因是根据，外因是条件。就汇通学派来说，内因是根据？还是外因是根据？我看起决定作用的还是外来的因素。看来对内因、外因不能绝对化，某些时候内因是起绝对的作用，但在某些条件下内因也不起作用，而外因要起绝对作用，"汇通学派"的产生就是很典型的例子，它不可能出现在200年、300年之前。自西方医学来到中国，在我国医学界引起了不小的反响，也产生了不小的影响。首先引起了国内一些医学家的关注。西方医学所表现出的优势，引起国内医家的重视，也想接收他们的那些东西，更试图要吸收一些到祖国医学中来。"汇"就是把双方面的知识聚集起来，即把西方医学和中国医学聚集起来，将两个医学的理论进行沟通，此即"汇通"。这是个很好的愿望，出发点是好的，从医学发展的角度来看，这是进步的。过去行业界听不得"汇通学派"，尤其是"文革"，一提到"汇通"就反感，我看对这个问题还是需要个科学的态度。当然，是否是真正意义上的汇通？汇通的一些认识是否正确？还是要具体分析的。

"汇通"这个思想不仅是表现在祖国医学方面，西方文化到了中国以后，其他领域也有"汇通"问题，即普遍意义上的"中学""西学"，如张之洞极力倡导"中学为体，西学为用"。届时整个中国文化都面临汇通问题，"汇通"是中国文化与西方文化交汇所必然会发生的现象。张之洞等所倡，是想用科学发达的西方文化来为封建统治者服务，国家统治制度还是要中国的，仁义礼智这一套还要中国的，所以他们提出"中学为体"。

西洋医学传入我国大约始于明朝万历年间（1573－1620），不是说万历年以前没有，只是还没有形成一种气候罢了，甚至于可以再追溯得更远一些，秦始皇统一中国后的汉朝，西方文化就逐渐进入中国，但是那个时候，西方文化远远不如中国的文化发达，构不成影响。如在孙思邈的《备急千金要方》中，就吸收了不少的国外的东西，如"金针拨白内障"，就是从国外传进来的，在《外台秘要》中也有载，不过吸收以后又大大地被中国人发扬了。再如印度的"地、水、风、火"四大元素说，孙思邈也吸收了，但是因其远远不如中国的五行学说成熟，在中国就没有推广开。印度的"地、水、风、火"四大元素说，认为每个元素都是孤立的，逻辑上非常之简单。而中国的五行学说中有"生克乘侮"完整的理论，形成了一个体系。

尽管西方医学很早就传入了中国，但相形之下，始终没有对中国医学发生大的影响。当然也有一些是发生了作用的，比如在药材方面。中国从阿拉伯引进过很多药材，如羌活、独活、薏仁、葡萄、木通等，这些药材都不是中国的原产。因为这些药材有疗效，所以就完全被吸收进来，不仅如此而且还吸收得很好，可以说完全被中医学溶化了，不仔细考证的话，很多药我们甚至不知道是外来的了。在中医学理论的指导下，通过临床的应用，这些外来药材的效用更明确了，直至可以在本土进行栽培和生产。

从明朝万历年以后，西方文化不是点点滴滴渗透到中国，而是川流不息地涌入中国，这里举几个有代表性的例子。意大利人利玛窦，他著的《西国记法》传到中国，这并不是专门的医学书，里面包括天文、气象等其他一些科学的东西，只有部分是医学内容。特别值得一提的是，其中对神经系统的叙述相当具体，利玛窦当为传入神经学之嚆矢人（"嚆矢"就是走在最前面的意思）。从历史文献来看，这是西方医学传入我国的第一部有医学内容的著作。利玛窦又叫利玛西泰，是个天主教的传教士，大约在明朝万历十年（1582）来到中国的澳门，他主要是搞天文学、地域学研究的，也懂医药。在历史上，西方到我们国家来的传教士，十有八九都是科学家，都不是单纯传教的，他们用他们掌握的科学知识与中国人接触，特别是与中国的上层人物接触，以此来慢慢地渗透西方的文化，有的传教士知识面还相当的广阔。这个利玛窦既懂天文、地理，又精医药，他在中国绘制了很多地图，在地图绘制和地域学方面对中国的影响很大，他还能够制作天文仪、地球仪等。古代中国用的"日晷"来记时辰，这就是利玛窦的杰作。利玛窦在中国那段时间研制了不少的仪器，他还将这些送给皇帝、大臣等，为此利玛窦在中国那段时间知名度很高，这很不容易。利玛窦在澳门待了10多年，万历二十九年（1601）才到了北京，万历三十八年（1610）在北京过世。利玛窦在中国的著作除了关于天文、地理的之外，有关医学的共有30多种。过去我们把这种现象一概当作文化侵略来看待，现在看来，还不能绝对化，因为每个传教士的背景是不一样，有的是奉有国内使命的，属侵略行为，有的是自发到中国来的，这种情况也很多见，利玛窦就是其中之一。

明朝天启元年，日尔曼人邓玉函，从澳门进入中国，他第一次在中国做解剖术，著有《人身说概》一书。邓玉函是耶稣教的教士，也是以传教士的身份来中国的，但实际上他是个医学家，又是个哲学家，但他最著名的还是数学家。邓玉函在德意志就很有名气，知识面比利玛窦还要宽，他精通多国语言文字，绘画也很好。邓玉函精于"博物"，他在中国搞了很多年的"中国博物学"，我小时候上学还有这个课程，大概在40年前，中国的中级学校都有"博物学"这门课，包括植物、动物、生物等内容。邓玉函对我国的本草进行了研究，对80余种中药的疗效，一一做了记载，还把这些中药寄回德国。据现在历史学家记载，西方研究中国博物的，邓玉函算是最早的一个。邓玉函在澳门开了一个小型的诊所，设有几张病床。邓玉函大概在中国先后待了 10 多年，崇祯三年（1630）死在北京，葬在阜成门外，离利玛窦的墓没有多远。邓玉函在中国也著有 10 余种书，在中西文化交流方面，在明代末年这个时间是起了一些作用的，《人身说概》这部书现在还看得到。

明朝天启二年（1622），意大利人罗雅谷从澳门到了中国。他在中国的内地走得很广泛，比如绛州（山西、河南、河北一带）、开封、北京等地方，还远远不止这些地方，他跑了中国内地不少的地方。罗雅谷精于数学，他在北京时，通过一皇宫大员的引见，见过崇祯皇帝，崇祯让他留在北京，和中国的官员协同精修中国的历法，以发挥他精于数算之长。罗雅谷在北京与中国官员共同修成一部历算书，共 137 卷，他为中国的历法做出了贡献，西方数学传入我国始于罗雅谷。罗雅谷与中国医学的关系，主要表现在他译著的《人身图说》这本书，这本译著是介绍西方生理解剖学知识的，此书现在也还看得到，第一次译成中文是罗雅谷翻译的。

以上列举的这几个人都不是医生，但是他们都具备一些医学的知识，他们在 1582～1628 年这段时期，或多或少都带来一些西方的医学知识。下面要介绍的这几个人，他们所具备的医学知识，远远比前面利玛窦、邓玉函、罗雅谷要高深得多。

明朝万历四十一年（1613），意大利人艾儒略著有《性学觕述》一书。艾儒略在万历三十八年（1610）到中国澳门的，他在广州、开封、西安、杭州、扬州、福州、泉州这些地方都呆过。他是一个很稳重的人，讲话有分量，在中国曾经得到过一个绰号叫"西方的孔子"，可见人们是很敬重他的。大概是在清朝顺治六年（1649），艾儒略死在中国的福州，福州北门外有一座"狮子山"，他就葬在那里。艾儒略在中国的著作也很多，大概有 30 多种，他在福建居住的时间很长，大部分著作都是在福建完成的。他的《性学粗述》现在看来基本上是最初型的生理学。关于生理学的内容，有些在中国医学里谈得不具体，比如"脑"生理的问题，《内经》里以及包括后来的医家，对"脑"的阐述比较少，艾儒略对"脑"的生理知识比我们要丰富很多。还有"胚胎学"等，这些内容在中医学中阐述得是比较粗的。《性学觕述》这部书，在当时的医学界是很有影响的。

明朝万历三十三年（1605），意大利人高一志著有《空际格致》一书。高一志在中国的时间并不长，但是他对中国的语言文字很有研究，汉语造诣很深，所以那时中国的上层人士，包括一些高级知识分子对高一志都非常欣赏。《空际格致》虽然不是一部专门的医学著作，但是里面的医学内容很多，这本书大概是他在绛州时写的。高一志还把利玛窦的《西国记法》翻译成中文，我们现在看到的中文本《西国记法》是高一志的功劳。高一志大概是在崇祯十三年（1640），在绛州过世。

明朝万历四十一年（1613），意大利人毕方济来到北京，他著有《灵言蠡勺》。毕方济对于文学、数学都有相当的造诣，他对于天文学也很内行。毕方济来北京后，朝廷委以观测北极、观测日食、改良历法等工作，他做的这些工作都很有成绩。大概在清顺治六年，他在北京过世。毕方济有三四种著作，最有代表性的就是《灵言蠡勺》，这本书里主要是医学内容，在这些医学内容中以生理方面的内容为主。

明朝天启二年（1622），日尔曼人汤若望来到北京，朝廷委以预测月食之事，他预测了 3 次，时间都是准确的。汤若望在西安居住的时间比较长，在西安时他继续研究天文。那时的中国，在王妃贵族中（包括皇帝在内）入教的很多。大概是在崇祯五年（1632），汤若望应邀进入紫禁城，皇帝让他在皇宫做弥撒传教。汤若望还会铸造大炮，皇帝又委以在内城天安门旁边建造了一个铸炮厂，铸造了一大批炮。崇祯比较欣赏汤若望，因为他不仅懂得天文，还能够铸造枪炮，所以才能让他进宫去做弥撒。汤若望一直得到崇祯的信任。汤若望著书也有 30 余种，最具代表性的是《主制群徵》，该书涉及医学内容的大概有 3 卷，在当时的医学界影响也是很大的。

综上所述，在明末清初这个阶段，有很多的具有西方医学知识的人物，作为传教士来到中国，把西方医学的解剖学、生理学、病理学、治疗学、药物学等，逐渐地渗透到中国文化中。这些三四百年前传进来的医学知识其水平究竟怎么样？现在看来，他们的知识远没有超出希腊哲学家柏拉图、亚里士多德，以及希腊医学家希波克拉提斯，甚至于也没有超过希波克拉提斯的学生格林。柏拉图、亚里士多德是希腊古代的哲学家、科学家，柏拉图是辩证法的倡导者，他的辩证法还是比较朴素的东西，不能跟今天的辩证法相提并论。亚里士多德，当时是希腊了不起的人物，是物理、天文方面的科学家，是柏拉图的学生，不仅掌握了当时的哲学，而且比柏拉图掌握了更多的科学。当然这些科学知识都还是比较朴素的，毕竟还是古代的东西。如对人类生命的认识，西方的认识还是非常朴素的，和《内经》中的认识相比，不能同日而语，《内经》要比他们的认识高明多了。

总而言之，在明末清初，传入中国的医学都是欧洲上古时代的东西，与当时中医学的水平来比较，相差还是相当悬殊的。正是这个原因，明末清初这段时间，祖国医学丝毫没有受到外来医学的影响，为此汇通学派还没有出现。

科学总是要向前发展的，这是任何力量都阻挡不住的。到了清道光、咸丰时代，英国医生合信氏于 1848 年来到中国，他在广州设立了医院，外国人在中国设立医院，他是第一人。合信氏还回英国募集资金，想办医学教育，可惜学校还没有办起来他就故去了。在中国这段时间合信氏先后译著有《全体新论》《博物新编》《西医略论》《妇婴新说》《内科新说》等著作，这些书的水平比清顺治以前的水平要高很多，在中国的影响也比较大。如《全体新论》《妇婴新说》，这些书到现在还有在用的。在清朝末年，合信氏译著的这些书，作为医学教育的教本被采用了。故此，比较明代传入中国的医学来，此时有了很大的进步，影响也越来越大，这对祖国医学的发展构成了挑战，并发生了一些影响。

在清朝末年这个时期，中医界除了像陆懋修这样个别的人坚持反对接受西医的意见外，像汪昂、赵学敏、王学权、王清任、陈定泰等，在思想上都是很愿意接收西方医学的。陆懋修坚决反对西方医学，坚持死尸不可解剖之说，他对王清任的"访验脏腑"是非常反对的，他说这是"教人以支络堆中去学医"。所谓"支络"是指一堆死肉、一堆破骨头。他的理由是：人死了脏腑也坏死了，哪里是气门？哪里是水道？人死了，这些就不存在了，死人和活人究竟还是两回事。

陆懋修的这个意见，我有同意他的一面。"死人"与"活人"是绝对不同的事物，这一点我同意，而且这一点也很重要。但是通过尸体去观察一些脏腑的构造，这对医学肯定还是有好处的。当然，解剖也是有局限性的，过去我们把西方的解剖学、生理学看得绝对了，它们也是有局限性的。正因如此，像控制论、系统论在今天才引起了我们医者的高度重视。现在看来，用分析的方法，局限性很大，这一点我们还是要承认的。所以我同意陆懋修死人与活人是有分别的观点，但是在尸体上是可以观察到许多不曾认识的东西，这一点陆懋修没有认识到。

汪昂、赵学敏、王学权、王清任、陈定泰等人的学术思想，我觉得还是应该肯定的。因为这些思想是比较开放和进步的，乐于接受新事物，以彼之所长来补己之不足，这总是件好事。科学无畛域，科学没有国界，科学是整个人类的财富，应该为人类共享，择善而用嘛。所以这些医家，实为汇通论者之先声，中医的汇通学派就从这些医家开始的。因此，中国医学的汇通学派是在清代晚期出现的，持"汇通论"者，当以王宏翰、朱沛文、唐宗海、张锡纯等四家为最著。

清末民初，西方医学逐渐地普及于中国之内，并且还正式列入了教育系统。医学校如北洋医学堂等，就要求学习《妇婴新说》《全体新论》《内科新说》等内容，也还安排有《黄帝内经》《伤寒论》这些课程。现在 80 多岁的老医生，念过那个时代医学堂的人，即老一辈本土培养的西医，是学过《内经》《伤寒论》《金匮要略方论》的，他们具备相关的知识。

随着西医在中国的普及，中医、西医就俨然鸿沟对峙，真的是有门户之见了。我的看法是：东方医学、西方医学是世界医学的两大流派。"流派"反映的是学术竞争，"门户"就不是学派问题了。在日本，他们研究中医形成了"东洋医学"（汉方医学），有人提出要改"东洋医学"为"东方医学"。"东方医学"的概念就是要取中医而代之，我们还要提高认识，如果有"东方医学"，也不是在东瀛三岛，而是在我们中国。中医、西医俨然成为鸿沟对峙，部分的西医如余云岫，他附翼统治势力，大谈消灭中医之言论。于是在中医内部图自存者便倡改进之说，如恽铁樵就是这样，认为不改进，别人就要消灭你。但是"如何改进"成为焦点，有的想用科学化的方法来改进，最突出的就是陆彭年。

余云岫，从学术来看，他是有相当修养的。余云岫曾在日本学医，因为日本的医学在世界的现代医学中还是有地位。那时的现代医学基本上是两大壁垒：德日一个壁派，英美一个壁派。从辛亥革命以后，我们国家的卫生行政权一直在西医手里。余云岫在日本医学院毕业后回国，民国十八年，曾任国民党政府卫生署中央卫生委员会委员，他公然提出"废止旧医以扫除医事卫生之障碍"的提案。他很策略，不谈中医、西医，只提"旧医"。我当时还是可以理解他的，因为他是搞现代医学的嘛。问题是新中国成立之后，

1950 年 3 月，北京开了第一届全国卫生工作会议，会上余云岫还是提出了"处理旧医实施草案"。我是非常反对的，我对"旧医"这个称谓非常反感。何谓"旧"？如果"中医"是"旧医"，那时文化界的京剧唱得这么闹热，也没有谁称之为"旧剧"？我们吃了几千年的饭，也没有人称为"旧饭"？我们穿了 2000 多年的衣服，也没有称为"旧衣"？我认为这个"旧医"是别有用心的。"处理旧医的实施草案"都有些什么内容呢？第一是"登记"，第二是"再教育"，第三是"甄别"。在那个时候，我的这个饭碗都差一点丢了，因为"登记"中最重要的是年龄限制。为什么呢？是因为年纪轻的可以进行再教育，如 30 岁以下者，年龄大的，教育不过来了，也不谈取缔，主张其自生自灭。"甄别"是针对再教育这部分人而言的。回想起来，我也有问题，也做过"再教育"的帮凶。当时的卫生部在北京以及各个大区搞"中医进修学校"，当时我在西南，西南卫生局在重庆办了"中医进修学校"，我是主管教务的。那时中医进修学校的全部课程，就是中级医士学校的全课程，增加了"针灸"与"中药"课程，这就是那时的"进修"教育，后来叫作"桥梁"教育。那时类似的中医进修学校北京也办了，我们学校的一些教师都通过这个学校进修的。从中医进修学校毕业了就成为"医士"，从中医变为医士，而且还要"甄别"，符合的就是医士，不符合医士条件的只能改行。余云岫一方面主张消灭中医，但另一方面也在靠中医赚钱。在日本，医学博士开办的个体诊所中，十有八个都经营中成药，余云岫也学会了，冠以"余氏"的膏、丹，成为他经营诊所的主要营生，后来卫生部不再买他的账了，以后这个老先生就一天天消沉下去了。

正因为有上述这样一个历史环境，恽铁樵提出了改良的主张。恽铁樵本身是个文学家，在商务印书馆《小说月报》做主编。商务印书馆当时有两个刊物最著名：一个是学术性的叫《东方杂志》，该刊物在世界发行；一个是文学性的叫《小说月报》，恽铁樵任主编。恽铁樵的外文也很好，他翻译过很多国外的名著。恽铁樵是个多子女的人，曾有 10 多个子女，但夭折了大半，这对他打击很大，所以他改行搞医学了。恽铁樵属于秀才学医的那种，读医书自学，后来积累了一定的临床经验，并提出一些学术见解，他出于"救亡图存"的想法，提倡中医改良。他承认中医有理论，但认为这些理论一般不好理解，认为需要改进，要让普通人能够接受。他承认《内经》奠定了中医的基础理论，主张要在《内经》研究上下功夫。

陆彭年，又叫陆渊雷，他与恽铁樵大不一样，陆渊雷是主张"弃医存药"。他的思想很简单，认为中医没有什么理论，对《内经》持否定态度，认为《伤寒论》中100多个方子有效用，但其理论不成立，所以他的口号是：提倡中医科学化。陆彭年所说的"科学化"以何为标准呢？他认为这个标准就是现代医学，与现代医学认识一致的就是科学的，不一致的就不是科学的。我与陆渊雷先生的私交还是不错的，我在上海念书时，他比我长八九岁，他是我的老师，我们是师友关系。在我从医的早期，他对我的学术思想是有相当影响的。尽管陆渊雷主张废医存药，他还是有保存中医的思想。

陆渊雷和恽铁樵在学术上都没有开花结果，只是碌碌无所成就。

二、开始接受西说诸家

（一）汪　　昂

汪昂，字讱庵，明末清初安徽休宁人。汪昂30多岁了才开始学医，有人说年龄大了，学不好医，我看也不见得，汪昂就是个例子。汪昂30岁以前想求功名，未及才开始接触医学，他著的《医方集解》《本草备要》《素问灵枢类纂约注》等书都很受欢迎。不过他的《汤头歌诀》我是不感兴趣，照例说一个追求过功名的人，对汉学是有修养的，但他的《汤头歌诀》实在是写得不好。汪昂论著有个特点，他的书一般比较容易读，普遍都能接受，以致后来陈修园也学他，因为书接受的人多，影响面就大，即使是他的《汤头歌诀》虽然写得不好，但还是有很多人都读过这本书。

汪昂对于医方和本草是有一定研究的，其中特别值得一提的是他勇于接受新事物的精神。如在《本草备要》中记载"辛夷"时他提到："吾乡金正希先生尝语余曰：人之记性，皆在脑中。小儿善忘者，脑未满也；老人健忘者，脑渐空也。凡人外见一物，必有一形影留于脑中。昂按：今人每记忆往事，必闭目上瞪而思索之，此即凝神于脑之意也。不经先生道破，人皆习焉而不察矣。"金正希告诉他，人的记性在于脑，小儿的脑因还没有发育健全，所以善忘；老人的脑渐虚，所以也会健忘；凡见一物，会在脑子里留下印象。汪昂认为金正希的话很有道理，人们每每追溯往事会思索，这是凝神于脑，他说若不经金正希先生道破，人都会思考，却不知是脑在活动。

汪昂接受了金正希"人的思维功能在于脑"的学术思想，结合自己的临床经验，来解释临床上的一些现象，如小儿的"慢惊风"。小孩久病，元气虚，常出现抽搐；成人也有类似的病，如"气厥"（包括现在的脑血管意外等），主要表现为人事不醒、知觉丧失。汪昂认为无论是"慢惊风"还是"气厥"，都是由于脑中无"气"，"气"作"功能"来理解，"脑中无气"即指脑的功能失常。汪昂是明代的人，这样的认识不仅是正确的，而且是崭新的概念。西方医学把"灵机在脑"的概念传到了中国，所谓"灵机"包括了种种的思维活动。汪昂接受这样的概念，认为思考是凝神于脑，也就是灵机在脑，是脑的正常生理。小孩元气虚了要抽风，成人气厥要昏厥，都是脑的病理表现。因此"灵机在脑"这话是有证据的，"灵机"是脑中元气的反映。在那个时代，汪昂没有再强调"心主神明"说，而是从"脑"来认识临床中有关"知觉""抽搐"的表现，不能不说汪昂是接收了西方医学的知识后，发展了中医学对脑的认识。

金正希是个什么样的人呢？金正希，名声，字子骏，安徽休宁人，崇祯的进士，据《金忠世传》言其精西学，率弟子奉天主教，他的女儿名叫金道炤，亦从父清修，居然作了修女，也为天主教徒。金正希在上徐玄扈（徐玄扈即徐光启，明末做过尚书，在当时也算是接受西方文化比较好的一个人，为西方文化进入中国起到了桥梁作用，还翻译过著作）相公书中曾说："敬服西儒，嗜其实学。""西儒"就是指进入中国的那些西方学者，"实学"是指那些实实在在的科学。金正希的同邑叶世寅也说过："顾余世治医者，尚悉公有脑主记忆之能。""余世"就是"一般"，叶世寅说：在学医界，大家都知道金正希有"脑主记之能"的观点。这说明金正希提倡"脑主记忆"，这个观点在当时的医学界影响很大。叶世寅又说："为世人所鲜知。"他说"脑主记忆"是金正希接受西方医学后的倡言，一般人不这样认识。叶世寅还说："尝与徐光启习历算于西人。"这说明金正希与进入中国的西方科学家接触过，向他们学习历法、算法。我在前面介绍的利玛窦《西国记法》，其中关于"神经系统"的内容很多，这也是当时从西方传入的解剖生理学的一个特点，也许是因为西方人讲"天主"，每个人都有"灵机"，这"灵机"都是天主给的，所以西方人热衷于对"灵机"的研究，逐渐地就转到从医学神经学方面去研究了。

汪昂虽然接受了"脑主记忆"之说，而不涉及天主造物之灵魂的教义，他不仅从生理方面接受了这个学说，并结合临床从生理、病理两个方面去思考"脑主记忆"说的精髓所在，从而补充中医学理论的不足，真可谓善于批判地吸收者。

（二）赵学敏

赵学敏，字恕轩，一字依吉，浙江钱塘人。髫龄（即"童年"）即好博览，如星象、历法、医药诸技之学，他都喜欢涉猎。所谓"涉猎"是指一般性地翻看，不做深入地研究。但"涉猎"是个好习惯，经常到图书馆去坐一坐，经常翻一翻这个，翻一翻那个，这很好，也会有很多收获。一个人的精力是有限的，对所有的东西都要精钻是不可能的，但是需要涉猎，看的东西越多越好，这是做学问的一种方法。对主攻方向的东西，基础性的东西，要深钻。对其他方面的，包括有关和无关的，最好是涉猎面宽广些，所获得的信息才够丰富，所以"涉猎"是个好习惯。当然，不能说凡事都只是涉猎一下，那是不行的。涉猎解决的是"博"的问题，精研才是解决"专"的问题。

赵学敏什么都要看，什么都要摸，什么都要问，这叫"均喜涉猎"，自然他对外来文化的接收也很敏感。在他著的《本草纲目拾遗》中，收载了很多海外传来的药物。在康熙年代，意大利人石振铎曾经写过一本书叫《本草补》，其中都是国外的自然药物，赵学敏将其大部都收载在《本草纲目拾遗》里。如吸毒石、辟惊石、奇功石、保心石、日精油、香草、臭草、椴树皮、蒌油、吕宋果等，这些都是《本草补》中的，赵学敏这种善于接受新知识的意识，还是值得汲取的。

西方传教士意大利人熊三拨，在明朝万历三十四年（1606）来到北京，他是个知识面很广的人，懂天文，在中国修过历书，还搞过水利研究，在泰昌元年（1620）死在澳门。熊三拨著有 10 多种书，其一叫作《泰西水法》，徐光启翻译了《泰西水法》。《泰西水法》主要内容是讨论药物蒸馏法的，介绍了"药露"这种通过蒸馏处理后得到的剂型，以及一种简单的蒸馏工具。熊三拔将西方药露的制作方法传到中国，并为之宣传说："丸散皆干药合成，精华已耗，又须受变于胃，传送于脾，所沁入宣布，能有几何？其余悉成糟粕下坠。今用诸水，皆诸药之精华，不待胃化脾传，已成微妙，裁下于咽，即能流通宣越，沁入筋脉，裨益弘多，又蒸馏所得，既于诸物体中最为上分，复得初力，则气厚势大。"（《泰西水法·药露》）这段话是说，中国做丸散药，都是由药材干燥后碾成细粉合成的，药材中含的精华都消耗了，还要通过在胃中变化接收，再传送于脾，"所沁入宣布，能有几何"？"沁"是渗透的意思，即脾胃也要消耗掉药中的一些有效成分，真正渗入脏腑组织中的有效成分就没有多少了，剩下的糟粕排出体外。"今用诸水"的"诸水"，是指用蒸馏方法得到的各种蒸馏水（药露），保留了各药的有效成分，即各药之精华，不需要胃的消化，也不需等到脾的传送，就可"裁下于咽，即能流通宣越"，即刚吃下去，药效马上就能够流通宣发，渗透到各个组织中去，这样补益弘多。药物通过蒸馏，所得是药物的有效成分，又"复得初力"，这个"初力"（药之精华）进入人体以后，未经任何消耗，药效可直接作用于病变部位。"则气厚势大"，因此熊三拔认为蒸馏的药物气厚，药之效力大。

赵学敏在他的《本草纲目拾遗》说："凡物之有质者，皆可取露，露乃物质之精华，其法始于大西洋，传入中国。大则用甑，小则用壶，皆可蒸取其露，即所蒸物之气水，物虽有五色不齐，其所取之露无不白，只以气别，不能以色别也。时医多有用药露者，取其清洌之气，可以疏瀹灵府，不似汤剂之腻滞肠膈也。""物之有质者"，"质"指药的药性，即"四气五味"。药之有质者，都可以做成药露，"露"乃物质之精华。蒸馏器有大小，大的那种像"甑"，小的如"壶"。"露"即药物蒸发出来的气水，药材虽各有各的颜色，但是蒸取出的"露"基本都是无色透明的液体。因此要鉴别药露，不能看颜色，要靠气味来区别。如银花露与蔷薇露就不一样，颜色看上去都是无色透明的，但是气味不一样。这种制药露的方法传到中国以后，当时的医生多用药露治病。"取其清洌之气，可以疏瀹灵府"，"清洌之气"是指蒸馏出来药露，"瀹"是治疗的意思，有本书叫《理瀹骈文》（吴尚先著）即讲医理、讲治疗的骈文。取这种药露的清冽之气，可以疏治灵府，不像汤剂的腻滞。由此看来，赵学敏不仅接受药露的方法，还再加渲染，认为药露的疗效好于汤剂。《泰西水法》只是提到药露要好于丸散，而赵学敏则认为，连中药的汤剂也不如药露。

在赵学敏的《本草纲目拾遗》里记载了当时舶来的"蔷薇露"，云："出大食、占城、爪哇、回回等国，番名阿剌吉，洒衣经岁，其香不歇，能疗心疾。以琉璃瓶盛之，翻摇数次，泡周上下者真，功同酴醾露，皆可以泽肌润体，去发腻腻，散胸膈郁气。"上文是说，传入我国的"蔷薇露"，出产于大食（阿拉伯帝国）、占城（印度支那，包括越南一部分）、爪哇（印度尼西亚的一部分）、回回（泛指信仰伊斯兰教的国家）等地，名"阿剌吉"，蔷薇露洒在衣服上，经很长的时间都能够闻到其香味，能疗心痛病。这里的"心疾"不一定是指现在所谓的冠心病，像这种香药对于心痛是很有效的，特别是对胃脘疼痛。"琉璃瓶"，就是玻璃瓶，用时翻摇数次，上下都出现气泡的就是真露。真露"功同酴醾露"，"酴醾"是醪糟酒，可以泽肌润体，可以去头发的油腻，可以散胸膈郁气。"蔷薇露"是在国外做好以后，从阿拉伯引进的，赵学敏为之做了介绍。在《本草纲目拾遗》里还有金银露、薄荷露、玫瑰露、佛手露、香橼露等，不下几十种，可见赵学敏接收西洋药物的知识面是比较广的。

赵彦晖对药露的看法却不同于赵学敏。赵彦晖是钱塘人，也是清代的医学家，他著有《存存斋医话稿》，其中有对药露的看法，其云："诸药蒸露，义取清轻，大抵气津枯耗，胃弱不胜药力，最为合宜。……如骤病胃气未伤，势又危重，非用大剂急剂不可，杯水车薪，奚济于事？一味稳当，实为因循误人。"意思是说，这种药露虽有作用，但是不像赵学敏说的那样神乎其神。药露这种方法若属津气两虚的人，且胃气虚弱不胜药力者最为合宜。如暴病，且病势危重者，如高热不退，那就不是药露的力量可以达到的了，非用大剂、急剂不可。"杯水车薪，奚济于事"，这是《孟子》的话，是说一车的薪都烧起来了，用一杯那么点水，何济于事。药露看起来什么人都可以用，谁用都不会出大问题，比较稳当、安全，但遇急病，仍用药露，会因循误人的，"因循"是照旧不变的意思。

我认为赵彦晖这种说法还是很有道理的，有些药材适合采制做成露剂，但不是所有的药材都适合制成露剂。正如赵彦晖所说，对有些大病、重病来说，确实药露的力量显得太薄弱了。即使是轻病，是否使用药露也是要看情况而言的。但是，话又说回来，我们不能为此否定赵学敏接收新事物的改革思想。

（三）王学权

王学权（王士雄的曾祖父），字秉衡，浙江海宁人，后来迁居于钱塘，乾隆、嘉庆人。嘉庆戊辰年（1808）王士雄甫生，王学权正在写一部书，老年人见到孙子降生非常高兴，故为书命名为"重庆堂"（祖父、父亲均在曰"重庆"，父母均在曰"聚庆"），是年写成《重庆堂随笔》2卷。

王学权的医学知识面比较宽，即使是传入的西洋医学知识他也能够择善而从，他在《重庆堂随笔》中对洋人所著《人身说概》《人身图书》两书有评：

"毕拱辰云：泰西格致名流，值有殊死重囚，多生购之，层剥寸剖，批却导窾，毫发无不推勘，故其著论，至为详尽。按新莽时，捕得王孙庆，使太医尚方与巧屠共刳剥之，量度五脏，以竹筳导其脉，知所终始，亦可治病。又宋庆历间，侍制杜杞，执湖南贼欧希范与酋领数十人，尽磔于市，皆剖腹，刳其肾肠，使医与画人一一探索，绘以为图，事与西士颇类。至于精神研究，不作一影响揣度语，则西士所独也。愚谓人与动物，皆气以成形，经云：出入废则神机化灭，如革囊盛水而不漏。其活时之元府已无可验，故有形之死质可睹，无形之功用不可睹也。纵精思研究，断不能如《西游记》所说，钻入人腹，周行脏腑经络，尽悉其所以然，而后出以著书。不过批却导窾，推测其所当然而已。故其所著《人身说概》《人身图说》等书，虽有发明，足补华人所未逮，然不免穿凿之弊，信其可信，阙其可疑，是皮里春秋读法也。"

此段文义如下。

先介绍一下文中提到的"毕拱辰"。毕拱辰是山东人，与日尔曼人汤若望相交多年，两人经常有交谈。毕拱辰认为：在西方传入的医学知识中，如人体生理解剖这些知识是很好的，但是缺少汉语翻译本。汤若望听到毕拱辰这番议论，就拿出人体生理解剖图，这些图画得非常精致，毕拱辰认为中国的脏腑图没有画得这样好的，于是把这些图文翻译成汉语。日尔曼人邓玉函，写过一本《人身说概》，也是关于人体生理解剖知识的，但是没有翻译版本。汤若望很早就认识邓玉函，于是把《人身说概》翻译成汉语，毕拱辰认为外国人做的汉语翻译，总不是很地道，于是加以润色、修改。因此邓玉函《人身说概》的汉语本，是由汤若望翻译，毕拱辰润色的著作。由此看出，17世纪西方的生理解剖学传入中国，毕拱辰起了很大的作用。

文中的"格致"之说，来自儒家的"格物致知"，出自孔子的《大学》，"格致"即"格物致知"的略语，凡是研究事物本质并提炼其理论都叫作"格致"。清末讲西学的人，把物理、化学、博物学等科学都称作"格致之学"，在清代课堂里都设有"格致"课程。毕拱辰说的"泰西格致名流"，包括了搞物理、化学、生物研究的诸多科学家，特别是包括搞医学研究的人。"殊死"就是身首异处，是古人的重刑之一。值有殊死重囚，很多"格致名流"便把尸体买下，用做尸体解剖。"批却导款"，是讲解剖的过程。批、却相对，"批"就是排列，"却"是取消排列；"导"是还原，"款"是有秩序地排列，都是在说解剖中对器官组织位置的研究过程。"格致名流"这些人对解剖非常认真，一丝一毫都要仔细地推敲勘测，所以写出的解剖知识极为详尽。文中说的"新莽时期"，是指王莽篡权时期。王莽将王孙庆俘虏，在行刑的同时，把太医尚方和巧屠找来，对其进行解剖，量度五脏的大小，用竹筳（竹子削成的细竹丝）导其脉，看血管究竟有多长，即所谓"知所终始"，这对医学是很需要的。文中又说在宋庆历年间，有个"侍制"（官衔）叫杜杞，捉拿到湖南贼人一伙几十个人，并将其五牛分尸在市内，即所谓"尽磔于市"。并召集到画家、医生一同前往，将尸体解剖的过程绘制成图。

王学权在文中说的尸体解剖，与西方人的研究颇为类似，只做客观精细地研究，不做主观的想象，生理解剖的知识都是经过这样实践得来的。这里说的"影响"，是看到影子、听到响声就说是真实的，"揣度"是推测的意思，"影响"和"揣度"都是虚构的、主观的，西方之人不做这种影响语、揣度语，这是他们的长处，他们所独有的方法。但是人和动物都是由"气"而成形的，依靠"气"而生存，《内经》云：出入废则神机化灭。这是《素问·六微旨大论》里的话："出入废则神机化灭，升降息则气立孤危。"古人认为凡是一生物活体，都有气的升降出入，如果人没有了气的出入，那么神机就不存在了，升化的功能就消灭了，人也就死亡了。活的人就好比是一个革囊，人体的血、水、津液不会漏出来，是因为人的生理功能。因此人在活着的时候，其五脏六脏腑是无从可验的，只有有形之死质可睹。因此在解剖基础上所研究出的生理知识，有许多仍然建立在"推测其所当然"的基础上。

文中最后说，《人身说概》《人身图说》等书，虽有发明，补充了中医的某些不足，但有些还是太过穿凿。因此我们的态度是，值得信的我们接受，可疑的我们还是要保留，即所谓"皮里春秋"。"皮里春秋"的意思是嘴上不说心里有数，是好、是坏嘴上可以不说，但心里要有数。意思是西方这种从形体方面去下功夫，还是应该认可的，但是他们研究的是死人，我们中医着眼的是活体，西方这些知识并不完全能够替代中医的知识。

我认为王学权的这个看法是很有道理的，活体与死人相差很远，但是解剖的方法也不是完全不可靠，还是有可信的地方，如"心"主循环，"肺"主呼吸，还是可信的。对人体这个复杂系统来说，不要说在那个时代，就是现在的生理解剖有些问题还没有得到充分的解释，所以要"阙其可疑"。王学权对从西方传进来的医学知识的态度是：正确的我们接收，质疑的我们保留。这一态度还是比较好的，不能迷信，也不能不信，这是科学的态度。

王学权在《重庆堂随笔》中还说：

"人身经络脏腑，虽《灵枢》《素问》言之凿凿……不过以天纵之明，推测其理而已。……新莽、杜杞忍为此事，而太医之书，画人之图，皆不传于世。后人谈内景者，又不屑询于屠剐之流。若非泰西之书入于中国，则脏腑真形，虽饮上池水者，亦未曾洞见也。"

这段议论可以看出王学权的三方面的学术观点：王学权认为尽管《灵枢》《素问》里讲了那么多理论，不过是"以天纵之明推测其理而已"。当然"天纵之明"这话不对，中医的脏腑学说是在对病理表现的观察中总结出来的，是有临床依据的，不是"天纵之明"的问题，但从中可以看出王学权思想不保守的一面。王学权认为尽管新莽、杜杞下过解剖的功夫，但他们的研究并没有流传开来，即使是后人谈"内景"（脏腑），也不屑于依据这些解剖知识，这是王学权对解剖学带有批评意义的评价。王学权又认为，要不是西方经过那么多的解剖研究，绘制出那么多精细的解剖图，并把这些书传到中国的话，那么我们对脏腑之真形也不会有如此真切的了解，这又是王学权对西方解剖学的肯定。

总而言之，王学权在那个时代，他的学术思想还是进步的。虽不保守，但也没有放弃中医学的传统观念。他认为人是气以成形，出入废则神机化灭，活人与死人是不一样的；但是又不能完全不信西学者通过实践得到的真知。王学权这种信其可信而阙其可疑的态度，在那个时代，在外来文化和本土文化的冲突中，有这样的立场和观点，我看还是值得肯定的。

（四）王清任

王清任，字勋臣，河北玉田县人，生于乾隆戊子（1768），著有《医林改错》一书。

王清任在《医林改错》中说：

"夫业医诊病，当先明脏腑，尝阅古人脏腑论，及所绘之图，立言处处自相矛盾。……余尝有更正之心，而无脏腑可见。自恨著书不明脏腑，岂不是痴人说梦；治病不明脏腑，何异于盲子夜行。虽竭思区画，无如之何，十年之久，念不少忘。"

王清任不满意于国内一些医书上的脏腑图及其脏腑理论，精心筹划和等待着解剖尸体的机会，一心想要实地考查脏腑的真实情况。这是王清任的出发点，应该说还是进步的、科学的。只是通过书本了解，不通过实践掌握第一手资料，这之间的差别还是很大的。为什么王清任"虽竭思区画，无如之何"？因为在封建社会那个环境下，要想去解剖尸体是件颇不容易的事情。就是现在，买一具尸体也不是件容易的事，一般的亲属还是想不通的。现在有人留有遗嘱，死后愿意把身体贡献出来，供病理解剖。如果本人没有遗嘱，家人又不同意，那就不能行解剖。所以在100多年前，解剖尸体是很难的一件事。

王清任在《医林改错》记载：

"嘉庆二年丁巳，余年三十。四月初旬，游于滦州之稻地镇，其时彼处小儿正染瘟疹痢症，十死八九，无力之家，多半用代席裹埋。代席者，代棺之席也。彼处乡风，更不深埋，意在犬食，利于下胎不死，故各义冢中，破腹露脏之儿，日有百余，每日压马过其地……不避污秽……就群儿之露脏者细视之……互相参看，十人之内，看全不过三人，连视十日，大约看全不下三十余人。始知医书中所绘脏腑形图，与人脏腑全不相合，即件数多寡，亦不相符。惟胸中膈膜一片，其薄如纸，最关紧要，乃余看时，皆以破坏，未能验明……至嘉庆四年六月，余在奉天府，有辽阳州一妇，年二十六岁，因疯疾打死其夫与翁，解省拟剐，跟至西关……片刻行刑者，提其心与肝肺从面前过，细看与前次所看相同。后余在泾时，嘉庆庚辰年有打死其母之剐犯行刑于崇文门外……虽见脏腑，膈膜已破，仍未得见。道光八年五月十四日剐逆犯张格尔，及至其处，不能近前。……道光九年十二月十三日夜间，有安定门大街板厂胡同恒宅请余看症，因谈及膈膜一事，留心四十年，未能审验明确。内有江宁布政司恒敬公，言伊芳曾镇守哈密，领兵于喀什噶尔，所见诛戮逆尸最多，于膈膜一事，知之最悉。余闻言喜出望外，即拜叩而问之，恒公鉴余苦衷，细细帮助形状。余于脏腑一事，访验四十二年，方得的确，绘成全图。”

嘉庆二年丁巳（1797），王清任30岁，是年四月在开栾遇有小儿瘟疹痢症流行，死的小孩子特别多。家境贫穷者，拿破席一裹尸首，浅埋之，好让狗咬，以免下一胎再遭此厄运，这是当地的一种风俗。所谓“义冢”就是荒山，是大家都可以埋尸的地方，也称“官山”。王清任到各义冢去看那些破腹露脏之儿，一天能看100多个，每天都骑马在官山看小孩的尸体，顾不得污秽，“就群儿之露脏者细视之”，由于尸体有残缺，于是就互相参看，10人之内，看全的不过两三人。他在义冢中连视10天，看全的不下30多个，从此以后才知道，医书中所画脏腑与人多不相合，有的就连件数与实际情况也不相符。

嘉庆四年（1799）6月，在奉天府（天津），时逢辽阳州一26岁的疯妇人，打死了丈夫和公公，因此把这个疯女子解压到省里（解省），即送到河北省府执行死刑。旧时即使是精神病，只要有命案，特别是杀了亲属，都是要抵命的。所谓“剐”，就是让人在有知觉的情况下，用刀在身上一块块地割，直至死亡，又称“活剐”。王清任跟至西关，还未及刑场，看到行刑者提着心、肝、肺从他面前走过，细看这些脏器与在义冢上看到的小孩的脏腑是一样的。

王清任认为"横膈膜"是最难看清的，因为其很薄，从没有看到过一个完整的横膈膜。嘉庆庚辰年（1820），王清任在北京，遇到有犯人因杀其母而受剐刑于崇文门外，此次虽然看到了脏腑，但膈膜还是破了，没有见到。道光八年（1828）5月14日，遇受剐刑的犯人张格尔，赶到刑场时，因人多，不让进前，又没有看到。道光九年（1829）12月13日，王清任在安定门大街板厂胡同为一姓恒的人看病，闲聊中谈到想看尸体"膈膜"的事情，病人家中有恒敬公，做过江宁府的布政司，他告诉王清任说，曾有见"膈膜"很多，清楚"膈膜"的形状，于此王清任才知道了横膈膜在人体上是如何，于是将其绘成图。

从上述的这些资料来看，王清任在解剖实践中是下了功夫的，前前后后看了几十具尸体，非常不容易，这种实践的精神还是很值得学习的。那么，王清任的这些研究是受到谁的影响而为之的呢？是否受到西学的影响呢？从王清任《医林改错》书中所画的图来看，还是非常之粗糙的，不像是看到过脏腑实体而画的图，甚至于比他之前的书中所画之图还要粗糙。前面介绍过罗雅谷的《人身图说》、邓玉函的《泰西人身说概》，这些书中所绘的脏腑图是很精细的。王清任在北京，他又对解剖这样关注，照例说他应该看到过西人的这些图，但在他的《医林改错》中却看不出蛛丝马迹。

范行准在写"王清任传"时说：

"余尝疑清任之奋兴访验脏腑真相，由金声知识记忆在脑一语所引起，故《改错》记述脑髓说，尤称卓拔。惟清任因考验脏腑生理，自少壮逮于黄发，栖迟秽地刑场，与夫访问秋官，终成不朽之业，虽云受西医影响而得知何害。"（《明季西洋传入之医学》）

范行准认为，王清任之所以会有那么高的兴趣于解剖，是由金声的"人之记性，皆在脑中"这话所引起来的，故此王清任对脑髓的阐述很接近当时的认识，且比他论述其他的脏腑都要高明得多。范行准还认为，王清任从壮年到他晚年，几十年到处游历，追逐刑犯和坟地，访问"秋官"（《周官》中记载侍官中分设春官、夏官、冬官、秋官，"春官"相当于现在的国务院，太医归属春官管；"夏官"相当于现在的税收财务机关；"秋官"管军事，包括现在的公安部门），"终成不朽之业"，写出《医林改错》，也是受到当时西医的影响。

当然，从《医林改错》著作本身是看不出王清任受到了西医的影响，但是范老的分析也有道理，不能说王清任一点都没有受到西学的影响，王清任不是靠着自己的聪明就能够把脑髓阐述得那样细致的。因此，我认为王清任的研究是受到当时西医的影响的。从当时的历史条件来看，这是很可能的，所以我同意范行准的看法。

（五）陈定泰

陈定泰，字弼臣，广东新会人，少习医而病验者无多。道光九年，因母病访医于羊城（广州），从王昭孚学，在王昭孚处见到王清任的《医林改错》，慨然有访真经络之志，用现在的话说是想要研究经络的实质。陈定泰看了西方医学传进来的脏腑图以后，著写了《医谈传真》一书。他在自序中说：

"王清任先生于脏腑考得其真，而于经络尚未得其确。友人胡琴川曰：欲考经络之真，非西洋之医不能。西洋之人，往往死而不明其症者，则剖割视之，梁璘山曾见其剖割，盍访之？于是再四访璘山，璘山遂偕余往访洋医，洋医出其图本相示，见其书厚约二寸，图有数百，自皮肉之毛，以至筋骨之髓，自脏腑之大，以及经络之细，层层绘画，精工异常。余饱玩十有余遍，然后知古之医者，洞见五脏瘕结，非其他术，得真脏腑之传也。余乃以洋图之绘，考证于王清任先生之说，及古传之脏腑经络图，而孰真孰假，判然离矣。"

王清任对经络是没有认识，友人告诉陈定泰：欲考经络之真，非西洋之医不能。并介绍他去访曾亲眼见过西人做尸体解剖的梁璘山，通过他再访洋医。于是梁璘山、陈定泰一起去访洋医。洋医把所绘的人体解剖图拿给他们看，该图谱足二寸厚，有几百余张，画得非常精细。自皮肉之毛，至筋骨之髓，自脏腑之大，及脉络之细，层层绘画，精工异常。陈定泰反复看了十多遍，顿悟古时医生能够洞见五脏瘕结者，不是有什么特别的妙术，而是得真脏腑之传也。古人看到过人体脏腑，这是极有可能的。《史记·扁鹊仓公列传》说：长桑君拿上池水给扁鹊喝，扁鹊就能够看到人体内之脏腑。这虽然是个神话，但也反映了一定的现实。陈定泰根据西洋人绘的人体解剖图，考证王清任《医林改错》，及历代医书中所画的脏腑经络图。他认为这样做，哪个图真？哪个图假？就分辨得一清二楚了。有一点我们也要承认，西洋人绘的人体解剖图确实比我们古代医书中所画要高明得多，因为西方医学就是建立在病理解剖的基础之上的，他们绘制的人体解剖图自然会非常精细。

从陈定泰所言，可以看出他还是实事求是的，是能够接受西方的东西的。陈定泰在《医谈传真》里绘的图确实比王清任绘的要好得多，但与英国人和信氏《全体新论》中的图相比较，还是要差很多。虽然如此，但《医谈传真》里绘的图也接近于现在所绘的图，这说明他受到第二次传入我国的西方医学的影响最大。因为清朝康、乾以后，传入的西方医学已经很接近于现在医学了，而明末清初传入的西方医学，基本还是欧洲古代的东西，距离现在还相当遥远。所以我认为，其接受第二次传入我国西洋医学者，当以定泰之书为权舆。

陈定泰著有好几本书，但是现在我们能够看到的，就这么一本《医谈传真》了。他一方面采纳王清任的东西，一方面也提出与王清任不同的见解。如《医谈传真》里的一篇叫作"九脏九窍二经二络"，其云：

"九脏者，肾、心、肺与喉、肝与胆、脾与网羔，此五者不受渣秽，名为五清脏；胃、小肠、大肠、膀胱此四者，专受渣秽，名为四浊脏。九窍者，两耳、两目、两鼻、口内之喉，口内之咽、口内之左右息门与周身之汗孔、后阴之谷道、前阴之精道、前阴之溺道各为一窍。惟女子多一胞肠和两乳之窍各为十。二经者，营为一经，卫为一经。卫经者，精气之所藏，营经者，血气之所蕴也。两络者，血自为一络，精自为一络，血络起于脉之末，精络发于脑之根。精络从内而出缠于外，血络从外而入缠于内，要皆借息管脉管为生长，为收藏，为推移。脉管之生，根于脊之节，而受气于心之蒂；息管之生，始于喉之左右气门，而散通于三焦。"

上文中陈定泰所谓"网羔"，我们也说不好其所指，有人说"网羔"相当于现代医学的淋巴系统。陈定泰以"清脏""浊脏"来归属"九脏"，肾、心、肺与喉、肝与胆、脾与网羔属"五清脏"，胃、小肠、大肠、膀胱属"四浊脏"。陈定泰所言九窍：两耳、两目、两鼻、口内之喉和咽、口中左右息门和周身汗孔、后阴的谷道、前阴的精道、前阴的尿道等。女人多一子宫

（即古人称胞肠，也称子肠），还有两乳各为十窍。陈定泰所言二经为营、卫二经，其中"卫经"藏精气，"营经"藏血气。陈定泰所言两络是血络和精络，"血络"起于血管的末梢，"精络"是从脑系分排出来的，犹如在说神经系统。并描述说，"精络"从内而出缠于外，"血络"从外而入缠于内，"精络""血络"，皆借息管、脉管为生长。"息管"就是"气管"，"脉管"这是"血管"。脉管沿背脊骨向两侧分布，而受气于心；息管从喉左右气门，而散通于周身。

以上诸说，足以说明陈定泰是受西学的影响而传王清任之说。所谓"二经""二络"之说，亦有模棱之处，殊无精义可言。但在那个时代，在 100 多年前，能够接受西方的东西，并且能够从解剖实践的方面来研究中医的脏腑问题，这些观点我觉得还是很值得赞赏的。

上面这几个医家，可以说是中医学中能够接西医学说的代表，他们是有著作发表的医家，在其著作中表达出他们的学术思想。

三、持汇通说诸家

所谓"持汇通说诸家"与"开始接受西说诸家"不同，不单是"能接受"的问题了，而是更进了一步，在某些认识方面更有所提高。这里提出以下 4 个有代表性的医家。

（一）王宏翰

王宏翰，字惠源，号浩然子，这个"号"是笔号，不是名号，清朝人。《图书集成·医部全录》中说王宏翰是明朝人，那显然是个错误。王宏翰的前辈是山西河汾人，"河汾"就是现在的"临汾"，后来迁到江苏华亭，"华亭"是现在的"松江"。王宏翰既明达医学，又致力于"格致"之功。"格致"有两个概念，在儒学中属心理学范畴，在科学中属博物学范畴，包括现在物理、化学等。这里"格致"是指后者，即言王宏翰除了明达医学之外，还对生物、化学、物理等博物学感兴趣。王宏翰是个天主教徒，故最能接受西说。如艾儒略的《性学觕述》、高一志的《空际格致》、汤若望的《主制群徵》等，这些西方的著作对他的影响都很大。所以王宏翰在苏州时，认为南方没有医生，起码苏州无医。王宏翰这是针对叶天士一派讲的，他看不起叶天士等人，认为用点连翘、银花等轻描淡写的药，根本谈不上医学。

王宏翰于康熙二十七年（1688）著成《医学原始》四卷，该书最能反映他接受西说以后力图汇通的学术思想。王宏翰接受西说后，加以研究，并认为要从理论上来研究。王宏翰的书现在很不容易看到，他著了七八种书，现在都看不到了。我引的这个资料，是从范行准的《明季西洋传入之医学》里面找到的，我没有看到过王宏翰的原著。

在《明季西洋传入之医学》卷9的"王宏翰与西洋医学"中，对王宏翰的学术思想着重提出两点：一是"太极元行说"，另一是"命门说"。王宏翰在这两方面与前人所说不一样，但是他并没有放弃中医学传统的认识，他试图从中西两个方面结合起来认识"太极元行说"和"命门说"。

1. 太极元行说

西人恩比多立提倡"四元说"。"四元"即四种元素，他认为世界万物不外水、风（气）、火、土等四种元素而构成，大而宇宙不能超出这四种元素，小而虮虱（虱子）也不超出这四种元素。看来印度的地、水、风（气）、火等四元说与其基本是一个系统，区别只在一个称"土"，一个称"地"。这种学说认为人体的结构与生理，亦具此四行之元素，这是"四元说"本来的意义。《泰西水法》中说：

"其始有之物为元行，元行四，一曰土，二曰水，三曰气，四曰火，因之以为体而造万物也。非独为体而已，既生之物，不依四行不能自成，不赖四行不能自养。如人一身，全赖四行会合所生，会合所成。身中温暖，蒸化食饮，令成血气，是用火行。身中脉络，出入嘘吸，调和内外，是用气行。身中四液，津润脏腑，以及百骸，是用水行。百体五内，受质成形，外资食物，草木血肉，是用土行也。"（《明季西洋传入之医学·四元说》）

此段文义是说，凡物质之基本叫作"元行"，元行有四种：土、水、气、火。通过四种元素的不同排列和组合，产生不同的结构和变化，而形成万物。有些成为生物，有些成为矿物，有些成为植物，不再是元素本身了。元行之"行"是运动的意思，物质总是不断地运动，不断地变化，四元素不仅是构成万物的基础，而且它还在运动，故"自成""自养"。自成是"生"；自养是由少而壮、而老的变化。人体全赖四行会合所生、所成。人体因有体温，所以能够蒸化饮食，而生成血气，这是"火"的作用；人体因有脉络，所以能够呼吸，能够调和内外，这是"气"的作用；人体因有各种液体，所以能够津润脏腑、百骸，这是"水"的作用；人体之所以受质成形，靠的是食物，这些是"土"的作用。这就是西方四元行说的基本含义。

王宏翰接收了西方的四元说，并且把中国的阴阳说融汇进去，王宏翰说："按物物具四元行，四行——阴阳，阴阳——太极，五脏均有四行，乃指坎中之阳为火，指右肾为少火者，但坎中之阳者，即两肾中间命门真元气是也，为五脏六腑之本，十二经脉之根，谓之元阳元火可也。"（《明季西洋传入之医学·王宏翰与西洋医学》）

王宏翰认为万物都具备四种元行，而四行要各分阴阳。西方的四元说中没有"阴""阳"，王宏翰用中医学的阴阳说去分析恩比多立的四行说。而阴阳来源于"太极"（出自《易经》）。王宏翰的意思是"太极"是物质基础，"太极"就是"太一"，万物从无到有，都是从"一"发展起来的。中国古代文化认为，阴、阳在没有分出之前叫"无极"；阴、阳既分以后叫"太极"。有了太极的阴、阳，就有了运动，有了运动，就有了变化。王宏翰认为"四元"来源于"阴阳"，而"阴阳"来源于"太极"，五脏中的每一脏都有土、水、气、火。王宏翰还用"坎水"来解释四元说的"水"，并加入了坎中之阳，即水中之阳的概念，而坎中之阳是指右肾。王宏翰结合《素问·阴阳应象大论》中"少火升气"的理论，认为右肾少阴之火主升发，为人的元气之火，这里含有"左为肾，右为命门"的说法了。因此王宏翰认为，坎中之阳即两肾之间的命门元真之气所在。换句话说，"火"是元真之气的基础，这个"火"是肾中之阳，"为五脏六腑之本，十二经脉之根"，称其为"元阳""元火"均可。就这样，王宏翰把中医的"元气"与四元说融合起来认识。

中医讲的元真、元气的这个"元"有两个含义：一是"始"义，为生命之根；二是"大"义，为无穷的意思。《易经》中有六十四卦，只有"乾""坤"两卦才称"元"，即乾元、坤元，用它们概括宇宙，宇宙是无穷之大的。这是中医认识的元真之气，认为它是人生命之根本，人的生长壮老已的生命过程都要靠这个"元气"的支持。王宏翰试图把四元论与中医的阴阳五行等概念进行汇通，特别是在"水""火"关系方面，但是基本是汇而未通，反而不如《泰西水法》中所说得明白。

2. 命门说

王宏翰接受了西方的胚胎学说，用之来阐述中医的"命门"学说。在《明季西洋传入之医学》卷九"医学原始命门"中这样记载：

"浩然曰：夫男女交媾之始，皆动元火元气，而后精聚，两火气感，则两精渗洽，凝于子宫，如炉炼金，如浆点腐，两精凝结细皮，即成胚胎之胞衣矣。两精既相感凝，犹如哺鸡之蛋，虽未变未熟，而在将变之时，其内体尚未尽凝，犹如汁包，即有多线相接合，其外白而内红，如以血洒之，中见小鸡将变，其脐与细皮并化成胞衣矣。人之胚胎子宫概相似也。夫两精凝结细皮，变为胞衣，此细皮不但为胞衣裨益凝结之体，更为胚胎脉络之系，乃先生一血络与一脉络，以结成脐与命门。但脐络乃九日结成，而脐系于胚，以代口之用，吸取母血以养，渐化为胚胎也。但先生一血络之根，而渐变多细血络；亦以一脉络之根，渐变为多细脉络，而周于精质之体，以通受父母之血与元火，生成发动，如酵水和面罨郁而热发也，遂成三泡，如雨滴下之水泡，三泡既发，首成三肢，心一、肝一、脑颅一，是胚胎形模之兆发也。心为百体之君，元火之府，生命之根，灵神之寓，故四脏皆系于心，而次第生焉，但心一系于脊之上，七节之旁，贯脊上通于脑，下通命门与肾。魂居于肝，为藏真之处，肝生四液，为生气之门。脑颅居百体之首，为五官四司所赖，以摄百肢，为运动知觉之德。脑颅既成，而后全体诸骨渐成，诸骨既成，乃生九窍，首七，眼、耳、鼻、口，下体二，前后便也。女则加一子宫，为生育之须。人之始生，先脐与命门，故命门为十二经脉之主。一曰真火，一曰真气，一曰动气。真火者，人生之太极，无形可见，先天一点之元阳，两肾之间是其息所，人无此火，则无以养身；曰真气者，禀于有生之初，从无而有，即元气之本体也；曰动气者，盖动则生，亦阳之动也。命门具，而两肾生。两肾者，静物也，静则化，亦阴之静也；命门者，立命之门，乃元火、元气之息所，造化之枢纽，阴阳之根蒂，既先天之太极，四行由此而生，脏腑以继而成。越人曰：脐下肾间动气，人之生命也，五脏六腑之本，十二经脉之根，呼吸之门，三焦之原。又曰：命门者，谓精神之所舍，元气之所系也。故男子以藏精，女子以系胞，其气与肾通。"

"浩然"即王宏翰的名。王宏翰认为，男女两精构成了胚胎，初始两精相感，犹如哺鸡之蛋，虽未变未熟，犹如汁包，但里面已经有多根线路相结合了。其说："其外白而内红，如以血洒之，中见小鸡将变。"我不很理解他说的这个变化，揣其大意是说人的胚胎与"蛋"变"鸡"的过程近似。王宏翰还认为，"胞衣"不仅是胞衣裨益，而且胚胎脉络之根源在那里，胎儿以此代口汲取母血的营养，以满足胚胎的发育。王宏翰在论述中将"脉络"与"血络"勉强分开，认为是两回事。王宏翰认为胚胎之初"首成三肢"，即心、肝、脑颅。心者，主神明，神灵藏在其中，其他四脏都以"心"为始，肺、肝、脾、肾次第而生。依据《素问》中"七节之傍，中有小心"的说法，王宏翰认为心有一系连接在此，且"贯脊上通于脑，下通命门与肾"。"七节之旁"是指尾底骨倒数上来第七节，赵献可认为"命门"就在这个地方。魂居于肝，藏有真精。脑颅居百体之首，不仅为五官四司（眼耳口鼻）所赖，还要维系运动知觉之正常。脑颅既成，而后全体诸骨渐成，诸骨既成，乃生九窍，女则加一子宫，为生育之须。王宏翰认为"命门"为十二经脉之主。真火、真气、动气，这些生命之根本均源于"太极"。中国古代把一切变化都归结于太极，有了太极才有阴阳，有了阴阳才有变化。王宏翰认为，太极是"无形可见"的，两肾之间是太极所在，这就是命门。又命门为火，两肾为水；两肾为阴，所以主静、主化；命门为阳，称"门"者，乃元火、元气在此出入，为造化之枢纽，阴阳之根蒂，所谓的土、水、气、火由此而生。

王宏翰还引用了《难经》有关命门的论述。归纳王宏翰的命门说，观点之一是说水、火、土、气四元都是从命门产生的，观点之二是把西学的胚胎说与中医的命门、肾，主精、主发育、主生殖等理论融汇起来。用今天的眼光来看，其实际价值并不大，但从历史角度来看，王宏翰对在不放弃中医学术的前提下，去吸收西方医学的知识，精神可嘉。但是，局限在文字上把中西医的知识强拧在一起，这条路是走不通的，效果并不好。但话又说回来，这也是必然的过程。换句话说，今天提出的西学中也好，中西结合也好，中医现代化也好，历史上出现过的任何相关的实践，都成为我们今天这些主张的基础。

（二）朱沛文

朱沛文，字少廉，一字绍溪，南海人。朱沛文家里几辈人都是医生，他生在第二次西洋医学传入我国的时代，如和信氏等对他的影响极大。朱沛文在所著的《华洋藏象约纂·自序》中说：

"少承庭训医学，迄今临证垂二十年。尝兼读华洋医书，并往洋医院亲验真形脏腑，因见脏腑体用，华洋著说不尽相同，窃意各有是非，不能偏主。有宜从华者，有宜从洋者。大约中华儒者，精于穷理，而拙于格物；西洋智士，长于格物，而短于穷理。华医未悉脏腑之形状，而但测脏腑之营运，故信理太过，而或涉于虚，如以五色五声配五脏，虽医门之至理，乃或泥而不化，则徒障于理，而立论转增流弊矣。洋医但据剖验脏腑之形状，未尽达生人脏腑之运用，故逐物太过，而或流于固，如五脏开窍于五官，五志分属于五脏，本人身之至理，乃或遗而不究，则不衰于理，而陈义未免偏枯矣。"

朱沛文家传学医，有近 20 年的临床实践。20 年中既看中医书，也读西医书，并有机会见到尸体解剖之脏腑。他所说的"体用"（现在有人还在用"体用"这个词，现在的方法论中没有"体用"这个概念）指脏腑之实体和脏腑之功能。朱沛文在西医那里见到的脏腑之体与脏腑之用的描述与中医说法不同，但他认为中西医学各有长短，各有是非，不能偏主。朱沛文认为中医精于理论，西医长于格物，中医学的理论太过抽象，"如以五色五声配五脏"的理论，若把它搞死板了，则有碍于理反而会流弊百出，这的确是中医学的问题。朱沛文又认为洋医局限于解剖脏腑之形状，忽略活体的脏腑功能。他的这一认识是正确的，解剖学意义的脏腑，不能完全说明活体生理意义的脏腑。所以朱沛文认为中西医学都有流弊，华医理论太空洞、抽象，洋医唯物太机械、固执。

由此来看，朱沛文的观点直到现在也还有他立足的余地。现代医学讲"分析"，分析得越细越好，细胞水平、分子水平的研究，就是分析研究方法发展的最新成果。针对分析研究的缺憾，才有系统论、控制论的提出。现在看来，"分析"这种方法我们还是要研究的，"系统"这种方法我们也要研究，要把这两者结合起来研究。从这个角度出发，我认为朱沛文的观点直到现在也还有立足的余地。中医理论的确太抽象，很难说服人，不能让人信服。但是，这些"抽象"的东西并不是唯心论的结果，是有几千年的实践经验作为基础的，所以对临床还有指导意义，如五脏和五官的相应，五志属五脏等理论，是有临床意义的，完全否定也是不行的。所以朱沛文不能"偏主"的观点，还有一定的现实意义。

朱沛文把"穷理"与"格物"完全割裂开来，事实也不尽然。西人也研究理论，只是用现代眼光来看，他们的理论中机械唯物论的成分很多，过分割裂地看问题。中医也不是没有一点"格物"的东西，只是不强调而已。总之，不能把"穷理"与"格物"对立起来评价中西医学，要认识到中医、西医是两个理论体系文化的产物，理论体系、思想体系、学术体系都不一样，认识就有差别，根本在这个地方。中西医学确实各有所长各有所短，中医是以人的整体为研究对象，以活体为研究对象，以疾病的客观反映作为基础，这是所长；但中医缺乏分析是所短。西医是以离体试验作为其理论基础，强调客观存在是其所长，偏面地强调分析是所短，所以科学家们又提出控制论、系统论，试图从整体上把握人体生命的规律。总之朱沛文认为中西两个医学是可以汇通的，下面从三方面介绍他的汇通方法。

1. 汇通要以临床验证为准则

朱沛文认为汇通要以临床实验为根据，这个论点我是同意的。医学总是要解决实际问题的，所以中西结合首先要从临床上进行，这应该是一个路子。朱沛文在《华洋藏象约纂》中说：

"夫居元首之内，贯腰脊之中，统领官骸，联络关节，为魂魄之穴宅，性命之枢机者，脑髓是也。又乌可不穷其原委哉？间尝阅西洋医书，见其验脑甚详，能补中国未备，爰讥我华医言脑甚略者。然而内肾为脑之原，脊髓为脑之本，则洋医未之知也。兹合采华洋之说而折衷之。《经》曰：人始生，先成精，精成而脑髓生。夫精生于睾丸，藏于精宫，而连络于内肾。故《经》又谓肾为藏精之府，其曰精成而脑髓生者，谓肾精成而脑髓乃生也。金正希云：人之灵机记性，皆在于脑，小儿精少脑未满，老人精虚脑渐空，故记性皆少。脑原于肾，非明证乎。惟脑既原于肾，故脑之于肾，其为病也亦相类。《经》曰：脑为髓之海，髓海有余，则轻劲多力，不足则脑转耳鸣，胫酸眩冒，目无所见，色夭，屈伸不利是也。他如脑有黄水为湿头痛，脑有血水为热头痛，风涎入脑为掉眩，邪气客脑为温毒癫狂，风痰迷脑为中风暴死。脑之关系，殊属非轻。第世俗医生鲜言脑者，良以古人以六脉配五脏，而脑无外候，故后人详脏略脑耳。岂知脑源于肾，而外候即与肾同耶！盖肾水亏则脑亦缺，而左尺之脉亦虚，苟滋其肾水，斯脑缺复满矣。若肾火炽则脑亦热，而右尺之脉亦实，苟平其肾火，斯脑热亦消矣。推之水停而尺脉壅，血侵脑而尺脉洪，风乘脑而尺脉弦，寒伏脑而尺脉紧，热蒸脑而尺脉数，风痰迷脑而尺脉模糊，再以外证合参，按法治疗，验如桴鼓。"

朱沛文认为，脑髓居元首之内，贯腰脊之中，其功能为统领五官百骸，联络关节，为魂魄（精神意识，思维活动）之穴宅，是性命之枢机所在。对这样重要的一个器官，没有进行深入的研究，所以洋医讥讽华医在这方面太过简略。但是，中医认为肾为脑之原，脊髓为脑之本，对这一点西医也没有研究。于是朱沛文主张"采华洋之说而折衷之"。折衷，即孔子提倡的"中庸"精神。"中庸之道"我看还是值得讲一讲的，因为任何事物都不能太过，也不能不及。朱沛文提出的"折衷"是不要偏于"洋"，也不要偏于"华"，要合乎"正"。

《灵枢·经脉》曰："人始生，先成精，精成而脑髓生。"所以中医还是研究"脑"的，而且认为脑发育是最早的。朱沛文认为，人的"精"生于睾丸，藏于精宫，连络内肾。对于肾与脑的关系，朱沛文不仅引经据典，还引金正希"人之灵机记性，皆在于脑"之说，认为儿童和老人记忆不好，均源于肾不充，这些在临床上是可以得到验证的。

《灵枢·海论》曰："脑为髓之海……髓海有余，则轻劲多力，自过其度；髓海不足，则脑转耳鸣，胫酸眩冒，目无所见，懈怠安卧。"这是古人从临床表现的角度谈脑病的表现。脑有余或不足，表现出的症状是不一样。脑有余则轻劲多力；脑不足会眩晕、耳鸣、胫酸，眩冒、目无所见、懈怠安卧等，这都是脑的问题。朱沛文认为：脑病非轻，如脑有黄水为湿头痛，脑有血水为热头痛，风涎入脑为掉眩，邪气客脑为温毒癫狂，风痰迷脑为中风暴死。

现在一般的医生，很少看到他们讨论"脑"的问题，为什么呢？朱沛文认为是因为六脉都是与五脏相合的，脑无外候，所以都详于脏腑而略于脑，但中医不是不讲脑，而是将其涵在肾中来认识，脑的外候就在肾部候，因为脑源于肾。朱沛文认为脑既源于肾，故其为病也亦相类。如肾水亏则脑亦缺，而左尺之脉亦虚，左尺是肾所属之部；滋其肾水，就可以达到补脑的作用。中医补脑确实是如此，临床经验就是补肾，没有第二个办法；相火上冲，脑也会受到相火的热邪的影响，出现头晕、目眩等症状，而右尺之脉会现火的表现；在相火上冲的情况下，可用知母、黄柏（如六味地黄丸、知柏地黄丸）泻肾火，脑热亦消矣；若脑中水湿，尺脉也会变得壅塞；若血侵脑，则尺脉洪；若风乘脑，则尺脉弦；若寒伏脑，则尺脉紧；若热蒸脑，则尺脉数；若风痰迷脑，则尺脉模糊不清。总之将临床表现和脉象配合起来诊断，依法治疗，验如桴鼓，所以说"脑"还是有外候的，"尺脉"就能候脑，而且非常之灵。

综上所述，朱沛文汇通的学术思想以临床实践为依据，是有现实意义的。他认为西人言脑比中医的详细，但不能因此说中医不言脑。中医理论认为脑髓来源于肾精，因此一切关于脑的问题是从肾精去认识的，并且指导中医的诊断和治疗，中医对于肾与脑的关系是有临床意义的，是可以在临床上得到验证的，因此中医的这个理论是成立的。朱沛文还认为不仅中医研究脑，而且中医"脑说"还优于西医，因为西医不讲肾与脑的关系，他提出的这个观点是符合临床实际的。

2. 综合汇说不必强通

朱沛文认为中西学说是可以汇通的，但是不能够勉强为之，不能说中医、西医什么都可以汇通，朱沛文的这点认识也还是有意义的。他在《华洋藏象约纂·脾脏体用说》云：

"《经》云：脾与胃以膜相连，主为胃行其津液者。又云：脾统血，又云：脾者孤脏，以灌四旁者也。《内照图》云：消磨五谷，以养四脏，以长肌肉。《医宗必读》云：脾闻声则动，动则磨胃而主运化。《医林改错》云：饮食入胃，精汁水液先由津门流入津管，津管外分三杈，其精汁入上二杈，化髓化血，其水液由下杈从肝中穿过入脾，脾中间有一管，体相玲珑，名曰珑管，水液由珑管分流两边，入出水道，出水道形如渔网，俗名网油，水液由出水道泌出，渗入膀胱为尿。洋医云：脾中有稍壮发脉管入之，其内有回血管由胃后入肝。脾之功用，人所未知，大约收聚往来余剩之血，以宽闲动脉，而保护脏腑，质甚软，接血多时则大，接血少时则小。蒙按：《内经》言脾与胃相为表里，曰行津液，曰统血，曰灌四旁，所言脾之功用，最为该备。其余诸说，未免偏枯。有《改错》之说，而行津液之旨益明；有洋医之说，而统血之旨益明；有《内照图》《必读》之说，而灌四旁之旨益明。惟洋医言脾之功用与胃无关，是可异耳。"

朱沛文引《内经》云："脾与胃以膜相连……故为胃行其津液。"《素问·太阴阳明论》中是这样说的。其说："又云：脾统血。"这就不对了，《内经》中没有"脾统血"的记载，只有在《难经》中有"脾裹血"的说法。"脾统血"是后人理解经文后提出的概念，是后人从临床上总结出来的认识。"脾统血"这个概念非常有现实意义，很多失血症都是由于脾不统血造成的，特别是下血症，不论是月经下血，还是后阴下血，均与脾不统血有关。朱沛文引《素问·玉机真藏论》云："脾为孤脏，中央土以灌四傍。"所谓"孤脏"是说脾位中央这个特点，脾脉是属土之脉，"四傍"是指其他四脏。朱沛文引"《内照图》"也不对，应该是《内照法》，华佗著的《内照法》，华佗是著有《内照图》，但已失传，朱沛文也不可能看到《内照图》。在《内照法》中记载脾胃是主消磨五谷，以养四脏，以长肌肉，"脾主肌肉"之说由此而来。朱沛文引《医宗必读》云："脾者……闻声则动，动则磨胃而主运化。"这里所谓的"闻声"，是指脾闻胃的蠕动声，是说脾与胃的关系，胃主消磨，脾主运化。朱沛文引《医林改错》其言"玲珑"是透明之意，名曰"珑管"，所引这段话没有什么现实意义。朱沛文引洋医云：在脾中有稍大的脉管，其内有回血管由胃后入肝，脾的功用是收聚循环剩余的血，来拓宽血管运血之功能，因此接血多则大，接血少时则小。"蒙按"，"蒙"是朱沛文的弟弟，也是搞医的，朱沛文的书掺入了他弟弟的见解。他们总结说：《内经》把脾的功用谈得是最完备，其他如《医林改错》、洋医之论等，甚至《医宗必读》都未免偏颇，欠全面。"该备"是"全面"之意，"偏颇"是"偏面"之意。但是《医林改错》之说，而"行津液"之旨益明；洋医之说，而"统血"之旨益明；《内照法》《医宗必读》之说，而"灌四旁"之旨益明。综合诸家之说才最完整。朱沛文说洋医认为脾与胃没有多大关系，而中医认为关系密切，这一点很让人难以理解。其实直至现在，西医还是认为脾与胃没有多大关系，但是中医认为两者关系密切。

朱沛文认为中西医学的认识不相通的地方不必强通，如西医说脾与胃没有关系，而中医认为脾与胃关系密切。中医的脾胃论有临床指导意义，而对西医说脾有接收血液的功能（那时还没有提到造血的功能），不要勉强去附会强通。我们现在也还是这个态度。相反，在西学中的研究资料中，反映许多脾脏切除的病人会出现"腹泻"症状，长期腹泻不好治疗的，用大量健脾药可以取得临床疗效，这说明脾脏还是与消化系统有关系，有这方面的临床报告。

朱沛文在《华洋藏象约纂·筋膜体用说》中云：

"《经》谓：诸筋者，皆属于节也。筋间有膜，《经》谓：肝藏筋膜之气也。筋有大小之别，《经》谓：大筋缓短，小筋弛长。筋有蓄聚之处，《经》谓人有募筋也。筋以下部者为多，《经》谓膝者筋之府，前阴者，宗筋之所聚也。筋以下部者为长，《鉴》谓膝盖骨内面，其筋上过大腿，至于两胁，下过骷骨，至于足背也。筋能伸缩，《经》谓寒则筋缩，热则筋纵也。筋能跳动，《伤寒论》谓筋惕肉𥆧也。筋布于诸窍，《经》谓：耳者宗筋之所聚，目者宗筋之所聚。足阳明之筋上夹口。足太阳之筋结于舌本，结于鼻之类也。筋以血为养，《经》谓经脉者，所以行气血，濡筋骨，利关节者也。若夫洋医论筋，约分二种，一曰脑气筋者，由脑而生，白如丝缕，分布周身，以司觉悟运动。一曰肉筋者，附肉而生，坚韧光白，络联周身，以助肉之运动焉。洋之脑气筋，华所未言，华之十二筋，殆洋所谓肉筋也。但洋无十二经，故所言不能强合云。"

朱沛文引《素问·五藏生成》中谓："诸筋者皆属于节。"认为筋膜的作用是联系大小关节的，凡是关节所在的部位，就是"筋"所聚会的部位。引《素问·平人气象论》说："肝藏筋膜之气也。"认为肝之津液输送到全身各个部位去营养筋膜。引《素问·生气通天论》中谓："大筋缓短，小筋弛长。"则认为筋有大小之别，"缓短"就是拘挛，筋收缩状，"弛长"就是痿废，如瘫痪就属筋弛长。朱沛文认为筋气有蓄聚之处，引曰："《经》谓人有募筋也。""人有募筋"这话不知所云，这不是《内经》的内容。朱沛文引《素问·脉要精微论》谓："膝者，筋之府。"膝关节是人体最大的一个关节，此处筋膜特别发达，所以称为"筋之府"。又引《素问·厥论》云："前阴者，宗筋之所聚。"筋气最充沛的部位称"宗筋"，古人把"前阴"称为"宗筋"之所聚会的部位，故朱沛文认为"筋"以人体的下部为多。引《医宗金鉴》云："膝盖骨，即连骸，亦名髌骨，形圆而扁，复于楗、骱上下两骨之端，内面有筋联属，其筋上过大腿，至于两胁，下过骱骨，至于足背。"故认为下肢的筋膜最长。引《素问·生气通天论》《素问·刺腰痛》中分别有"筋缩""筋纵"的论述，故认为"筋能伸缩"。至于他所引"寒则筋缩，热则筋纵"不是《内经》的原文，前面提到的"缦短"即收缩，"弛长"即放纵。引《伤寒论》大青龙汤的禁忌证中"筋惕肉𥆧"的描述，故认为"筋能跳动"。引《灵枢·口问》云："耳者，宗脉之所聚也。"及"目者，宗脉之所聚也"，又引《灵枢·筋经》云"足阳明之筋……上夹口"，及"足太阳之筋……结于舌本……结于鼻"等，故认为筋遍布于诸窍。引《灵枢·本藏》云："经脉者，所以行血气而营阴阳，濡筋骨，利关节者也。"故认为筋以血养。

以上是朱沛文总结了中医文献中有关"筋膜"的论述，又综述了洋医的相关认识，并进行对比。他说西洋论筋约分两种：肉筋、脑气筋。洋医的"脑气筋"在中医文献中没有记载，中医的十二筋近似洋医所谓的"肉筋"。但洋医不谈十二经，故所言不能强合。现在看来，洋医所谓"脑气筋"实际是指神经系统，所谓的"肉筋"可以和中医的筋膜概念相通，但"脑气筋"与中医的"筋膜"不可相通。朱沛文不可强通的思想是可取的。

3. 实事求是辨正《改错》

朱沛文认为王清任的《医林改错》中有些错误的认识。如《医林改错》中说：

"肺管之后，胃管之前，左右两边凹处，有气管两根，其粗如筯，上口在会厌之下，左曰左气门，右曰右气门。……左气门、右气门两管，由肺管两旁下行，至肺管前面半截处，并归一根，如树木两杈归一本，形粗如筯，下行入心，由心左转出，粗如笔管，从心左后行，由肺管左边过肺入脊前，下行至尾骨，名曰卫总管。"

上言气管"如筯"，"筯"是吃饭用的筷子。朱沛文认为王清任所描述的

"肺管"及其走行不够确切。根据《华洋藏象约纂》的记载，他说：

"按绎《改错》原文，所谓气管、气门、卫总管，实即洋之血脉管也。所谓血管、营总管者，实即洋之回血管也。盖人生时，呼吸出入，血在脉管运行周身，脉皆跳动，迨人死时，呼吸已绝，其血遂尽入回血管中，成为死血，不能借气运行，以还于血脉管，故脉管无血，而脉亦不跳动矣。勋臣剖验死孩，见脉管无血，故误指血脉管为气管、气门、卫总管，见回血管有血，故误指回血管为血管、营总管耳。"

《医林改错》中所谓"气管""气门""卫总管"，实即洋之血脉管。《医林改错》所谓"血管""营总管"，实即洋医之回血管。人死以后，呼吸停止了，血尽流入回血管中，成为死血了，即血不能借助气的推动，以还于血管中，所以脉管中就无血，脉也不能跳动。王勋臣（王清任）剖验的死孩，看到脉管里面没有血，故误指"血管"为气管、气门、卫总管，看到回血管中有血，故误指"回血管"为血管、营总管。朱沛文的这些分析，我看也非尽是，但是把"血管"指认为气管、气门、卫总管，的确是个错误。

朱沛文所处的时代比王宏翰等要晚，由于历史条件不同，他在汇通方面要好于王宏翰等，有三点值得我们思考。第一，他认为汇通要强调临床，现在的中西医结合有相当一部分是在临床上进行的，通过"结合"提高临床疗效，我看这个方法还可以继续下去；第二，他认为汇通不必强通，因为中西医学是两种不同的理论体系，尤其在理论上要完全做到汇通，这也不大可能；第三，他实事求是评价了《医林改错》，王清任强调脏腑，以研究脏腑的实质为出发点，态度是科学的，但是效果不好，没有真正做到"改错"，这是由于历史条件的局限。

（三）唐宗海

唐宗海（1851－1908），字容川，四川彭县人，生于清咸丰光绪年间，早岁专研医学，他的古汉语基础非常好，是个举人。唐宗海在《中西医解·自序》中说：

"方今四海为家，五洲同轨，自鸿荒以至今日，天地开辟，于斯为盛，举凡三才之所有，百族之所宜，上可损益乎古今，下可参酌乎中外，要使善无不备，美无不臻，驾三皇而轶五帝，岂独一才一艺，彰明较著于天下巳耶！夫医其小焉者也。然即以医论，又岂可以歧视哉！同是人也，同是心也，西医亦有所长，中医岂无所短。盖西医初出，未见周详；中医沿讹，率多差谬。因集《灵》《素》诸经，兼中西之义解之，不存疆域异同之见，但求折衷归于一是。"（参见《中外医书八种合刻》）

唐宗海认为：社会是发展的，通讯、交通发达了，四海五洲的距离拉近了，从古至今，当今是鼎盛时期，三才（天、地、人）之所有，为百族（各民族）之所宜，上可损益乎古今，下可参酌乎中外，都要与时代一起进步，要善无不备，美无不臻，甚至要超过三皇五帝，每行每业都要有雄心壮志，都要随着社会的进步而进步。唐宗海这种与时俱进的思想是正确的。

唐宗海认为，与世界之大比起来，医学是"小者"，但也要随着科学的发展而发展，也要随着人类的进步而进步。中医、西医同是人类的创造，中医、西医各有其短长。西医发展的时间还很短，未见得什么问题都能解决；中医已有 2000 多年的历史，其中也不免有许多传讹的东西。有见于此，唐宗海把《灵枢》《素问》这两部医经中的精华集合起来，兼中西之义解之。唐宗海认为，科学是没有国界的，不存疆域异同之见，不偏不倚，但求正确与否。他在以上学术思想指导下，完成了《中西汇通医经精义》，该书把《灵枢》《素问》中有关脏腑、病机、脉法、治则等内容，能够用西医理论说明的，便兼中西之义解之。下面也从三方面来介绍他的学术思想。

1. 中西医学原理一致

唐宗海认为，中医、西医研究的对象都是人与疾病的关系，因此是可以统一的。他在《中西汇通医经精义·人身阴阳》中说：

"《医林改错》言肝系后着脊，前连胃，名为总提，上有胰子，总提内有行水管，为胃行水。西医言肝无所事，只以回血生出胆汁，入肠化物。二说言肝行水、化食，不过《内经》肝主疏泄之义而已。"

唐宗海认为《医林改错》言肝为胃行水，西医言肝生胆汁帮助消化，肝之行水、化食的两个功能，符合《内经》中肝主疏泄之义。

唐宗海在《中西汇通医经精义·血气所生》中说：

"浊气归心之浊字，训稠浓之意，非谓渣秽也，阴汁稠浓，上归于心，则化为血，既化为血，则淫溢此精汁，而散行于脉管。西医谓心有出血管导血出，又有回血管导血入，西医名管，中医名脉，二而一也。脉气流经者，谓流于各经络，而回复有常。西医云：心左房之血，由出血管导行于周身，心体动跳不休，每一跳，则周身之脉应之而跳，血既行遍周身，则转入回血管，其色变紫，以受炭气也，紫血由回管递传，复返于颈会管，得肺气呼出，则炭气出而紫色退复变为赤，入心右房转至左房而又出也，则脉气流经之谓也。"

唐宗海认为，《素问·经脉别论》中"食气入胃""浊气归心"的"浊"字不是污浊之浊，是稠浓之意。这个解释是正确的，这里的"浊"是重浊、厚浊之意，即稠浓之意。他说阴经之汁是很稠浓的，上归于心，则化为血，既化为血，则淫溢此精汁，而散行于脉管。西医谓心有出血管，导血出，又有回血管，导血入。西医言"管"，中医名"脉"二而一也。唐宗海认为，西医云心左房之血，由出血管导行于周身，心体跳动不休，每一跳，则周身之脉应之而跳，血既行遍周身，则转入回血管，其色变深呈紫色，是因为接受了炭气；紫血由回管递传，返回于颈会管，通过肺把炭气呼出去了，血色变浅，紫色退了，复变为鲜红的颜色；鲜红的血入心右房转至左房而出。这个过程与《素问·经脉别论》中说"脉气流经，经气归于肺"，认识是一致的。这是唐宗海采用西医所描述的血液在动脉、静脉中的循环来解释中医的"脉气流经""浊气归心"等内容。

唐宗海在《中西汇通医经精义·营卫所会》中说：

"西医谓心有左右两房，生血由左方出，有运血管由内达外，然后入回血管，由外返内，复入于心……由右房入，又由左房出，循环不休。西医此说，即《内经》营周不休，五十而复大会之实迹也，所谓阴阳相贯，如还无端也。"

唐宗海认为，在血液循环方面，中西医的认识是一致的，当然西医依据实验、解剖，所言自然比中医更确切些。但中医学的循环说，认为50周于身，阴阳相贯，如环无端，理论虽然抽象，但是于临床是很有意义的。中医的循环说，除了血液循环外，还包括营、卫、气的循环，包括人体动、静的不同生理状态等内容，而西医循环说中就没有这些概念，因此关于对循环的认识，中西医学不是完全一致的。

唐宗海在《中西汇通医经精义·五脏所属》中说：

"西医云：傍胃处又有甜肉一条，生出甜汁，从连网入小肠上口，以化胃中之物。……中国医书无甜肉之说，然甘味属脾，乃一定之理也。西医另言甜肉，不知甜肉即脾之物也。"

所谓"甜肉"是通过日本人翻译过来的，甜肉可以生甜汁，甜汁入小肠上口，以化胃中之物，当然现在的生理学不这样讲了。唐宗海认为中医学无"甜肉"之说，但有"甘味属脾"之说，所以他认为与中医的"甘味主脾"是一致的。现在来看，西医的"甜肉"之说已经过时了，但是中医"味甘属脾"的认识还在有效地指导临床。由此看这样的汇通多少有些牵强。

唐宗海在《中西汇通医经精义·脏腑之官》中说：

"心为君主，肺在心外以辅相之。……在《内经》乃营血与卫会于肺中之说，又即相傅之官所职司事也。西医则云，回血返入肺中，吹出血中炭气，则紫色退而变为赤血，复入于心，肺是淘汰心血之物，此即《内经》肺为相傅之义。"

唐宗海所谓"营血卫气汇于肺中之说"，可能是指《灵枢·营卫生会》中的相关内容。该篇中有这样的记载："常与营俱行于阳二十五度，行于阴亦二十五度，一周也，故五十度而复大会于手太阴矣。"而"复大会于手太阴"就是会于肺。营卫的运行之所以都会于肺，是因为肺所主的宗气带动营卫的运行，"即相傅之官所职司事也"。即心是主血脉之官，肺是主气之官，肺所起的是相辅心的作用。再说具体一些，即要有肺气的相辅作用才能够维持血液的循环，这是中医学的理论。西医云回血返入肺中，返排出血中的炭气，血色就变红了，再入于心，即肺有排除血液中的炭气的作用。唐宗海认为中医说肺为相辅之官，是相辅的心脏；西医说排炭给氧的功能，是肺助心的结果。因此，就肺与心的相辅关系这一点来说，中西医的理论是相同的。

唐宗海在《中西汇通医经精义·脏腑之官》中说：

"西医言苦胆汁乃肝血所生，中国旧说皆谓胆司相火，乃肝木所生之气，究之有是气乃有是汁，二说原不相悖。"

他认为，胆中相火由肝木所生，所生之气就是指相火之气，先有肝木所生之气，才能够生出胆汁出来。故西医说胆汁是肝所生，中医认为由胆所生，两者并不相悖。

以上几例，是唐宗海汇通中医西医理论的一些研究，当然还是局限在文字上的汇通研究，因此肯定其中有不够确切的地方。

2. 重中轻西

在唐宗海的研究中，就某些认识方面找到了中医西医一致的地方，在此基础上，他又提出"重中轻西"的观点，认为中医理论要比西医理论高明一些。举例如下。

唐宗海在《中西汇通医经精义·五脏所属》中说：

"筋连于骨，盖骨属肾水。筋属肝木，乃水生木之义，以应天甲乙之象，究肝生筋之迹，实由肝膈连及周身之膜，由膜而连及于筋也。西医剖视，见白膜包裹瘦肉，而两头即生筋也。然彼但言筋之体，未言筋之根，惟《内经》以筋属肝，是从肝膈而发出膜网然后生筋，若不寻出筋之源头，则筋病不知治法。"

唐宗海认为，由于筋连于骨，就含有水生木的意义。肝主筋属木，肾主骨属水，肾水能够生养肝木，这样才能"以应天甲乙之象"，意思是东方甲乙木之气是天一之水所生的，与自然界的现象是一致的。"究肝生筋之迹"，"迹"是痕迹之意，"痕迹"扩展为"实际"之义，即言研究"肝生筋"的实质。唐宗海认为，"肝膈"与周身之"筋膜"相连，西医的解剖中见到肌肉两端白色的肌腱就是肝所生的"筋"。但只言筋之体，并没有提出筋膜之根，《内经》以筋属肝，即言肝为筋之根。至此，西医讲的"筋"是孤立的，只看到肌肉与筋膜相连，而中医认为筋膜是肝之气，由肝之气所生养的，若不寻出筋之源头，筋之病就没有办法治疗。唐宗海的这个认识是有临床意义的，中医的理论是通过临床总结出来的，如"筋病"通过治"肝"有疗效，筋联系着全身骨节，能屈能伸，维持人体的运动，于是古人便抽象出肝的"曲直"之象。所以认为木主柔，肝也主柔，有人解释肝为"刚脏"，这是错误的，木曰曲直，是肝木柔和的状态，肝一旦"刚"了那就是病态，会出现抽筋、痉挛等"痉"症，特别是肝血虚，肝阴不足，就要出现痉症的表现。"痉症"尽管有多种原因，有内因、外因、有热、有风的区别，然而其根本是肝不养筋，肝的精血不能养筋，所以风动而现痉症。唐宗海认为在这些方面中医要比西医高明。

唐宗海在《中西汇通医经精义·五脏所属》中又说：

"中央，阴阳交会之所，阴属水，阳属火，水火交会而生湿气，为长夏之令，以化生万物。央者，阴阳二字，双声合为一音也。盖天阳地阴，上下相交，南热北寒，水火相交，遂蒸为湿。西洋言淡、养、炭、轻四气弥漫地球，而古圣只以中央二字，已赅其义。"

唐宗海认为，"中央"是阴阳交会之所，"长夏之令"是土之令，中央属土。不过他说"央者，阴阳二字，双声合为一音也"，这个解释不够确切，准确地说，"央"应该是"医相"切，其区别在"相"是阴平，"阳"是阳平，而"央"是阴平声。其实也用不着这样来解释，从文字学来解释于医理是无助。而他认为，"盖天阳地阴，上下相交，南热北寒，水火相交，遂蒸为湿"的解释是可以理解的，如中国之"中"，是从气候来讲的，中国处于亚热带、温带，其气候寒热温凉都有，即东、南、西、北四方的气候都具备，自然可以理解为"中央"。唐宗海认为，西洋医学讲氮、氧、碳、氢四气，没有提出"中央"的概念。而中医不讲"氮、氧、碳、氢"，而提出"中央"的概念，就把东、南、西、北四方都包括在其中了。这话的意思是西医讲局部，中医讲的整体，中医的概括性更强，于此中说又比西说强。

唐宗海在《中西汇通医经精义·人身阴阳》中还说：

"西医剖割视验……止知其形，不知其气，以所剖割只能验死尸之形，安能见生人之气化哉！"

唐宗海认为，西医用解剖的办法，只知其形，不知其气，活体与尸体是不一样的，差距很大。唐宗海的这个认识是有道理的，中医主要是以活体之气为研究对象，是面对活的有生命的有机体来讨论问题的。

唐宗海在《中西汇通医经精义·人身阴阳》中又说：

"西洋天学、化学，虽与中国五行之说不同，而义实相通。惟西洋医学，则止就人身形质立论，不知人之气化，实与天地同体也。"

唐宗海认为，西洋的天文学、化学与中国的五行学说有相通的地方。惟西洋医学注重从人身的形质立说，重视解剖，不重人之气化；而中医认为有机活体人的气化，与周围的自然环境密切联系，形成了一个统一体。他说这也是中医比西医优越的地方，中医强调人与自然的整体观念，现代医学也逐渐地认识到这个问题，也逐渐开始讨论自然环境、社会环境对人和疾病的影响。

唐宗海在《中西汇通医经精义·五脏所属》中又说：

"心火肾水，交会于脑，合肝脉注目中，肝者心之母肾之子，故并二脏之精而开窍于目。而西医之精，能将斜目修削使正，然不久仍斜，不知病源，剖割何益哉。"

唐宗海认为，心肾是水火关系，通过肝经而上交于脑。中医经络学认为三阴经脉基本不上于头，惟有"厥阴"有一支脉上于巅顶，临床上少有少阴头痛、太阴头痛，而厥阴头痛是多见的，就是这个道理。三阳的经脉上于头，三阴的经脉基本不上于头。唐宗海认为，心肾合肝脉注于目中，这是因为心属火，肝属木，木生火，即肝为心之母；肝属木，肾属水，水生木，即肝又是肾之子；于是"木"与水、火都是母子关系，又肝开窍于目，即所以"并二脏之精而开窍于目"，中医的目、脑是这样一种关系。而西医的精义之处，是能通过手术校正斜视之目，但是不久斜视又会复发，这就是没有找到目斜的真正原因，这种校正的手术意义不大。所以西说不如中说。当然他这个话也有些绝对了，现在看来，有的手术的确是能解决问题的，当然也有手术不能解决的问题，比如视网膜剥离症，有的通过手术确实就治好了，但有的多次手术都不能解决问题，最后还是靠服中药维持或减轻症状，但是中药的力量也是有局限性的，也有不成功的例子。中医学对"肝""目"关系的认识的确很有优势，现代有不少的资料都能验证这一理论。

唐宗海在《中西汇通医经精义·五脏所属》中又说：

"彼以骨中有髓，知为脑髓生骨，而不知并脑髓皆肾所生也。"

唐宗海认为，西医只知道髓与脑有关系，而不知道髓、脑都与肾有关系。这也是中医的优势。

唐宗海在《中西汇通医经精义·五脏所属》中说：

"推魂之功用，则发于乾金之元气，不藏于肺而藏于肝者，阳潜于阴也；不藏于肾而藏于肝者，阴出之阳也。昼则魂游于目而为视，夜则魂归于肝而为寐，魂不安者梦多，魄不强者虚怯，西医不知魂是何物，故不言及于梦。"

唐宗海认为，"魂"之功用发于乾金（即肺金，八卦中"乾"卦属天、属金）之元气，但不藏于肺，"魂"不是肺所主，为肝所主，肝藏魂。根据阴阳学说，"魂"是乾元之气属阳，阳要潜藏于阴之中，所以魂藏于肝。肾也属阴，为什么不藏魂呢？这是因为"阴出之阳也"，即阳藏于阴且要出之阳，肝有升发之气，为阴中之阳脏，才可以从阴而出之于阳。正因为有这两个关系，所以白天眼活动的时候，魂便游于目工于视，晚上魂归于肝，所以就睡得很熟。在临床上凡是魂不安的人总是梦多，魄不强的人总是怯懦。魄主气，即常言之"气魄"，魄不在气就羸，气一羸魄就虚。而西医对"魂"认识很少，在精神意识活动方面西医讲不好，而中医结合脏腑功能来讲，在临床上是有现实意义的，这又是中说强于西说地方。的确是这样，在中医的临床上，凡睡眠不好，或做恶梦等，总咎之于肝，肝亢，魂不安于肝，用清肝、泻肝的治疗往往可以收到疗效。当然在临床上还是要辨证的，有些人睡眠不好不是这种情况，不是做恶梦，而是把白天出现的事情像电影一样重现，这种情况治肝就不行了，这是心的问题，要养心。所以同样是做梦，中医是要区别对待的，这些都是临床上总结出来的经验。

唐宗海在《中西汇通医经精义·五脏所属》中说：

"西医则不知人身自有照影、留声、记事之妙质，虽剖割千万人，能得此理否？"

唐宗海认为，人的照影、留声、记事等奇妙的功能，西医通过解剖学是看不出来的。

唐宗海在《中西汇通医经精义·脏腑之官》中说：

"西医云胸膈乃助肺扇动呼吸之物，不知膈为出气之路，非入气之路，不得混言扇动呼吸也。"

唐宗海认为，西医说胸膈的作用是能够帮助肺扇动呼吸，而不知道膈为出气之路，非入气之路，不得混言扇动呼吸也。唐宗海的这个认识有欠确切，中医没有这种说法。在《内经》《难经》中只讲肺主出肾主纳，呼吸之出纳是肺与肾共同完成的，中医没有"膈"主出气不能入气的说法。

综上所述，从唐宗海这些学术思想中，他认为中西医两个理论体系不一样，中医的理论是产生于对活体人研究的基础上，通过临床实践来验证的，具有整体把握，高度抽象的特点；西医理论重分析、重局部，比较具体、细微。总之唐宗海的这个学术思想是重中轻西的，现在看来中西医学由于思想方法不一样，所以其理论体系也不一样。

3. 崇尚远古

唐宗海在《中西汇通医经精义·叙》中说：

"自轩岐以逮仲景，医法详明，与政治、声教相辅佐，晋唐以后，渐失真传，宋元以来，尤多纰谬，及今泰西各国通于中土，不但机器矜能，即于医学，亦诋中国为非。岂知中国宋元后医诚可訾议，若秦汉三代所传《内》《难》仲景之书，极为精确，迥非西医所及。"

唐宗海认为，从轩岐到仲景，医学与政治、声教（上层建筑）同样重要，医学也是社会所需要，可见古代对医学的重视。但是晋唐以后医学渐失真传，宋元以来每况愈下，文献中的错误更多了。泰西各国跟中国交往以来，他们不但是发明了很多机器，就是医学也认为是他们的高明，认为中国的医学太落后了。他们哪里知道，中国只是在宋元之后医学才走下坡路的，在《内经》《难经》及仲景时代，中医学说极为精辟，哪里是西医之所能及也。

唐宗海还列举了宋元以下中医学中的种种不足，如他在《中西汇通医经精义·脏腑所合》中说：

"自唐以下，皆谓膀胱有下窍无上窍。……西医云：……中国人见牲畜已死，膀胱油膜收缩，不见窍道，遂谓膀胱有下口无上口，疏漏之至。西医此说，诚足骂尽今医，然持此以薄古圣，则断断不可，盖《内经》明言，下焦当膀胱上口，又言三焦者，决渎之官，水道出焉。《内经》所谓三焦，即西医所谓连网油膜是也。"

其实"膀胱有下口无上口"的说法从《难经》就开始了，唐宗海认为这虽然是疏漏，且受到西医指责，但以此来评价中医的古圣是不可以的，他说《内经》明言，下焦当膀胱上口。实际《内经》上没有这样的明言，这是他武断的说法。《灵枢·营卫生会》是这样说的："下焦者，别回肠，注于膀胱而渗入焉。"但在《千金》卷二十第五及《外台》卷六《下焦热方》引《删繁》"下焦者"后有"起胃下管"四字，由此也可以理解下焦为膀胱之上口。唐宗海说"膀胱有下口无上口"的这种说法是错误的，但是这种错误是错在后人，不是错在古人，古人还是对的。

唐宗海在《中西汇通医经精义·脏腑之官》中说：

"西医云人之才智，均出于脑髓……中国近医则又知肾不知髓，反为西医所笑，不知古圣《内经》，已有髓海论、骨空论，又将肾与髓合论之，甚矣。古圣人，千古莫及矣。"

唐宗海认为，古人不是不知"髓"，也不是不知"脑"，《内经》中有脑、有髓的相关论述。他的这个认识是正确的。

唐宗海在《中西汇通医经精义·七方十剂》中说：

"不知西人算学，出于《周髀》；机器流传，出于般巧、墨子；医用剖割，亦华元化之流派，不必西人。果宗数子，而其法要不外是，中国人未深考，乃转震而惊之，可叹也。"

《周髀》这部书现还存在，当然已经不完整了，这是中国最原始的一部算学书，相传在商代就有是书了。古代算学讲"勾股"之学，勾股、开方在《周髀》中有记载。唐宗海认为西人的算学，出于《周髀》。其实西人的算学不一定出于《周髀》，但是中国的算学确实要比他们早得多。中国人的算学在历史上是相当高明的，特别是几何学，在古代中国是相当高深的，所以中国那样多的大型建筑群，堪称世界之最。再则，中国的天文学很早就很发达了，若不懂数学，怎可能研究天文呢？但是西方的数学虽然比中国晚，但是发展得很快。我看到过商务印书馆的《东方》杂志（该杂志是在中国刊行的世界性的权威性刊物）上的一篇文章，就讨论过这个问题。文章认为西人现代科学、数学比我们进步得快、扎实，这与地理环境有关系。中国内陆宽大，这样不利于科学的发展；西方海岸线长，海岛多，最有利于科学的发展。当然这不一定是个理由，但会受些影响是肯定的。

唐宗海还认为西方机器的发明，甚至于"手术"等，统统源于中国的文化和科技，因此"不必西人"，如果很好地继承《周髀》、公输子、墨子、华佗的学术和技艺，我们也可以做到和西方科学一样精彩。唐宗海的这种学术思想有一点还是应该肯定的，我们的祖宗确实非常聪明，许多科学在中国古代就已经取得很大成就了，这是不容否定的。但他认为中国人自己不认识自己，看到西方的东西就觉得不得了，是很可悲的，他这种看法也不免偏激。我们应该看到，中国由于受到封建统治的束缚，生产力的发展受到制约，这是现实。中国历史上有几个时期是很发达的，如汉朝的文景之治，唐朝的贞观之治，几乎每个朝代都出现过盛世之况，只要是社会安定，统治者思想比较开放，能够接受先进的东西，同时又重视自己的文化，生产力就会发展，科学文化就会进步。所以唐宗海认为外国人的东西源头都在中国的说法是偏面的，所以他越到后来思想就越是故步自封了，如以下所言。

唐宗海在《中西汇通医经精义·五脏所属》中说：

"西医言肺覆如盂……每肺外有衣，薄而通明包肺四面。肺有缩力，每叶藏气管之末为气泡。肺脉至气泡而散，气泡功用主呼吸也。此说于肺衣、气泡，颇能详明，宋元后不知肺之功用全在衣与泡也。"

唐宗海认为，外国人这种肺衣、气泡之说，在宋元以前我国就有，可惜宋元以后的医生全不知道了。

唐宗海在《中西汇通医经精义·脏腑所合》中说：

"宋元后图大肠，折叠一团，不能分出上中下三回。惟西医言大肠头接小肠下之阑门，由右腹而上行，为上回；横绕至胃下，过左畔，为横回；由左腹而下行，为下回，至胯乃转为直肠。……宋元后医不之察，反不知西医之踏实。"

看来唐宗海对宋元以后的医生是很有偏见的，在宋元以前对"肠"的描述就清楚吗？也不是这样呀！

总之，唐宗海能够有辨别地接受科学的东西，主张医学不分疆域，要扬长避短，这些都是他的优点。但是在实际中，总是认为外不如中、今不如昔，由于这种偏激思想所限，终于在汇通这条路上没有取得什么成绩，成就他的还是中医学，大家都知道他的《血证论》是本很不错的书。

（四）张锡纯

张锡纯（1860－1933），字寿甫，盐山县人。张锡纯我不想多讲了，因为大家对他比较熟悉，认识也比较一致。张锡纯的学术思想与唐容川一样，也是能够接受西医的认识，也想利用西医的理论来说明中医的学术，这是他基本的指导思想。张锡纯认为《神农本草经》《黄帝内经》固为医学之渊海，然晋唐以后诸家，皆以传旧为务。这点认识与唐容川很不一样，唐容川认为晋唐以后医家在学术上逐渐衰退，只有仲景之前才有真正的学术而言。而张锡纯认为晋唐以后诸家，不是"不行"，而是"保守"。这些医家在研究古代文献和学术方面，下了很大功夫，但是只图于传旧，而不能日新月异，以至于使中国的医学没有得到应有的进步，大为憾事。张锡纯主张事贵师古者，非徒以古人的规矩准绳限我，而是要举古人的规矩准绳而扩充之，变化之，引申触长之，使古人可作，亦应叹后生可畏。张锡纯的这个观点是正确的，我们既要继承前人学术和经验，更要发扬之，即引申触长之，这样才无愧于前人的努力。当然张锡纯比唐容川又要晚几十年，所以有这样的学术思想是可以理解的。

张锡纯主要的学术思想表现在三个方面：生理学上的衷中参西；病理学上的衷中参西；药物学上的衷中参西。张锡纯认为，中医有很多认识可以用西医的理论来解释，他对此称作"衷中参西"。如"中风"，现代医学认为是"脑"出现病变，中医称之为"厥证"，可以用现代医学理论来阐明之。至于在临床用药方面，他往往是中药、西药一起用，和我们现在中西医结合临床治疗差不多。如他有个治中风的方子叫"建瓴汤"，方中重用赭石、牛膝以引血下行，而辅以清火、镇肝、降胃、敛冲之品，用之救人多矣，其脑中血管破裂不至甚剧者，皆可挽回。"建瓴汤"是一个养肝降逆的方子，适用于虚证之中风。方中有生怀山药、怀牛膝、生赭石、生龙骨、生牡蛎、生地黄、生杭芍、柏子仁、铁锈水等几味药。怀山、地黄是六味丸中的两味主药，用怀山、地黄、杭芍意在滋肾养肝；用赭石、牛膝、铁锈来降逆；用龙骨、牡蛎来镇静。这个方子是以"肝"为主要的切入点，因为中医认为中风属厥证，以"肝虚气逆"为病机的，这个方子是可以用的，若不是"肝虚气逆"，我看这个方子就起不了什么作用了，若是热证、实证我看就不好用了。所谓"建瓴"就是降逆的意思，中国传统房顶的瓦一块是仰着的，一块是覆着的，仰着的这块瓦称作"瓴"，水落到房顶上要顺着瓴流下，不是有"高屋建瓴"一词吗？屋越高从瓴流下的水越急，即有高屋建瓴之势的说法。

总之，要从理论上做到汇通，不要说在那个时代是不可能的，就是现在也还是困难重重，举步维艰。但是张锡纯与唐容川最大的不同是，唐容川汇通的结果是又回到"复古"的路上去了，张锡纯虽然在理论上的汇通方法也是从文字到文字，但是在临床上他中药、西药结合运用，是取得了一定疗效的。

四、改进说与科学化的倡导者

在半殖民地半封建的旧中国，由于当时政府的奴化教育，国人学西医者以余云岫为代表，竭力反对中国医学，并著《灵素商兑》，尽其诋毁中医之能事。

《灵素商兑》共10篇，反对"阴阳五行"学说，这是他最核心的东西，也暴露了他幼稚的一面。余云岫承认"阴阳"是对立的两个方面，他认为"阴阳"没有什么玄妙的，就是上与下、动与静、表与里而已。他认为《素问·阴阳应象大论》中："阴阳者，天地之道也，万物之纲纪，变化之父母，生杀之本始，神明之府也。"的说法是神秘不可思议的。余云岫在《灵素商兑》中的有些话还是很不科学的，如他说中医所说"金木水火土"，而"今日考之天无物也"。这种否认世界是物质的，宇宙是物质的观点，即使现代科学也是很难接受的。余云岫在在《灵素商兑》10篇中，还反对脏腑学说、经络学说、脉诊学说、病证学说等，并把《灵素商兑》当作他得意之著，今天看来他讲的很多话都是唯心的东西。余云岫认为《灵枢》《素问》是中医学理论的中坚，所以要"撷极其重要而尚为旧医称说之中坚而摧之"。认为只要毁了《灵枢》《素问》，"则前古荒唐无稽之学，将日就淹没而自尽，不攻而自破"，可见其用心是何等偏激。

就在这样的一个历史环境下，针对《灵素商兑》攻击的锋芒，在中医学术界出现了两个思潮：一是以恽树珏为代表的医学改良说；一是以陆彭年为代表的中医科学化。在20世纪四五十年代，这两个学术思潮在中医界的影响比较大，他们通过办函授教育来传播自己的学术主张。陆彭年曾经是恽铁樵的学生，因为他介入了恽铁樵开办的函授教育，后来两人在学术思想上出现分歧，所以恽铁樵又自立门户办函授了。

（一）恽树珏

恽树珏（1878－1935），字铁樵，江苏武进人，早年毕业于南洋公学，曾在商务印书馆主编《小说月报》，以译西洋小说著称。恽树珏约在43岁

4258

后，辞了商务印书馆的工作，致力于医学，曾问业于汪莲石（汪莲石是个读书人，前半生做官，后半生学医，并在上海行医），先后在上海开办中医函授学校，通函授业者达千余人。

恽树珏在《药盦医学丛书·论医集·创办函授医学宣言》中说：

"中国医学是平正的，非玄妙的，是近情著理人人可解的，非艰深难晓不可思议的。"

但是现实是中医的学说不能普遍使人了解，正如梁任公（梁启超）在《演说集》中所云："中医尽能医病，总无人能以其愈病之理由喻人。"这种情况与中医本身是有很大关系的，特别是一些在诊所开业的大夫确实如此。鲁迅也反对中医，他不仅说中医不能把愈病的原理说清楚，而且认为中医是毫无根据，且举了些例子。我认为这是反对者自身的局限，不是中医的问题。

在几十年前，现代医学可以通过教育来发展，由于统治者持不提倡，甚至是扼杀的态度，中医不可能通过教育来发展。因此绝大多数的中医就是跟师学习，这种学习状况既普遍又复杂，大多数以接受经验为目标，以能够开方治病为目的，所以于中医理论是说不清楚的。但重视中医学研究的人就不是这样，也不会出现"无人能以其愈病之理由喻人"的情况。

恽树珏在《药盦医学丛书·论医集·呈中央国医馆意见书》中说：

"是故第一要义在将古书晦涩之医理诠释明白，使尽人可喻。换言之，非设法使中医学民众化不可。"

做到"使尽人可喻"是不可能的，不仅中医做不到，西医也存在这个问题。我看很多患心脏病的人拿着心电图也是一脸的茫然，十有九个看不懂，西医有许多化验的数据，病人是看不明白的。因此从普及这个角度讲，无论中医、西医都是一样的。"非设法使中医学民众化不可"的主张我看可以，要让更多的人能够理解中医。

恽树珏在《药盦医学丛书·论医集·医学平议》中主张：

"若要捍卫中医，则须将其晦涩之诠释明白，使举国皆能明了，然后能伸其说。否则，西医菲薄中医，中医不能自伸其说，竟无话可说也。"

我同意恽树珏的这个主张，中医理论中晦涩之处就是有些阐述得不透彻，对《内经》的研究也好，对《伤寒论》的研究也好，都存在着这个问题。尤其是《内经》，是秦汉以前的文献，在语言方面距离现代的语言甚远，我们可以用今天的语言把《内经》的内容表达出来。恽树珏是中医学的改革论者，他的学术思想主要表现在下面三方面。

1. 中医改革要保持中医学说的基本原理

改进中医，应保证中医学说为主体，这是正确的。不仅如此，即使是搞中西医结合，也不能抛弃中医学说的基本原理。中医现代化，是研究如何让中医学说随着科学的发展而现代化，是中医学自身的提高问题。

在20世纪20年代，国民党中央在南京成立了"中央国医馆"，由焦易堂主持工作。中央国医馆提出用现代医学的病名来统一中医的病名，这个主张我是反对的，恽铁樵也是反对的，陆渊雷是同意的。关于中医的病名，在我们中医教学中是存在一些问题，在讨论一二版教材时是有争论的，有不少人主张使用现代医学的病名，我是反对用现代医学病名来取代中医病名的。恽树珏在《药盦医学丛书·论医集·对于统一病名建议书之商榷》中说：

"中西医学基础不同，外国以病灶定名，以细菌定名，中国则以脏腑定名，以气候定名，此因中西文化不同之故。建议书第二节云：天下事物，只有一个真是，西医病名，既立于科学基础上，今若新造病名，必不能异于西医，能异于西医，即不能合于科学，不然科学将有两可之是。此说可商。鄙意以为科学是进步的，昨日之是，今日已非，故不能谓现在之科学即是真是。西医尽多议论与事实不符之处，是其明证，此其一也。天下之真是，原只有一个，但究此真是之方法，则殊途同归，方法却不是一个。譬之算学，用数学求得得数，用代数亦求得得数，方法不同，得数同也，如谓数学之得数，不是代数之得数，则非确论。故西方科学，不是学术唯一之途径，东方医术自有立脚点，此其二也。今若以西医名为主名，不废中国学说，则名实不相符。若废中国学说，则中医即破产，不于此，则于彼，更无回旋余地。例如《伤寒》一书，包括支气管炎、肋膜炎、胸水乃至流行性脑脊髓膜炎、日射病、虎列拉等等，假使用此诸名色，初步，《伤寒论》本文，将渐次无人研读。继一步，必《伤寒》方无人能用。及后一步，必讲究注射灭菌。如此，则中医消灭，中药消灭。是故用中国病名为统一病名，在所必争，事非得已，不止名从主人而已，此其三也。名者实之宾，先有事实，然后有名，鄙意以为整理中医，当先从诠明学理起，今贵馆既从正名着手，自是一种方法，但定名之时，眼光须注重于本身学说，因学说是主，名是宾。今若不顾一切，惟名是务，则有宾而无主，改进中医，整理学术，是欲使退化之中医进步，欲使凌乱之学术整齐。今统一病名，而用西名为主体，则与本身之学术冲突，与整理改进之初心相背。仅有此统一之名，将来可以步步荆棘，则此番定名之工作何为者，此其四也。"

中央国医馆建议书中的认识未免太绝对化了，如认为病名与西医一致就是科学的，与西医不一致就不是科学的，把西医作为科学的标准，恽铁樵反对这种说法。恽铁樵上述的议论认为，昨天西医教科书上肯定的，在今天的教科书上就否定了，这种情况很常见。因为事物都是发展着的，认识也是不断深化的，昨日看起来是正确的，今天看起来就有可能是不正确的，故不能把科学的某些认识看成是绝对的真理，更何况西医也存在很多与事实不符的地方，这是他的看法之一。

恽铁樵认为，真理只有一个，但是研究真理的方法绝不止一种，殊途可以同归。比如算学，一个结果，可以是用数学求得的，也可以是用代数求得的，方法不同其结果同也。故对医学来说，西医的研究方法不是唯一的途径，东方医术自有立脚点，这是他的看法之二。

恽铁樵认为，用西医病名取代中医病名，会出现两种结果：一是只改变名称，不改变其内容，那是名实不符，统一不统一也就没有意义；若病名统一以后，中医内容不存在了，则中医灭亡，中药灭亡。所以他认为统一病名之争，是个是非问题，是不得不争的问题，这是他的看法之三。"名从主人"是什么意思？意思是用不用中医的病名是关系中医学存不存在问题，因为"名"是因"主人"而产生的，具体到中医，因为有中医理论，才有中医的病名，这叫"名从主人"。

恽铁樵认为，事物均先有事实然后有名，就中医而言，中医病名是"宾"，中医学说是"实"。先有中医学说这个事实，有了中医学说的客观存在，然后才有中医病名出现。如有"伤寒学说"存在，才有"伤寒"这个病名出现。同理有"温病学说"存在，才有"温病"这个病名。"名"者是事实之"宾"，先有事实然后有名，事实是"主"，名是"宾"，这就是宾与主的关系。恽铁樵认为，整理中医不在统一病名，而是在要诠明中医的理论，让中医能够得到比较明了、科学的解释，使一般大众容易接受。从"正名"

着手，自然是一种方法，但是同时要注重于中医学说这个主体，"名"与"实"不能割裂，有中医学说之"实"，才有中医之"名"。整理中医学术，是要推进中医学之进步，若用新名为主体，与中医学术冲突，这样距离改进中医的初衷越来越远，这是他的看法之四。

恽铁樵以上几点意见是比较深刻和扎实的。统一病名的思潮闹了好几年，结果是不欢而散，现在对这个问题的讨论没有那么激烈了，但还有不少人对中医的病名持有看法，在相关的研究论著中，十有八九都用现代医学的病名。病名的问题，实质是医学理论的问题，不承认中医的病名，在一定程度上就是否定中医学理论。在中医病名的问题上，我同意恽铁樵"名"与"实"关系、"宾"与"主"关系的论述。当然，如果有更好的方法能够让中医的病名与西医的病名统一起来何尝不是个好事呢？问题是两者很难统一。如果大家对此研究感兴趣，我们不但不会反对，还会鼓励。但是中西结合，不能代替中医的整理提高，不能代替中医的发展，替代是不行的，现在就有这种倾向，要用"西学中"来替代中医，这是不科学的。

恽铁樵又进一步从中医学理论来谈中医如何改进。他说：

"程郊倩注《伤寒》有云：实热攻肌表颜额，虚热攻四肢。故吾侪诊热病，手按病人颜额，与手掌比较，两处之热孰甚，则可以测知其热之为虚为实，此为热度表所不能量者。西医笑中医，以为手拭冷热，粗而不确，岂知其妙用乃在热度表之上。又如女人停经，假使属瘀，则环唇几见青色；假使属孕，则脉滑而唇四白颜色华好。停经与有孕，属冲任子宫方面事，何故与环唇静脉有关？此其事有足以资研究者。第一步观宫监之无须，推知环唇与肾腺有连带关系。第二步观女人经阻小腹痛者，上唇辄显青色，因而推知子宫卵巢与无须之标著，而冲任之血，仍与上唇有连带关系。第三步观女人之有孕者，环唇色泽华好，因而推知瘀则血凝，故静脉隐青色；孕则血活，故唇四白华好。如此逐步推测，以为诊断之法，是为形能之学。其事千百试而不一爽，此为事实，非可以口舌争也。子宫卵巢生殖腺与环唇静脉之关系，其途径若何？为解剖所不可见，故形能之法，有时贤于解剖。胎元胎盘，同是血肉，同时能透爱克司光，故有孕与否，爱克司光不能断定，而中法能断定之，是形能之学，有时优于爱克司光也。类此之事，为鄙人所发现者多至数十条。故古书实无负于人，苦于后人不能研究耳。故云东方学术自有其立脚点。"

程郊倩即程应旄，著有《伤寒论后辨》，他与方有执一样，也是持"错简"一派，提倡"三纲鼎立说"。恽铁樵引《伤寒论后辨》之说，认为"按诊"可以诊断热病之虚实，"望诊"可以鉴别妇人闭经之缘由，且认为与西医的诊断比较起来，中医仍然有优势，故云东方学术自有其立脚点。恽铁樵所提出的这些问题值得研究，这涉及中医的形态学研究。

总之，恽铁樵在中西医学的问题上，他主张中医是需要发展的，但是必须以中医学术自身为主体，这点是必须明确的，也是我们今天还在强调的。用现代医学的方法也好，用现代科学的方法也好，目的是求得中医学的发展，而不是让其他的什么医学来取而代之，所以恽铁樵的这个学术思想是很可取。

2. 改进中医不能否定《内经》

余云岫否定中医，尤其否定《内经》，恽铁樵针对余云岫明确提出"《内经》不能废除"。在这一点上，他与陆渊雷大不相同，陆渊雷同意余云岫取消《内经》的观点。

恽铁樵在《药盦医学丛书·论医集·对于统一病名建议书之商榷》中说：

"仲景撰《伤寒》，自言用《素》《难》，巢元方以下，皆宗此书。《素问》之不可读，是不易懂，并非《素问》本书不善。即如东方生风，余云岫《灵素商兑》，痛加驳斥，其实余氏之言，只攻击到表面。风指动言，与风以动之之风字，同一意义。佛家言地水火风，水火指燥湿言，地风指动静言，其意亦同。此所以古医书如《千金》，凡神经病，手足肌肉及官能不由意志命令而自动者，统谓之风，此风字之意义，与余氏所说完全不同，惟其如此，所以风生木，木生肝，肝之变动为握，握训痉挛，肝之府为胆，胆之经气为少阳，少阳从火化，火曰炎上，下厥上冒，过在足厥阴、少阳，如此则为厥颠疾，其语意是一串的。又《内经》以肾属冬，以肝属春，以心属夏。《伤寒论》以足少阴经为末传，其病实属肾。何以知其属肾？伤寒少阴证，脉沉微，蜷卧，但欲寐，得附子便愈，其不可愈者，乃是病机已逸，治之太晚之故。附子是肾药，附子之药位在小腹，小腹为肾之领域，用附子而能愈，则可知病之属肾为真确。人身之腺体，以肾腺为根本，以汗腺为末梢，就形能研究之，在可见其联带关系，故足少阴经病，则汗腺亦病，因而汗出恶风。今考《伤寒论》之用附子各方，其见症十九皆汗出恶风者，于是形能之关系乃益显著。又如甘露消毒丹，为温病特效药，此乃现在中医界所公认，此丹专治暑温湿温。暑温湿温者，夏季之病也。《内经》以心属之夏，则暑温湿温，实手少阴心经病症，手少阴经，心也。何以证明暑温湿温之属心？观于甘露消毒丹之为特效药可以知之，何以故？因此丹有菖蒲之故，菖蒲心药也，故孔圣枕中丹用为主药。甘露消毒丹之用菖蒲，实是引经药，所以变更药位者，因其病以暑为主要。是故温病单用菖蒲不效，甘露消毒丹除云菖蒲亦不效。谚云：种瓜得瓜，种豆得豆。种瓜有时不必得瓜，而得瓜可以知其决不是种豆。故循因执果，有时靠不住，而执果溯因，则千百不失一。今执菖蒲、附子之药效，推求伤寒、温病之属肾、属心，非妄语也。此为千虑之一得，虽不必便是铁案，然其事实非偶然，据此是《内经》确有精义，并非扣盘扪烛之谈。"

总其大意，恽铁樵认为即使是大家争议不大的《伤寒论》，也是仲景从《内经》的学术思想中发扬出来的。中医一直认为《素问》《灵枢》是必修的读物，《内经》之所以不易读懂，是因为古汉语不过关，不是《内经》本身的问题。余云岫在《灵素商兑》中对"东方生风"痛加驳斥，说在日本学习多年，没看到日本有个制造"风"的工厂，东方不生风。殊不知中医所言"风"之概念，不是指空气流动之"风"，是对"动"的一种抽象，泛指种种"动"的现象，这与印度哲学中"地、水、火、风"之"风"是同义。中医学认为，凡是神经系统方面的病变表现，如抽搐、颤动等均为"风动"的表现。"风主动"这概念远在《内经》之前就有了，扁鹊、医和等都有相关的论述。故此"风"之意义，与余氏所说完全是两个概念。中医还认为"风"与肝关系密切，《内经》中一再提到，风生木，木生肝，肝之变动为握等相关论述，这在《素问·阴阳应象大论》《素问·至真要大论》都可以见到。恽铁樵举两例以说明中医理论产生的渊源。

恽铁樵在上述中所举"下厥上冒"的例子，认为"过在足厥阴、少阳"，这是不够确切的，大家可以看看《素问·五藏生成》中有相关记载，其中谈到"下厥上冒"证，但是《素问》并没有说就一定是足厥阴、足少阳的问题。首先看"下厥"，《伤寒论》中之所以以足少阴经为末传，是因为病至少阴阳气衰极，至厥阴又渐渐回复，故以少阴为末传。《伤寒论》中最温热的方子是四逆汤，为少阴病的主方；厥阴病有寒有热，厥热来复嘛，所以《伤寒论》以足少阴为末传。少阴病实为肾病，《伤寒论》云："少阴之为病，脉微细，但欲寐也。"对这些症状，服用以"附子"为主的方子，就可以好。脉微细、但欲寐，都是肾阳虚的表现，这些症都是"附子"的主症。当然这也不是绝对的，也有服用"附子"无效的，原因多为阳气伤绝，没有及时治疗的缘故。"附子"是入肾的药，用附子而能治愈，则可知病之属肾为真确。再看"上冒"，人身之腺体，以肾腺为根本，以汗腺为末梢，肾腺与汗腺有连带关系，故足少阴经病，则汗腺亦病，因而汗出恶风。四逆汤证有汗出、恶风的表现，这个"恶风"不是外邪造成的，《伤寒论》中用"附子"各方，其见症十有八九都有汗出、恶风的表现。胃气源于肾，肾阳虚了，胃气无源，则表不能固，故汗出、恶风。由此可以看出"形"与"能"之关系乃益显著。又如"甘露消毒丹"，专治暑温、湿温等夏季之病，《内经》以"心"属之夏，因此暑温、湿温是手少阴经（心）的病证，而甘露消毒丹以"菖蒲"为主药，菖蒲为心药，故"甘露消毒丹"用为主药，以治心气不足。

恽铁樵认为通过上例可以得出：就事物的因果关系而言，循因执果有时可能靠不住，即有此因不一定会有此果，但是可以根据已经得到的结果来推测其原因，这是万无一失的。也就是说凭着中医的临床疗效，逆推其原理之所在，这是靠得住的，在中医学领域这是普遍存在的事实。由此看出《内经》所叙述的理论对临床有指导意义，这绝不是"扣盘扪烛之谈"。"扣盘扪烛"是出于苏东坡写的一篇文章，说有个瞎子问太阳是什么样子？有人告诉他说太阳就像个大铜盘，且敲铜盘给瞎子听，以后瞎子听到敲铜盘的声音，就认为是太阳，此即"扣盘"；瞎子又问一个人，太阳究竟是什么样子？有人告诉他说太阳就像点着的蜡烛一样，且让瞎子摸一摸蜡烛，后来瞎子摸到一支箫，就认为是太阳，此即"扪烛"。这是苏东坡的一个比喻，比喻认识偏面，不符合实际情况。

总之，恽铁樵认为维护中医学的理论首先要维护《内经》，这一点我个人也是很有体会的。就拿"经络"这个问题来说，现在也还是有很多争论不休的问题，但是经络学说越来越引起世界科学家的关注，中医的学说不是哪个人轻易就可以否定的，它有很强的生命力。

3. 提出《内经》的大义

恽铁樵维护《内经》的理论，尽管也有过分的地方，甚至还有不恰当的地方，但是他基本的学术观点还是正确的，这主要反映在他的《群经见智录》中。此书是恽铁樵研究《内经》的专著，他所以写这部书，主要就是要反驳余云岫等的言论，是他发挥《内经》大义的中心所在，概括起来其学术思想表现在下面三个方面。

（1）《内经》有总纲

恽树珏认为，《内经》的学术思想博大精深，但它有个总纲。《素问·玉版论要》说："揆度奇恒，道在于一，神转不回，回则不转，乃失其机。"恽树珏认为《内经》整个书的总纲在此。《内经》的基本内容是讨论人与自然关系，人能够与自然界相适应，就能维持人体的健康；若人与自然反其道而行之，不能与自然的规律相适应就要发生病变。所谓"神转不回"就是人体能够与自然保持一致，就可以维持健康状态；所谓"回则不转，乃失其机"，是说人体不能适应自然，就要发生病变。为什么认为这句话是《内经》的总纲呢？恽树珏解释说：

"奇对于恒言，恒，常也。奇，非常也。不病，人之常也；病，人之非常也。即奇，病也；恒，不病也。揆度奇恒，审查其人病不病也。岐伯曰：奇恒者，言奇病也。盖谓奇恒之法，乃揆度不循常轨而病之法，固不言循常轨而不病者。深一层言之，其人虽有病，苟循常轨，病无害也。其人虽无病，苟不循常轨，大病且来，预测之而不爽也。何以知其循常轨或不循常轨，曰：此所谓奇恒也，当有事于揆度。故曰奇恒事也，揆度事也。揆度奇恒，其道奈何？曰：道在于一。一者何？天也。使吾身脏腑之气，与天地运行之气，合而为一也，能一者不病，不能一则病，故曰：揆度奇恒，道在于一。《脉要精微论》补泻勿失，与天地如一，得一之情，以知生死。是道在于一之注脚也。"

又言：

"《内经》以转为顺，以回为逆，逆即回而不转之意。病人是否转而不回，抑系回而不转，此在诊病之医，当衡权揆度。故《平人气象论》曰：常以不病调病人，医不病，故为病人平息以调之为法。准此以谈，是《内经》

全书皆言奇病也。转为恒，回为奇，故奇、恒、回、转，可为《内经》之总提纲，奇恒之道在于一，则一又为总纲之总纲。"（《群经见智录·内经之总提纲》）

总其大意，"奇"与"恒"是相对而言的，正常为"恒"，非常为"奇"。就人体来讲，健康是"恒"，疾病是"奇"。研究人为什么会生病，即"揆度奇恒"。凡病者一定是人体某些方面违背了自然的规律，即所谓"不循常轨"。进一步讲，其人虽然有了病，但是他的生活仍然能够适应自然规律，即使病也很轻；反之，即使没病，身体很壮，但不循常轨，违背自然规律，终归会得病。怎样知道一个人的生活是循常轨，还是不循常轨呢？这是需要观察和研究的课题，要在这方面下功夫，这当中有很深的学问，懂得这个道理了，懂得人与自然的密切联系，说明对医学有所了解了。这就是"揆度奇恒，道在于一"的含义。什么是"神转不回，回则不转"呢？"转"与"回"也是相对的，《内经》以"转"为顺，以"回"为逆。所谓"转"是指人体能够与自然界的运动保持一致，如春生、夏长、秋收、冬藏，人的生理机能适应春夏秋冬的变化即为"转"，转者为顺；所谓"回"是指人体与自然界的运动变化相逆违背，如春不生、夏不长、秋不收、冬不藏，这都叫作"回"，回者为逆。这就是"神转不回，回则不转，乃失其机"的意思。恽树珏体会《内经》两个八十一篇，主要是讲人为什么会生病的问题，或者因六淫为病，或者因七情为病，或者因饮食劳倦为病。是"转"？是"回"？此在诊病之医，当衡权揆度。"转"为"恒"，"回"为"奇"，故奇、恒、回、转，可为《内经》之总纲。所谓"一又为总纲之总纲"，是强调人与自然的统一，五脏六腑的统一，气血精神的统一，人体自身就是个复杂的统一体嘛，所以"一"又是总纲的总纲。

《内经》内容很多，但恽铁樵认为关键的就在这么几句话，故称作"总纲"，他的这一学术思想是有道理的。《内经》是一部医书，医书总不外讲两个方面：一是摄生，人体如何维持健康状态；另一方面是探索疾病发生的原因和规律。换言之即生理、病理两个方面。

（2）《内经》与《经易》学术相通

恽树珏认为，有些人把《易经》讲得很神秘，他说《易经》并不神秘，而且与医学中的道理有很多一致的地方，故有"医"通于"易"之说。他在

《群经见智录·易之基础在四时》中说：

"《内经》常言少壮老病已，生长化收藏，此十字即《易》之精义。含生之伦，无论动植，莫不有少壮老病已，生长化收藏。而尤妙者，在生则必长，少则必壮，壮则必老，老则必已。已者自已，生者自生，万汇纷纭，绝无一刻停息，毕竟孰为之？孰令致此？则时序为之也。夏暖秋必凉，冬寒春必温，假使无温凉寒暑之变化，则无生老病死之变化。自今日言之，南北极终年冰雪，动植不生，殆近于无变化者。古人虽不知有南北极，然早已洞明此理，故《内经》全书言四时，其著者如彼春之暖，为夏之暑，彼秋之忿，为冬之怒。如敷和、升明、备化、审平、静顺各纪之类。《易经》则曰：法象莫大乎天地，变通莫大乎四时。知万事万物无不变化，故书名曰易。知万事万物之变化由于四时寒暑，四时寒暑之变化，由于日月运行，欲万物不变，非四时不行不可；欲四时不行，非日月不运不可。故曰：易不可见，则乾坤或几乎息矣。乾坤毁，则易不可见矣。四时为基础，《内经》与《易经》，同建筑于此基础之上者也。"

总其大意，"少壮老病已，生长化收藏"，这是事物的变化规律，即《易经》之精义所在，一切事物的运动总是遵循着一个规律，绝没有一刻的停息。这是因为自然界的时序所为，这个时序即春、夏、秋、冬四季，在地球上热带、寒带，甚至南北两极，都遵循这个时序。若时序无温、凉、寒、暑之变化，则无生、老、病、死之变化，故《内经》很强调四时的变化。如《素问·脉要精微论》云："彼春之暖，为夏之暑，彼秋之忿，为冬之怒。"春之暖才能有夏之暑，秋之凉才能有冬之寒。在《素问》的那几篇"大论"中，对"敷和""升明""备化""审平""静顺"等理论，阐述得很充分。木之气曰"敷和"，火之气曰"升明"，土之气曰"备化"，金之气曰"审平"，水之气曰"静顺"。敷和、升明、备化、审平、静顺，这是五运的正常运动，属于运气中的五个平气。木为春生，其平气即"敷和"，敷布生命之畅发，春气温和；火为焰上，夏之暑热阳气升腾，其平气即"升明"；土主万化，其平气即"备化"；金为肃杀，其平气即"审平"；水曰就下，其平气即"静顺"。而《易经》则曰："法象莫大乎天地，变通莫大乎四时。"《易经》是讲变化的，"知万事万物无不变化，故书名曰易。"生命在于运动，我们的祖先老早就看出这个问题了，古人的思想是相当高明的。由此看出《内经》与《易经》在"少壮老病已，生长化收藏"这一事物变化规律方面的学术思想是相通的。

恽树珏在《群经见智录·易之基础在四时》还说：

"然尚有一义，为《易经》六十四卦之所由来，即万物愈变愈繁是也。盖仅言变化，变有常经；愈变愈繁，则变化莫测。《易》从一画而三，三而六，而六十四，所以象万物由简趋繁也。由简趋繁，有原动力，两性是也。含生之伦有雌雄，时序有昼夜寒暑，人事有善恶动静，皆相反而相成。两性不显，变化不见。《易经》谧之以阴阳，象之以奇偶，故奇一以象阳，偶--以象阴，--从一变化而来，一为太极，--为两仪，故曰太极生两仪，--从一生，是阴生于阳也。故《内经》有同出异名之语。阴生于阳，阳能生阴，则两仪当然更生变化，故曰两仪生四象，四象生八卦，然易数何以尽于六十四，此则有精深之理，盖所谓法象莫大乎天地也。"

总其大意，恽树珏认为还有一个原理值得一提，即《易经》六十四卦之由来。《易经》提出六十四卦，是要说明万物愈变愈繁的现象，与《素问·阴阳离合论》说的"阴阳者，数之可十，推之可百，数之可千，推之可万，万之大不可胜数，然其要一也"是一致的。宇宙的变化是有规律的，而变化又是无穷尽的，这是一个由简单到复杂的变化过程。在这种变化过程中是需要原动力，这个原动力就在于"阴阳"，对于生命体来说就是"雌雄"。万物均有对立的两面，雌雄、阴阳、昼夜等，正因为有相"反"所以才能够相"成"。《易经》把变化的原动力命名为"阴阳"，并用"奇偶"之"爻"来进行表达，奇爻为"一"，象阳，偶爻为"--"，象阴，偶爻是从奇爻变化而来的。即奇是太极，偶是两仪，太极生两仪。太极之所以能生两仪，是太极内部包涵有阴阳，"一"运动就要分为"--"，这是古人的认识论。《素问·阴阳应象大论》中云："故同出而名异耳，智者察同，愚者察异。""同出"是说"偶爻"是从"奇爻"而出，"名异"即一个叫"阴"一个叫"阳"，一个称为"奇"，一个称为"偶"。《易经》曰：两仪生四象，四象生八卦。万物成倍地增长，即有规律地增长，止言六十四卦，是曰变化之基础而已。

总之恽树珏认为《内经》与《易经》有密切的关系，主要表现在三个方面：第一是"动"，《易经》言动，《内经》也言动，万物总是在不断地运动；第二是"序"，事物运动是有规律的，是可以认识的；第三是"原"，事物的运动、变化，是以阴阳为原动力的。这些认识虽然与今天的矛盾论有不一样的地方，但其意义与现在的对立统一观没有什么分别，这是我个人体会。

（3）五行所以阐发四时

恽树珏认为，"五行"学说主要是研究春、夏、秋、冬四时之间的关系。他在《群经见智录·五行之研究》中说：

"《内经》言五行，配以五脏，其源本于天之四时。脏有五而时仅四，故以六月为长夏以配脾。何以言之？五行木生火者，谓春既尽，夏当来，夏以春生也。火生土者，谓夏之季月为长夏，长夏从夏生也。土生金者，谓长夏尽为秋，秋从长夏来也。金生水者，秋尽为冬日也。水生木者，冬尽则为春也。春主生，所以能成生之功者，实拜冬日秘藏之赐。夏主长，所以能成长之功者，拜春日发陈之赐。秋主收，所以成收之功，拜夏日长养之赐。冬主藏，所以能成藏之功，拜秋日成实之赐，故曰相生也。"

总其大意，恽树珏认为，《内经》言五行，配以五脏，其来源本于天之四时。其中"季月"之六月（一年中三、六、九、十二这四个月叫作季月，三月是季春，六月是季夏，九月是季秋，十二月是季冬，共四个季月）为长夏，以长夏来配脾土。五行相生的规律就是根据自然中五个季节的顺序来决定的。在五季中，春天之所以能完成"生发"的作用，是由于冬天阳秘藏于肾水（冬水）之中的缘故，这符合"水生木"的规律；夏之所以能够"长养"，是由于春天之发陈，陈就是陈蓄，叶枯根存叫作陈蓄，发陈春气一来，藏于地下的根都生发出来了；秋之所以能够"收成"，是由于夏天长养的缘故；冬之所以能"藏秘"，是由于秋天的成实的缘故。此即"相生"之理。

恽树珏在《群经见智录·五行之研究》又说：

"五行相克之理，春行秋令，勾萌乍达，肃杀之气加之，春之功用败矣。夏行冬令，严寒折盛热，闲不得发，长养之功骤矣。秋行夏令，收束不得，发泄无余，秀不实矣。冬见长夏郁蒸之气，寒水不冰，当收反泄，盖藏竭矣。长夏为夏至阴生之候，行春令，则阳亢不和矣。故曰克也。其春行冬令，为至而未至，谓春气当至而不至也。春行夏令，为未至而至，谓夏气未当至而先至也。夏秋冬三时同，未至而至为有余，至而不至为不足，虽能病人，犹贤于克贼，不为克也。顾虽不克，其气则有偏胜，胜之甚者，必有反应，偏胜为胜，反应为复，故言胜复。敷和、升明、备化、审平、静顺为平气，委和、伏明、卑监、从革、涸流为不足；发生、赫曦、敦阜、坚成、流衍为有余。有余不足，皆能为病。遇所不胜之气则甚，病甚复遇克贼则死。《天元纪》以下七篇，皆言此也。是故五行相克云者，换言之，即春行秋令，即当生长之时间肃杀之气，以木气当受克耳。余三时同。五行之在术数巫祝口中，诚不免荒诞，然古代亦必有说：特吾侪不知耳。其在《内经》，当如此解释为长也。"

总其大意，恽树珏认为，五行相克之理应做如下解释。春天气温不升，大地不能回暖，使幼苗不能生发，这是金气克木气，春之功用败矣；夏天不热而趋严寒，此即"闭而不发"，夏天应该发泄，"闭"指严寒之气的闭藏，故夏之长养之功隳矣，"隳"即"坏"义，这是水克火；秋天行夏令湿热之气而发泄，阳气不降，不能收敛，只开花不结果，这是火克金；冬天没有严寒，反而出现郁蒸潮热之候，见长夏郁蒸之土气，水不结冰，阳气外泄而不能藏秘，这是土克水；长夏六月，从夏至天开始阴气渐生（夏至一阴生，冬至一阳生），而反行春令之生发，这是阳亢有余，这是木克土，春木之气克长夏之气。凡此种种均叫作"克"。

还有两种情况：未至而至，是太过、有余；至而不至，是不足、不及。"太过"之气，"不及"之气，虽也能致病，但比起"相克"之气来，还是要好得多。"太过""不及"，不叫作"克"。阴阳之气发生不平衡，出现"盛气"（太过、有余）就会出现"复气"（不足、不及），这也是自然界的一种现象。《素问·六微旨大论》说："有胜则复，无胜则否。"虽然不是克贼，但是偏胜、偏衰也是问题，特别是偏胜，胜之甚者必有反应。偏胜叫作"胜气"，对其反应叫作"复气"。自然界中不可能只有"胜气"而无"复气"，如无"胜气"也就没有"复气"，故言"胜复"，所以不仅要讲"生克"，还要讲"胜复"，这是两个不同的概念。敷和、升明、备化、审平、静顺，这五种情况是五行中的平气，既不"太过"，也没有"不及"。委和、伏明、卑监、从革、涸流，这是五行中的不足之气。木气不足曰"委和"，火气不足曰"伏明"，土气不足曰"卑监"，金气不足曰"从革"，水气不足曰"涸流"。发生、赫曦、敦阜、坚成、流衍，这是五行中的有余之气，木之气有余为"发生"，火之气有余为"赫曦"，土之气有余为"敦阜"，金之气有余为"坚成"，水之气有余为"流衍"。五行学说表达了这三种不同的情况：

平气、不及、有余。有余、不足，皆能为病。这些在《素问》"七篇大论"（天元纪、五运行、六微旨、气交变、五常政、六元正纪、至真要）中有充分的论述。五行学说，被很多人利用，如术数巫祝等，利用五行学说来算命，那是荒诞的。但《内经》用之来解释疾病与气候的关系，是很可取的。

以上恽树珏几十年前提出的关于"五行"的学术观点，现在看来，五行学说之实质，是讲事物的联系，事物不是孤立的，事物之间总是有联系的。最近有些文章提出，五行学说可以说是朴素的系统论，体现的是整体观念，它用生、克、胜、复的概念把事物之间的相互关系集合起来了，因此五行学说对中医学理论的发展，发挥了很大的作用。这种认识，当然比恽先生那时又更进一步了。

我对恽铁樵的学术思想，很多地方都是同意的。当然时代不同，半个多世纪过去了，不可能拿现在的方法论、认识论来评价他，但是他的基本观点，对于今天的中医学术，还有一定的影响，主要表现在以下三方面。

首先，中医学需要改进，但提高中医学术不能离开中医学的主体。今天我们讲中西结合，讲中医现代化，都不能抛开中医理论这个前提，我还特别强调要重视中医的理论体系。中西结合搞了这么多年，基本还是在理论上搞不出名堂，在临床上中西结合比较好解决。现在我还是有这个思想，发扬中医，研究中医学，还是要把理论搞上去，这点我与恽铁樵学术思想是一致的。

第二点，不能否定《内经》，它奠定了中医学的理论基础，是古人从长期的临床实践中总结出来的，它不是哪一个医家的总结，《内经》的成书过程，最短也有500年的历史，这是很宝贵的遗产。在这过程中，也不知道集合了有多少人的总结，是今天一句话就能否定得了的吗？这样伟大的总结不值得我们很好地研究吗？如果今天否定了《内经》的理论，中医学就找不出第二个可以根据的理论了。

第三点，研究《内经》不可偏废，其主要内容有三：其一，《内经》主要是研究人如何能维持健康，如何不要生病，《内经》主要谈生理、病理问题；其二，《内经》中的阴阳学说是受到《易经》的影响，阴阳学说是讲事物的对立统一，因为有对立统一才有运动，而且是有规律的运动；其三，《内经》的五行学说是源于春、夏、秋、冬四时的变化，主要研究疾病与气候的关系。

综上所述，我认为恽铁樵的学术思想，在当时来说，是比较进步的，对我们今天的中医学研究还是有一定影响的。

（二）陆彭年

陆彭年，字渊雷，江苏川沙人。陆彭年开始治经学、小学，对天文、历算也有兴趣，曾执教于暨南大学，后参加了恽树珏办的中医函授。陆彭年与章次公、徐衡之在上海创办过国医学院。针对当时余云岫等对中医的诋毁，陆彭年主张搞中医科学化，中医学要生存就要搞中医科学化。

陆彭年著有《生理补证》，在绪言中说：

"国医所以欲科学化，并非逐潮流，趋时髦也。国医有实效，而科学是实理。天下无不合理之实效，而国医之理论乃不合实理。沪谚有说真方，卖假药之语，国医之情形，乃近于说假方，卖真药，坐使世人因其方之假，遂疑其药之非真。今用科学以研求其实效，解释其已知者，进而发明其未知者，然后不信国医者可以信，不知国医者可以知。然后国医之特长，可以公布于世界医学界，而世界医学界可以得此而有长足之进步。国医科学化之目的如此，岂徒标榜空言哉！故担任国医科学化之工作者，须有国医旧说根柢，且须通晓普通科学，不然即无从化起，此非甚难之事。鄙人于解剖、生理、病理、细菌、化学诸科，不过略知大概，初无深造，专心治国医，至今亦不过廿年，觍然以国医科学化自任，任上海国医学院教课，院生皆于前学年级受得科学知识，及吾授以国医科目，院生非但无怀疑攻击，其科学知识愈丰富者，信服吾说且愈坚。吾又偶然发布心得于医报杂志，非但知识阶级极表同情，即西医界，向来因学识职业之冲突，与国医立于敌对地位者，亦多来书赞美，虚心下问国医学，此无他，不以科学虚装门面，真能运用科学于国医学故也。"

总其大意，陆彭年认为国医科学化，不是逐潮流赶时髦，国医有临床实效，但是没有实理。上海有句俗话"说真方，卖假药"，而国医的情况是"说假方，卖真药"，"假方"是指没有理论的方。由于中医没有理论，于是不相信中医的人连中药也一起怀疑。陆渊雷肯定中药的药效是确切的，至于配方的理论，他认为是虚构的。陆渊雷试图用科学的方法以研求中医的实效，解释其已知者，发明其未知者，让不信国医者可以信，不知国医者可以知，以国医之长，公布于世界医学界，世界医学可以得此而有长足之进步。他的这个愿望还是蛮好的。陆彭年认为"故担任国医科学化之工作者，须有国医旧说根柢"，既要搞科学化，就要懂得国医，他认识到要进行中医科学化的研究，需要具备国医的根柢，还要有科学知识的基础，否则"无从化起"。他的这个认识应该说也是正确的，但是陆渊雷并没有意识到中医科学化之艰难。

陆渊雷于解剖、生理、病理、细菌学、化学诸科不过是略其大概，并无深造，在上海中国医学院时，也只有 20 年的学医经历，所以他谦虚地说"觍然以国医科学化自任"。20 世纪 30 年代的上海中国医学院，其教学模式与我们现在中医院校有些相似，也设有生理、解剖、病理、微生物学等科目，学生在前几年中先接受这些科学知识的教育，然后再学习中医学。陆渊雷在学院里授中医课程，伤寒、金匮他都讲过，《伤寒论今释》《金匮今释》就是他当时讲课的教材。他的体会是，接受了现代西医课程教育的学生，在学习中医的时候，不但不怀疑，并且还很坚定地相信中医学，其科学知识愈丰富者，越是坚信不疑。不但如此，陆渊雷通过报纸杂志发表论文，还得到了西医的认可，这是因为他"不以科学虚装门面，真能运用科学于国医学故也"。陆渊雷认为，他这是真正地在搞中医科学化，当然我们也能理解他的这种自信，这毕竟也是 50 年前的事情了。

陆渊雷的代表著作有两部，《伤寒论今释》《金匮要略今释》，他还搞了函授，编写了《国医生理学》《国医病理学》的教材。现在看来，陆渊雷所接受的西医知识是广意书局在 20 世纪 20~30 年代出版的读物，那时的生理学、解剖学等，都是通过日本人翻译过来的，现在来看其内容是很陈旧或过时的。陆渊雷认为自己"真能运用科学于国医学"者，这个话还是有点不谦虚了。因为陆渊雷所谓的科学化还是局限在从书本到书本，与唐容川差不多，只不过唐容川比他接受的东西更接近现在一些，他只是从文字上对中西医进行沟通，一点科学手段都没用过，这还不能称作中医的科学化。

陆彭年的科学化方法，我就不详谈了，大家看一看教材就可以了。归纳起来陆彭年搞中医科学化的方法有两点：第一，以现代医学所说为标准，用中医学的内容与之对照，看哪些与现代科学能够一致，或者用现代科学能够理解，一致的、可以解释的就是科学的，不一致的、无法解释的就是不科学的，这是科学与否的评价指标；第二，割裂中医的理论体系，只承认中医学中的点点滴滴是符合科学的，不承认中医有理论体系。

陆彭年倡言中医科学化，确实还是费了一番苦心，下了一番功夫的，也可谓是筚路蓝缕了。他的研究是没有多少前人的经验可以借鉴的，需要靠创造，所以我认为他在上海搞中医科学化的精神是可嘉的，况且他还身患结核病。陆彭年的问题出在哪里呢？我的看法有这么三个方面。

第一，陆渊雷认定西医都是科学的，中医都是不科学的，把中医、西医都绝对化了。其实每一种医学都各有长有短，西医是不是都是科学的？中医是不是都是不科学的？不能下这样的结论，起码我们还没有下这种结论的充分理由。我认为中医、西医还是应该相互学习，取长补短，让所谓不科学的中医服从于所谓科学的西医，换言之用西医来归并中医，这个态度我是不赞成的。在本世纪 50 年代，共和国建国初期，曾搞过所谓"桥梁教育"，就是这么一个观点，就是把中医西化，这种方法我看是不合适的。

第二，陆渊雷认为《内经》是不科学的，与余云岫是一个鼻孔出气了，与恽铁樵的观点绝对不一样。恽铁樵认为《内经》要进行研究，这是在认可《内经》的基础上提出的发扬问题。陆渊雷认为《内经》不科学，他说"国医之胜于西医者，在治疗，不在理论"，认为《素问》《灵枢》《难经》等，"多出于古人之悬揣""不合生理、解剖、病理""尊奉之以为医学之根柢，自招物议"，认为是中医的顽固不化而招来各种非议。认为"引起废止中医之危机，此大不智也"，他把废止中医的罪名扣在了《内经》的理论上，认为认可《内经》是不明智之举。出于这样的学术思想，尽管《内经》中有符和西医说的地方，他也还是不认可。在他的函授教材中就有这样的例子。该教材中说：

"国医本无解剖、生理等名目（惟解剖字面，出自《灵枢》），若从《内经》中断章摘录，如脾之与胃，以膜相连，回肠当脐，广肠傅脊等，未尝不是解剖。又如廉泉玉英者，津液之道也，咽喉者，水谷之道也，喉咙者，气之所以上下也等，未尝不是生理。特其言支离破碎，不成片段，又皆疏略而不精详耳。"

总之，他承认《内经》中有"解剖"一词，见于《灵枢·经水》"若夫八尺之士，皮肉在此，外可度量切循而得之，其死可解剖而视之……"但无

"解剖"这个学科；认为《内经》中的片段摘录，也可见到与现代解剖、生理相近的内容，但都是支离破碎的、疏略的记载。这就是陆渊雷对《内经》的基本态度。

顺便介绍一下陆渊雷对《伤寒论》《金匮要略》的认识。陆渊雷之所以肯定《伤寒论》《金匮要略方论》中的方药，受日本人研究汉方的影响很大。他的《伤寒论今释》《金匮要略今释》中大量地引用了日本人的研究资料（日本人治中医学有他们的一套方法，特别是老辈的人，接收了中国清人治汉学的方法，即中国的经学家、小学家治汉学的方法）。余云岫在《余氏论医集·伤寒发挥》中说：

"自来言伤寒者，皆宗仲景《伤寒论》，而言《伤寒论》者，皆不能脱离六经。以余观之，《伤寒论》之最无意义者，六经也。最荒谬者，六经之说也。"

陆渊雷对此一一认可。认为："太阳之为病，脉浮，头项强痛而恶寒"，不必讲太阳经；"少阴之为病，脉微细，但欲寐"，不必讲少阴经，等等，不承认《伤寒论》的辨证论治理论体系，只谈一证一方。这种方法是日本人研究《伤寒论》的方法，是日本古方派部分人的研究方法，其实日本古方派也不都是这样。日本古方派中对于"六经辨证"有研究的还是大有人在，这是日本过去研究汉方的情况。现在的日本关于中医学的基本理论更没有人研究了，最近大塚敬节也过世了，就更没有代表性的人物了。因此日本人认为中医没有理论，中医只有经验，有疗效，无理论。

第三，以西医学所说作为评价中医是否科学的标准。陆渊雷认为凡古医书之所言，凡是西医学说所有的，或者是用西医学说可以解释的，便有科学性；如果是西医书之不言，或者是不符合西医学的，便否定，斥为不具科学性。换言之，科学与不科学，是以西医说为标准，而且只从文字上入手，只是从文字上穿凿附会，他认为这种方法就是中医科学化之路。陆彭年所做的中医科学化工作，实际就是欣赏自己的考据、训诂方法，他曾研究过经学、佛学、小学，还学过天文、地理等，是个知识很渊博的人，他对于考据、训诂这套方法，还是有很有功底的。训诂、考据的方法，对待中国文字，特别是秦汉文字，是非常有效的手段，但是对待科学这个问题就不灵了，这是两回事，西医理论与中医理论不是用考据、训诂就可以通假过来的。我认为他用这种方法来实现中医的科学化完全是不可能的，没有经过科学的手段，怎么可能实现中医的科学化呢？

至于陆渊雷这个人，还是很好的一个人，他很晚才开始治医学，晚年他的思想一直是这样，没有改变。在50年代初，我与他也交谈过，本来是要他到北京来，在研究院搞点研究工作，但他始终认为中医学没有什么理论，有理论也是不科学的。

"改进说"与"科学化"的倡导者，我们选了恽树珏和陆渊雷这两家加以介绍，当时他们的影响面是很大的，他们两个都办过函授学校，因此在本世纪40年代、50年代、60年代的几十年当中影响面很广。

五、汇通学派小结

综上所述，对汇通学派做个小结。汇通学派是西方医学文化进入中国以后必然要产生的，这是客观的现实。对其评价有三：一是有相当多的医生从思想上能够接受这一新事物，而不是拒绝的态度，这是进步的表现；二是汇通中的历史人物，如王清任的《医林改错》尽管写得很不好，有很多错误，但是还是要承认，经过他们的努力而取得的成就，水平问题是限于历史条件；三是奴化思想、摧毁中医论等，不是汇通的问题，"改进说"和"科学化"这两种提倡者的出发点还是好的，如果没有要抛弃中医的历史背景，也不会有恽铁樵的"改进说"和陆渊雷的"科学化"。

我们研究汇通学派，对今天的中医研究是有现实意义的。现今不再提汇通、改进、科学化了，现在谈"中西结合"，谈"中医现代化"。现在提出三支力量：中医、西医、中西结合。就是说中医学要独立地发展，这是在肯定中医学理论的基础上来提出的。

有人说中医是"经验医学"，这个提法我认为是不科学的，中医不单纯是经验的。世界上的民族如此之多，任何一个国家都有其本国的传统医学，但哪个国家的传统医学也不能与中医学相提并论，就是因为中医学并非单纯的经验医学，而有别于其他民族的医学而独树一帜。那些始终停留在经验阶段，没有上升为理论的医学，多数都不存在了，或不完整了。然而今天的中医学，仍在其保健、治疗、康复、预防等方面，全方位地服务于中国人民，还越来越引起全世界的关注，这就不是个单纯的经验能做到的。因此我认为尽管中医学是我国的传统医学，但是它有比较完整的理论体系，因此还是要照它的规律发展下去。

至于"中西医结合"是个方法，我们不反对，也赞成。"中医现代化"更好，但是要想实现中医现代化首先是理论问题，不是一两个处方现代化的问题，是要通过一些先进的科学手段和方法来使中医学的理论逐渐走向现代化，这样中医学才能够更好地发展下去。通过对汇通学派的学习，将成为我们搞中西结合、搞中医现代化的借鉴，了解前人走过的路，如汇通的路、改进的路、科学化的路，从中总结经验，接受教训。

今天中医工作存在这样那样的困难，根本问题还是我们有些同志，特别是领导岗位上的同志，没有解决好对中医理论的认识问题，嘴上不说中医没有理论，骨子里面还是这样认为，所以中医工作讲起来很受重视，然而客观实际是越来越萎缩，就是"中医理论"这个问题没有很好地解决。我希望大家都要承担起这个义务，特别是在座的各位要承担起这个义务，把中医学的发展进行下去。

我的课今天就要结束了，还有些内容就留给大家自己去看，去学习。今天早晨起来，我想到今天就要结束课程了，就写了七律一首，送给大家，也是勉励自己。题名是"讲授各家学说课完毕赋七律一首赠送七六届全体同学"：

> 学派争鸣古及今，推陈所以促更新，
> 休将老大夸前辈，可畏从来在后生，
> 虽作园丁勤灌溉，定教诸子共峥嵘，
> 岐黄旧业翻新貌，历代医家树典型。

从古到今，学术的发展昌明都是百家争鸣的结果，中国的百家争鸣的局面出现得最早，在春秋时候就开始了，这是学术发展的规律，中医学也是这样，从中医各家学说就能看出来。学术的延续、发展要通过争鸣才能够推陈出新，才能够有新陈代谢。从讲义中也可以看得出，越是后期的内容，理论水平越高，科学性越强，如温热家等。推陈的目的是要不断地促其更新，做学问不能妄自称老大，不能摆老资格，这包括我自己在内。韩愈讲人有早出生的，有晚出生的，于是文道可以有先后，但是资格没有老幼。"可畏从来在后生"，这个话虽然是孔老二讲的，但是很有道理，还是后生可畏嘛。我就很典型，人老了，思想迟钝多了，接受新事物也慢了，精力也不够了，现在人掌握的材料比过去我们掌握的材料广得多也新得多了，所以"居上"的还是"后生"，越是后来者越是居上游，所以我觉得孔子这话有道理，科学的发展规律就是如此。我们这辈人不能卖老资格，还是要规规矩矩地当好园丁，要给国家培养人才。虽然老了，我想还要在第一线上干上几年，目的就是"定教诸子共峥嵘"，希望在座的都能峥嵘，都能各有成就。只有这样，中医学这个有两千多年历史的传统医学，才能翻貌，要创建现代统一的新医学，不能保守自居。在这方面历代医家给我们做出了榜样，要像历代的医学家们学习，如吴鞠通就比叶天士高明，但是吴鞠通学术思想来源是叶天士的温热论。不管哪个学派，伤寒学派也好，温病学派也好，河间也好，易水也好，都是在继承基础上的发扬，我们要很好地向前辈人学习。